2018 甘肃省肿瘤登记年报

主编 夏小军 郝 明

甘肃科学技术出版社

图书在版编目（CIP）数据

2018甘肃省肿瘤登记年报 / 夏小军，郝明主编. --
兰州：甘肃科学技术出版社，2022.6
ISBN 978-7-5424-2946-9

Ⅰ. ①2… Ⅱ. ①夏… ②郝…Ⅲ. ①肿瘤－卫生统计
－甘肃－2018－年报Ⅳ. ①R73-54

中国版本图书馆CIP数据核字（2022）第094109号

2018甘肃省肿瘤登记年报

主编　夏小军　郝　明

责任编辑　刘　钊
封面设计　张玉兰

出　版　甘肃科学技术出版社
社　址　兰州市城关区曹家巷1号　730030
网　址　www.gskejipress.com
电　话　0931-2131572　（编辑部）　0931-8773237　（发行部）

发　行　甘肃科学技术出版社　　印　刷　兰州万易印务有限责任公司
开　本　889毫米×1194毫米 1/16　印　张　28.75　字　数 540千
版　次　2022年6月第1版
印　次　2022年6月第1次印刷
印　数　1~2 000
书　号　ISBN 978-7-5424-2946-9　定　价　146.00元

编 委 会

序

肿瘤随访登记是一项收集、分析、评价肿瘤发病、死亡和生存资料的统计制度。通过肿瘤随访登记可以全面、准确和及时地掌握居民恶性肿瘤发生与死亡等相关信息,它是恶性肿瘤预防和控制的基础,并为制定卫生事业发展规划、肿瘤防治及其防治效果评价提供科学依据。

恶性肿瘤已经成为中国重大的公共卫生问题,在国家卫生健康委员会和甘肃省卫生健康委员会的全力支持下,甘肃省癌症中心、甘肃省肿瘤登记中心自2005年起在兰州市五区开展肿瘤登记试点工作以来,目前已在全省14个市州建立了肿瘤登记处、86个登记点,覆盖甘肃省2500万人口,在甘肃省肿瘤登记历史上具有里程碑的意义。甘肃省癌症中心、甘肃省肿瘤登记中心充分利用"中国肿瘤登记平台",建立并完善肿瘤登记各项工作制度、资料收集登记流程和系统的重量控制体系,全面形成了反映甘肃省城乡居民恶性肿瘤发病与死亡基本信息的系统。

《2018甘肃省肿瘤登记年报》较为全面、系统的报告了2015年甘肃省肿瘤登记地区人群恶性肿瘤发病与死亡的流行情况,对甘肃省武威市凉州区、张掖市甘州区、敦煌市、临潭县、景泰县等肿瘤登记处数据进行审核、统计、分析,以报告的形式进行数据发布。《2018甘肃省肿瘤登记年报》,既是甘肃省卫生健康部门制定防治策略的基础,也是科研人员从事肿瘤研究的基础。为此,对所有参与和支持甘肃省肿瘤登记工作的人士表示衷心的感谢。

我们相信,在国家卫生健康委员会、国家癌症中心、甘肃省卫生健康委员会的领导和支持下,依靠甘肃省肿瘤防治工作者的不懈努力和有关部门与社会各界的支持,在更加规范严谨的前提下,为甘肃省癌症的预防与控制战略提供更为及时更加准确的癌情信息。

甘肃省肿瘤医院党委书记: 甘肃省肿瘤医院院长:

2021年12月

前　言

　　恶性肿瘤是严重威胁居民生命和健康的一大类疾病,多年来一直是甘肃省居民的主要死亡原因,已成为甘肃省居民的主要疾病负担。肿瘤随访登记报告是恶性肿瘤预防控制工作的基础工程,完整、有效的肿瘤登记数据可以系统地反映登记地区居民肿瘤发病、死亡和生存状况,了解人群癌症流行规律和时间变化趋势,为政府制定癌症控制措施和防治效果评价提供科学依据。在《健康中国行动——癌症防治实施方案(2019-2022年)》中,明确提出了"到2022年,实现肿瘤登记工作在所有县区全覆盖",在国家卫生健康委员会、国家癌症中心和甘肃省卫生健康委员会的大力支持下,2021年已实现甘肃省肿瘤登记的甘肃省全覆盖。

　　《2018甘肃省肿瘤登记年报》涵盖了2015年甘肃省恶性肿瘤发病、死亡情况,甘肃省癌症中心、甘肃省肿瘤登记中心收到了来自全省23个肿瘤登记处上报的数据,本报告分为五个部分,分别对甘肃省肿瘤登记概况、资料来源与方法等进行了描述,并对甘肃省恶性肿瘤发病、死亡数据进行了详细地分析,分地区、年龄和性别比较了恶性肿瘤的分布差异。在该书的编写过程中,常平西编写了第一章至第五章,计8.5万字,张海燕、朱公建、姚丽萍和古扎努尔·尼牙孜编写了第五章至第七章,分别计8.6万字、12.2万字、12.3万字和12.4万字。

　　《2018甘肃省肿瘤登记年报》的出版,标志着甘肃省的肿瘤登记工作经过肿瘤登记工作者的不懈努力,已迈入常规化、制度化的进程,在此感谢所有参与和支持甘肃省肿瘤登记工作的人士,为肿瘤登记事业作出的贡献。此外,对本报告内容及错误之处,望批评指正。

甘肃省癌症中心

2021年12月

鸣　谢

甘肃省肿瘤登记年报编委会对各肿瘤登记处相关工作人员在本次年报出版过程中给予的大力协助,尤其是在数据收集、整理、补充、审核登记资料,以及建档、建库等方面所做出的贡献表示感谢! 衷心感谢编写组成员在本次年报撰写工作中付出的辛苦努力!

甘肃省各肿瘤登记处名单

地区	肿瘤登记处	登记处所在单位	成员
甘肃省	甘肃省肿瘤登记中心	甘肃省肿瘤医院	刘玉琴　丁高恒
兰州市	兰州市肿瘤登记处	兰州市疾病预防控制中心	张展翔　陆署元
	城关区	城关区疾病预防控制中心	韩　霞　杨　菁
	七里河区	七里河区疾病预防控制中心	禄韶华　王志龙
	西固区	西固区疾病预防控制中心	陈安庭　徐　梅
	安宁区	安宁区疾病预防控制中心	何秀芬　殷　行
	红古区	红古区疾病预防控制中心	齐国怀　张　青
武威市	武威市肿瘤登记处	甘肃省武威肿瘤医院	叶延程　胡军国　高彩云
	凉州区	甘肃省武威肿瘤医院	叶延程　胡军国　高彩云
	古浪县	古浪县疾病预防控制中心	李生芳　陈　玲
	民勤县	民勤县疾病预防控制中心	包新元　石　芳　姜玉平
	天祝县	天祝县疾病预防控制中心	贾志永　王生玲
张掖市	张掖市肿瘤登记处	张掖市疾病预防控制中心	银万栋　王　清
	甘州区	甘州区疾病预防控制中心	王金金　陈国辉
	高台县	高台县疾病预防控制中心	黄充盈　闫述凯
	临泽县	临泽县疾病预防控制中心	程　武　宋小燕
	肃南县	肃南县疾病预防控制中心	郭泽飞　毛　卿
	民乐县	民乐县疾病预防控制中心	张　贵　何生桓
	山丹县	山丹县疾病预防控制中心	汪　杰　冯　亮

白银市	白银市肿瘤登记处	白银市疾病预防控制中心	马骥雄　鲁朝霞
	白银区	白银区疾病预防控制中心	魏立君　李顺翠　张小琴
	平川区	平川区疾病预防控制中心	李　霞　胡晓俊
	景泰县	景泰县疾病预防控制中心	周福新　王生芸
	靖远县	靖远县疾病预防控制中心	高跟霞　欧志秀
	会宁县	会宁县疾病预防控制中心	刘宁霞　程永莲　党丽琴
甘南州	临潭县肿瘤登记处	临潭县疾病预防控制中心	姚文林　宋国生　祁少华
酒泉市	敦煌市肿瘤登记处	敦煌市疾病预防控制中心	淳志明　殷海燕　杜文倩
天水市	天水市肿瘤登记处	天水市疾病预防控制中心	张　庆　杨　婧　王健琳
	麦积区	麦积区疾病预防控制中心	何　军　裴　恩
	秦州区	秦州区疾病预防控制中心	马　明　安珊珊
	秦安县	秦安县疾病预防控制中心	蒋军刚　李　燕
	甘谷县	甘谷县疾病预防控制中心	孙　珍　李　琼
	清水县	清水县疾病预防控制中心	汪春燕　马文平
	武山县	武山县疾病预防控制中心	张新田　王　军
	张家川	张家川疾病预防控制中心	豆双全　杨引萍
庆阳市	庆城县肿瘤登记处	庆城县疾病预防控制中心	慕杰民　项霞霞　李海峰
平凉市	静宁县肿瘤登记处	静宁县疾病预防控制中心	杨　娟　闫润芳　师　慧
定西市	临洮县肿瘤登记处	临洮县疾病预防控制中心	赵　林　汪生虎　康玉霞
金昌市	金昌市肿瘤登记处	金昌市疾病预防控制中心	杨英林　董丽娜
	金川区	金川区疾病预防控制中心	王永秀　张　薇
	永昌县	永昌县疾病预防控制中心	张希庭　陶　洁

目　录

第一章　概　述

一、甘肃省省情

甘肃以古甘州(今张掖)、肃州(今酒泉)两地首字而得名,由于陇山在境内绵延又简称陇。东邻陕西省,南与四川省、青海省接壤,西与新疆维吾尔族自治区相邻、北与内蒙古自治区、宁夏回族自治区连接。闻名中外的古丝绸之路和新亚欧大陆横贯全境,使甘肃成为西北地区连接中、东部地区的桥梁和纽带,成为贯通东亚与亚洲中部、西亚与欧洲之间的陆上交通通道,也是石油天然气管道运输枢纽、国家级西北商贸中心。2015年末,全省常住人口2582.2万人,其中少数民族人口约200万人。

二、甘肃省肿瘤防治

甘肃省原卫生厅于1985年成立了"甘肃省肿瘤防治研究办公室"(挂靠在甘肃省肿瘤医院),主要负责甘肃省肿瘤防治工作。承担了20世纪70年代中期、90年代初期和2004~2005年度全国三次全死因现场回顾调查工作,基本摸清了甘肃省城乡居民死亡率及其主要死亡原因,尤其是恶性肿瘤的流行规律及分布特征。根据甘肃省第三次死因回顾抽样调查结果,表明甘肃省死亡4个人就有1人死于恶性肿瘤,每年因恶性肿瘤死亡的人数高达4.2万人,恶性肿瘤已成为甘肃省城乡居民的第一位死因,恶性肿瘤对甘肃省居民健康的危害日益加剧。

2004年,依据甘肃省原卫生厅《关于成立甘肃省肿瘤登记处的批复》(甘卫人发[2004]353号),成立了"甘肃省肿瘤登记处",挂靠在甘肃省肿瘤医院、甘肃省肿瘤防治研究办公室。该中心全面负责甘肃省肿瘤登记工作技术指导、工作管理、督导培训、经费支持等工作。

2012年,为进一步完善甘肃省癌症防治体系建设,提高甘肃省癌症医疗服务水平,依据甘肃省原卫生厅《关于成立甘肃省癌症中心的通知》(甘卫人发[2012]321号),成立了"甘肃省癌症中心",挂靠在甘肃省肿瘤医院,其职责是:协助甘肃省原卫生厅制订甘肃省癌症防治规划;建立甘肃省癌症防治协作网络,组织开展肿瘤登记等信息收集工作;推广适宜有效的癌症防治技术,探索癌症防治服务模式;开展癌症防控科学研究；开展癌症防控人才培训、学术交流和合作等。

甘肃省肿瘤防治工作开展至今，先后承担了甘肃省全国三次全死因回顾抽样调查项目、甘肃省肿瘤随访登记项目、甘肃省城市妇女乳腺癌筛查项目、甘肃省农村妇女乳腺癌筛查项目、甘肃省城市癌症早诊早治项目、甘肃省上消化道癌筛查及早诊早治等工作。

三、甘肃省肿瘤登记系统

肿瘤登记报告是按照统一的技术与方法在目标人群中开展经常性的搜集、储存、整理、统计分析和评价肿瘤发病、死亡及生存资料的统计制度。肿瘤登记是国际公认的关于人群肿瘤发病信息收集的标准方法，在慢性非传染病中，只有肿瘤疾病采用该方法。目的是了解人群中恶性肿瘤的发病、死亡和生存状况，为肿瘤病因学研究提供依据，为制定卫生工作规划和肿瘤防治计划、评价和考核肿瘤防治效果提供服务。

甘肃省肿瘤登记工作起步较晚，2005年甘肃省肿瘤登记中心率先在兰州市五区开展肿瘤登记试点工作，逐步探索出了符合甘肃省实际的肿瘤登记管理模式和方法。为了有效推进肿瘤登记的试点工作，编写了《甘肃省肿瘤登记工作手册》，借鉴兄弟省市的经验，制定了《甘肃省肿瘤登记工作规范(试行)》，填补了甘肃省无肿瘤登记的空白。首次建立了兰州市恶性肿瘤发病数据库，首次向社会公布了兰州市恶性肿瘤发病率数据。经过几年的发展和壮大，逐步建立了"政府主导、行政领导、专家指导、疾控实施、医疗机构报告"的管理模式，才将肿瘤登记工作推向标准化、统一化、规范化的管理轨道。甘肃省卫生健康委员会作为项目主管单位全面负责肿瘤登记报告工作，制定相关政策和规划，组织开展考核和评估。甘肃省癌症中心作为省级技术指导部门，负责开展全省肿瘤登记系统的建立和工作的实施；制定及修订肿瘤登记报告实施方案和年度工作计划；负责开展甘肃省肿瘤登记工作业务培训、技术指导等工作。肿瘤登记地区市、县(区)卫生行政部门负责辖区内肿瘤登记报告系统的建立及项目工作的管理和实施；对肿瘤登记报告工作进行督导检查和考核评估；协调相关机构和部门，为肿瘤登记报告工作的正常运行提供保障。市、县(区)肿瘤登记处负责制定辖区肿瘤登记报告工作计划和实施方案；指导辖区内各级医疗机构开展肿瘤登记报告工作；确定辖区内肿瘤登记报告单位、报告人、联系方式，并登记建档；负责肿瘤登记的业务管理和技术指导等工作。

各级医疗机构为登记病例的上报单位，在肿瘤登记处的指导下开展机构内的肿瘤登记报告工作，及时、准确、完整填写病例报告卡并上报登记处。建立、健全机构内的登记报告管理组织、制度和技术规范，将资料登记及死亡报告工作纳入本单位内部考核管理内容，并制定相关的奖励管理措施。

2009年至今，国家卫生健康委在全国范围内启动了中央财政转移支付地方的肿瘤随访登记项目工作，中央财政对登记市县给予经费支持。甘肃省肿瘤登记工作从此有了扩大和发展，登记点逐年增加，截至2021年，甘肃省已实现肿瘤登记工作全人群全覆盖，覆盖全省2501万人口。至此，甘肃省肿瘤登记工作将会步入新的发展轨道。

第二章　肿瘤登记方法和统计学指标

肿瘤登记是系统性、经常性收集有关肿瘤及肿瘤患者信息的统计制度。目的是为了了解甘肃省城乡居民癌症发病、死亡情况和生存状态,掌握癌症的疾病负担与变化趋势,以及在不同地区和人群中的分布特征,为政府和卫生行政部门制定癌症防治策略、规划与计划,为癌症基础研究及临床研究提供基本信息,为监测和评价癌症控制措施的效果提供基本依据。

一、建立肿瘤登记处

肿瘤登记处是连续性搜集、贮存、整理、统计分析、评价、阐述及报告肿瘤发病、死亡和生存信息资料的部门。肿瘤登记地区应具备完善的县、乡、村三级死因登记系统,同时能够获取准确的人口学资料。城市肿瘤登记地区覆盖市区全部户籍人口;农村肿瘤登记地区覆盖县域全部户籍人口。当地政府或卫生健康行政部门应制定和颁布实行肿瘤登记报告制度的法律法规或规范性文件,设立肿瘤登记处,并配备相应的工作人员、经费及设备,同时制订肿瘤登记报告实施细则。

二、登记资料收集方法

甘肃省采用被动和主动收集相结合的方法。由各医疗机构定期报送肿瘤发病登记卡片到肿瘤登记处,或由登记处工作人员主动到各医疗单位查阅肿瘤新发病例的诊疗病史,摘录肿瘤发病信息。同时,登记处还定期通过保险机构(新农合医疗保险、城镇居民医疗保险、职工医疗保险及商业医疗保险)及居民死因报告系统获取相关因肿瘤疾病报销及死亡医学证书中提及肿瘤发病信息的个体补充新发病例登记,保证肿瘤登记的完整性。

(一)建立信息收集渠道

肿瘤登记处从相关部门收集辖区内肿瘤新发病例、死亡病例、生存信息和相关人口资料。病例资料的收集渠道包括登记地区各级医疗机构、医疗保险数据库、死因监测数据库、新型农村合作医疗及城镇居民/职工医疗保险数据库等。人口资料的来源包括人口普查资料、公安及统计部门有关资料等。

(二)开展病例核实工作

肿瘤登记处负责肿瘤病例的建卡和分类编码,并以身份证号作为标识。通过核对死因监测数据库核实数据,对遗漏病例进行补充建卡,对重复病例进行剔除。

(三)开展随访工作

通过定期访视、电话、书信、电子邮件等方式,通过社区居委会、基层医疗卫生机构开展随访工作,获取病例的生存情况。肿瘤登记工作流程见图2-1。

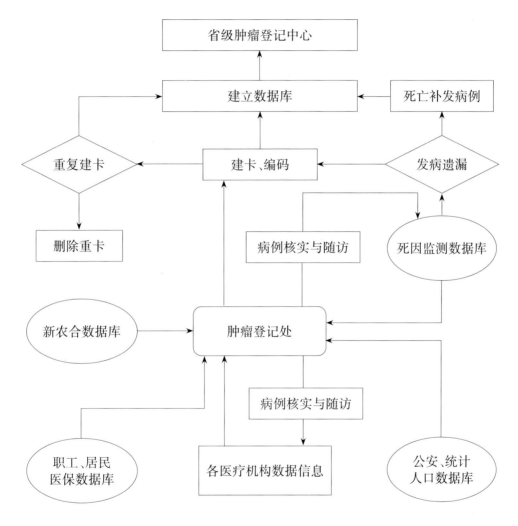

图2-1　肿瘤登记工作流程图

三、登记资料收集内容

肿瘤登记主要收集的是登记覆盖范围内全部恶性肿瘤(ICD-10:C00-C96)和中枢神经系统良性肿瘤及中枢神经系统动态未定或者未知的肿瘤(ICD-10:D32-D33.9;D42.0-D43.9)的发病、死亡和生存状态,以及登记覆盖人群的相关人口资料。

(一)新发病例资料

个人信息包括姓名、性别、出生日期、年龄、身份证号码、住址、出生地、民族、婚姻状况、职业等;肿瘤信息包括发病日期、解剖学部位(亚部位)、组织学类型、诊断依据、临床分期等;报告单位信息包括报告日期、诊断单位、报告单位、报告医生等;随访信息包括随访病人的死亡日期及生命状态等。

(二)死亡资料

肿瘤死亡资料来源于全人口死因登记报告,包括根本死因为非肿瘤原因的肿瘤病例的死亡资料。除发病信息外,还应包括死亡日期、实足年龄、死亡原因、主要诊断、诊断级别和依据、死亡地点等。

(三)人口资料

指辖区覆盖的户籍人口。资料来源于中国人口普查资料和公安、统计部门逐年提供的人口资料。人口资料应包括居民人口总数及其性别、年龄构成。年龄组按0~、1~4、5~9、10~14、…、75~79、80~84、85+分组。

四、登记数据的质量控制

质量控制贯穿肿瘤登记工作的全过程。肿瘤登记地区应在各个环节制定工作规范和质量控制程序并严格执行。质量控制从登记资料的可比性、有效性、完整性和时效性等四个方面进行系统评估。

(一)登记资料的质量控制

1. 可比性

数据结果真实可比的基本先决条件是采用通用的标准或定义。通常而言,可比性是指不同地区或不同时间人群发病率的差异不是因登记数据质量、采用的编码标准及运用规则不同所产生。可比性涉及以下几个指标:对"发病"的定义,对原发、复发和转移的诊断标准、分类与编码、死亡证明等。

2. 完整性

完整性是指在登记地区资料库中目标人群内所有新发病例被记录的完整程度。常用的评价指标有死亡/发病比(M:I)、只有死亡证明比例(DCO%)、组织学诊断确认比例(HV%)、病例的来源数与报告单数、不同时间发病率的稳定性、不同人群发病率的比较、年龄别发病率曲线、儿童癌症发病率评价等。此外,俘获/再俘获方法也用来评价登记报告资料的完整性。

3. 有效性

有效性是指登记病例中具有给定特征(例如肿瘤部位、年龄)真正属性的病例所占的比例。再摘录与再编码方法是评价有效性的最客观方法,一般由另一个观察者完成对登记地区记录与相关病例文件间仔细比较。常用的评价指标有组织学诊断确认比例（HV%）、只有死亡证明比例（DCO%）、部位不明的百分比（UK%）、年龄不明的百分比等。癌症登记地区至少进行诸如年龄/出生日期、性别/部位、部位/组织学以及部位/组织学/年龄、基本变量无遗漏信息的基本核对。

4. 时效性

时效性一般指发病日期（诊断日期）到数据被利用时（年报、研究报告、论文）的间隔。登记地区及时获取并报告癌症信息，会提高肿瘤登记工作的效率，但是新发病例登记流程自身存在后滞性，时效性考虑就是在效率与完整性间取得平衡。目前对时效性无统一的国际标准。为平衡与完整性和准确性的关系，全国肿瘤登记中心要求各登记地区于诊断年份后的 30 个月内提交数据。

（二）登记资料的审核流程

甘肃省肿瘤登记中心收到各登记地区上报资料后，首先检查资料的完整性。在确认资料完整后，使用 IARC/IACR 工具软件中的 Check 程序逐一检查所有记录的变量是否完整和有效，同时对不同变量之间是否合乎逻辑的一致性进行检查。然后使用数据分析软件及数据库软件生成统一表格，对登记数据的完整性和可靠性做出评估。各登记地区根据评估结果，对登记资料进行核实、补充与修改，将修改后的资料再次上报省级肿瘤登记中心，甘肃省肿瘤登记中心将全省各登记地区数据进行汇总分析，并撰写年度报告（图 2-2）。

（三）统计分类

1. 肿瘤分类

参照 ICD-10 国际统计分类的肿瘤学类目的内容，根据 ICD-10 前三位"C"类编码，将包括男、女性肿瘤细分类为 59 个部位及 25 个大类，其中脑和神经系统包括良性及良恶性未定肿瘤（表 2-1、表 2-2）。

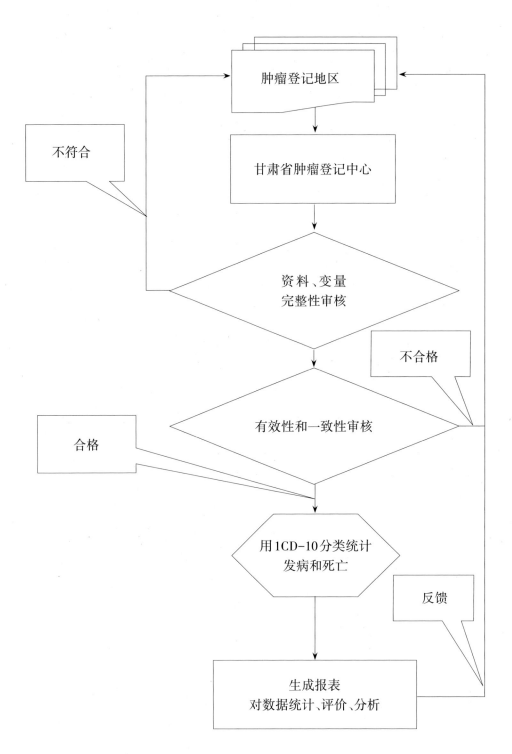

图2-2 登记资料审核流程图

表2-1　常用癌症分类统计表(细分类)

部位	编码范围(ICD-10)	部位	编码范围(ICD-10)
唇	C00	间皮瘤	C44
舌	C01-C02	卡波西肉瘤	C46
口	C03-C06	周围神经,其他结缔组织、软组织	C47;C49
唾液腺	C07-C08	乳房	C50
扁桃体	C09	外阴	C51
其他的口咽	C10	阴道	C52
鼻咽	C11	子宫颈	C53
喉咽	C12-C13	子宫体	C54
咽、部位不明	C14	子宫,部位不明	C55
食管	C15	卵巢	C56
胃	C16	其他的女性生殖器	C57
小肠	C17	胎盘	C58
结肠	C18	阴茎	C60
直肠	C19-C20	前列腺	C61
肛门	C21	睾丸	C62
肝脏	C22	其他的男性生殖器	C63
胆囊及其他	C23-C24	肾	C64
胰腺	C25	肾盂	C65
鼻、鼻窦及其他	C30-C31	输尿管	C66
喉	C32	膀胱	C67
气管、支气管、肺	C33-C34	其他的泌尿器官	C68
其他的胸腔器官	C37-C38	眼	C69
骨	C40-C41	脑、神经系统	C70-C72
皮肤的黑色素瘤	C43	甲状腺	C73
其他的皮肤	C44	肾上腺	C74
其他的内分泌腺	C75	髓样白血病	C92-C94
霍奇金病	C81	白血病,未特指	C95
非霍奇金淋巴瘤	C82-C85;C96	其他的未指明部位	O&U
免疫增生性疾病	C88	骨髓增殖性疾病	MPD
多发性骨髓瘤	C90	骨髓增生异常综合征	MDS
淋巴样白血病	C91		
合计	ALL	所有部位除外C44	All but C44

表 2-2　常用癌症分类统计表（大类）

部位	编码范围(ICD-10)
口腔和咽(除外鼻咽癌和喉)	C00-10,C12-14(除外C10.1)
鼻咽癌	C11
食管	C15
胃	C16
结直肠肛门	C18-21
肝脏	C22
胆囊及其他	C23-C24
胰腺	C25
喉	C32,C10.1
气管、支气管、肺	C33-C34
骨	C40-C41
乳房	C50
子宫颈	C53
子宫体及子宫部位不明	C54-55
卵巢	C56
前列腺	C61
睾丸	C62
肾及泌尿系统不明	C64-66,68
膀胱	C67
脑神经系统	C70-C72
甲状腺	C73
淋巴瘤	C81-85,88,90,96
白血病	C91-95
其他	Other(除外以上)
所有部位合计	ALL

2. 登记地区分类

城市与农村的分类标准：根据国家标准 GB 2260-2009，将地级以上城市归于城市地区，县及县级市归于农村地区。按照此项标准年报中武威市凉州区、张掖市甘州区归类为城市地区；敦煌市、景泰县、临潭县归类为农村地区。

(四)常用统计指标

1. 年均人口数

年均人口数是计算发病(死亡)率指标的分母，常用年初和年末人口数的算术平均数作为年均人口数的近似值。

$$年均人口数 = \frac{年初(上年末)人口数 + 年末人口数}{2}$$

如果人口数变化均匀,年中人口数(7月1日零时人口数)等于年平均人口数,可以用年中人口数代替年均人口数。

2.性别、年龄别人口数

性别年龄别人口数是指按男、女性别和不同年龄分组的人口数。性别年龄的分组,除0岁组、1~4岁组及85岁及以上年龄组外,常用5岁一个年龄组分组。常用的19个年龄分组分别为:不满1岁、1~4岁、5~9岁、10~14岁……75~79岁、80~84岁、85岁及以上。

3.发病(死亡)率

发病(死亡)率又称为粗发病(死亡)率,是人口发病(死亡)情况的基本指标,反映了人群的疾病发病(死亡)水平。发病(死亡)率是一定期间内,某人群发生某疾病新病例(死亡)的频率,通常以十万分率表示,整数后保留小数点两位,计算公式为:

$$恶性肿瘤发病(死亡)率 = \frac{某年某地恶性肿瘤新病例(死亡)数}{某年某地年平均人口数} \times 100000(1/10万)$$

4.性别年龄别发病(死亡)率

人口的性别年龄结构是影响癌症发病(死亡)水平的重要因素,性别年龄别发病(死亡)率是统计研究的重要指标,计算公式如下:

$$某年龄组发病(死亡)率 = \frac{某年龄组发病(死亡)人数}{同年龄组人口数} \times 100000(1/10万)$$

5. 年龄调整率(标准化率)

由于年龄因素影响癌症的发病率与死亡率,因此在分析比较不同地区的发病(死亡)率或同一地区人群不同时期的发病(死亡)水平时,为消除人口年龄结构对发病(死亡)水平的影响,需要计算年龄标准化发病(死亡)率,即指按照某一标准人口的年龄结构所计算的发病(死亡)率。本年报使用中国标准人口是2000年全国第五次人口普查的人口年龄构成,世界标准人口采用Segi's标准人口构成。表2-3为中国人口和世界人口年龄构成,可供计算年龄标化率时选用。

表2-3　标准人口构成

年龄组(岁)	中国人口构成(2000年)	世界人口构成(Segi's)
0~	13 793 799	2400
1~4	55 184 575	9600
5~9	90 152 587	10 000
10~14	125 396 633	9000
15~19	103 031 165	9000
20~24	94 573 174	8000
25~29	117 602 265	8000
30~34	127 314 298	6000
35~39	109 147 295	6000
40~44	81 242 945	6000
45~49	85 521 045	6000
50~54	63 304 200	5000
55~59	46 370 375	4000
60~64	41 703 848	4000
65~69	34 780 460	3000
70~74	25 574 149	2000
75~79	15 928 330	1000
80~84	7 989 158	500
85+	4 001 925	500
合计	1 242 612 226	100 000

年龄标准化发病(死亡)率的计算(直接法):

① 计算年龄组发病(死亡)率。

② 以各年龄组发病(死亡)率乘以相应的标准人口年龄构成百分比,得到相应的理论发病(死亡)率。

③ 将各年龄组的理论发病(死亡)率相加之和,即是年龄标准化发病(死亡)率。

$$标准化发病(死亡)率 = \frac{\sum 标准人口年龄构成 \times 年龄别发病(死亡)率}{\sum 标准人口年龄构成}$$

6.分类构成

各类癌症发病(死亡)构成百分比可以反映各类癌症对居民健康危害的情况。癌症发病(死亡)分类构成百分比的计算公式如下：

$$某癌症构成 = \frac{某癌症发病(死亡)人数}{总发病(死亡)人数} \times 100\%$$

7. 累积发病(死亡)率

累积发病(死亡)率是指某病在某一年龄阶段内的按年龄(岁)的发病(死亡)率进行累积的总指标。累积发病(死亡)率消除了年龄构成不同的影响,故不需要标准化便可以与不同地区直接进行比较。癌症一般是计算0~74岁的累积发病(死亡)率。

$$累积发病(死亡)率 = \left[\sum (年龄组发病(死亡)率 \times 年龄组距) \right] \times 100\%$$

8. 截缩发病(死亡)率

通常对癌症是截取35~64岁这一易发年龄段计算,其标准人口常用世界人口年龄构成。

$$截缩发病(死亡)率 = \frac{\sum \begin{array}{c} 截缩段各年龄组发病(死亡) \\ 率 \times 各段标准年龄构成 \end{array}}{\sum 各段标准年龄构成} \times 100\%$$

因为癌症在35岁以前发生频率较低,而在65岁以后其他疾病较多,干扰较大,所以采用35~64岁这一阶段的截缩发病(死亡)率比较稳定(截缩率是标化率),便于率之间的比较。

第三章 数据质量评价

一、数据来源

2018年甘肃省肿瘤登记地区有10个市县登记处上报了2015年肿瘤登记资料,分别是兰州市五区、武威市凉州区、张掖市甘州区、天水市麦积区、敦煌市、景泰县、靖远县、静宁县、临潭县和庆城县(表3-1)。

表3-1 2015年甘肃省提交肿瘤登记资料的地区

地区	登记地区	登记处所在机构	行政区划
兰州市	市辖区	兰州市疾病预防控制中心	620101
武威市	凉州区	甘肃省武威肿瘤医院	620602
张掖市	甘州区	甘州区疾病预防控制中心	620702
白银市	景泰县	景泰县疾病预防控制中心	620423
白银市	靖远县	靖远县疾病预防控制中心	620421
甘南州	临潭县	临潭县疾病预防控制中心	623021
天水市	麦积区	麦积区疾病预防控制中心	620503
酒泉市	敦煌市	敦煌市疾病预防控制中心	620982
庆阳市	庆城县	庆城县疾病预防控制中心	621021
平凉市	静宁县	静宁县疾病预防控制中心	620826

二、2015年甘肃省肿瘤登记资料评价

(一)覆盖人口、发病数和死亡数

2015年甘肃省肿瘤登记地区覆盖人口1 954 560人(其中男性1 005 699人;女性948 861人)。城市地区为1 579 441人,农村地区为375 119人。甘肃省恶性肿瘤登记地区2015年新发病例数6178例(男性3806例,女性2372例),其中城市地区5156例,占新发病数的83.46%,农村地区1022例,占16.54%;甘肃省肿瘤登记地区2015年报告

恶性肿瘤死亡病例3863例（男性2479例，女性1384例），其中城市地区3219例，农村地区644例。详见表3-2。

表3-2　2015年甘肃省肿瘤登记地区覆盖人口、发病数和死亡数

登记地区	性别	人口数	发病数	死亡数
甘肃总计	合计	1954560	6178	3863
	男性	1005699	3806	2479
	女性	948861	2372	1384
甘肃城市	合计	1579441	5156	3219
	男性	813473	3211	2084
	女性	765968	1945	1135
甘肃农村	合计	375119	1022	644
	男性	192226	595	395
	女性	182893	427	249

（二）各登记地区数据质量评价

病理诊断比例（MV%）：指病理组织学诊断的病例占全部病例的百分比，是评价登记资料完整性和有效性的重要指标，全国肿瘤登记中心主要质控指标要求是在66%~85%。仅有死亡医学证明书比例（DCO%）：指仅有死亡医学证明书的发病病例数占全部新发病例的比例。也是评价登记资料完整性和有效性的重要指标，此项指标要求大于0且小于10%。死亡/发病比（M/I）：指同期登记的恶性肿瘤死亡数与新病例数之比。死亡发病比既是评价完整性的指标，也是评价可靠性的重要指标。一般此项指标在0.60~0.80之间。

在有完善、规范的死因监测系统条件下，要求上报数据质量控制指标M/I 0.60~0.80之间；MV% 66%~85%之间，DCO%大于0且小于10%为A级；病理诊断比例（MV%）在0.55%~0.95%之间，DCO%小于20%，M/I在0.55~0.85为B级，数据可以接受入"年报"登记质量要求。无死因资料或死因资料不完整，MV%小于等于0.55%或大于等于0.95%，DCO%大于等于20%，M/I小于等于0.55或大于等于0.85为D级，数据不被接受。详见表3-3。

表3-3　2015年甘肃省肿瘤登记地区资料主要质控指标

序号	登记地区	登记机构	人口数	发病数	死亡数	MV%	DCO %	M/I
1	景泰县	景泰县疾病预防控制中心	239054	626	370	69.06	2.72	0.68
2	武威市	甘肃省武威肿瘤医院	1059118	3648	2282	66.77	0.99	0.63
3	张掖市	甘州区疾病预防控制中心	520323	1508	937	68.10	0.40	0.73
4	敦煌市	敦煌市疾病预防控制中心	144498	354	173	75.37	0.85	0.63
5	临潭县	临潭县疾病预防控制中心	136065	396	274	82.27	2.77	0.79

(三)"年报"收录登记地区的选取与数据质量评价

1."年报"收录登记地区的选取

本次年报综合甘肃省兰州市、武威市凉州区、张掖市甘州区、天水市麦积区、景泰县、临潭县、敦煌市、庆城县等地区相关数据。参照全国登记资料"年报"数据入选标准,根据数据的病理学诊断比例(MV%)、只有死亡医学证明书比例(DCO%)、死亡/发病比(M/I)、人口数、发病率和死亡率水平、逐年变化趋势以及对各个登记点制度建设与落实、经费保障、机构建设、岗位职责、人员配备及稳定性等指标进行综合评价,将纳入本"年报"登记质量要求和标准调整为M/I在0.36~0.80之间,MV%在49%~85%之间,DCO%大于0且小于10%。

按照全国登记资料"年报"的选取标准,甘肃省10个登记处中5个登记处资料符合年报合计报告要求,分别是武威凉州区、张掖甘州区、敦煌市、景泰县和临潭县。5个肿瘤登记处的资料作为甘肃省肿瘤登记样本数据,以分析甘肃省癌症的发病与死亡水平,肿瘤登记资料的可比性、完整性与有效性得到了基本保证。

2.甘肃省数据质量评价

甘肃省肿瘤登记地区合计病理诊断比例为72.41%,只有死亡证明书比例0.28%,死亡/发病比为0.61。甘肃省城市登记地区合计病理诊断比例为75.22%,只有死亡证明书比例为0.04%。死亡/发病比为0.63;农村登记地区合计病理诊断比例为62.94%,只有死亡证明书比例为1.09%。死亡/发病比为0.54。(表3-4)。

表3-4　2015年甘肃省肿瘤登记地区合计数据质量评价

部位	ICD10	甘肃省合计			城市			农村		
		MV%	DCO%	M/I	MV%	DCO%	M/I	MV%	DCO%	M/I
唇	C00	87.50	0.00	0.13	80.00	0.00	0.20	100.00	0.00	0.00
舌	C01-C02	71.43	0.00	1.00	66.67	0.00	1.00	100.00	0.00	1.00
口	C03-C06	64.71	0.00	0.29	64.29	0.00	0.14	66.67	0.00	1.00
唾液腺	C07-C08	80.00	0.00	0.53	88.89	0.00	0.67	66.67	0.00	0.33
扁桃体	C09	100.00	0.00	0.00	100.00	0.00	0.00	0.00	0.00	.
其他的口咽	C10	66.67	0.00	0.33	66.67	0.00	0.33	0.00	0.00	.
鼻咽	C11	75.00	0.00	0.54	73.08	0.00	0.38	100.00	0.00	2.50
喉咽	C12-C13	66.67	0.00	0.33	66.67	0.00	0.33	0.00	0.00	.
咽,部位不明	C14	50.00	0.00	0.50	50.00	0.00	0.13	0.00	0.00	.
食管	C15	75.00	0.41	0.75	75.29	0.44	0.75	71.67	0.00	0.68
胃	C16	76.25	1.21	0.61	77.02	1.13	0.61	70.32	1.83	0.63
小肠	C17	77.27	0.00	0.27	72.22	0.00	0.28	100.00	0.00	0.25
结肠	C18	74.60	0.00	0.69	76.58	0.00	0.73	60.00	0.00	0.40
直肠	C19-C20	79.62	0.77	0.63	77.99	0.48	0.68	86.27	1.96	0.41
肛门	C21	80.00	0.00	0.00	80.00	0.00	0.00	0.00	0.00	.
肝脏	C22	28.52	2.95	0.76	26.59	3.30	0.75	34.19	1.94	0.79
胆囊及其他	C23-C24	43.16	0.00	0.60	43.59	0.00	0.64	41.18	0.00	0.41
胰腺	C25	47.22	0.93	0.61	48.65	0.00	0.65	44.12	2.94	0.53
鼻、鼻窦及其他	C30-C31	50.00	0.00	0.31	66.67	0.00	0.42	0.00	0.00	0.00
喉	C32	64.29	0.00	0.86	54.55	0.00	0.91	100.00	0.00	0.67
气管、支气管、肺	C33-C34	45.31	0.90	0.95	47.06	0.45	0.97	38.39	2.68	0.87
其他的胸腔器官	C37-C38	33.33	0.00	0.48	33.33	0.00	0.48	33.33	0.00	0.50
骨	C40-C41	39.73	0.00	0.48	43.10	0.00	0.48	26.67	0.00	0.47
皮肤的黑色素瘤	C43	100.00	0.00	1.14	100.00	0.00	1.17	100.00	0.00	1.00
其他的皮肤	C44	87.80	2.44	0.41	88.57	2.86	0.37	83.33	0.00	0.67
间皮瘤	C45	100.00	0.00	0.00	100.00	0.00	0.00	0.00	0.00	.
卡波西肉瘤	C46	0.00	0.00	.	0.00	0.00	.	0.00	0.00	.
周围神经、其他结缔组织、软组织	C47;C49	75.00	0.00	0.25	71.43	0.00	0.29	85.71	0.00	0.14
乳房	C50	83.74	0.00	0.39	84.15	0.00	0.35	81.97	0.00	0.56
外阴	C51	100.00	0.00	0.33	100.00	0.00	0.40	100.00	0.00	0.00

续表 3-4

阴道	C52	100.00	0.00	0.00	100.00	0.00	0.00	0.00	0.00	.
子宫颈	C53	81.05	0.65	0.43	81.42	0.00	0.37	80.00	2.50	0.60
子宫体	C54	86.21	0.00	0.31	89.55	0.00	0.31	75.00	0.00	0.30
子宫,部位不明	C55	83.33	0.00	0.33	83.33	0.00	0.33	83.33	0.00	0.33
卵巢	C56	72.28	0.00	0.37	70.89	0.00	0.37	77.27	0.00	0.36
其他的女性生殖器	C57	80.00	0.00	0.20	75.00	0.00	0.25	100.00	0.00	0.00
胎盘	C58	100.00	0.00	0.00	100.00	0.00	0.00	0.00	0.00	—
阴茎	C60	77.78	0.00	0.33	85.71	0.00	0.29	50.00	0.00	0.50
前列腺	C61	59.57	0.00	0.62	61.76	0.00	0.62	53.85	0.00	0.62
睾丸	C62	100.00	0.00	0.33	100.00	0.00	0.50	100.00	0.00	0.00
其他的男性生殖器	C63	0.00	0.00	—	0.00	0.00	—	0.00	0.00	—
肾	C64	60.00	0.00	0.36	67.50	0.00	0.35	30.00	0.00	0.40
肾盂	C65	28.57	0.00	0.00	16.67	0.00	0.00	100.00	0.00	0.00
输尿管	C66	60.00	0.00	0.20	60.00	0.00	0.20	0.00	0.00	—
膀胱	C67	60.26	0.00	0.56	60.87	0.00	0.61	55.56	0.00	0.22
其他的泌尿器官	C68	75.00	0.00	0.00	100.00	0.00	0.00	0.00	0.00	0.00
眼	C69	33.33	0.00	1.67	0.00	0.00	2.50	100.00	0.00	0.00
脑、神经系统	C70-C72	45.28	0.63	0.52	46.15	0.00	0.47	42.86	2.38	0.64
甲状腺	C73	77.22	0.00	0.28	73.33	0.00	0.28	89.47	0.00	0.26
肾上腺	C74	25.00	0.00	0.25	0.00	0.00	0.50	50.00	0.00	0.00
其他的内分泌腺	C75	40.00	0.00	1.00	50.00	0.00	0.75	0.00	0.00	2.00
霍奇金病	C81	100.00	0.00	0.00	100.00	0.00	0.00	100.00	0.00	0.00
非霍奇金淋巴瘤	C82-C85;C96	92.86	0.00	0.30	96.08	0.00	0.29	60.00	0.00	0.40
免疫增生性疾病	C88	0.00	0.00	—	0.00	0.00	—	0.00	0.00	—
多发性骨髓瘤	C90	100.00	0.00	0.14	100.00	0.00	0.10	100.00	0.00	1.00
淋巴样白血病	C91	93.33	0.00	0.53	91.67	0.00	0.50	100.00	0.00	0.67
髓样白血病	C92-C94	100.00	0.00	0.35	100.00	0.00	0.26	100.00	0.00	2.00
白血病,未特指	C95	100.00	0.00	0.39	100.00	0.00	0.31	100.00	0.00	0.71
其他的或未指明部位的	O&U	36.96	2.90	0.75	36.04	0.90	0.70	40.74	11.11	0.96
骨髓增殖性疾病	MPD	100.00	0.00	0.00	100.00	0.00	0.00	0.00	0.00	—
骨髓增生异常综合征	MDS	0.00	0.00	—	0.00	0.00	—	0.00	0.00	—
合计	ALL	65.89	0.96	0.63	67.16	0.81	0.62	59.49	1.66	0.63
所有部位除外C44	ALLbutC44	65.74	0.95	0.63	67.01	0.80	0.63	59.35	1.67	0.63

第四章 甘肃省肿瘤登记地区恶性肿瘤发病与死亡

2018年甘肃省共10个市县肿瘤登记处提交了2015年肿瘤登记发病和死亡数据，对甘肃省5个登记处数据合并得到甘肃省恶性肿瘤发病与死亡的统计指标，基本反映了甘肃省人群恶性肿瘤的流行情况。

一、甘肃省肿瘤登记地区覆盖人口

甘肃省肿瘤登记地区覆盖人口1 954 560人（男性1 005 699人，女性948 861人），占全省2015年年末人口数的7.52%。其中，城市人口1 579 441人（男性813 473人，女性765 968人），占全省登记地区人口数的80.81%；农村人口375 119人（男性192 226人，女性182 893人），占全省登记地区人口数的19.19%。详见表4-1，图4-1a~c。

二、恶性肿瘤发病（ICD-10：C00-C96）

（一）全部恶性肿瘤（ICD-10：C00-C96）发病情况

甘肃省肿瘤登记地区2015年报告新发病例共6178例（男性3806例，女性2372例）。城市地区5156例，占登记地区全部发病的83.46%；农村地区1022例，占登记地区全部发病的16.54%。

甘肃省肿瘤登记地区男女合计恶性肿瘤发病率为316.08/10万（男性378.44/10万，女性249.98/10万），中标率为256.15/10万，世标率为255.54/10万，累积率（0~74岁）为31.93%。

城市地区男女合计发病率为326.44/10万（男性394.73/10万，女性253.93/10万），中标率为254.75/10万，世标率为256.19/10万，累积率（0~74岁）为32.43%。

农村地区男女合计发病率为272.45/10万（男性309.53/10万，女性233.47/10万），中标率为269.31/10万，世标率为258.04/10万，累积率（0~74岁）为29.53%。

城市与农村相比，城市男女合计癌症发病率和累积率（0~74岁）高于农村地区，中标率和世标率均低于农村；城市男性的中标率低于农村，发病率、世标率和累积率（0~74岁）均高于农村；城市女性的发病率高于农村，中标率、世标率和累积率（0~74岁）均低于农村。（表4-2）

续表4-1

表4-1 2015年甘肃省肿瘤登记地区覆盖人口数

年龄组	全省			城市			农村		
	合计	男性	女性	合计	男性	女性	合计	男性	女性
合计	1954560	1005699	948861	1579441	813473	765968	375119	192226	182893
0~	16686	9081	7605	12280	6680	5600	4406	2401	2005
1~4	84366	46518	37848	64902	35740	29162	19464	10778	8686
5~9	111066	60519	50547	84486	46056	38430	26580	14463	12117
10~14	113393	64844	48549	81381	47573	33808	32012	17271	14741
15~19	129667	71707	57960	93380	53025	40355	36287	18682	17605
20~24	172092	86372	85720	143709	72266	71443	28383	14106	14277
25~29	176948	87292	89656	146920	72039	74881	30028	15253	14775
30~34	135234	70137	65097	108122	56188	51934	27112	13949	13163
35~39	137168	71248	65920	104612	54856	49756	32556	16392	16164
40~44	190788	97681	93107	157229	80757	76472	33559	16924	16635
45~49	205042	102347	102695	177776	88393	89383	27266	13954	13312
50~54	132444	65563	66881	111534	54946	56588	20910	10617	10293
55~59	102722	50406	52316	84692	41446	43246	18030	8960	9070
60~64	93519	46350	47169	78860	39139	39721	14659	7211	7448
65~69	64257	32141	32116	53440	26969	26471	10817	5172	5645
70~74	44273	21744	22529	37451	18417	19034	6822	3327	3495
75~79	27637	13352	14285	23611	11551	12060	4026	1801	2225
80~84	12690	6126	6564	11232	5486	5746	1458	640	818
85+	4568	2271	2297	3824	1946	1878	744	325	419

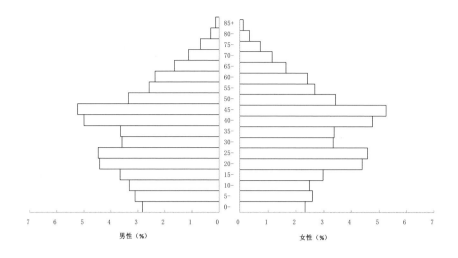

图4-1a 2015年甘肃省肿瘤登记地区人口金字塔

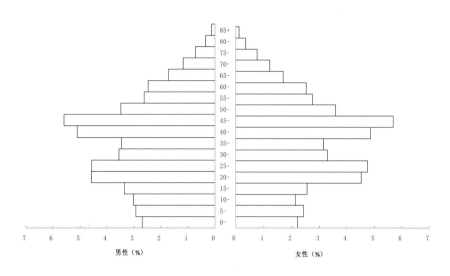

图4-1b 2015年甘肃省城市肿瘤登记地区人口金字塔

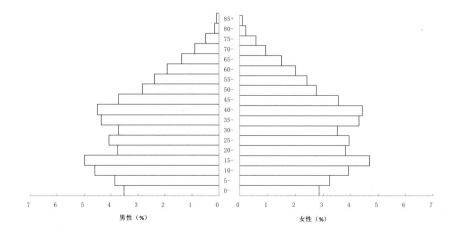

图4-1c 2015年甘肃省农村肿瘤登记地区人口金字塔

表4-2 2015年甘肃省肿瘤登记地区全部恶性肿瘤发病主要指标

地区	性别	发病数 (n)	发病率 (1/10⁵)	中标率 (1/10⁵)	世标率 (1/10⁵)	累积率 0~74(%)
全省	合计	6178	316.08	256.15	255.54	31.93
	男性	3806	378.44	318.27	320.49	41.04
	女性	2372	249.98	196.23	192.65	23.04
城市	合计	5156	326.44	254.75	256.19	32.43
	男性	3211	394.73	319.1	323.79	42.12
	女性	1945	253.93	191.86	189.94	22.92
农村	合计	1022	272.45	269.31	258.04	29.53
	男性	595	309.53	326.53	314.28	35.62
	女性	427	233.47	219.5	208.27	23.73

(二)全部恶性肿瘤(ICD-10:C00-C96)年龄别发病率

甘肃省肿瘤登记地区恶性肿瘤年龄别发病率在0~34岁年龄段处于较低水平,35岁以上年龄组发病率快速升高,在70岁年龄组时达到最高峰,为1811.49/10万;男、女性年龄别发病率的年龄变化趋势基本相同,二者均在35岁年龄组时呈现快速上升,均在70岁年龄组时达到最高峰,其中男性发病率为2501.84/10万,女性发病率为1145.19/10万;75岁及以上年龄组显现下降趋势。

甘肃省城市登记地区年龄别发病率在35岁以下较低,35岁以后呈现明显升高,男性和女性均在70岁年龄组时发病率达到最高峰,分别为2557.42/10万和1134.81/10万。

甘肃省农村登记地区的年龄别发病率变化与城市大体一致。农村男性和女性的年龄别发病率高峰都是80岁,二者发病率分别为4843.75/10万和1711.49/10万。

性别间的年龄别发病率比较显示15~45岁年龄组时,女性的发病率略高于男性,50岁以后则发生逆转,男性的发病率明显高于女性,城市和农村登记地区男女性的年龄别发病率的分布特征均基本一致。(表4-3,图4-2a~d)

表4-3 2015年甘肃省肿瘤登记地区全部恶性肿瘤年龄别发病率(1/10⁵)

年龄组	全省			城市			农村		
	合计	男性	女性	合计	男性	女性	合计	男性	女性
0~	35.96	22.02	52.60	48.86	29.94	71.43	0.00	0.00	0.00
1~4	26.08	25.80	26.42	30.82	33.58	27.43	10.28	0.00	23.03
5~9	9.90	11.57	7.91	11.84	13.03	10.41	3.76	6.91	0.00
10~14	18.52	24.67	10.30	17.20	25.22	5.92	21.87	23.16	20.35
15~19	20.82	16.73	25.88	18.21	15.09	22.30	27.56	21.41	34.08
20~24	12.78	9.26	16.33	9.74	6.92	12.60	28.19	21.27	35.02
25~29	38.99	35.51	42.38	35.39	33.32	37.39	56.61	45.89	67.68
30~34	52.50	28.52	78.34	49.02	28.48	71.24	66.39	28.68	106.36
35~39	86.03	82.81	89.50	84.12	85.68	82.40	92.15	73.21	111.36
40~44	176.11	139.23	214.81	163.46	127.54	201.38	235.41	194.99	276.53
45~49	276.04	261.85	290.18	250.88	235.31	266.27	440.11	429.98	450.72
50~54	533.81	628.40	441.08	526.30	611.51	443.56	573.89	715.83	427.47
55~59	739.86	984.01	504.63	771.03	1032.67	520.28	593.46	758.93	429.99
60~64	1162.33	1598.71	733.53	1204.67	1676.08	740.16	934.58	1178.75	698.17
65~69	1419.30	1860.55	977.71	1476.42	1942.97	1001.10	1137.10	1430.78	868.02
70~74	1811.49	2501.84	1145.19	1834.40	2557.42	1134.81	1685.72	2194.17	1201.72
75~79	1577.60	2261.83	938.05	1512.01	2121.03	928.69	1962.25	3164.91	988.76
80~84	1316.00	1909.89	761.73	1086.18	1567.63	626.52	3086.42	4843.75	1711.49
85+	831.87	1100.84	565.96	889.12	1130.52	638.98	537.63	923.08	238.66
合计	316.08	378.44	249.98	326.44	394.73	253.93	272.45	309.53	233.47

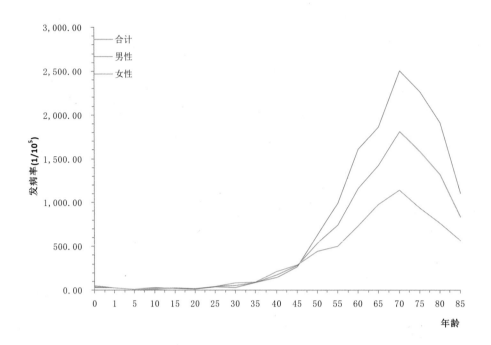

图4-2a　2015年甘肃省肿瘤登记地区恶性肿瘤年龄别发病率

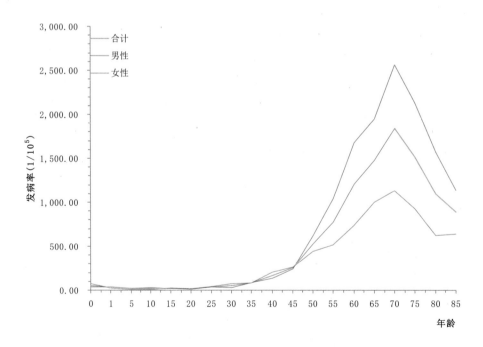

图4-2b　2015年甘肃省城市肿瘤登记地区恶性肿瘤年龄别发病率

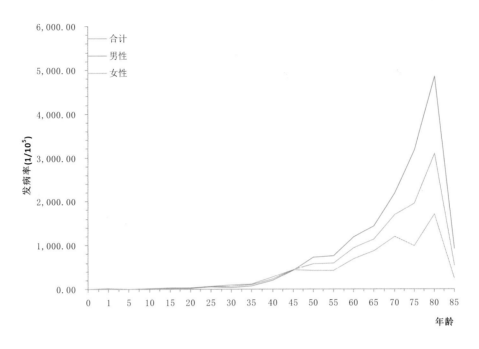

图4-2c 2015年甘肃省农村肿瘤登记地区恶性肿瘤年龄别发病率

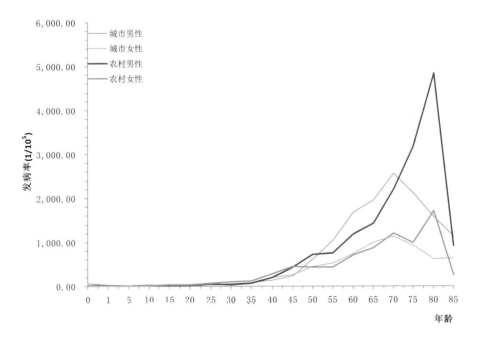

图4-2d 2015年甘肃省城市和农村肿瘤登记地区恶性肿瘤年龄别发病率

（三）甘肃省肿瘤登记地区前10位恶性肿瘤发病情况

2015年甘肃省肿瘤登记地区恶性肿瘤发病第1位是胃癌，其次为食管癌、肝癌、肺癌和结直肠肛门癌，前10位恶性肿瘤发病占全部恶性肿瘤的81.68％。男性恶性肿瘤发病第1位的是胃癌，其次为食管癌、肝癌、肺癌和结直肠肛门癌，男性前10位恶性肿瘤发病占全部恶性肿瘤的88.86％；女性恶性肿瘤发病第1位的是胃癌，其次为乳腺癌、食管癌、肺癌和肝癌，女性前10位恶性肿瘤发病占全部恶性肿瘤的78.83％（表4-4，图4-3a~f）。

表4-4　2015年甘肃省肿瘤登记地区前10位恶性肿瘤发病主要指标

顺位	部位	合计			部位	男性			部位	女性		
		发病率 (1/10⁵)	构成 (%)	中标率 (1/10⁵)		发病率 (1/10⁵)	构成 (%)	中标率 (1/10⁵)		发病率 (1/10⁵)	构成 (%)	中标率 (1/10⁵)
1	胃(C16)	97.41	30.82	77.66	胃(C16)	148.16	39.15	122.46	胃(C16)	43.63	17.45	33.85
2	食管(C15)	37.86	11.98	30.84	食管(C15)	54.49	14.40	45.96	乳房(C50)	34.36	13.74	26.55
3	肝脏(C22)	31.21	9.87	24.70	肝脏(C22)	43.25	11.43	35.33	食管(C15)	20.23	8.09	16.16
4	气管、支气管、肺 (C33-C34)	28.34	8.97	23.07	气管、支气管、肺 (C33-C34)	37.19	9.83	31.65	气管、支气管、肺 (C33-C34)	18.97	7.59	14.69
5	结直肠肛门 (C18-C21)	20.00	6.33	16.16	结直肠肛门 (C18-C21)	22.07	5.83	18.60	肝脏(C22)	18.44	7.38	14.27
6	乳房(C50)	34.36	5.28	26.55	脑及中枢神经系统 (C70-C72)	8.55	2.26	7.40	结直肠肛门 (C18-C21)	17.81	7.12	13.78
7	脑及中枢神经系统(C70-C72)	8.13	2.57	6.84	胰腺(C25)	6.96	1.84	5.86	子宫颈(C53)	16.12	6.45	12.08
8	子宫颈(C53)	16.12	2.48	12.08	膀胱(C67)	6.36	1.68	5.44	卵巢(C56)	10.64	4.26	8.41
9	胰腺(C25)	5.53	1.75	4.50	前列腺(C61)	4.67	1.23	4.23	子宫体(C54)	9.17	3.67	6.82
10	卵巢(C56)	10.64	1.63	8.41	恶性淋巴瘤(C81-C85,C88,C90,C96)	4.57	1.21	4.09	脑及中枢神经系统 (C70-C72)	7.69	3.08	6.24
	前10位	258.17	81.68		前10位	336.28	88.86	281.02	前10位	197.08	78.83	152.85

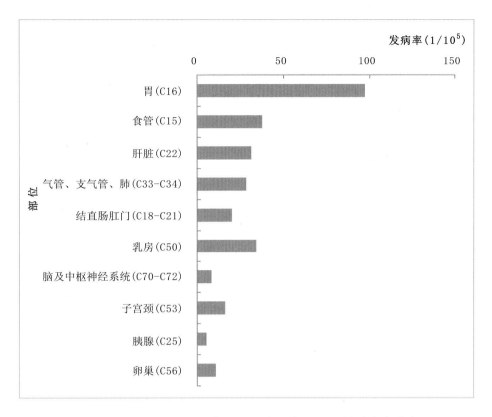

图4-3a　2015年甘肃省肿瘤登记地区前10位恶性肿瘤发病率

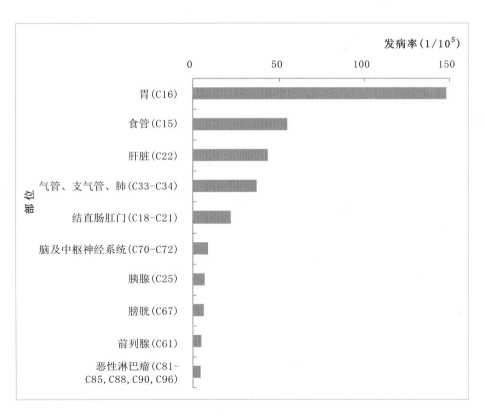

图4-3b　2015年甘肃省肿瘤登记地区男性前10位恶性肿瘤发病率

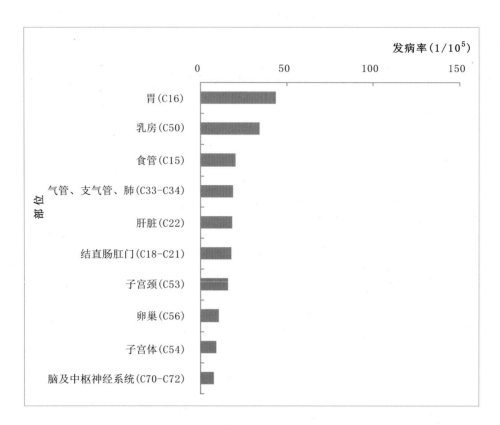

图4-3c　2015年甘肃省肿瘤登记地区女性前10位恶性肿瘤发病率

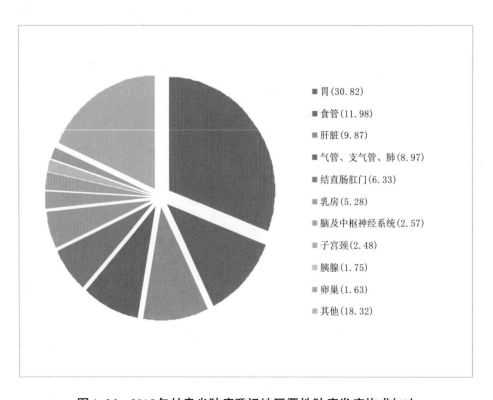

图4-3d　2015年甘肃省肿瘤登记地区恶性肿瘤发病构成(%)

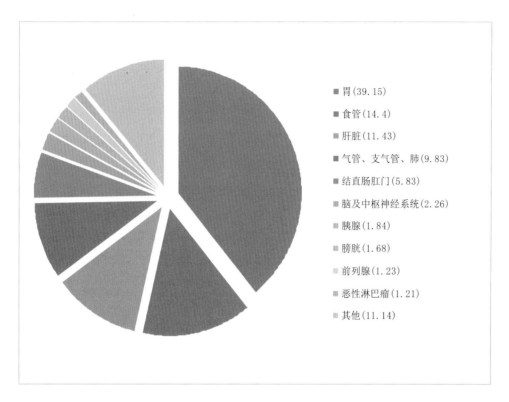

胃(39.15)

食管(14.4)

肝脏(11.43)

气管、支气管、肺(9.83)

结直肠肛门(5.83)

脑及中枢神经系统(2.26)

胰腺(1.84)

膀胱(1.68)

前列腺(1.23)

恶性淋巴瘤(1.21)

其他(11.14)

图4-3e　2015年甘肃省肿瘤登记地区男性恶性肿瘤发病构成(%)

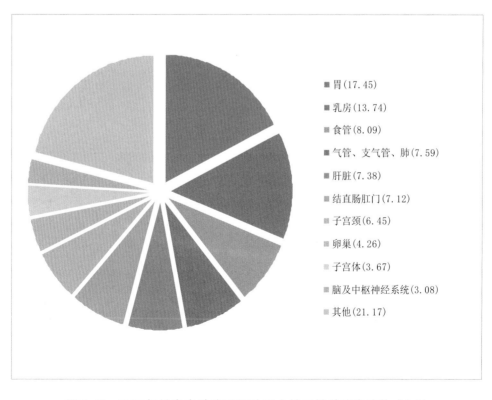

胃(17.45)

乳房(13.74)

食管(8.09)

气管、支气管、肺(7.59)

肝脏(7.38)

结直肠肛门(7.12)

子宫颈(6.45)

卵巢(4.26)

子宫体(3.67)

脑及中枢神经系统(3.08)

其他(21.17)

图4-3f　2015年甘肃省肿瘤登记地区女性恶性肿瘤发病构成(%)

(四)2015年甘肃省城市肿瘤登记地区前10位恶性肿瘤发病情况

2015年甘肃省城市肿瘤登记地区恶性肿瘤发病第1位是胃癌,其次为食管癌、肝癌、肺癌和结直肠肛门癌,前10位恶性肿瘤占全部恶性肿瘤的82.20%。男性恶性肿瘤发病第1位的是胃癌,其次为食管癌、肝癌、肺癌和结直肠肛门癌,男性前10位恶性肿瘤占全部恶性肿瘤的89.41%;女性恶性肿瘤发病第1位的是胃癌,其次为乳腺癌、食管癌、肺癌和结直肠肛门癌,女性前10位恶性肿瘤占全部恶性肿瘤的79.06%(表4-5,图4-4a~f)。

表4-5　2015年甘肃省城市肿瘤登记地区前10位恶性肿瘤发病主要指标

顺位	部位	合计			部位	男性			部位	女性		
		发病率 (1/10⁵)	构成 (%)	中标率 (1/10⁵)		发病率 (1/10⁵)	构成 (%)	中标率 (1/10⁵)		发病率 (1/10⁵)	构成 (%)	中标率 (1/10⁵)
1	胃(C16)	106.68	32.68	81.82	胃(C16)	162.14	41.08	128.55	胃(C16)	47.78	18.82	35.88
2	食管(C15)	43.05	13.19	33.52	食管(C15)	61.83	15.66	49.72	乳房(C50)	34.60	13.62	26.02
3	肝脏(C22)	28.81	8.82	22.01	肝脏(C22)	39.71	10.06	31.36	食管(C15)	23.11	9.10	17.68
4	气管、支气管、肺(C33-C34)	27.98	8.57	21.91	气管、支气管、肺(C33-C34)	36.63	9.28	29.94	气管、支气管、肺(C33-C34)	18.80	7.40	14.04
5	结直肠肛门(C18-C21)	20.58	6.30	15.88	结直肠肛门(C18-C21)	22.37	5.67	17.99	结直肠肛门(C18-C21)	18.67	7.35	13.81
6	乳房(C50)	34.60	5.14	26.02	脑及中枢神经系统(C70-C72)	7.99	2.02	6.77	肝脏(C22)	17.23	6.79	12.77
7	脑及中枢神经系统(C70-C72)	7.41	2.27	6.10	膀胱(C67)	7.01	1.78	5.67	子宫颈(C53)	14.75	5.81	10.52
8	子宫颈(C53)	14.75	2.19	10.52	胰腺(C25)	5.65	1.43	4.60	卵巢(C56)	10.31	4.06	7.66
9	卵巢(C56)	10.31	1.53	7.66	恶性淋巴瘤(C81-C85,C88,C90,C96)	5.29	1.34	4.79	子宫体(C54)	8.75	3.44	6.21
10	胆囊及其他(C23-C24)	4.94	1.51	3.82	肾及泌尿系统不明(C64-C66,C68)	4.30	1.09	3.58	脑及中枢神经系统(C70-C72)	6.79	2.67	5.43
	前10位	268.39	82.20		前10位	352.93	89.41	282.97	前10位	200.79	79.06	150.03

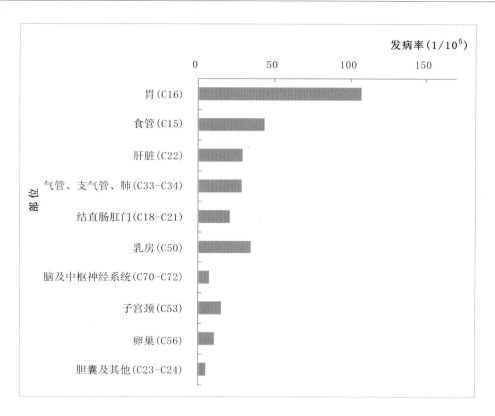

图4-4a　2015年甘肃省城市肿瘤登记地区前10位恶性肿瘤发病率

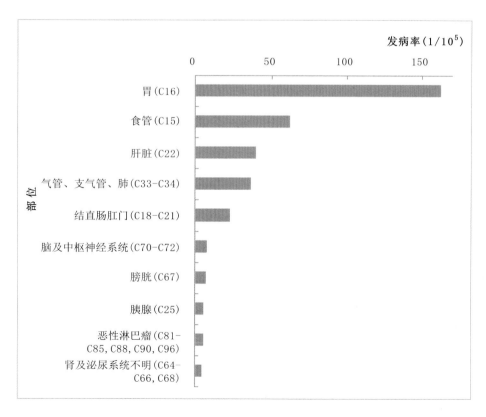

图4-4b　2015年甘肃省城市肿瘤登记地区男性前10位恶性肿瘤发病率

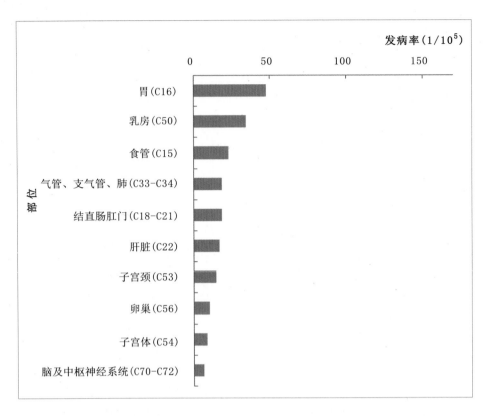

图4-4c 2015年甘肃省城市肿瘤登记地区女性前10位恶性肿瘤发病率

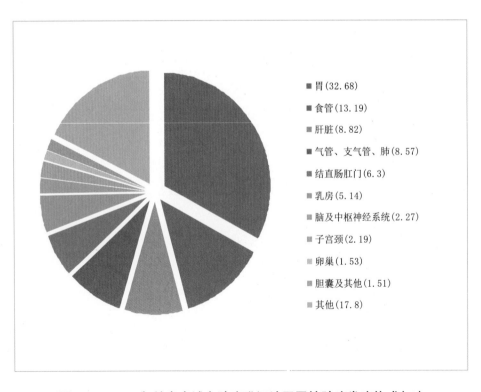

图4-4d 2015年甘肃省城市肿瘤登记地区恶性肿瘤发病构成（%）

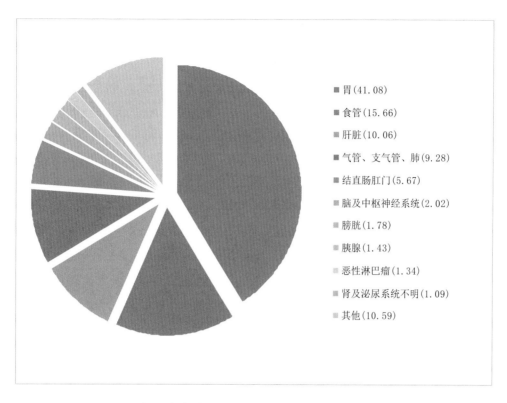

图4-4e　2015年甘肃省城市肿瘤登记地区男性恶性肿瘤发病构成(%)

- 胃(41.08)
- 食管(15.66)
- 肝脏(10.06)
- 气管、支气管、肺(9.28)
- 结直肠肛门(5.67)
- 脑及中枢神经系统(2.02)
- 膀胱(1.78)
- 胰腺(1.43)
- 恶性淋巴瘤(1.34)
- 肾及泌尿系统不明(1.09)
- 其他(10.59)

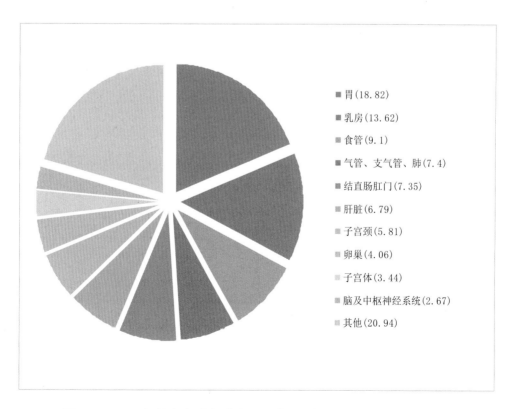

图4-4f　2015年甘肃省城市肿瘤登记地区女性恶性肿瘤发病构成(%)

- 胃(18.82)
- 乳房(13.62)
- 食管(9.1)
- 气管、支气管、肺(7.4)
- 结直肠肛门(7.35)
- 肝脏(6.79)
- 子宫颈(5.81)
- 卵巢(4.06)
- 子宫体(3.44)
- 脑及中枢神经系统(2.67)
- 其他(20.94)

(五)2015年甘肃省农村肿瘤登记地区前10位恶性肿瘤发病情况

2015年甘肃省农村肿瘤登记地区恶性肿瘤发病第1位是胃癌,其次为肝癌、肺癌、结直肠肛门癌和乳腺癌,前10位恶性肿瘤占全部恶性肿瘤的79.36%。男性恶性肿瘤发病第1位的是胃癌,其次为肝癌、肺癌、食管癌和结直肠肛门癌,男性前10位恶性肿瘤占全部恶性肿瘤的87.37%;女性恶性肿瘤发病第1位的是乳腺癌,其次为胃癌、肝癌、子宫颈和肺癌,女性前10位恶性肿瘤占全部恶性肿瘤的77.75%(表4-6,图4-5a~f)。

表4-6　2015年甘肃省农村肿瘤登记地区前10位恶性肿瘤发病主要指标

顺位	部位	合计			部位	男性			部位	女性		
		发病率(1/10⁵)	构成(%)	中标率(1/10⁵)		发病率(1/10⁵)	构成(%)	中标率(1/10⁵)		发病率(1/10⁵)	构成(%)	中标率(1/10⁵)
1	胃(C16)	58.38	21.43	57.06	胃(C16)	88.96	28.74	92.35	乳房(C50)	33.35	14.29	30.10
2	肝脏(C22)	41.32	15.17	39.63	肝脏(C22)	58.26	18.82	58.09	胃(C16)	26.24	11.24	24.23
3	气管、支气管、肺(C33-C34)	29.86	10.96	30.35	气管、支气管、肺(C33-C34)	39.54	12.77	41.80	肝脏(C22)	23.51	10.07	21.70
4	结直肠肛门(C18-C21)	17.59	6.46	17.41	食管(C15)	23.41	7.56	27.34	子宫颈(C53)	21.87	9.37	19.86
5	乳房(C50)	33.35	5.97	30.10	结直肠肛门(C18-C21)	20.81	6.72	21.95	气管、支气管、肺(C33-C34)	19.68	8.43	19.67
6	食管(C15)	15.99	5.87	17.30	胰腺(C25)	12.49	4.03	13.98	结直肠肛门(C18-C21)	14.22	6.09	13.34
7	脑及中枢神经系统(C70-C72)	11.20	4.11	10.79	脑及中枢神经系统(C70-C72)	10.92	3.53	10.64	卵巢(C56)	12.03	5.15	11.10
8	子宫颈(C53)	21.87	3.91	19.86	前列腺(C61)	6.76	2.18	8.74	脑及中枢神经系统(C70-C72)	11.48	4.92	10.76
9	胰腺(C25)	9.06	3.33	9.84	胆囊及其他(C23-C24)	4.68	1.51	5.46	子宫体(C54)	10.94	4.68	9.63
10	卵巢(C56)	12.03	2.15	11.10	骨(C40-C41)	4.68	1.51	4.74	食管(C15)	8.20	3.51	8.41
	前10位	216.20	79.36		前10位	270.51	87.37	285.09	前10位	181.53	77.75	168.80

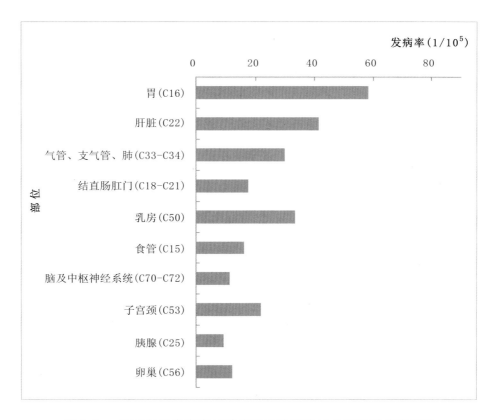

图4-5a　2015年甘肃省农村肿瘤登记地区前10位恶性肿瘤发病率

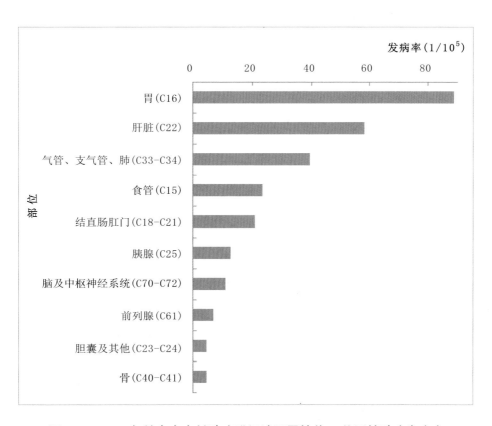

图4-5b　2015年甘肃省农村肿瘤登记地区男性前10位恶性肿瘤发病率

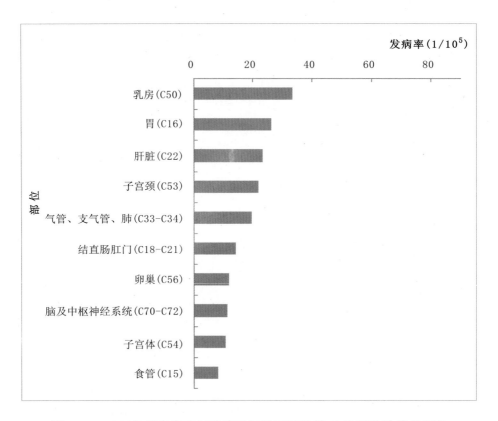

图4-5c   2015年甘肃省农村肿瘤登记地区男性前10位恶性肿瘤发病率

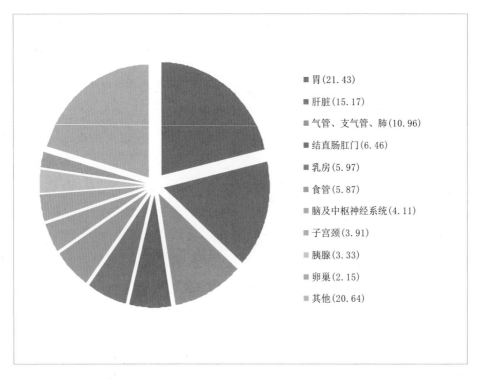

图4-5d   2015年甘肃省农村肿瘤登记地区恶性肿瘤发病构成(%)

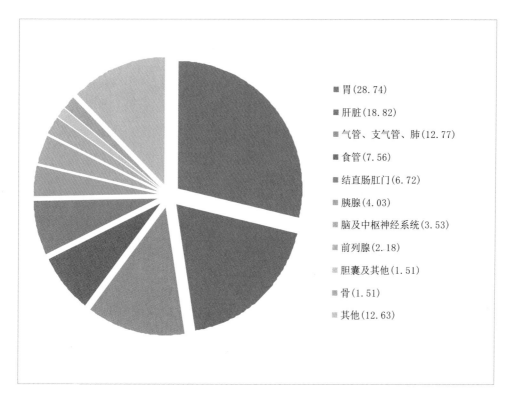

图4-5e 2015年甘肃省农村肿瘤登记地区男性恶性肿瘤发病构成(%)

- 胃(28.74)
- 肝脏(18.82)
- 气管、支气管、肺(12.77)
- 食管(7.56)
- 结直肠肛门(6.72)
- 胰腺(4.03)
- 脑及中枢神经系统(3.53)
- 前列腺(2.18)
- 胆囊及其他(1.51)
- 骨(1.51)
- 其他(12.63)

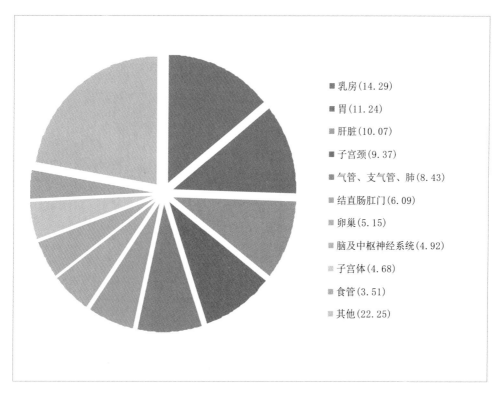

图4-5f 2015年甘肃省农村肿瘤登记地区男性恶性肿瘤发病构成(%)

- 乳房(14.29)
- 胃(11.24)
- 肝脏(10.07)
- 子宫颈(9.37)
- 气管、支气管、肺(8.43)
- 结直肠肛门(6.09)
- 卵巢(5.15)
- 脑及中枢神经系统(4.92)
- 子宫体(4.68)
- 食管(3.51)
- 其他(22.25)

三、恶性肿瘤死亡(ICD-10:C00-C96)

(一)恶性肿瘤死亡(ICD-10:C00-C96)

2015年甘肃省肿瘤登记地区报告恶性肿瘤死亡病例3863例(男性2479例,女性1384例),其中城市地区3219例,占登记地区全部死亡病例的83.33%;农村地区644例,占登记地区全部死亡病例的16.67%。

甘肃省肿瘤登记地区恶性肿瘤死亡率为197.64/10万(男性246.5/10万,女性145.86/10万),中标率为171.43/10万,世标率为165.57/10万,累积率(0~74岁)为16.31%。

城市地区死亡率为203.81/10万(男性256.19/10万,女性148.18/10万),中标率为169.79/10万,世标率为163.63/10万,累积率(0~74岁)为15.86%。

农村地区死亡率为171.68/10万(男性205.49/10万,女性136.15/10万),中标率为177.15/10万,世标率为173.33/10万,累积率(0~74岁)为18.52%。

城市与农村相比,城市死亡率和中标率均高于农村,世标率和累积率(0~74岁)低于农村;城市男性的死亡率高于农村,中标率、世标率和累积率(0~74岁)均低于农村;城市女性的死亡率高于农村,中标率、世标率和累积率(0~74岁)均低于农村。(表4-7)。

表4-7 2015年甘肃省肿瘤登记地区全部恶性肿瘤死亡主要指标

地区	性别	死亡数 (n)	粗率 (1/10⁵)	中标率 (1/10⁵)	世标率 (1/10⁵)	累积率 0~74(%)
全省	合计	3863	197.64	171.43	165.57	16.31
	男性	2479	246.50	226.26	217.53	20.84
	女性	1384	145.86	118.76	115.44	11.88
城市	合计	3219	203.81	169.79	163.63	15.86
	男性	2084	256.19	224.46	215.43	20.26
	女性	1135	148.18	116.35	112.69	11.53
农村	合计	644	171.68	177.15	173.33	18.52
	男性	395	205.49	229.32	223.77	23.76
	女性	249	136.15	130.64	128.54	13.51

(二)恶性肿瘤(ICD-10:C00-C96)年龄别死亡率

　　甘肃省肿瘤登记地区恶性肿瘤男女年龄别死亡率在0~39岁年龄段处于较低水平,从40岁组开始有较大幅度升高并随年龄增长而升高,甘肃省合计和城市地区的恶性肿瘤死亡率均在75岁组达到最高,而农村地区的恶性肿瘤死亡率在80岁年龄组达到最高。

　　恶性肿瘤年龄别死亡率城乡比较,35岁以前死亡率处于较低水平,城乡差别较小。在15~69岁年龄组城市男性低于农村,70岁以后城市男性高于农村;城市女性在69岁之前恶性肿瘤死亡率基本低于农村女性恶性肿瘤死亡率水平(表4-8,图4-6a~d)。

表4-8　2015年甘肃省肿瘤登记地区全部恶性肿瘤年龄别死亡率(1/10⁵)

年龄组	全省			城市			农村		
	合计	男性	女性	合计	男性	女性	合计	男性	女性
0~	0.00	0.00	0.00	0.00	0.00	0.00	0.00	0.00	0.00
1~4	8.30	8.60	7.93	7.70	11.19	3.43	10.28	0.00	23.03
5~9	3.60	6.61	0.00	4.73	8.69	0.00	0.00	0.00	0.00
10~14	5.29	6.17	4.12	4.92	6.31	2.96	6.25	5.79	6.78
15~19	7.71	9.76	5.18	5.35	7.54	2.48	13.78	16.06	11.36
20~24	6.39	4.63	8.17	4.87	2.77	7.00	14.09	14.18	14.01
25~29	10.17	10.31	10.04	6.81	8.33	5.34	26.64	19.67	33.84
30~34	21.44	32.79	9.22	20.35	30.26	9.63	25.82	43.01	7.60
35~39	26.25	28.07	24.27	22.94	23.70	22.11	36.86	42.70	30.93
40~44	53.99	49.14	59.07	46.43	43.34	49.69	89.39	76.81	102.19
45~49	92.66	87.94	97.38	75.94	69.01	82.79	201.72	207.83	195.31
50~54	176.68	190.66	162.98	156.90	156.52	157.28	282.16	367.34	194.31
55~59	268.69	343.21	196.88	240.87	316.07	168.80	399.33	468.75	330.76
60~64	533.58	694.71	375.25	524.98	689.85	362.53	579.85	721.12	443.07
65~69	672.30	815.16	529.33	639.97	774.96	502.44	832.02	1024.75	655.45
70~74	1375.56	1880.98	887.74	1409.84	1905.85	929.91	1187.34	1743.31	658.08
75~79	3252.89	4710.90	1890.09	3502.60	4995.24	2072.97	1788.38	2887.28	898.88
80~84	2884.16	4113.61	1736.75	2875.71	4174.26	1635.92	2949.25	3593.75	2444.99
85+	2933.45	4139.15	1741.40	3059.62	4213.77	1863.68	2284.95	3692.31	1193.32
合计	197.64	246.50	145.86	203.81	256.19	148.18	171.68	205.49	136.15

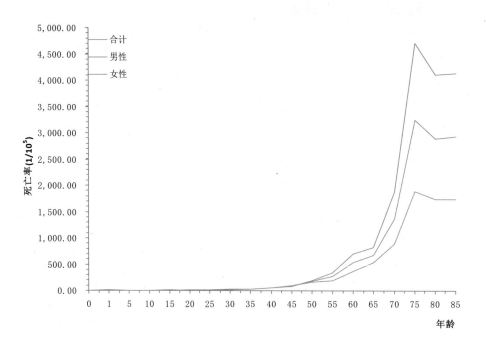

图4-6a　2015年甘肃省肿瘤登记地区恶性肿瘤年龄别死亡率

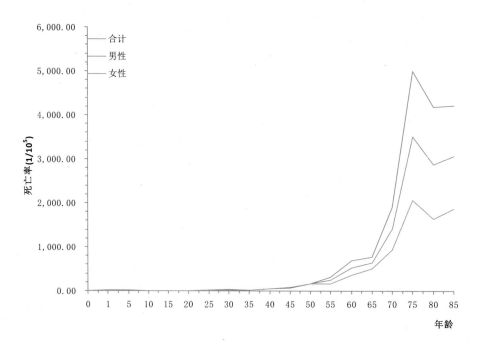

图4-6b　2015年甘肃省城市肿瘤登记地区恶性肿瘤年龄别死亡率

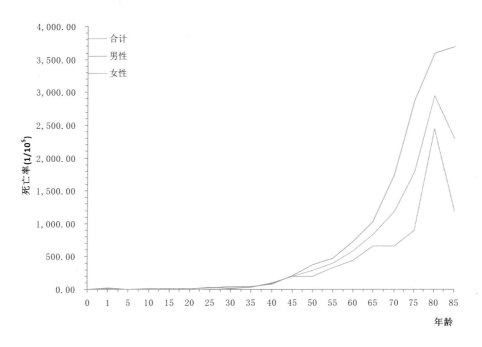

图4-6c　2015年甘肃省农村肿瘤登记地区恶性肿瘤年龄别死亡率

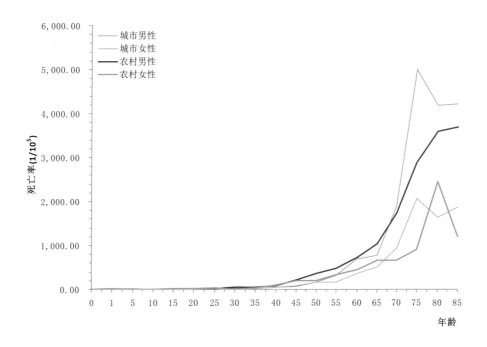

图4-6d　2015年甘肃省城市和农村肿瘤登记地区恶性肿瘤年龄别死亡率

(三)甘肃省肿瘤登记地区前10位恶性肿瘤死亡情况

2015年甘肃省恶性肿瘤死亡第1位是胃癌,其次为食管癌、肺癌、肝癌和结直肠肛门癌,前10位恶性肿瘤死亡占全部恶性肿瘤的86.93 %。男性恶性肿瘤死亡第1位的是胃癌,其次为食管癌、肺癌、肝癌和结直肠肛门癌,男性前10位恶性肿瘤死亡占全部恶性肿瘤的90.88 %;女性恶性肿瘤死亡第1位的是胃癌,其次为肺癌、肝癌、食管癌和乳腺癌,女性前10位恶性肿瘤死亡占全部恶性肿瘤的85.84 %(表4-9,图4-7a~f)。

表4-9　2015年甘肃省肿瘤登记地区前10位恶性肿瘤死亡主要指标

顺位	部位	合计			部位	男性			部位	女性		
		死亡率 (1/10⁵)	构成 (%)	中标率 (1/10⁵)		死亡率 (1/10⁵)	构成 (%)	中标率 (1/10⁵)		死亡率 (1/10⁵)	构成 (%)	中标率 (1/10⁵)
1	胃(C16)	59.71	30.21	52.37	胃(C16)	84.42	34.25	77.62	胃(C16)	33.51	22.98	28.10
2	食管(C15)	28.24	14.29	25.47	食管(C15)	40.37	16.38	38.35	气管、支气管、肺 (C33-C34)	18.44	12.64	14.12
3	气管、支气管、肺 (C33-C34)	26.91	13.62	22.44	气管、支气管、肺 (C33-C34)	34.90	14.16	31.06	肝脏(C22)	16.34	11.20	12.97
4	肝脏(C22)	23.84	12.06	19.58	肝脏(C22)	30.92	12.55	26.34	食管(C15)	15.39	10.55	13.20
5	结直肠肛门 (C18-C21)	12.79	6.47	11.24	结直肠肛门 (C18-C21)	14.91	6.05	14.11	乳房(C50)	13.28	9.10	10.48
6	乳房(C50)	13.28	3.26	10.48	脑及中枢神经系统 (C70-C72)	4.38	1.77	3.89	结直肠肛门 (C18-C21)	10.54	7.23	8.51
7	脑及中枢神经系统 (C70-C72)	4.20	2.12	3.49	胰腺(C25)	4.28	1.73	3.75	子宫颈(C53)	6.96	4.77	5.40
8	胰腺(C25)	3.38	1.71	2.81	膀胱(C67)	3.58	1.45	3.67	脑及中枢神经系统 (C70-C72)	4.00	2.75	3.10
9	子宫颈(C53)	6.96	1.71	5.40	胆囊及其他 (C23-C24)	3.38	1.37	3.14	卵巢(C56)	3.90	2.67	3.05
10	胆囊及其他 (C23-C24)	2.92	1.48	2.53	前列腺(C61)	2.88	1.17	3.07	子宫体(C54)	2.85	1.95	2.24
	前10位	171.80	86.93		前10位	224.02	90.88	204.98	前10位	125.20	85.84	101.17

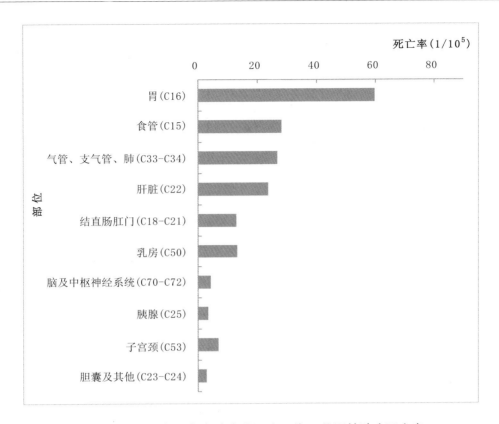

图4-7a　2015年甘肃省肿瘤登记地区前10位恶性肿瘤死亡率

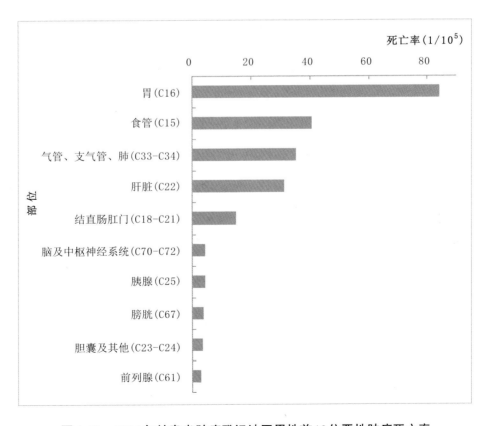

图4-7b　2015年甘肃省肿瘤登记地区男性前10位恶性肿瘤死亡率

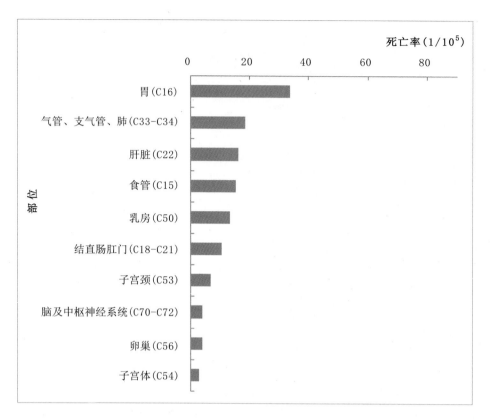

图4-7c 2015年甘肃省肿瘤登记地区女性前10位恶性肿瘤死亡率

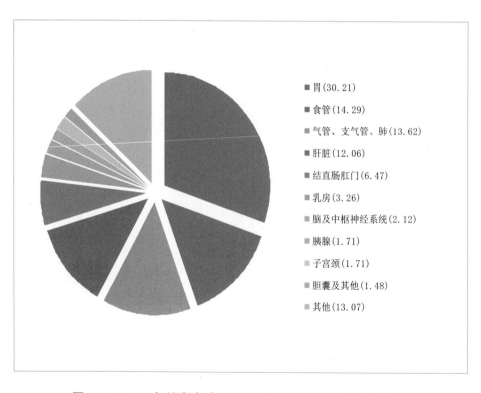

图4-7d 2015年甘肃省肿瘤登记地区恶性肿瘤死亡构成(%)

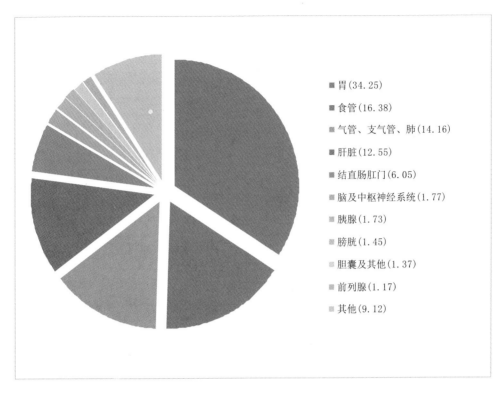

图4-7e　2015年甘肃省肿瘤登记地区男性恶性肿瘤死亡构成（%）

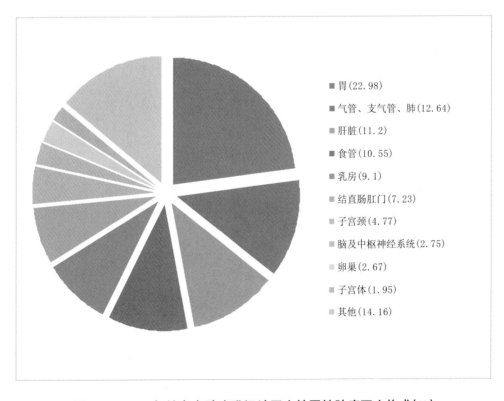

图4-7f　2015年甘肃省肿瘤登记地区女性恶性肿瘤死亡构成（%）

（四）甘肃省城市肿瘤登记地区前10位恶性肿瘤死亡情况

2015年甘肃省城市肿瘤登记地区恶性肿瘤死亡第1位是胃癌，其次为食管癌、肺癌、肝癌和结直肠肛门癌，前10位恶性肿瘤死亡占全部恶性肿瘤的87.70 %。男性恶性肿瘤死亡第1位的是胃癌，其次为食管癌、肺癌、肝癌和结直肠肛门癌，男性前10位恶性肿瘤死亡占全部恶性肿瘤的91.45 %；女性恶性肿瘤死亡第1位的是胃癌，其次为肺癌、食管癌、肝癌和乳腺癌，女性前10位恶性肿瘤死亡占全部恶性肿瘤的86.88 %（表4-10，图4-8a~f）。

表4-10　2015年甘肃省城市肿瘤登记地区前10位恶性肿瘤死亡主要指标

顺位	部位	合计			部位	男性			部位	女性		
		死亡率 (1/10⁵)	构成 (%)	中标率 (1/10⁵)		死亡率 (1/10⁵)	构成 (%)	中标率 (1/10⁵)		死亡率 (1/10⁵)	构成 (%)	中标率 (1/10⁵)
1	胃（C16）	65.21	32.00	55.00	胃（C16）	91.34	35.65	80.18	胃（C16）	37.47	25.29	30.48
2	食管（C15）	32.35	15.87	27.77	食管（C15）	46.22	18.04	41.56	气管、支气管、肺 （C33-C34）	19.06	12.86	13.88
3	气管、支气管、肺 （C33-C34）	27.16	13.33	21.59	气管、支气管、肺 （C33-C34）	34.79	13.58	29.46	食管（C15）	17.62	11.89	14.39
4	肝脏（C22）	21.72	10.66	17.13	肝脏（C22）	27.78	10.84	22.64	肝脏（C22）	15.27	10.31	11.71
5	结直肠肛门 （C18-C21）	14.12	6.93	11.81	结直肠肛门 （C18-C21）	16.60	6.48	14.79	乳房（C50）	12.01	8.11	9.38
6	乳房（C50）	12.01	2.86	9.38	膀胱（C67）	4.18	1.63	3.99	结直肠肛门 （C18-C21）	11.49	7.75	8.92
7	脑及中枢神经系统 （C70-C72）	3.48	1.71	2.80	胰腺（C25）	4.06	1.58	3.42	子宫颈（C53）	5.48	3.70	4.10
8	胆囊及其他 （C23-C24）	3.17	1.55	2.62	胆囊及其他 （C23-C24）	3.56	1.39	3.13	卵巢（C56）	3.79	2.56	2.86
9	胰腺（C25）	3.04	1.49	2.43	脑及中枢神经系统 （C70-C72）	3.20	1.25	2.78	脑及中枢神经系统 （C70-C72）	3.79	2.56	2.84
10	子宫颈（C53）	5.48	1.30	4.10	前列腺（C61）	2.58	1.01	2.55	胆囊及其他 （C23-C24）	2.74	1.85	2.13
	前10位	178.73	87.70		前10位	234.30	91.45	204.50	前10位	128.73	86.88	100.69

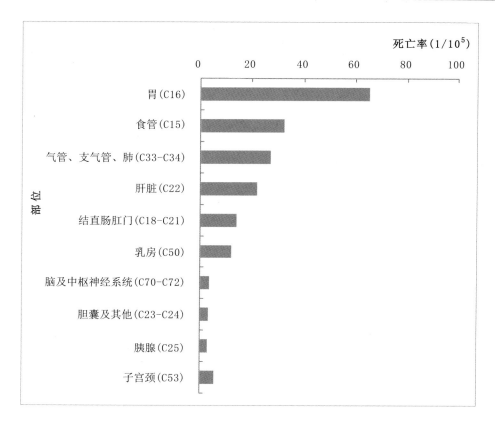

图4-8a 2015年甘肃省城市肿瘤登记地区前10位恶性肿瘤死亡率

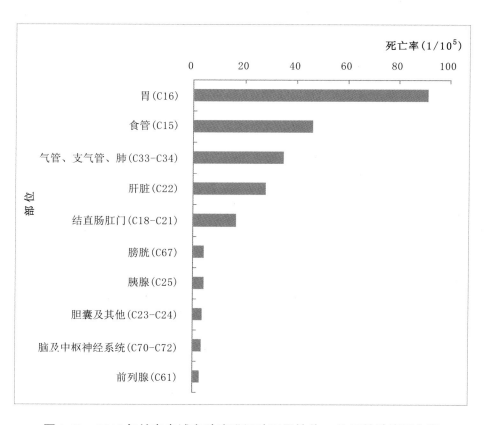

图4-8b 2015年甘肃省城市肿瘤登记地区男性前10位恶性肿瘤死亡率

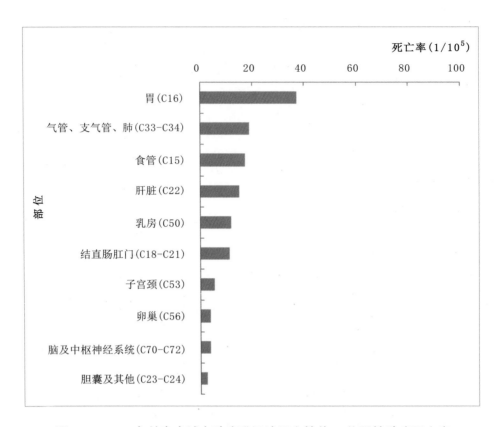

图4-8c　2015年甘肃省城市肿瘤登记地区女性前10位恶性肿瘤死亡率

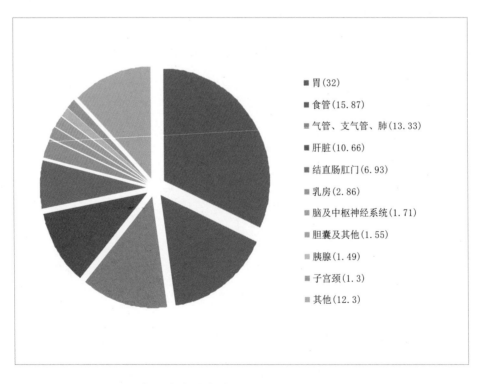

图4-8d　2015年甘肃省城市肿瘤登记地区恶性肿瘤死亡构成(%)

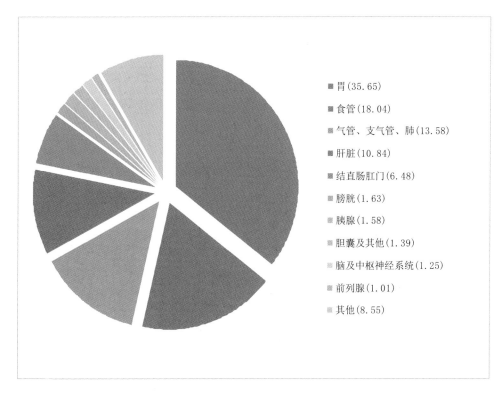

胃(35.65)
食管(18.04)
气管、支气管、肺(13.58)
肝脏(10.84)
结直肠肛门(6.48)
膀胱(1.63)
胰腺(1.58)
胆囊及其他(1.39)
脑及中枢神经系统(1.25)
前列腺(1.01)
其他(8.55)

图4-8e　2015年甘肃省城市肿瘤登记地区男性恶性肿瘤死亡构成(%)

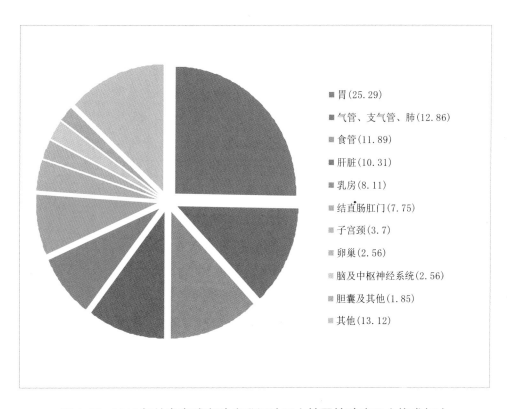

胃(25.29)
气管、支气管、肺(12.86)
食管(11.89)
肝脏(10.31)
乳房(8.11)
结直肠肛门(7.75)
子宫颈(3.7)
卵巢(2.56)
脑及中枢神经系统(2.56)
胆囊及其他(1.85)
其他(13.12)

图4-8f　2015年甘肃省城市肿瘤登记地区女性恶性肿瘤死亡构成(%)

(五)甘肃省农村肿瘤登记地区前10位恶性肿瘤死亡情况

2015年甘肃省农村肿瘤登记地区恶性肿瘤死亡第1位是胃癌,其次为肝癌、肺癌、食管癌和乳腺癌,前10位恶性肿瘤死亡占全部恶性肿瘤的83.39%。男性恶性肿瘤死亡第1位的是胃癌,其次为肝癌、肺癌、食管癌和脑及中枢神经系统(C70-C72),男性前10位恶性肿瘤死亡占全部恶性肿瘤的88.88%;女性恶性肿瘤死亡第1位的是肝癌,其次为乳腺癌、胃癌、肺癌和子宫颈(C53),女性前10位恶性肿瘤死亡占全部恶性肿瘤的81.92%(表4-11,图4-9a~f)。

表4-11 2015年甘肃省农村肿瘤登记地区前10位恶性肿瘤死亡主要指标

顺位	部位	合计			部位	男性			部位	女性		
		死亡率 (1/10⁵)	构成 (%)	中标率 (1/10⁵)		死亡率 (1/10⁵)	构成 (%)	中标率 (1/10⁵)		死亡率 (1/10⁵)	构成 (%)	中标率 (1/10⁵)
1	胃(C16)	36.52	21.27	37.04	胃(C16)	55.14	26.84	59.61	肝脏(C22)	20.78	15.26	19.60
2	肝脏(C22)	32.79	19.10	32.80	肝脏(C22)	44.22	21.52	46.76	乳房(C50)	18.59	13.65	16.82
3	气管、支气管、肺(C33-C34)	25.86	15.06	27.48	气管、支气管、肺(C33-C34)	35.38	17.22	39.45	胃(C16)	16.95	12.45	16.23
4	食管(C15)	10.93	6.37	12.30	食管(C15)	15.61	7.59	18.46	气管、支气管、肺(C33-C34)	15.86	11.65	16.45
5	乳房(C50)	18.59	5.28	16.82	脑及中枢神经系统(C70-C72)	9.36	4.56	9.12	子宫颈(C53)	13.12	9.64	11.71
6	结直肠肛门(C18-C21)	7.20	4.19	7.86	结直肠肛门(C18-C21)	7.80	3.80	9.24	结直肠肛门(C18-C21)	6.56	4.82	6.60
7	脑及中枢神经系统(C70-C72)	7.20	4.19	6.90	胰腺(C25)	5.20	2.53	5.66	食管(C15)	6.01	4.42	6.63
8	子宫颈(C53)	13.12	3.73	11.71	前列腺(C61)	4.16	2.03	6.65	脑及中枢神经系统(C70-C72)	4.92	3.61	4.58
9	胰腺(C25)	4.80	2.80	5.13	骨(C40-C41)	3.12	1.52	3.60	胰腺(C25)	4.37	3.21	4.67
10	口腔和咽(除外鼻咽)(C00-C10;C12-C14)	2.40	1.40	2.44	胆囊及其他(C23-C24)	2.60	1.27	3.45	卵巢(C56)	4.37	3.21	3.93
	前10位	143.15	83.39		前10位	182.60	88.88	201.99	前10位	111.54	81.92	107.22

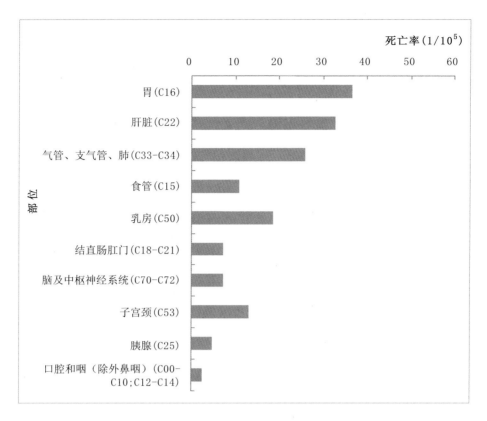

图4-9a　2015年甘肃省农村肿瘤登记地区前10位恶性肿瘤死亡率

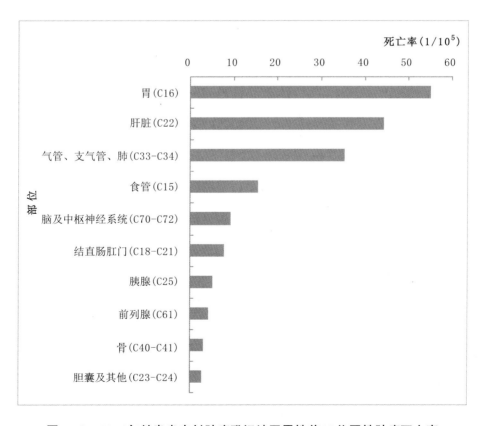

图4-9b　2015年甘肃省农村肿瘤登记地区男性前10位恶性肿瘤死亡率

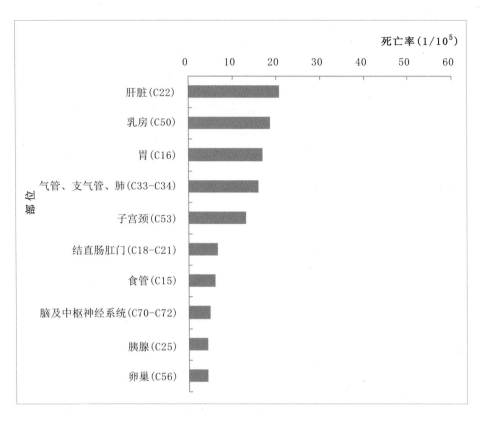

图4-9c   2015年甘肃省农村肿瘤登记地区女性前10位恶性肿瘤死亡率

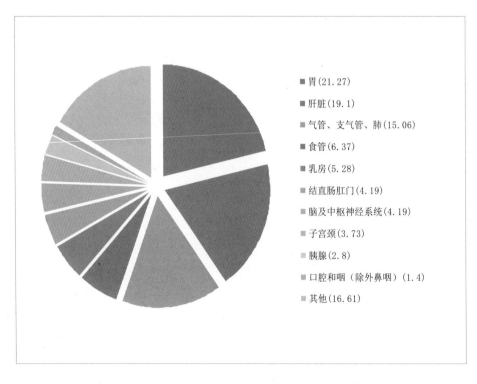

图4-9d   2015年甘肃省农村肿瘤登记地区恶性肿瘤死亡构成(%)

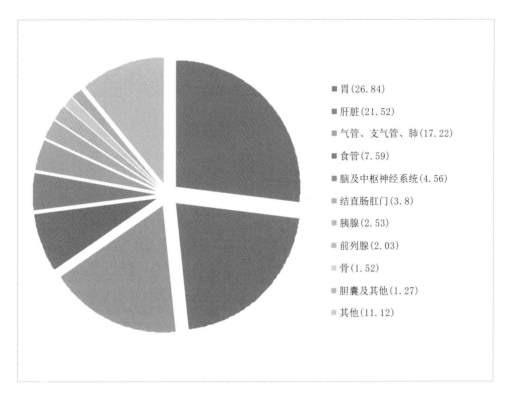

胃(26.84)

肝脏(21.52)

气管、支气管、肺(17.22)

食管(7.59)

脑及中枢神经系统(4.56)

结直肠肛门(3.8)

胰腺(2.53)

前列腺(2.03)

骨(1.52)

胆囊及其他(1.27)

其他(11.12)

图4-9e　2015年甘肃省农村肿瘤登记地区男性恶性肿瘤死亡构成(%)

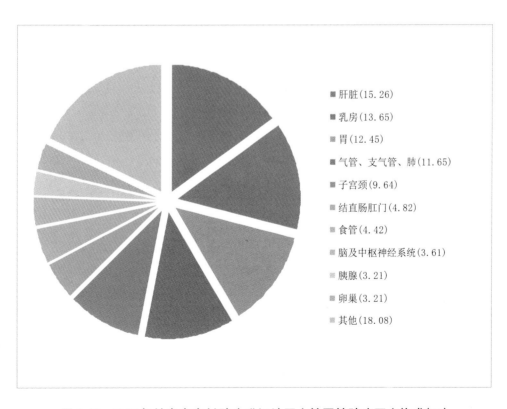

肝脏(15.26)

乳房(13.65)

胃(12.45)

气管、支气管、肺(11.65)

子宫颈(9.64)

结直肠肛门(4.82)

食管(4.42)

脑及中枢神经系统(3.61)

胰腺(3.21)

卵巢(3.21)

其他(18.08)

图4-9f　2015年甘肃省农村肿瘤登记地区女性恶性肿瘤死亡构成(%)

第五章 各部位恶性肿瘤发病与死亡

一、口腔和咽(除外鼻咽)(C00-C10;C12-C14)

2015年甘肃省肿瘤登记地区口腔和咽(除外鼻咽)恶性肿瘤的发病率为3.33/10万,中标率为2.77/10万,世标率为2.73/10万,占全部恶性肿瘤发病的1.05%。其中男性发病率为4.18/10万,女性为2.42/10万。男性中标率为女性的1.79倍,城市为农村的0.71倍。同期口腔和咽(除外鼻咽)恶性肿瘤的死亡率为1.43/10万,中标率为1.32/10万,世标率为1.14/10万。其中男性死亡率为1.79/10万,女性为1.05/10万。口腔和咽(除外鼻咽)恶性肿瘤发病和死亡的0~74岁累积率分别为0.36%和0.06%。(表5-1)

表5-1 2015年甘肃省肿瘤登记地区口腔和咽(除外鼻咽)恶性肿瘤发病与死亡

地区	性别	病例数 (n)	粗率 (1/10^5)	构成 (%)	中标率 (1/10^5)	世标率 (1/10^5)	累积率 0~74(%)
发病							
全省	合计	65	3.33	1.05	2.77	2.73	0.36
	男性	42	4.18	1.10	3.58	3.54	0.51
	女性	23	2.42	0.97	2.00	1.97	0.21
城市	合计	52	3.29	1.01	2.58	2.62	0.34
	男性	34	4.18	1.06	3.38	3.40	0.50
	女性	18	2.35	0.93	1.83	1.89	0.19
农村	合计	13	3.47	1.27	3.63	3.29	0.42
	男性	8	4.16	1.34	4.46	4.16	0.55
	女性	5	2.73	1.17	2.89	2.50	0.30
死亡							
全省	合计	28	1.43	0.72	1.32	1.14	0.06
	男性	18	1.79	0.73	1.83	1.56	0.06
	女性	10	1.05	0.72	0.82	0.74	0.07
城市	合计	19	1.20	0.59	1.09	0.94	0.03
	男性	15	1.84	0.72	1.77	1.53	0.03
	女性	4	0.52	0.35	0.43	0.35	0.03
农村	男性	3	1.56	0.76	1.77	1.44	0.17
	女性	6	3.28	2.41	3.05	2.91	0.28

口腔和咽（除外鼻咽）恶性肿瘤年龄别发病率和死亡率在0~44岁年龄段处于较低水平，45岁以后快速上升，在80~84岁或85+岁组达到高峰，男性高于女性。城乡和不同地区年龄别率的水平虽然有一定的差异，但总体趋势类同（图5-1a~f）。

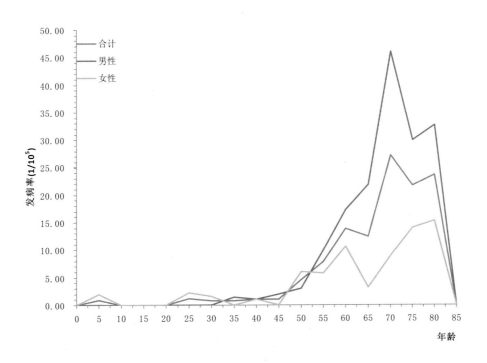

图5-1a　2015年甘肃省肿瘤登记地区口腔和咽（除外鼻咽）恶性肿瘤年龄别发病率

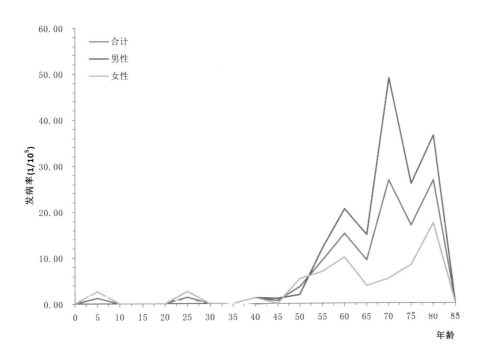

图5-1b　2015年甘肃省城市肿瘤登记地区口腔和咽（除外鼻咽）恶性肿瘤年龄别发病率

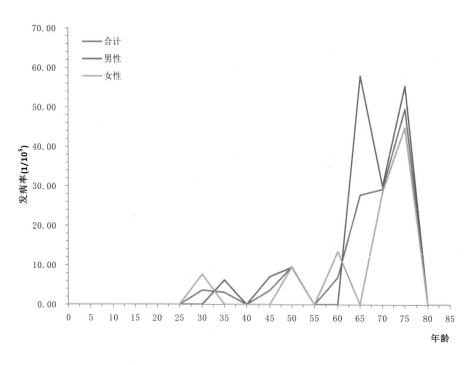

图5-1c　2015年甘肃省农村肿瘤登记地区口腔和咽(除外鼻咽)恶性肿瘤年龄别发病率

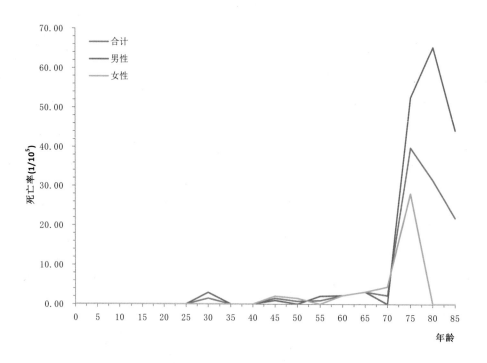

图5-1d　2015年甘肃省肿瘤登记地区口腔和咽(除外鼻咽)恶性肿瘤年龄别死亡率

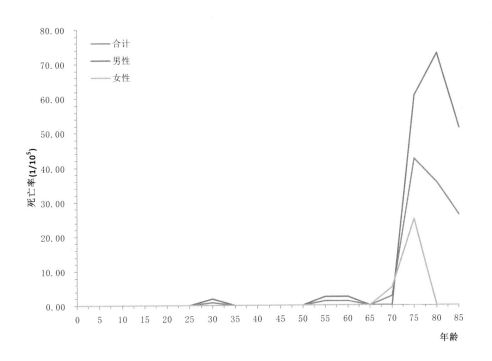

图 5-1e 2015 年甘肃省城市肿瘤登记地区口腔和咽(除外鼻咽)恶性肿瘤年龄别死亡率

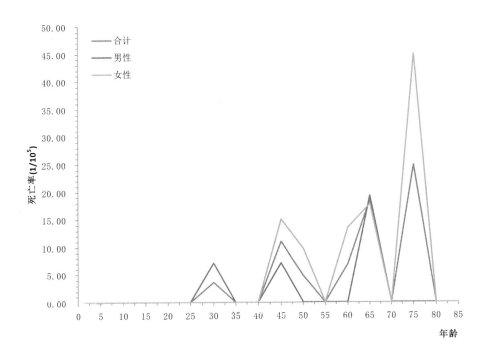

图 5-1f 2015 年甘肃省农村肿瘤登记地区口腔和咽(除外鼻咽)恶性肿瘤年龄别死亡率

在城市肿瘤登记地区中,男性口腔和咽(除外鼻咽)恶性肿瘤标化发病率张掖甘州区为3.76/10万,武威凉州区为3.26/10万;女性发病率张掖甘州区为2.20/10万,武威凉州区为1.83/10万。男性标化死亡率武威凉州区为2.26/10万,张掖甘州区为0.23/10万;女性死亡率武威凉州区为0.44/10万,张掖甘州区为0.36/10万(图5-1g)。

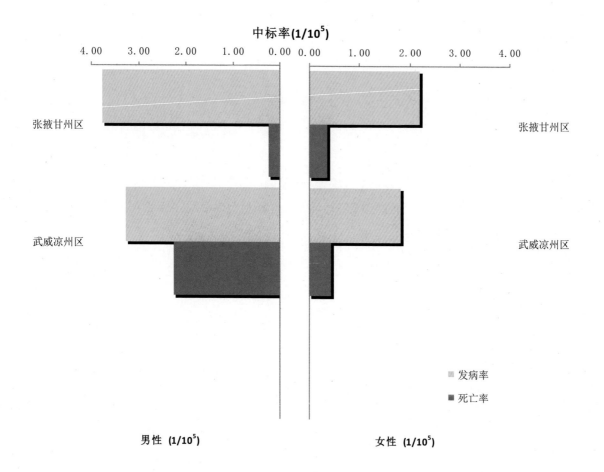

图5-1g　2015年甘肃省城市肿瘤登记地区口腔和咽(除外鼻咽)恶性肿瘤发病率与死亡率

在农村肿瘤登记地区中,男性口腔和咽(除外鼻咽)恶性肿瘤标化发病率临潭县为11.69/10万,景泰县为2.18/10万,敦煌市为1.88/10万;女性发病率景泰县为2.96/10万,敦煌市为2.33/10万,临潭县为1.50/10万。男性标化死亡率临潭县为3.45/10万,敦煌市为0.82/10万,景泰县为0.70/10万;女性死亡率临潭县为5.16/10万,景泰县为2.19/10万,敦煌市为1.59/10万(图5-1h)。

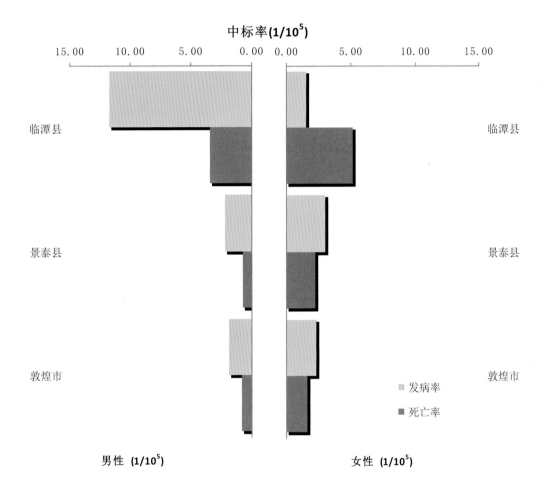

图5-1h 2015年甘肃省农村肿瘤登记地区口腔和咽(除外鼻咽)恶性肿瘤发病率与死亡率

二、鼻咽(C11)

2015年甘肃省肿瘤登记地区鼻咽恶性肿瘤的发病率为1.43/10万,中标率为1.28/10万,世标率为1.15/10万,占全部恶性肿瘤发病的0.45%。其中男性发病率为1.19/10万,女性为1.69/10万。男性中标率为女性的0.81倍,城市为农村的2.67倍。同期鼻咽恶性肿瘤的死亡率为0.77/10万,中标率为0.6/10万,世标率为0.6/10万。其中男性死亡率为0.89/10万,女性为0.63/10万。鼻咽恶性肿瘤发病和死亡的0~74岁累积率分别为0.15%和0.06%。(表5-2)

表5-2　2015年甘肃省肿瘤登记地区鼻咽恶性肿瘤发病与死亡

地区	性别	病例数 (n)	粗率 (1/10⁵)	构成 (%)	中标率 (1/10⁵)	世标率 (1/10⁵)	累积率 0~74(%)
发病							
全省	合计	28	1.43	0.45	1.28	1.15	0.15
	男性	12	1.19	0.32	1.14	0.97	0.13
	女性	16	1.69	0.67	1.41	1.33	0.18
城市	合计	26	1.65	0.50	1.47	1.32	0.17
	男性	10	1.23	0.31	1.21	1.01	0.12
	女性	16	2.09	0.82	1.72	1.61	0.21
农村	合计	2	0.53	0.20	0.55	0.51	0.09
	男性	2	1.04	0.34	1.11	1.03	0.19
	女性	0	0.00	0.00	0.00	0.00	0.00
死亡							
全省	合计	15	0.77	0.39	0.60	0.60	0.06
	男性	9	0.89	0.36	0.72	0.73	0.07
	女性	6	0.63	0.43	0.47	0.48	0.05
城市	合计	10	0.63	0.31	0.49	0.49	0.05
	男性	6	0.74	0.29	0.60	0.58	0.05
	女性	4	0.52	0.35	0.39	0.39	0.04
农村	合计	5	1.33	0.78	1.04	1.12	0.13
	男性	3	1.56	0.76	1.27	1.36	0.15
	女性	2	1.09	0.80	0.82	0.88	0.11

　　鼻咽恶性肿瘤年龄别发病率和死亡率在0~44岁年龄段处于较底水平,45岁以后快速上升,在80~84岁或85+岁组达到高峰,男性高于女性。城乡和不同地区年龄别率的水平虽然有一定的差异,但总体趋势类同(图5-2a~f)。

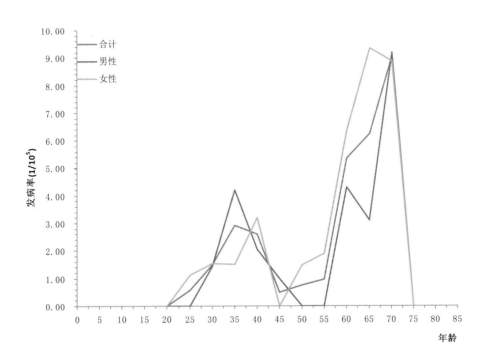

图5-2a　2015年甘肃省肿瘤登记地区鼻咽恶性肿瘤年龄别发病率

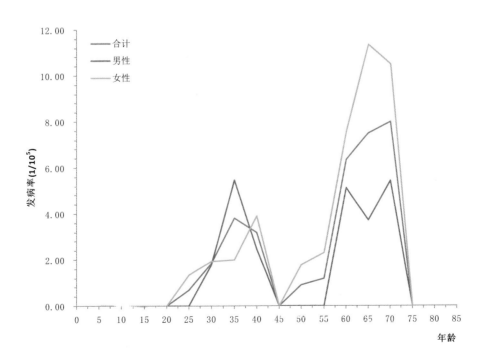

图5-2b　2015年甘肃省城市肿瘤登记地区鼻咽恶性肿瘤年龄别发病率

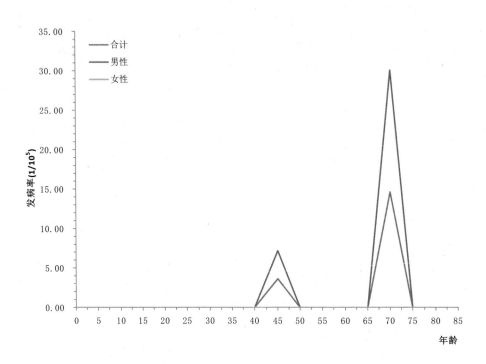

图5-2c　2015年甘肃省农村肿瘤登记地区鼻咽恶性肿瘤年龄别发病率

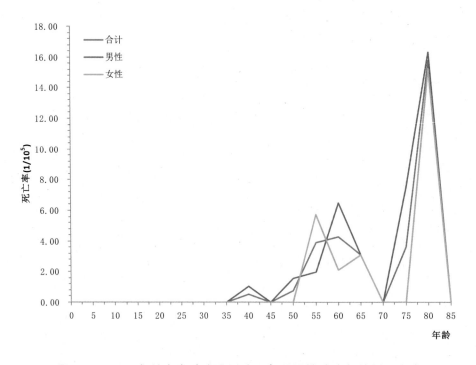

图5-2d　2015年甘肃省肿瘤登记地区鼻咽恶性肿瘤年龄别死亡率

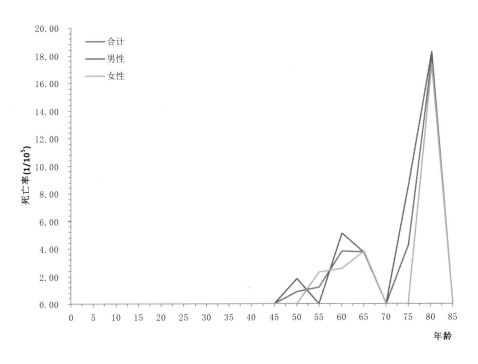

图5-2e 2015年甘肃省城市肿瘤登记地区鼻咽恶性肿瘤年龄别死亡率

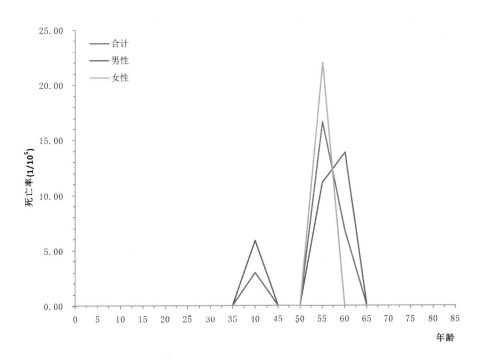

图5-2f 2015年甘肃省农村肿瘤登记地区鼻咽恶性肿瘤年龄别死亡率

在城市肿瘤登记地区中,男性鼻咽恶性肿瘤标化发病率武威凉州区为1.59/10万,张掖甘州区为0.62/10万;女性发病率张掖甘州区为2.44/10万,武威凉州区为1.30/10万。男性标化死亡率张掖甘州区为1.00/10万,武威凉州区为0.43/10万;女性死亡率张掖甘州区为0.60/10万,武威凉州区为0.27/10万(图5-2g)。

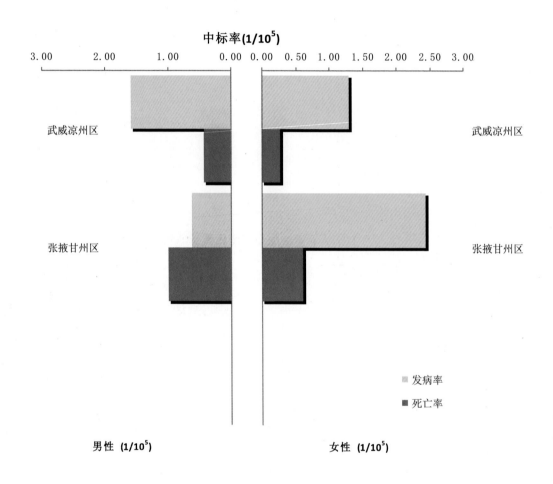

图5-2g 2015年甘肃省城市肿瘤登记地区鼻咽恶性肿瘤发病率与死亡率

　　在农村肿瘤登记地区中,男性鼻咽恶性肿瘤标化发病率景泰县为 1.46/10 万。男性标化死亡率临潭县为 1.81/10 万,景泰县为 1.30/10 万;女性死亡率临潭县为 2.84/10 万(图 5-2h)。

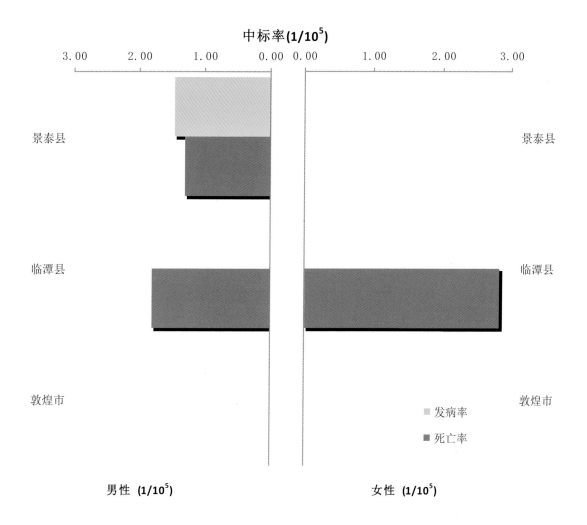

图 5-2h　2015 年甘肃省农村肿瘤登记地区鼻咽恶性肿瘤发病率与死亡率

三、食管(C15)

2015年甘肃省肿瘤登记地区食管恶性肿瘤的发病率为37.86/10万,中标率为30.84/10万,世标率为31.82/10万,占全部恶性肿瘤发病的11.98%。其中男性发病率为54.49/10万,女性为20.23/10万。男性中标率为女性的2.84倍,城市为农村的1.94倍。同期食管恶性肿瘤的死亡率为28.24/10万,中标率为25.47/10万,世标率为24.22/10万。其中男性死亡率为40.37/10万,女性为15.39/10万。食管恶性肿瘤发病和死亡的0~74岁累积率分别为4.39%和2.14%。(表5-3)

表5-3　2015年甘肃省肿瘤登记地区食管恶性肿瘤发病与死亡

地区	性别	病例数 (n)	粗率 (1/10⁵)	构成 (%)	中标率 (1/10⁵)	世标率 (1/10⁵)	累积率 0~74(%)
发病							
全省	合计	740	37.86	11.98	30.84	31.82	4.39
	男性	548	54.49	14.40	45.96	47.07	6.44
	女性	192	20.23	8.09	16.16	16.99	2.39
城市	合计	680	43.05	13.19	33.52	34.81	4.84
	男性	503	61.83	15.66	49.72	51.36	7.11
	女性	177	23.11	9.10	17.68	18.63	2.62
农村	合计	60	15.99	5.87	17.30	16.61	2.04
	男性	45	23.41	7.56	27.34	25.40	2.95
	女性	15	8.20	3.51	8.41	8.71	1.18
死亡							
全省	合计	552	28.24	14.29	25.47	24.22	2.14
	男性	406	40.37	16.38	38.35	36.18	3.12
	女性	146	15.39	10.55	13.20	12.78	1.19
城市	合计	511	32.35	15.87	27.77	26.41	2.32
	男性	376	46.22	18.04	41.56	39.33	3.34
	女性	135	17.62	11.89	14.39	13.82	1.33
农村	合计	41	10.93	6.37	12.30	11.86	1.20
	男性	30	15.61	7.59	18.46	17.00	1.91
	女性	11	6.01	4.42	6.63	6.99	0.52

食管恶性肿瘤年龄别发病率和死亡率在0~44岁年龄段处于较底水平,45岁以后快速上升,在80~84岁或85+岁组达到高峰,男性高于女性。城乡和不同地区年龄别率的水平虽然有一定的差异,但总体趋势类同(图5-3a~f)。

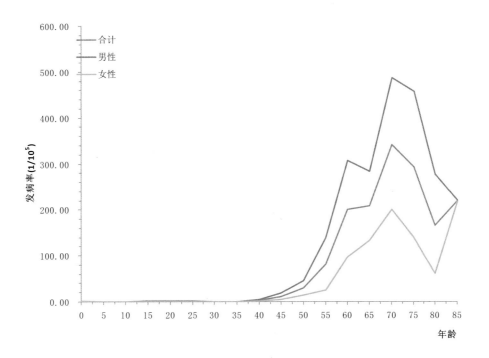

图5-3a　2015年甘肃省肿瘤登记地区食管恶性肿瘤年龄别发病率

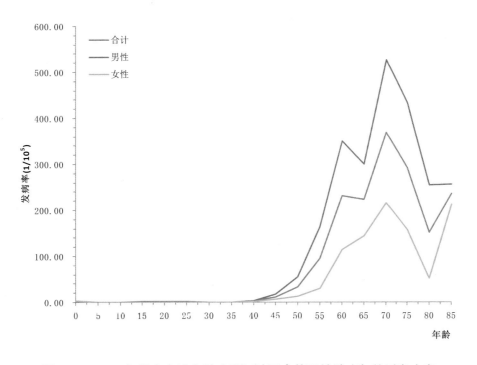

图5-3b　2015年甘肃省城市肿瘤登记地区食管恶性肿瘤年龄别发病率

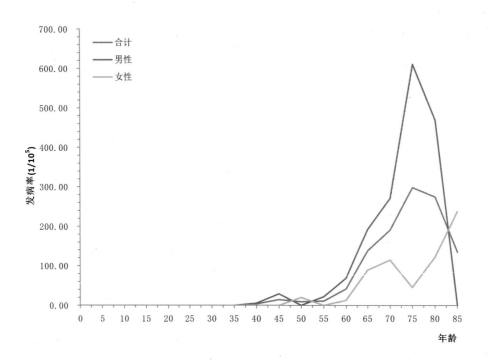

图5-3c　2015年甘肃省农村肿瘤登记地区食管恶性肿瘤年龄别发病率

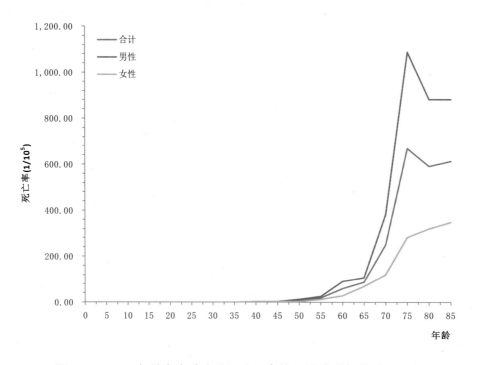

图5-3d　2015年甘肃省肿瘤登记地区食管恶性肿瘤年龄别死亡率

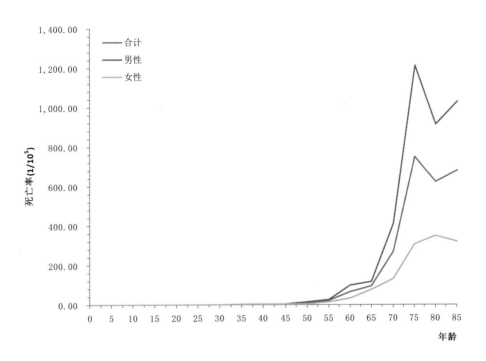

图5-3e 2015年甘肃省城市肿瘤登记地区食管恶性肿瘤年龄别死亡率

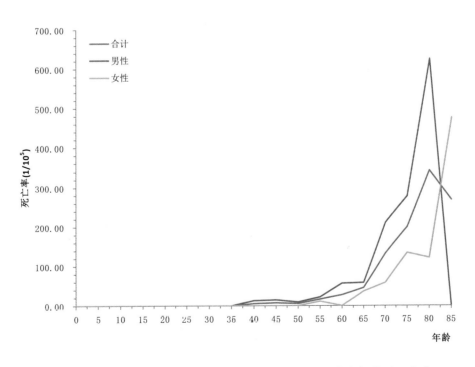

图5-3f 2015年甘肃省农村肿瘤登记地区食管恶性肿瘤年龄别死亡率

　　在城市肿瘤登记地区中,男性食管恶性肿瘤标化发病率武威凉州区为52.53/10万,张掖甘州区为45.47/10万;女性发病率张掖甘州区为21.46/10万,武威凉州区为16.55/10万。男性标化死亡率武威凉州区为46.81/10万,张掖甘州区为26.18/10万;女性死亡率张掖甘州区为18.86/10万,武威凉州区为11.96/10万(图5-3g)。

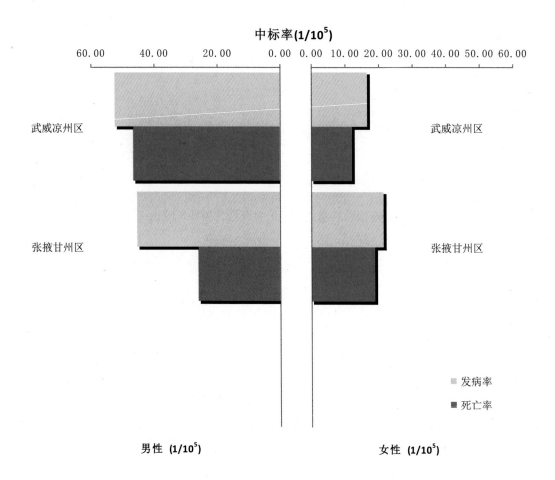

图5-3g　2015年甘肃省城市肿瘤登记地区食管恶性肿瘤发病率与死亡率

在农村肿瘤登记地区中,男性食管恶性肿瘤标化发病率临潭县为71.25/10万,敦煌市为16.21/10万,景泰县为13.41/10万;女性发病率临潭县为20.99/10万,敦煌市为5.82/10万,景泰县为4.71/10万。男性标化死亡率临潭县为34.06/10万,景泰县为13.83/10万,敦煌市为10.92/10万;女性死亡率临潭县为17.79/10万,敦煌市为7.57/10万,景泰县为3.46/10万(图5-3h)。

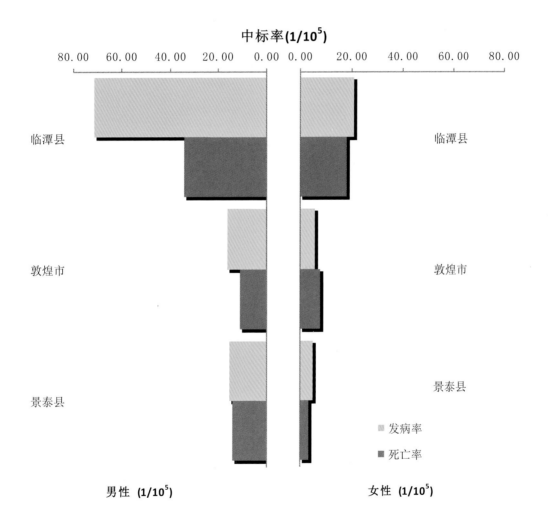

图5-3h　2015年甘肃省农村肿瘤登记地区食管恶性肿瘤发病率与死亡率

四、胃(C16)

2015年甘肃省肿瘤登记地区胃恶性肿瘤的发病率为97.41/10万,中标率为77.66/10万,世标率为78.67/10万,占全部恶性肿瘤发病的30.82%。其中男性发病率为148.16/10万,女性为43.63/10万。男性中标率为女性的3.62倍,城市为农村的1.43倍。同期胃恶性肿瘤的死亡率为59.71/10万,中标率为52.37/10万,世标率为50.45/10万。其中男性死亡率为84.42/10万,女性为33.51/10万。胃恶性肿瘤发病和死亡的0~74岁累积率分别为10.44%和4.91%。(表5-4)

表5-4 2015年甘肃省肿瘤登记地区胃恶性肿瘤发病与死亡

地区	性别	病例数(n)	粗率(1/10⁵)	构成(%)	中标率(1/10⁵)	世标率(1/10⁵)	累积率 0~74(%)
发病							
全省	合计	1904	97.41	30.82	77.66	78.67	10.44
	男性	1490	148.16	39.15	122.46	124.18	16.43
	女性	414	43.63	17.45	33.85	34.12	4.57
城市	合计	1685	106.68	32.68	81.82	83.28	11.16
	男性	1319	162.14	41.08	128.55	131.02	17.50
	女性	366	47.78	18.82	35.88	36.31	4.92
农村	合计	219	58.38	21.43	57.06	55.59	6.75
	男性	171	88.96	28.74	92.35	89.63	10.77
	女性	48	26.24	11.24	24.23	23.69	2.87
死亡							
全省	合计	1167	59.71	30.21	52.37	50.45	4.91
	男性	849	84.42	34.25	77.62	74.29	7.06
	女性	318	33.51	22.98	28.10	27.44	2.81
城市	合计	1030	65.21	32.00	55.00	52.86	5.05
	男性	743	91.34	35.65	80.18	76.61	7.14
	女性	287	37.47	25.29	30.48	29.63	3.00
农村	合计	137	36.52	21.27	37.04	36.74	4.15
	男性	106	55.14	26.84	59.61	58.43	6.59
	女性	31	16.95	12.45	16.23	16.66	1.81

　　胃恶性肿瘤年龄别发病率和死亡率在0~44岁年龄段处于较底水平,45岁以后快速上升,在80~84岁或85+岁组达到高峰,男性高于女性。城乡和不同地区年龄别率的水平虽然有一定的差异,但总体趋势类同(图5-4a~f)。

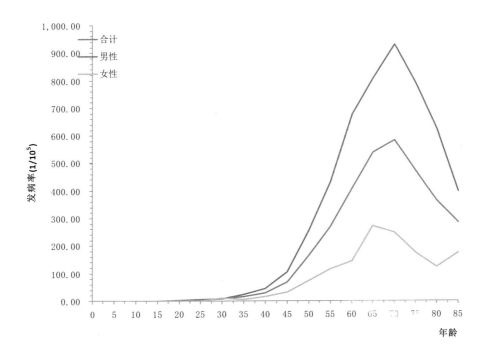

图5-4a　2015年甘肃省肿瘤登记地区胃恶性肿瘤年龄别发病率

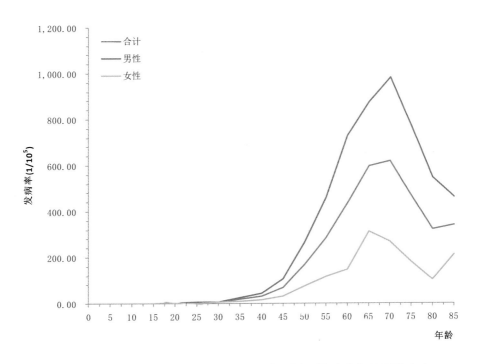

图5-4b　2015年甘肃省城市肿瘤登记地区胃恶性肿瘤年龄别发病率

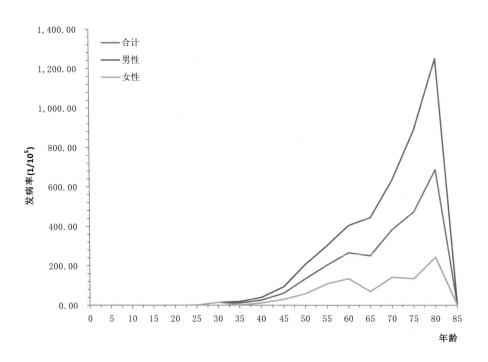

图 5-4c　2015年甘肃省农村肿瘤登记地区胃恶性肿瘤年龄别发病率

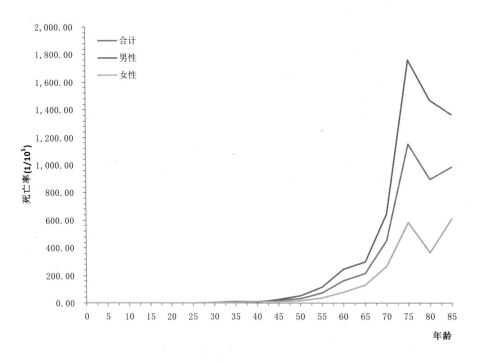

图 5-4d　2015年甘肃省肿瘤登记地区胃恶性肿瘤年龄别死亡率

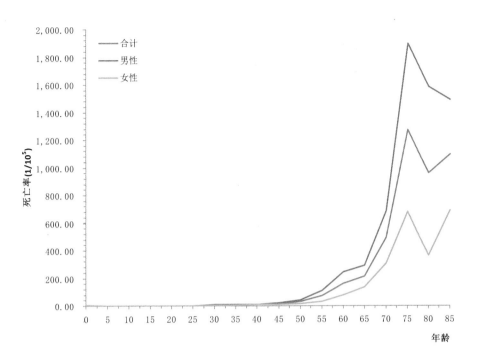

图5-4e　2015年甘肃省城市肿瘤登记地区胃恶性肿瘤年龄别死亡率

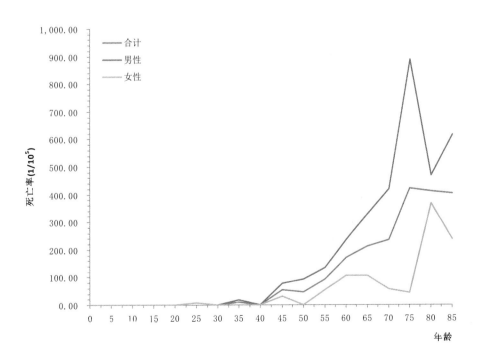

图5-4f　2015年甘肃省农村肿瘤登记地区胃恶性肿瘤年龄别死亡率

在城市肿瘤登记地区中,男性胃恶性肿瘤标化发病率武威凉州区为137.07/10万,张掖甘州区为117.91/10万;女性发病率武威凉州区为39.83/10万,张掖甘州区为28.39/10万。男性标化死亡率武威凉州区为85.17/10万,张掖甘州区为62.10/10万;女性死亡率张掖甘州区为34.41/10万,武威凉州区为28.24/10万(图5-4g)。

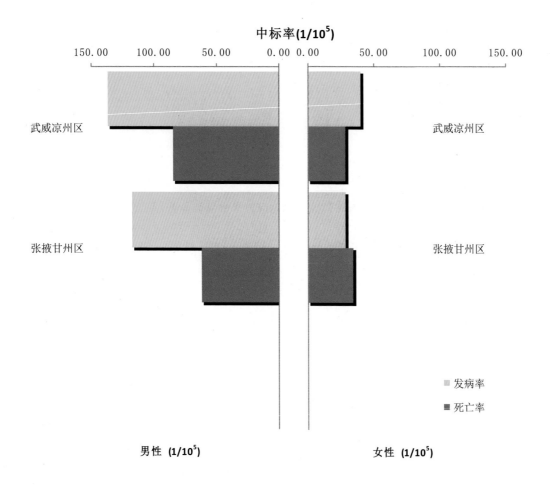

图5-4g　2015年甘肃省城市肿瘤登记地区胃恶性肿瘤发病率与死亡率

在农村肿瘤登记地区中,男性胃恶性肿瘤标化发病率临潭县为198.77/10万,景泰县为54.96/10万,敦煌市为42.87/10万;女性发病率临潭县为45.39/10万,景泰县为14.76/10万,敦煌市为12.39/10万。男性标化死亡率临潭县为120.65/10万,景泰县为36.60/10万,敦煌市为30.26/10万;女性死亡率临潭县为42.40/10万,景泰县为5.98/10万,敦煌市为5.74/10万(图5-4h)。

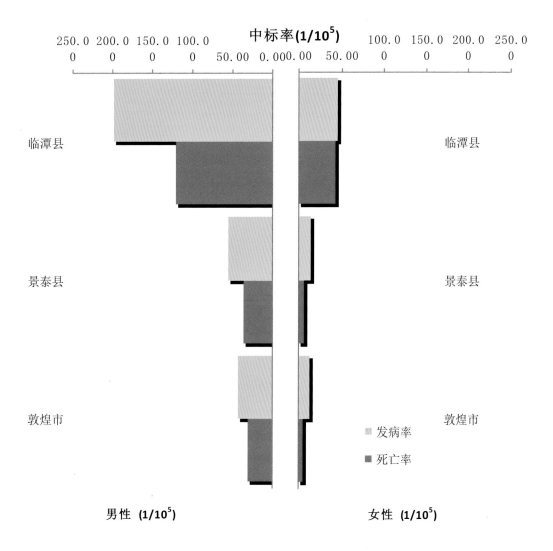

图5-4h 2015年甘肃省农村肿瘤登记地区胃恶性肿瘤发病率与死亡率

五、结直肠肛门(C18-C21)

　　2015年甘肃省肿瘤登记地区结直肠肛门恶性肿瘤的发病率为20.00/10万,中标率为16.16/10万,世标率为16.18/10万,占全部恶性肿瘤发病的6.33%。其中男性发病率为22.07/10万,女性为17.81/10万。男性中标率为女性的1.35倍,城市为农村的0.91倍。同期结直肠肛门恶性肿瘤的死亡率为12.79/10万,中标率为11.24/10万,世标率为10.46/10万。其中男性死亡率为14.91/10万,女性为10.54/10万。结直肠肛门恶性肿瘤发病和死亡的0~74岁累积率分别为2.08%和0.91%。(表5-5)

表5-5　2015年甘肃省肿瘤登记地区结直肠肛门恶性肿瘤发病与死亡

地区	性别	病例数 (n)	粗率 (1/10⁵)	构成 (%)	中标率 (1/10⁵)	世标率 (1/10⁵)	累积率 0~74(%)
发病							
全省	合计	391	20.00	6.33	16.16	16.18	2.08
	男性	222	22.07	5.83	18.60	18.55	2.31
	女性	169	17.81	7.12	13.78	13.86	1.85
城市	合计	325	20.58	6.30	15.88	16.14	2.12
	男性	182	22.37	5.67	17.99	18.22	2.32
	女性	143	18.67	7.35	13.81	14.10	1.92
农村	合计	66	17.59	6.46	17.41	16.35	1.87
	男性	40	20.81	6.72	21.95	20.61	2.28
	女性	26	14.22	6.09	13.34	12.49	1.48
死亡							
全省	合计	250	12.79	6.47	11.24	10.46	0.91
	男性	150	14.91	6.05	14.11	13.05	1.13
	女性	100	10.54	7.23	8.51	8.00	0.70
城市	合计	223	14.12	6.93	11.81	11.00	0.97
	男性	135	16.60	6.48	14.79	13.66	1.20
	女性	88	11.49	7.75	8.92	8.41	0.74
农村	合计	27	7.20	4.19	7.86	7.34	0.61
	男性	15	7.80	3.80	9.24	8.84	0.76
	女性	12	6.56	4.82	6.60	6.04	0.47

　　结直肠肛门恶性肿瘤年龄别发病率和死亡率在0~44岁年龄段处于较底水平,45岁以后快速上升,在80~84岁或85+岁组达到高峰,男性高于女性。城乡和不同地区年龄别率的水平虽然有一定的差异,但总体趋势类同(图5-5a~f)。

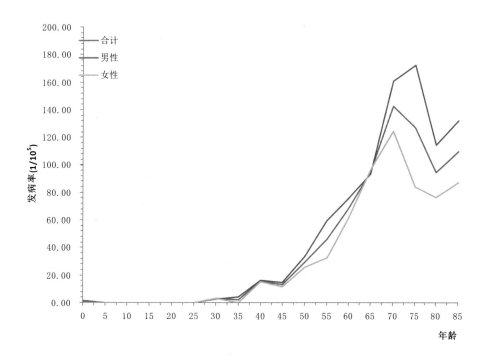

图5-5a　2015年甘肃省肿瘤登记地区结直肠肛门恶性肿瘤年龄别发病率

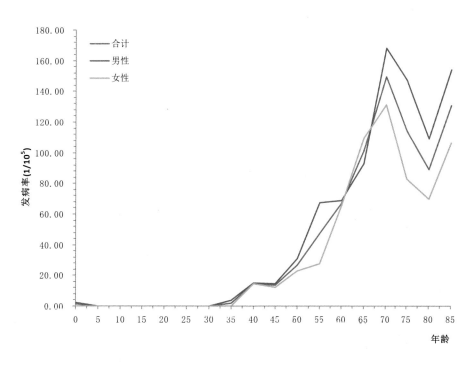

图5-5b　2015年甘肃省农村肿瘤登记地区结直肠肛门恶性肿瘤年龄别发病率

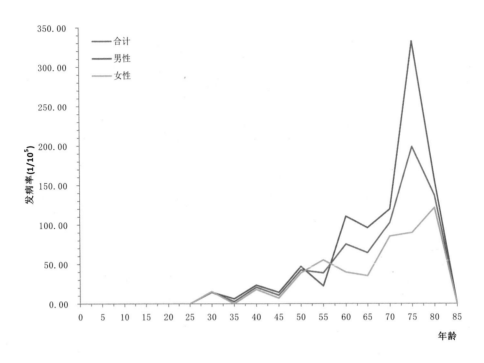

图5-5c 2015年甘肃省农村肿瘤登记地区结直肠肛门恶性肿瘤年龄别发病率

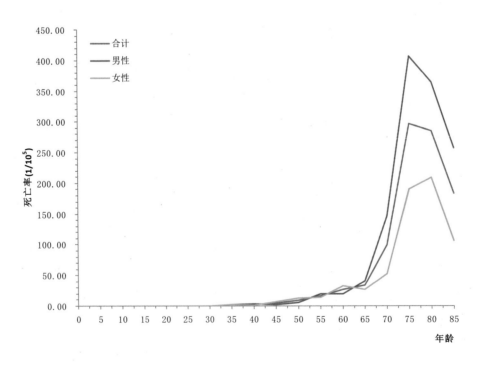

图5-5d 2015年甘肃省肿瘤登记地区结直肠肛门恶性肿瘤年龄别死亡率

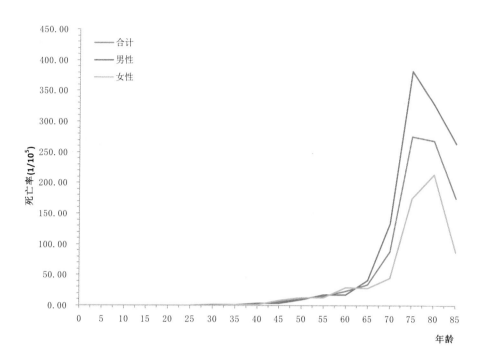

图5-5e　2015年甘肃省城市肿瘤登记地区结直肠肛门恶性肿瘤年龄别死亡率

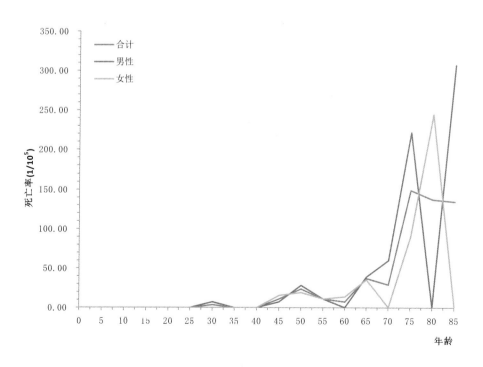

图5-5f　2015年甘肃省农村肿瘤登记地区结直肠肛门恶性肿瘤年龄别死亡率

在城市肿瘤登记地区中,男性结直肠肛门恶性肿瘤标化发病率张掖甘州区为18.72/10万,武威凉州区为18.40/10万;女性发病率张掖甘州区为17.15/10万,武威凉州区为13.24/10万。男性标化死亡率武威凉州区为15.74/10万,张掖甘州区为11.14/10万;女性死亡率张掖甘州区为10.25/10万,武威凉州区为8.43/10万(图5-5g)。

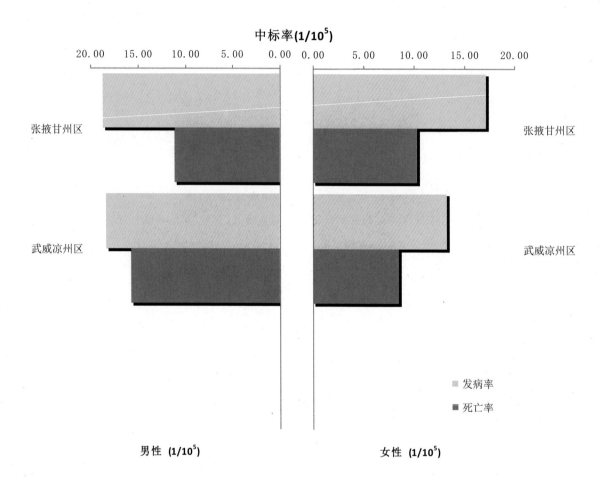

图5-5g　2015年甘肃省城市肿瘤登记地区结直肠肛门恶性肿瘤发病率与死亡率

在农村肿瘤登记地区中,男性结直肠肛门恶性肿瘤标化发病率敦煌市为28.50/10万,临潭县为25.78/10万,景泰县为21.52/10万;女性发病率敦煌市为26.94/10万,临潭县为18.38/10万,景泰县为10.68/10万。男性标化死亡率临潭县为16.19/10万,敦煌市为8.83/10万,景泰县为8.59/10万;女性死亡率敦煌市为11.33/10万,临潭县为6.97/10万,景泰县为6.54/10万(图5-5h)。

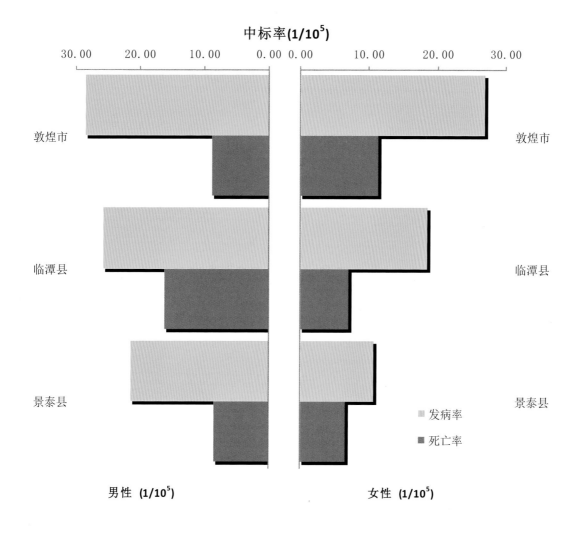

图5-5h 2015年甘肃省农村肿瘤登记地区结直肠肛门恶性肿瘤发病率与死亡率

六、肝脏（C22）

2015年甘肃省肿瘤登记地区肝脏恶性肿瘤的发病率为31.21/10万，中标率为24.70/10万，世标率为24.33/10万，占全部恶性肿瘤发病的9.87%。其中男性发病率为43.25/10万，女性为18.44/10万。男性中标率为女性的2.48倍，城市为农村的0.56倍。同期肝脏恶性肿瘤的死亡率为23.84/10万，中标率为19.58/10万，世标率为19.36/10万。其中男性死亡率为30.92/10万，女性为16.34/10万。肝脏恶性肿瘤发病和死亡的0~74岁累积率分别为3.14%和2.18%。（表5-6）

表5-6　2015年甘肃省肿瘤登记地区肝脏恶性肿瘤发病与死亡

地区	性别	病例数 (n)	粗率 (1/10⁵)	构成 (%)	中标率 (1/10⁵)	世标率 (1/10⁵)	累积率 0~74(%)
发病							
全省	合计	610	31.21	9.87	24.70	24.33	3.14
	男性	435	43.25	11.43	35.33	34.81	4.47
	女性	175	18.44	7.38	14.27	14.06	1.84
城市	合计	455	28.81	8.82	22.01	21.84	2.86
	男性	323	39.71	10.06	31.36	31.00	4.05
	女性	132	17.23	6.79	12.77	12.81	1.70
农村	合计	155	41.32	15.17	39.63	38.19	4.66
	男性	112	58.26	18.82	58.09	56.45	6.77
	女性	43	23.51	10.07	21.70	20.45	2.58
死亡							
全省	合计	466	23.84	12.06	19.58	19.36	2.18
	男性	311	30.92	12.55	26.34	26.14	2.98
	女性	155	16.34	11.20	12.97	12.73	1.39
城市	合计	343	21.72	10.66	17.13	16.82	1.86
	男性	226	27.78	10.84	22.64	22.27	2.52
	女性	117	15.27	10.31	11.71	11.45	1.21
农村	合计	123	32.79	19.10	32.80	32.93	3.83
	男性	85	44.22	21.52	46.76	47.43	5.42
	女性	38	20.78	15.26	19.60	19.30	2.29

　　肝脏恶性肿瘤年龄别发病率和死亡率在0~44岁年龄段处于较底水平,45岁以后快速上升,在80~84岁或85+岁组达到高峰,男性高于女性。城乡和不同地区年龄别率的水平虽然有一定的差异,但总体趋势类同(图5-6a~f)。

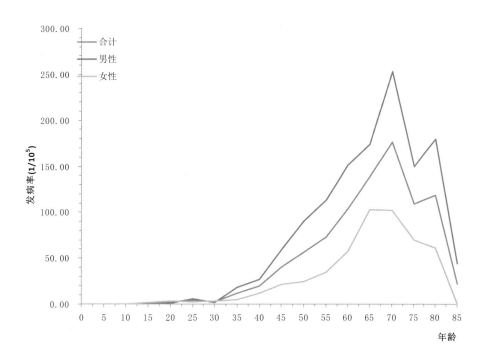

图5-6a　2015年甘肃省肿瘤登记地区肝脏恶性肿瘤年龄别发病率

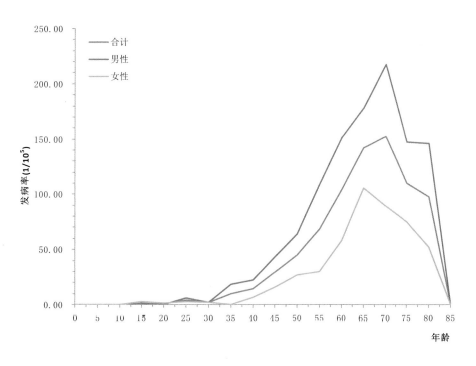

图5-6b　2015年甘肃省城市肿瘤登记地区肝脏恶性肿瘤年龄别发病率

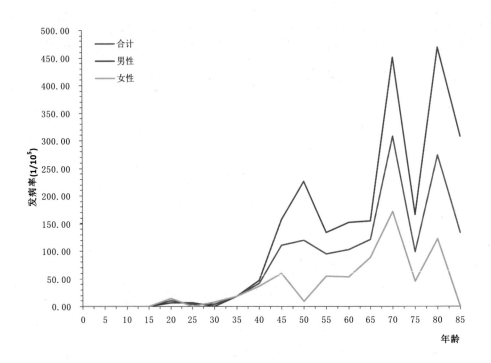

图5-6c　2015年甘肃省农村肿瘤登记地区肝脏恶性肿瘤年龄别发病率

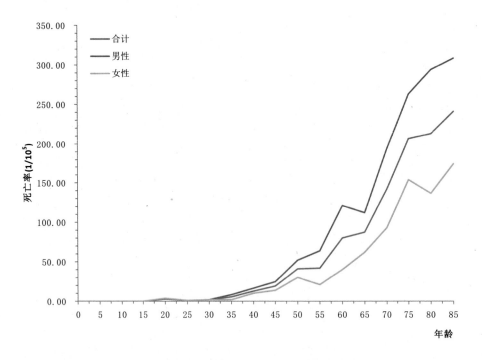

图5-6d　2015年甘肃省肿瘤登记地区肝脏恶性肿瘤年龄别死亡率

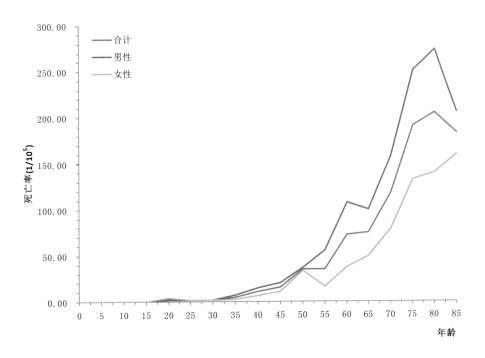

图5-6e 2015年甘肃省城市肿瘤登记地区肝脏恶性肿瘤年龄别死亡率

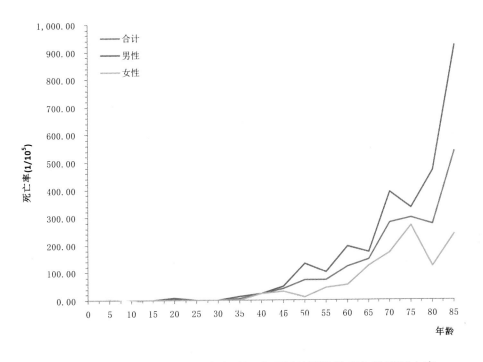

图5-6f 2015年甘肃省农村肿瘤登记地区肝脏恶性肿瘤年龄别死亡率

在城市肿瘤登记地区中,男性肝脏恶性肿瘤标化发病率张掖甘州区为 36.10/10 万,武威凉州区为 29.73/10 万;女性发病率张掖甘州区为 13.53/10 万,武威凉州区为 12.76/10 万。男性标化死亡率武威凉州区为 25.09/10 万,张掖甘州区为 17.62/10 万;女性死亡率张掖甘州区为 13.17/10 万,武威凉州区为 11.67/10 万(图 5-6g)。

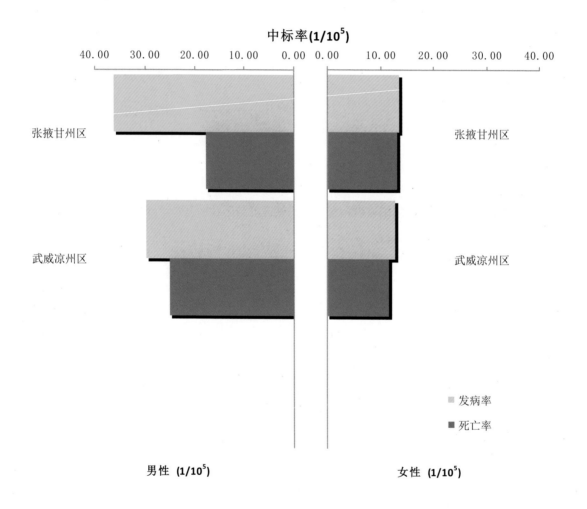

图 5-6g　2015 年甘肃省城市肿瘤登记地区肝脏恶性肿瘤发病率与死亡率

在农村肿瘤登记地区中,男性肝脏恶性肿瘤标化发病率临潭县为80.70/10万,景泰县为52.87/10万,敦煌市为23.97/10万;女性发病率临潭县为46.55/10万,景泰县为12.87/10万,敦煌市为9.76/10万。男性标化死亡率临潭县为53.47/10万,景泰县为46.91/10万,敦煌市为18.90/10万;女性死亡率临潭县为25.39/10万,景泰县为17.79/10万,敦煌市为10.03/10万(图5-6h)。

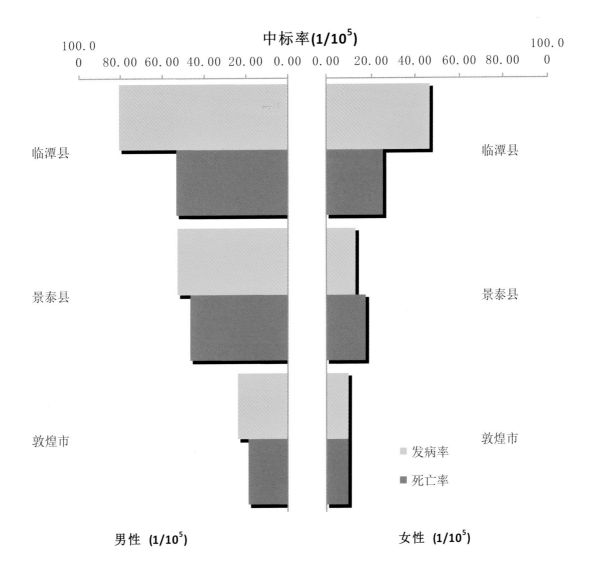

图5-6h　2015年甘肃省农村肿瘤登记地区肝脏恶性肿瘤发病率与死亡率

七、胆囊及其他(C23-C24)

2015年甘肃省肿瘤登记地区胆囊及其他恶性肿瘤的发病率为4.86/10万,中标率为3.90/10万,世标率为3.88/10万,占全部恶性肿瘤发病的1.54%。其中男性发病率为4.28/10万,女性为5.48/10万。男性中标率为女性的0.83倍,城市为农村的0.81倍。同期胆囊及其他恶性肿瘤的死亡率为2.92/10万,中标率为2.53/10万,世标率为2.32/10万。其中男性死亡率为3.38/10万,女性为2.42/10万。胆囊及其他恶性肿瘤发病和死亡的0~74岁累积率分别为0.46%和0.22%。(表5-7)

表5-7 2015年甘肃省肿瘤登记地区胆囊及其他恶性肿瘤发病与死亡

地区	性别	病例数 (n)	粗率 (1/10⁵)	构成 (%)	中标率 (1/10⁵)	世标率 (1/10⁵)	累积率 0~74(%)
发病							
全省	合计	95	4.86	1.54	3.90	3.88	0.46
	男性	43	4.28	1.13	3.54	3.56	0.34
	女性	52	5.48	2.19	4.26	4.19	0.58
城市	合计	78	4.94	1.51	3.82	3.86	0.48
	男性	34	4.18	1.06	3.32	3.45	0.36
	女性	44	5.74	2.26	4.30	4.25	0.61
农村	合计	17	4.53	1.66	4.73	4.33	0.35
	男性	9	4.68	1.51	5.46	4.80	0.27
	女性	8	4.37	1.87	4.12	3.93	0.41
死亡							
全省	合计	57	2.92	1.48	2.53	2.32	0.22
	男性	34	3.38	1.37	3.14	2.87	0.23
	女性	23	2.42	1.66	1.94	1.78	0.20
城市	合计	50	3.17	1.55	2.62	2.40	0.23
	男性	29	3.56	1.39	3.13	2.89	0.25
	女性	21	2.74	1.85	2.13	1.91	0.21
农村	合计	7	1.87	1.09	2.04	1.90	0.14
	男性	5	2.60	1.27	3.45	2.94	0.14
	女性	2	1.09	0.80	0.90	1.07	0.13

　　胆囊及其他恶性肿瘤年龄别发病率和死亡率在0~44岁年龄段处于较底水平,45岁以后快速上升,在80~84岁或85+岁组达到高峰,男性高于女性。城乡和不同地区年龄别率的水平虽然有一定的差异,但总体趋势类同(图5-7a~f)。

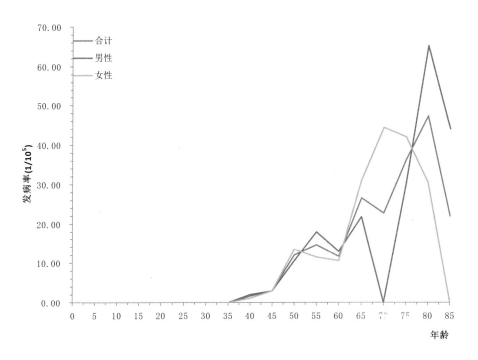

图5-7a　2015年甘肃省肿瘤登记地区胆囊及其他恶性肿瘤年龄别发病率

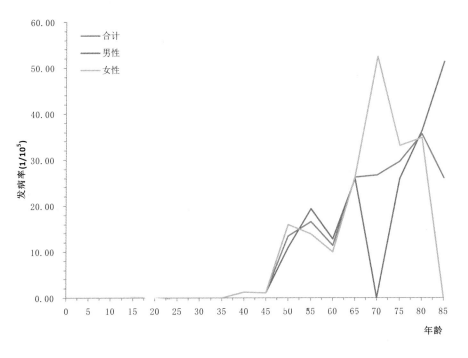

图5-7b　2015年甘肃省城市肿瘤登记地区胆囊及其他恶性肿瘤年龄别发病率

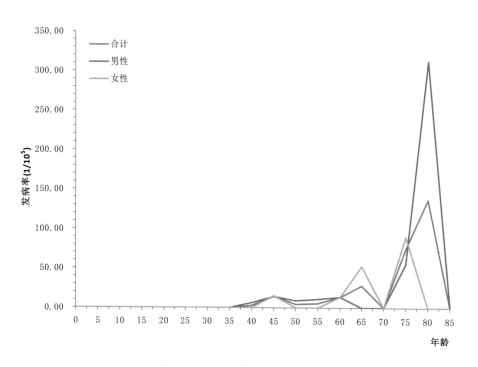

图 5-7c   2015 年甘肃省农村肿瘤登记地区胆囊及其他恶性肿瘤年龄别发病率

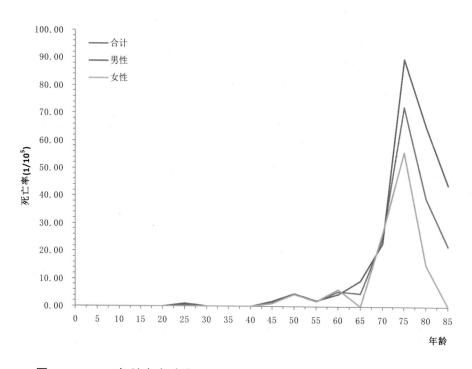

图 5-7d   2015 年甘肃省肿瘤登记地区胆囊及其他恶性肿瘤年龄别死亡率

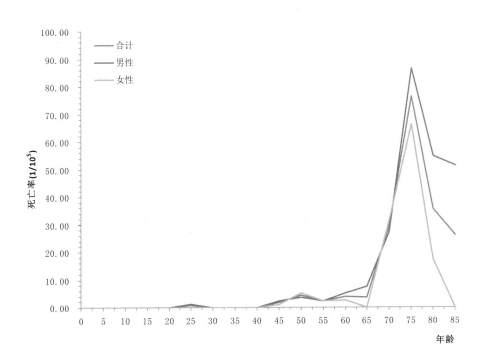

图5-7e 2015年甘肃省城市肿瘤登记地区胆囊及其他恶性肿瘤年龄别死亡率

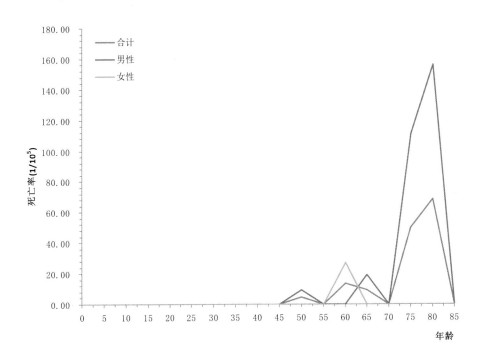

图5-7f 2015年甘肃省农村肿瘤登记地区胆囊及其他恶性肿瘤年龄别死亡率

在城市肿瘤登记地区中,男性胆囊及其他恶性肿瘤标化发病率武威凉州区为
3.92/10万,张掖甘州区为1.94/10万;女性发病率武威凉州区为5.04/10万,张掖甘州区
为2.05/10万。男性标化死亡率武威凉州区为3.20/10万,张掖甘州区为2.51/10万;女
性死亡率武威凉州区为2.50/10万,张掖甘州区为1.13/10万(图5-7g)。

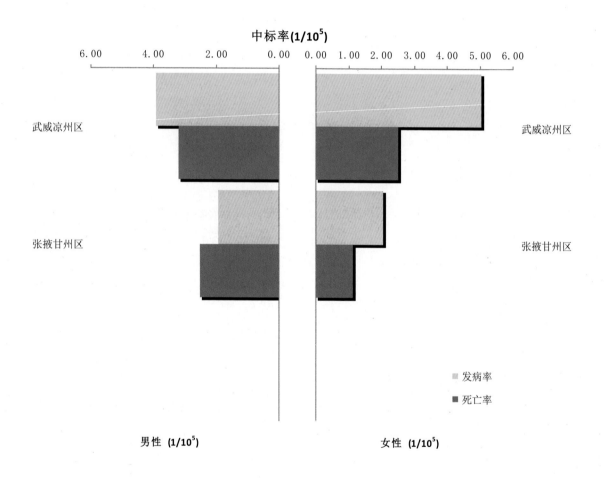

图5-7g　2015年甘肃省城市肿瘤登记地区胆囊及其他恶性肿瘤发病率与死亡率

　　在农村肿瘤登记地区中,男性胆囊及其他恶性肿瘤标化发病率景泰县为6.84/10万,敦煌市为2.34/10万,临潭县为1.81/10万;女性发病率景泰县为4.27/10万,临潭县为4.18/10万,敦煌市为2.69/10万。男性标化死亡率景泰县为4.48/10万,敦煌市为3.40/10万;女性死亡率敦煌市为1.59/10万,景泰县为1.39/10万(图5-7h)。

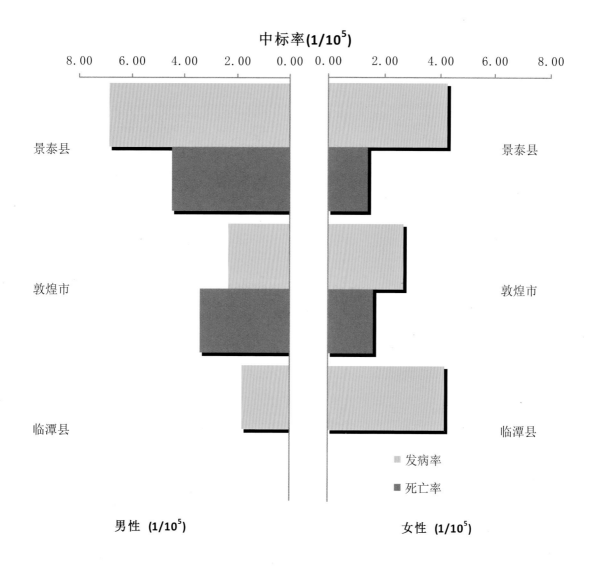

图5-7h　2015年甘肃省农村肿瘤登记地区胆囊及其他恶性肿瘤发病率与死亡率

八、胰腺(C25)

2015年甘肃省肿瘤登记地区胰腺恶性肿瘤的发病率为5.53/10万,中标率为4.50/10万,世标率为4.32/10万,占全部恶性肿瘤发病的1.75%。其中男性发病率为6.96/10万,女性为4.00/10万。男性中标率为女性的1.87倍,城市为农村的0.37倍。同期胰腺恶性肿瘤的死亡率为3.38/10万,中标率为2.81/10万,世标率为2.73/10万。其中男性死亡率为4.28/10万,女性为2.42/10万。胰腺恶性肿瘤发病和死亡的0~74岁累积率分别为0.52%和0.28%。(表5-8)

表5-8　2015年甘肃省肿瘤登记地区胰腺恶性肿瘤发病与死亡

地区	性别	病例数 (n)	粗率 (1/10⁵)	构成 (%)	中标率 (1/10⁵)	世标率 (1/10⁵)	累积率 0~74(%)
发病							
全省	合计	108	5.53	1.75	4.50	4.32	0.52
	男性	70	6.96	1.84	5.86	5.64	0.66
	女性	38	4.00	1.60	3.14	3.03	0.39
城市	合计	74	4.69	1.44	3.64	3.51	0.43
	男性	46	5.65	1.43	4.60	4.36	0.50
	女性	28	3.66	1.44	2.67	2.66	0.36
农村	合计	34	9.06	3.33	9.84	9.26	1.00
	男性	24	12.49	4.03	13.98	13.53	1.52
	女性	10	5.47	2.34	5.86	5.14	0.49
死亡							
全省	合计	66	3.38	1.71	2.81	2.73	0.28
	男性	43	4.28	1.73	3.75	3.67	0.32
	女性	23	2.42	1.66	1.90	1.81	0.23
城市	合计	48	3.04	1.49	2.43	2.37	0.22
	男性	33	4.06	1.58	3.42	3.33	0.27
	女性	15	1.96	1.32	1.45	1.41	0.17
农村	合计	18	4.80	2.80	5.13	4.89	0.56
	男性	10	5.20	2.53	5.66	5.58	0.61
	女性	8	4.37	3.21	4.67	4.28	0.52

胰腺恶性肿瘤年龄别发病率和死亡率在0~44岁年龄段处于较底水平,45岁以后快速上升,在80~84岁或85+岁组达到高峰,男性高于女性。城乡和不同地区年龄别率的水平虽然有一定的差异,但总体趋势类同(图5-8a~f)。

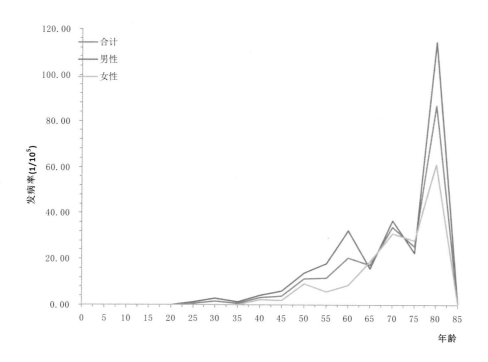

图5-8a　2015年甘肃省肿瘤登记地区胰腺恶性肿瘤年龄别发病率

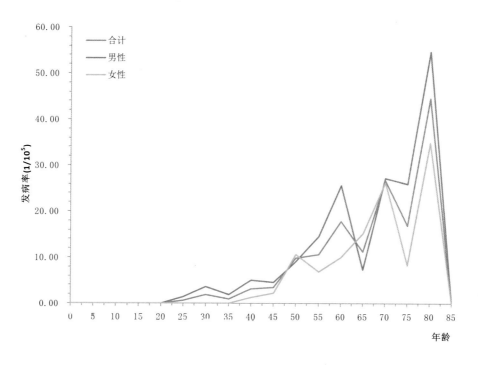

图5-8b　2015年甘肃省城市肿瘤登记地区胰腺恶性肿瘤年龄别发病率

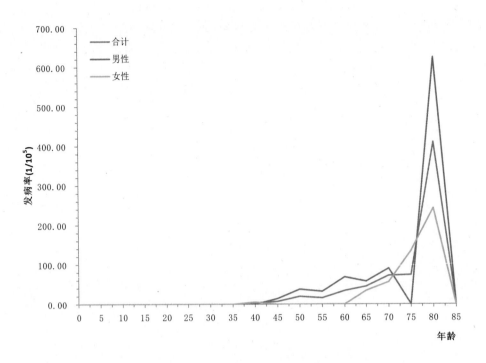

图5-8c　2015年甘肃省农村肿瘤登记地区胰腺恶性肿瘤年龄别发病率

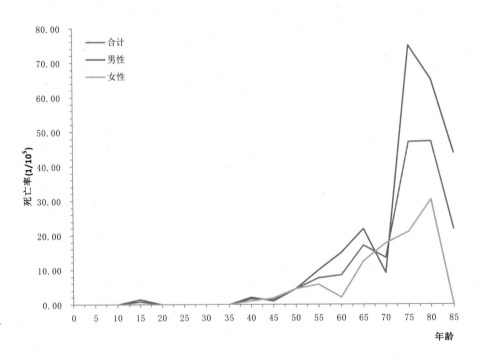

图5-8d　2015年甘肃省肿瘤登记地区胰腺恶性肿瘤年龄别死亡率

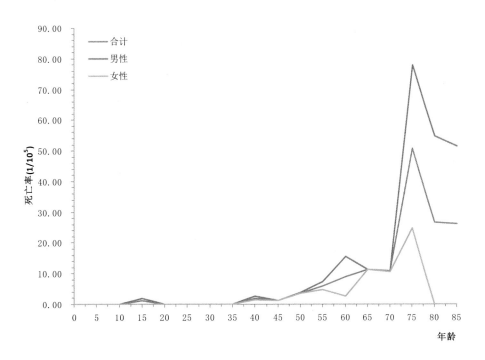

图 5-8e　2015 年甘肃省城市肿瘤登记地区胰腺恶性肿瘤年龄别死亡率

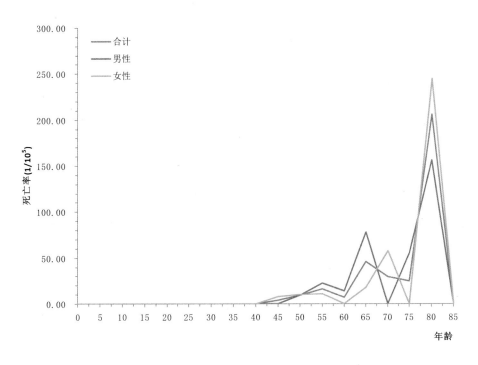

图 5-8f　2015 年甘肃省农村肿瘤登记地区胰腺恶性肿瘤年龄别死亡率

　　在城市肿瘤登记地区中,男性胰腺恶性肿瘤标化发病率张掖甘州区为5.83/10万,武威凉州区为4.30/10万;女性发病率张掖甘州区为3.74/10万,武威凉州区为2.42/10万。男性标化死亡率张掖甘州区为4.87/10万,武威凉州区为2.70/10万;女性死亡率张掖甘州区为1.44/10万,武威凉州区为1.37/10万(图5-8g)。

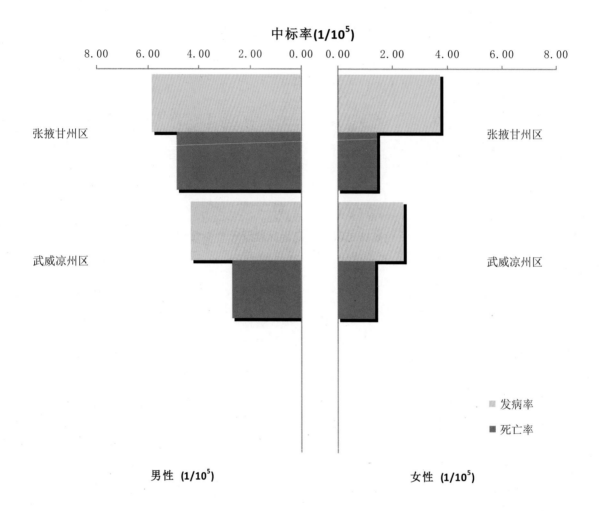

图5-8g　2015年甘肃省城市肿瘤登记地区胰腺恶性肿瘤发病率与死亡率

在农村肿瘤登记地区中,男性胰腺恶性肿瘤标化发病率临潭县为38.03/10万,景泰县为6.92/10万,敦煌市为5.51/10万;女性发病率临潭县为13.66/10万,敦煌市为4.90/10万,景泰县为3.11/10万。男性标化死亡率临潭县为6.83/10万,景泰县为5.68/10万,敦煌市为4.25/10万;女性死亡率临潭县为6.40/10万,景泰县为4.04/10万,敦煌市为3.63/10万(图5-8h)。

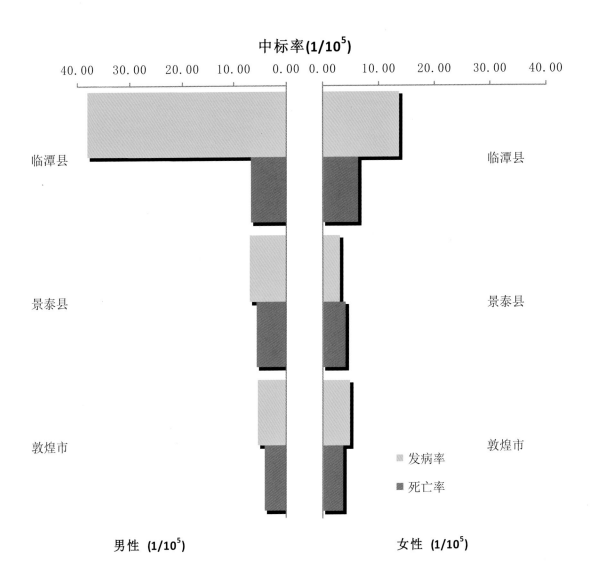

图5-8h 2015年甘肃省农村肿瘤登记地区胰腺恶性肿瘤发病率与死亡率

九、喉（C10.1,C32）

2015年甘肃省肿瘤登记地区喉恶性肿瘤的发病率为0.72/10万,中标率为0.56/10万,世标率为0.57/10万,占全部恶性肿瘤发病的0.23%。其中男性发病率为1.29/10万,女性为0.11/10万。男性中标率为女性的13.38倍,城市为农村的0.82倍。同期喉恶性肿瘤的死亡率为0.61/10万,中标率为0.51/10万,世标率为0.5/10万。其中男性死亡率为1.19/10万,女性为0.00/10万。喉恶性肿瘤发病和死亡的0~74岁累积率分别为0.07%和0.06%。（表5-9）

表5-9　2015年甘肃省肿瘤登记地区喉恶性肿瘤发病与死亡

地区	性别	病例数 （n）	粗率 （1/10⁵）	构成 （%）	中标率 （1/10⁵）	世标率 （1/10⁵）	累积率 0~74（%）
发病							
全省	合计	14	0.72	0.23	0.56	0.57	0.07
	男性	13	1.29	0.34	1.07	1.08	0.14
	女性	1	0.11	0.04	0.08	0.07	0.01
城市	合计	11	0.70	0.21	0.54	0.53	0.07
	男性	10	1.23	0.31	1.00	0.98	0.13
	女性	1	0.13	0.05	0.09	0.09	0.01
农村	合计	3	0.80	0.29	0.66	0.77	0.10
	男性	3	1.56	0.50	1.35	1.56	0.19
	女性	0	0.00	0.00	0.00	0.00	0.00
死亡							
全省	合计	12	0.61	0.31	0.51	0.50	0.06
	男性	12	1.19	0.48	1.04	1.02	0.13
	女性	0	0.00	0.00	0.00	0.00	0.00
城市	合计	10	0.63	0.31	0.51	0.49	0.06
	男性	10	1.23	0.48	1.03	0.99	0.12
	女性	0	0.00	0.00	0.00	0.00	0.00
农村	合计	2	0.53	0.31	0.47	0.50	0.07
	男性	2	1.04	0.51	0.96	1.03	0.15
	女性	0	0.00	0.00	0.00	0.00	0.00

喉恶性肿瘤年龄别发病率和死亡率在0~44岁年龄段处于较底水平,45岁以后快速上升,在80~84岁或85+岁组达到高峰,男性高于女性。城乡和不同地区年龄别率的水平虽然有一定的差异,但总体趋势类同(图5-9a~f)。

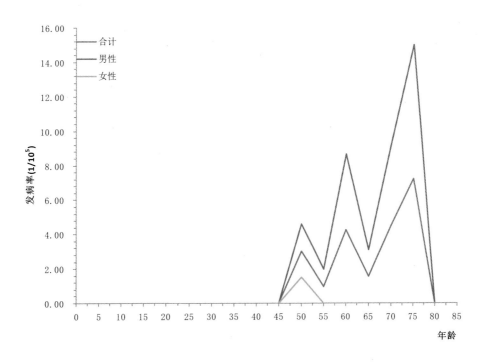

图5-9a　2015年甘肃省肿瘤登记地区喉恶性肿瘤年龄别发病率

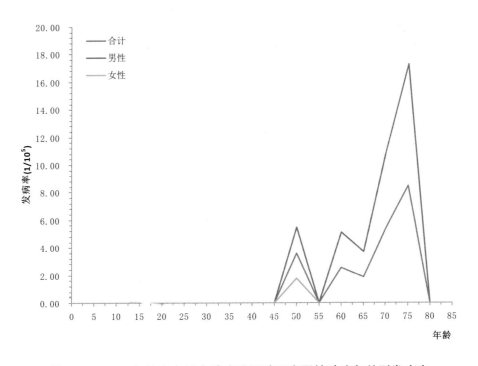

图5-9b　2015年甘肃省城市肿瘤登记地区喉恶性肿瘤年龄别发病率

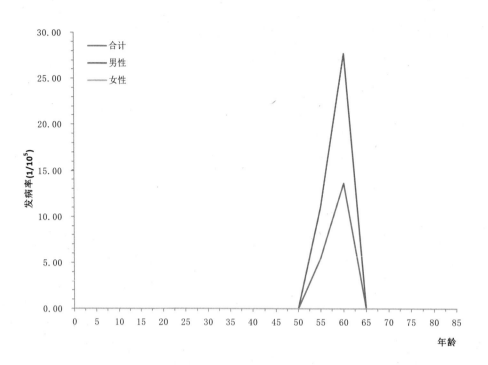

图5-9c 2015年甘肃省农村肿瘤登记地区喉恶性肿瘤年龄别发病率

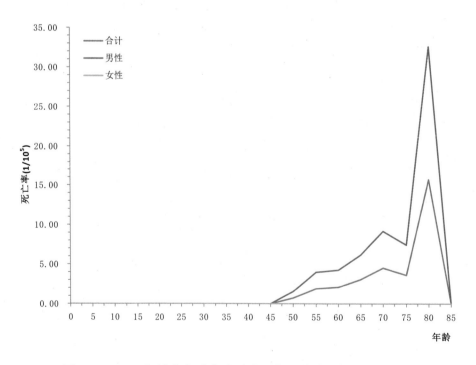

图5-9d 2015年甘肃省肿瘤登记地区喉恶性肿瘤年龄别死亡率

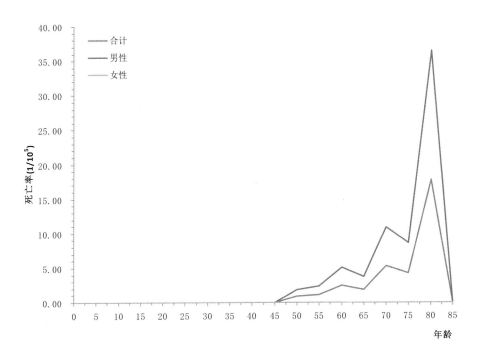

图 5-9e　2015 年甘肃省城市肿瘤登记地区喉恶性肿瘤年龄别死亡率

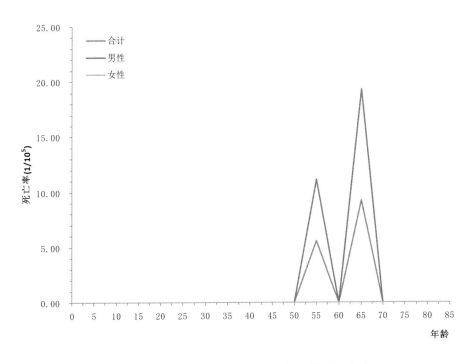

图 5-9f　2015 年甘肃省农村肿瘤登记地区喉恶性肿瘤年龄别死亡率

在城市肿瘤登记地区中,男性喉恶性肿瘤标化发病率武威凉州区为1.25/10万,张掖甘州区为0.35/10万;女性发病率武威凉州区为0.11/10万。男性标化死亡率武威凉州区为1.47/10万(图5-9g)。

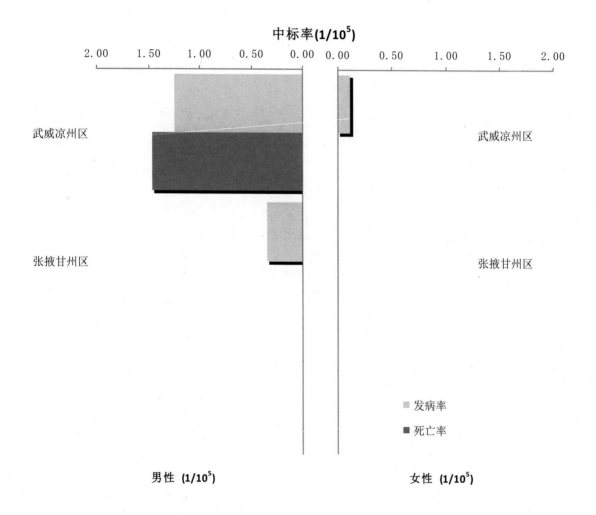

图5-9g 2015年甘肃省城市肿瘤登记地区喉恶性肿瘤发病率与死亡率

　　在农村肿瘤登记地区中,男性喉恶性肿瘤标化发病率临潭县为2.73/10万,敦煌市为0.82/10万,景泰县为0.60/10万;男性标化死亡率临潭县为3.48/10万(图5-9h)。

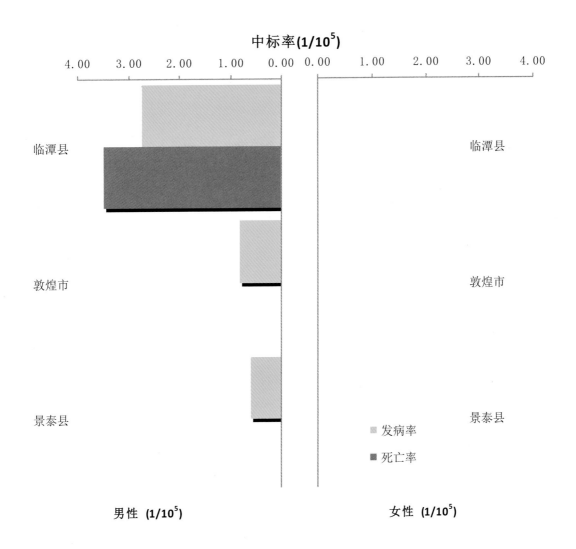

图5-9h　2015年甘肃省农村肿瘤登记地区喉恶性肿瘤发病率与死亡率

十、气管、支气管、肺(C33-C34)(按肺统计)

2015年甘肃省肿瘤登记地区肺恶性肿瘤的发病率为28.34/10万,中标率为23.07/10万,世标率为23.00/10万,占全部恶性肿瘤发病的8.97%。其中男性发病率为37.19/10万,女性为18.97/10万。男性中标率为女性的2.15倍,城市为农村的0.72倍。同期肺恶性肿瘤的死亡率为26.91/10万,中标率为22.44/10万,世标率为22.00/10万。其中男性死亡率为34.90/10万,女性为18.44/10万。肺恶性肿瘤发病和死亡的0~74岁累积率分别为3.03%和2.55%。(表5-10)

表5-10 2015年甘肃省肿瘤登记地区肺恶性肿瘤发病与死亡

地区	性别	病例数 (n)	粗率 (1/10⁵)	构成 (%)	中标率 (1/10⁵)	世标率 (1/10⁵)	累积率 0~74(%)
发病							
全省	合计	554	28.34	8.97	23.07	23.00	3.03
	男性	374	37.19	9.83	31.65	31.87	4.37
	女性	180	18.97	7.59	14.69	14.32	1.73
城市	合计	442	27.98	8.57	21.91	21.89	2.93
	男性	298	36.63	9.28	29.94	30.16	4.24
	女性	144	18.80	7.40	14.04	13.75	1.65
农村	合计	112	29.86	10.96	30.35	29.78	3.60
	男性	76	39.54	12.77	41.80	41.86	5.07
	女性	36	19.68	8.43	19.67	18.51	2.21
死亡							
全省	合计	526	26.91	13.62	22.44	22.00	2.55
	男性	351	34.90	14.16	31.06	30.33	3.40
	女性	175	18.44	12.64	14.12	13.93	1.72
城市	合计	429	27.16	13.33	21.59	21.27	2.46
	男性	283	34.79	13.58	29.46	28.76	3.21
	女性	146	19.06	12.86	13.88	13.91	1.72
农村	合计	97	25.86	15.06	27.48	26.29	3.05
	男性	68	35.38	17.22	39.45	38.68	4.44
	女性	29	15.86	11.65	16.45	14.91	1.72

　　肺恶性肿瘤年龄别发病率和死亡率在0~44岁年龄段处于较底水平,45岁以后快速上升,在80~84岁或85+岁组达到高峰,男性高于女性。城乡和不同地区年龄别率的水平虽然有一定的差异,但总体趋势类同(图5-10a~f)。

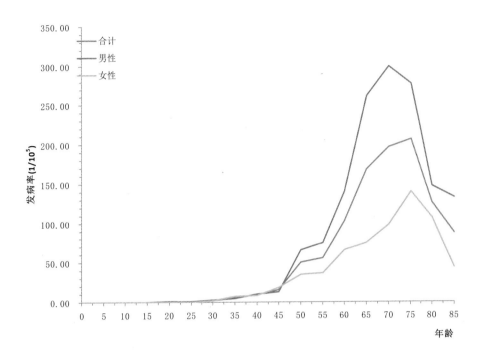

图5-10a　2015年甘肃省肿瘤登记地区肺恶性肿瘤年龄别发病率

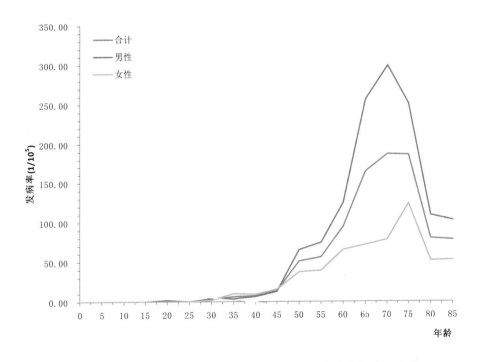

图5-10b　2015年甘肃省城市肿瘤登记地区肺恶性肿瘤年龄别发病率

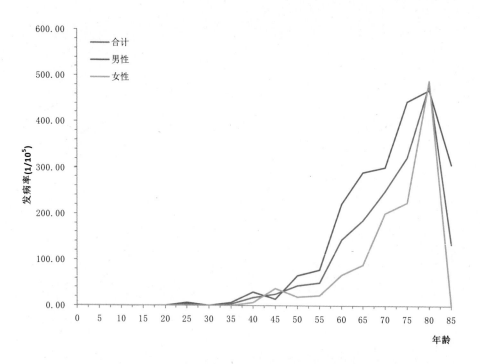

图5-10c　2015年甘肃省农村肿瘤登记地区肺恶性肿瘤年龄别发病率

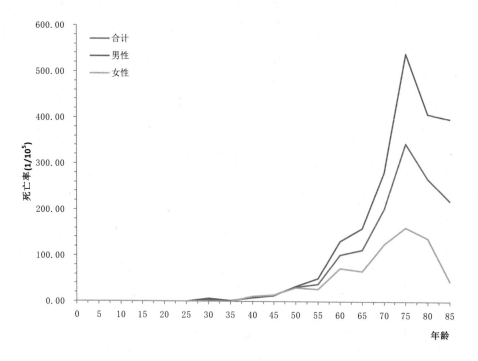

图5-10d　2015年甘肃省肿瘤登记地区肺恶性肿瘤年龄别死亡率

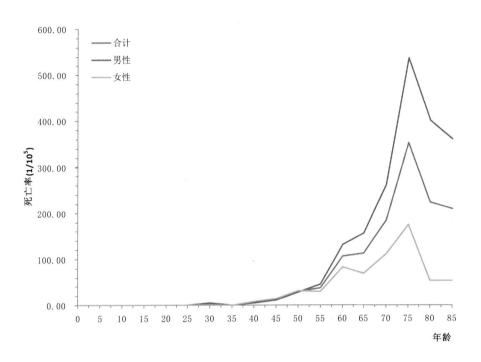

图5-10e 2015年甘肃省城市肿瘤登记地区肺恶性肿瘤年龄别死亡率

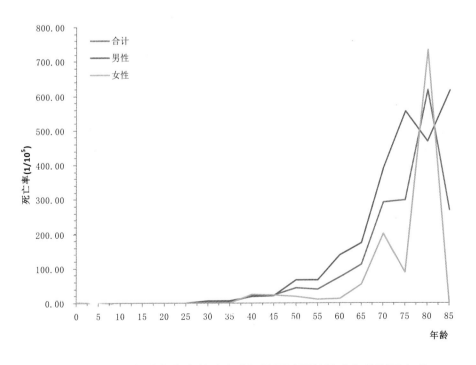

图5-10f 2015年甘肃省农村肿瘤登记地区肺恶性肿瘤年龄别死亡率

在城市肿瘤登记地区中，男性肺恶性肿瘤标化发病率张掖甘州区为34.00/10万，武威凉州区为27.98/10万；女性发病率张掖甘州区为14.65/10万，武威凉州区为14.57/10万。男性标化死亡率武威凉州区为32.35/10万，张掖甘州区为23.97/10万；女性死亡率武威凉州区为15.08/10万，张掖甘州区为10.94/10万（图5-10g）。

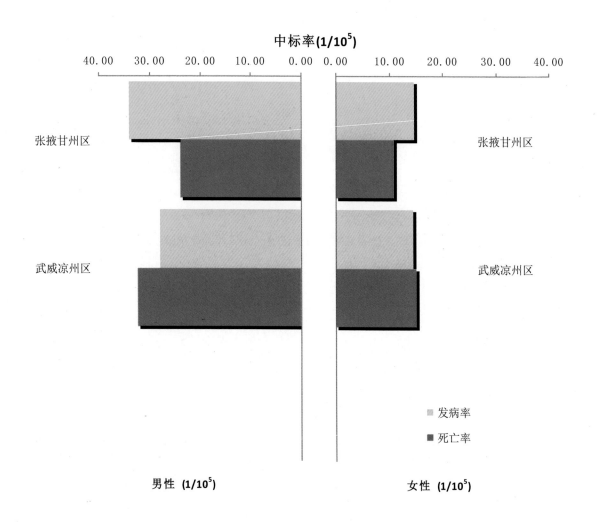

图5-10g　2015年甘肃省城市肿瘤登记地区肺恶性肿瘤发病率与死亡率

　　在农村肿瘤登记地区中,男性肺恶性肿瘤标化发病率景泰县为43.55/10万,临潭县为39.46/10万,敦煌市为29.57/10万;女性发病率景泰县为21.23/10万,临潭县为14.80/10万,敦煌市为10.80/10万。男性标化死亡率景泰县为39.91/10万,临潭县为37.74/10万,敦煌市为27.26/10万;女性死亡率临潭县为17.45/10万,景泰县为15.97/10万,敦煌市为10.58/10万(图5-10h)。

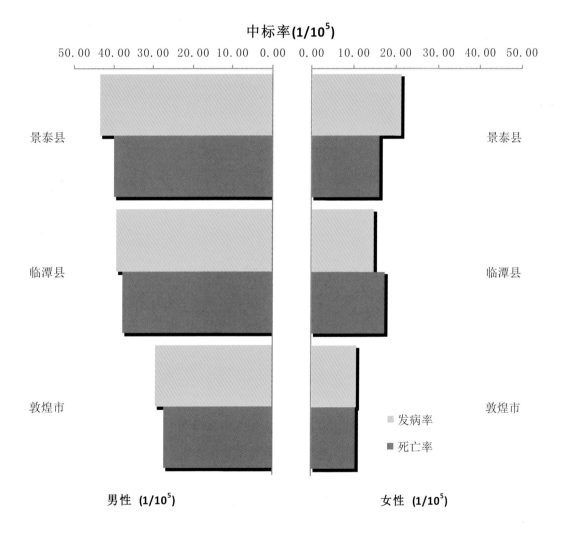

图5-10h　2015年甘肃省农村肿瘤登记地区肺恶性肿瘤发病率与死亡率

十一、骨(C40-C41)

2015年甘肃省肿瘤登记地区骨恶性肿瘤的发病率为3.73/10万,中标率为3.39/10万,世标率为3.15/10万,占全部恶性肿瘤发病的1.18%。其中男性发病率为4.28/10万,女性为3.16/10万。男性中标率为女性的1.28倍,城市为农村的0.88倍。同期骨恶性肿瘤的死亡率为1.79/10万,中标率为1.63/10万,世标率为1.49/10万。其中男性死亡率为2.29/10万,女性为1.26/10万。骨恶性肿瘤发病和死亡的0~74岁累积率分别为0.32%和0.16%。(表5-11)

表5-11 2015年甘肃省肿瘤登记地区骨恶性肿瘤发病与死亡

地区	性别	病例数 (n)	粗率 (1/10⁵)	构成 (%)	中标率 (1/10⁵)	世标率 (1/10⁵)	累积率 0~74(%)
发病							
全省	合计	73	3.73	1.18	3.39	3.15	0.32
	男性	43	4.28	1.13	3.84	3.59	0.40
	女性	30	3.16	1.26	2.99	2.75	0.25
城市	合计	58	3.67	1.12	3.29	3.03	0.32
	男性	34	4.18	1.06	3.67	3.42	0.40
	女性	24	3.13	1.23	2.96	2.69	0.25
农村	合计	15	4.00	1.47	3.76	3.57	0.31
	男性	9	4.68	1.51	4.74	4.45	0.40
	女性	6	3.28	1.41	2.85	2.74	0.22
死亡							
全省	合计	35	1.79	0.91	1.63	1.49	0.16
	男性	23	2.29	0.93	2.22	2.01	0.20
	女性	12	1.26	0.87	1.02	0.96	0.13
城市	合计	28	1.77	0.87	1.56	1.43	0.17
	男性	17	2.09	0.82	2.02	1.79	0.19
	女性	11	1.44	0.97	1.04	1.03	0.14
农村	合计	7	1.87	1.09	1.97	1.76	0.13
	男性	6	3.12	1.52	3.60	3.32	0.23
	女性	1	0.55	0.40	0.54	0.37	0.03

　　骨恶性肿瘤年龄别发病率和死亡率在0~44岁年龄段处于较底水平,45岁以后快速上升,在80~84岁或85+岁组达到高峰,男性高于女性。城乡和不同地区年龄别率的水平虽然有一定的差异,但总体趋势类同(图5-11a~f)。

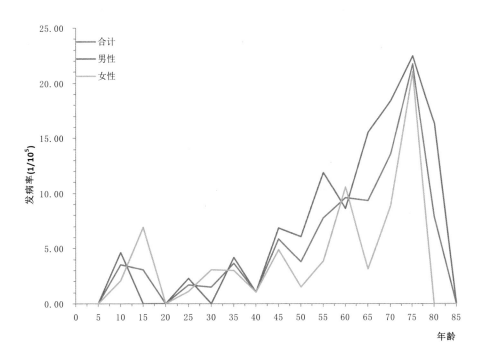

图5-11a　2015年甘肃省肿瘤登记地区骨恶性肿瘤年龄别发病率

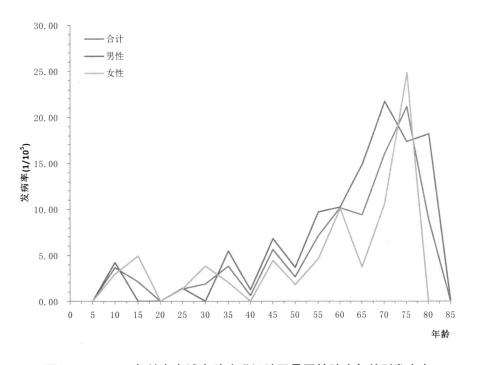

图5-11b　2015年甘肃省城市肿瘤登记地区骨恶性肿瘤年龄别发病率

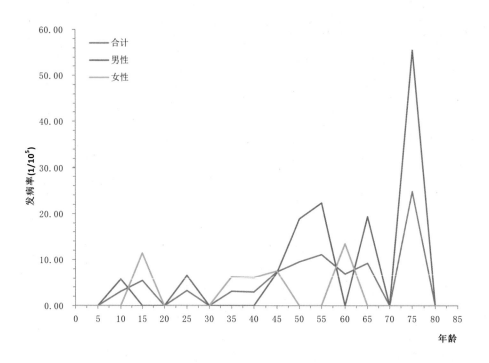

图5-11c　2015年甘肃省农村肿瘤登记地区骨恶性肿瘤年龄别发病率

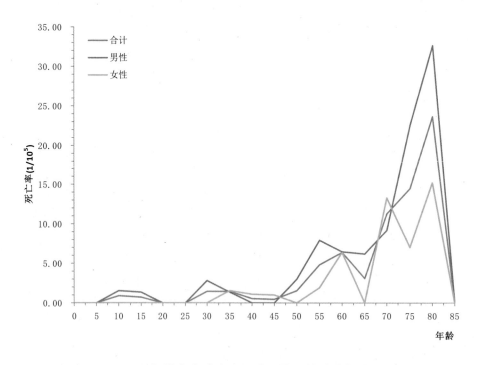

图5-11d　2015年甘肃省肿瘤登记地区骨恶性肿瘤年龄别死亡率

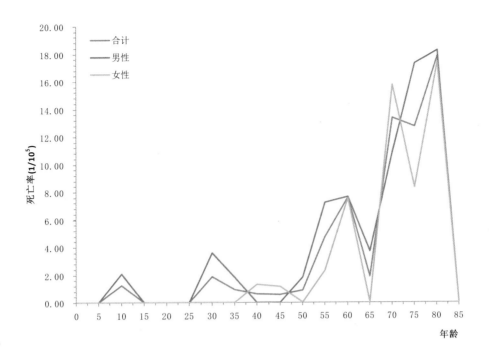

图5-11e 2015年甘肃省城市肿瘤登记地区骨恶性肿瘤年龄别死亡率

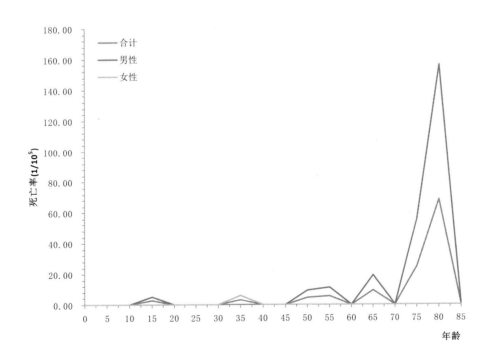

图5-11f 2015年甘肃省农村肿瘤登记地区骨恶性肿瘤年龄别死亡率

在城市肿瘤登记地区中,男性骨恶性肿瘤标化发病率武威凉州区为4.53/10万,张掖甘州区为2.05/10万;女性发病率张掖甘州区为3.32/10万,武威凉州区为2.87/10万。男性标化死亡率武威凉州区为2.17/10万,张掖甘州区为1.70/10万;女性死亡率张掖甘州区为1.36/10万,武威凉州区为0.85/10万(图5-11g)。

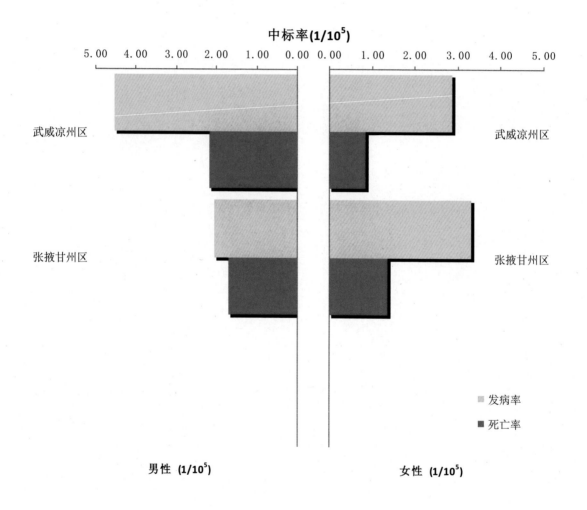

图5-11g 2015年甘肃省城市肿瘤登记地区骨恶性肿瘤发病率与死亡率

在农村肿瘤登记地区中,男性骨恶性肿瘤标化发病率临潭县为6.39/10万,景泰县为4.48/10万,敦煌市为3.23/10万;女性发病率临潭县为4.31/10万,景泰县为2.65/10万,敦煌市为1.87/10万。男性标化死亡率景泰县为3.90/10万,临潭县为3.77/10万;女性死亡率景泰县为0.77/10万(图5-11h)。

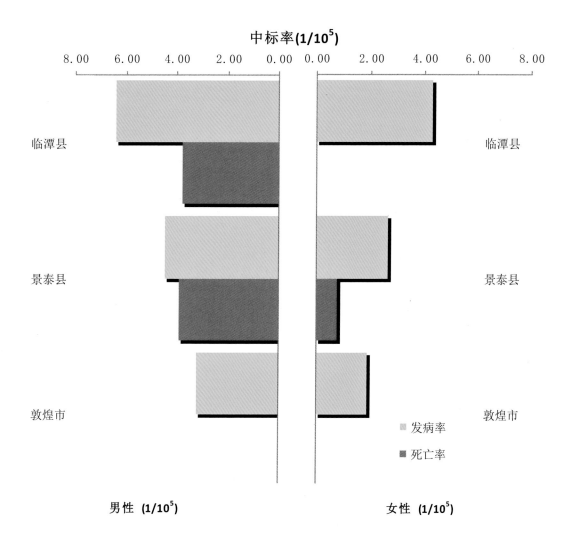

图5-11h 2015年甘肃省农村肿瘤登记地区骨恶性肿瘤发病率与死亡率

十二、乳房(C50)

2015年甘肃省肿瘤登记地区乳房恶性肿瘤的发病率为34.36/10万,中标率为26.55/10万,世标率为24.47/10万,占全部恶性肿瘤发病的5.28%。城市为农村的0.86倍。同期乳房恶性肿瘤的死亡率为13.28/10万,中标率为10.48/10万,世标率为9.65/10万。乳房恶性肿瘤发病和死亡的0~74岁累积率分别为2.52%和0.93%。(表5-12)

表5-12 2015年甘肃省肿瘤登记地区乳房恶性肿瘤发病与死亡

地区	性别	病例数 (n)	粗率 (1/10⁵)	构成 (%)	中标率 (1/10⁵)	世标率 (1/10⁵)	累积率 0~74(%)
发病							
全省	合计	326	34.36	5.28	26.55	24.47	2.52
	女性	326	34.36	13.74	26.55	24.47	2.52
城市	合计	265	34.60	5.14	26.02	23.78	2.42
	女性	265	34.60	13.62	26.02	23.78	2.42
农村	合计	61	33.35	5.97	30.10	28.52	3.06
	女性	61	33.35	14.29	30.10	28.52	3.06
死亡							
全省	合计	126	13.28	3.26	10.48	9.65	0.93
	女性	126	13.28	9.10	10.48	9.65	0.93
城市	合计	92	12.01	2.86	9.38	8.52	0.81
	女性	92	12.01	8.11	9.38	8.52	0.81
农村	合计	34	18.59	5.28	16.82	16.08	1.57
	女性	34	18.59	13.65	16.82	16.08	1.57

　　乳房恶性肿瘤年龄别发病率和死亡率在0~44岁年龄段处于较底水平,45岁以后快速上升,在80~84岁或85+岁组达到高峰。城乡和不同地区年龄别率的水平虽然有一定的差异,但总体趋势类同(图5-12a~f)。

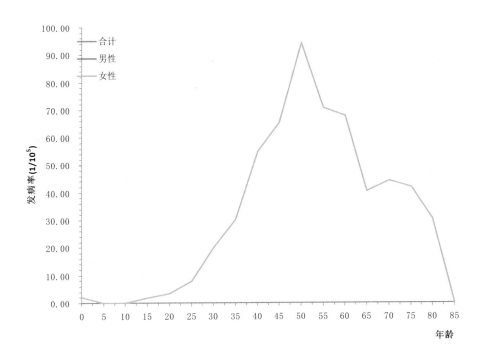

图5-12a　2015年甘肃省肿瘤登记地区乳房恶性肿瘤年龄别发病率

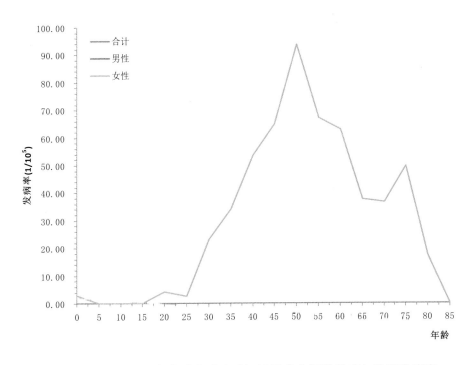

图5-12b　2015年甘肃省城市肿瘤登记地区乳房恶性肿瘤年龄别发病率

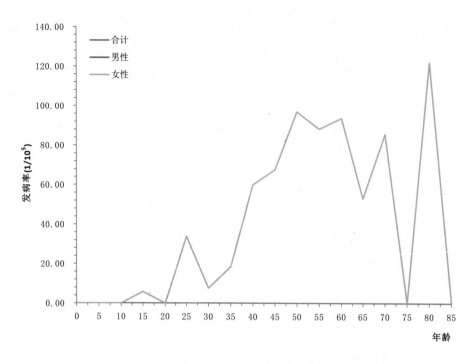

图5-12c 2015年甘肃省农村肿瘤登记地区乳房恶性肿瘤年龄别发病率

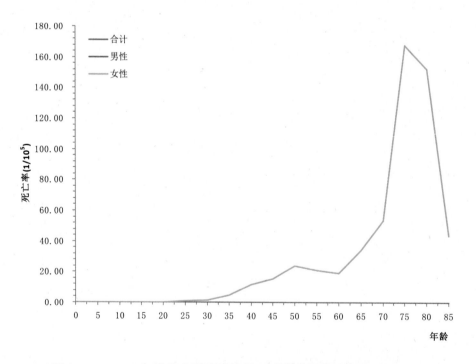

图5-12d 2015年甘肃省肿瘤登记地区乳房恶性肿瘤年龄别死亡率

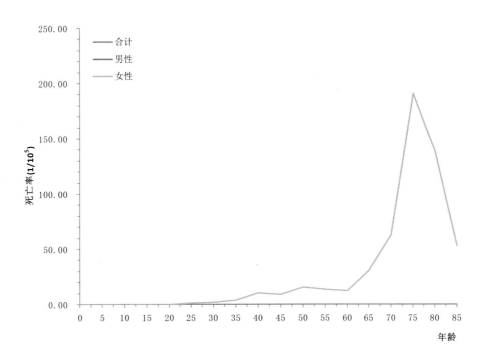

图 5-12e　2015 年甘肃省城市肿瘤登记地区乳房恶性肿瘤年龄别死亡率

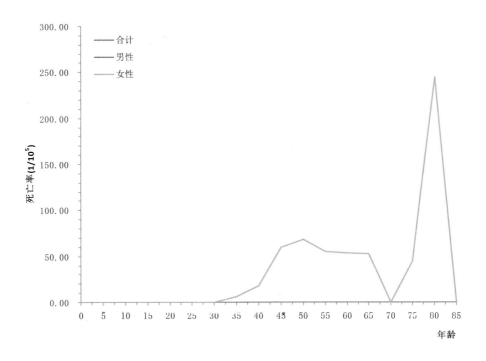

图 5-12f　2015 年甘肃省农村肿瘤登记地区乳房恶性肿瘤年龄别死亡率

在城市肿瘤登记地区中,女性乳房恶性肿瘤标化发病率张掖甘州区为28.62/10万,武威凉州区为26.35/10万。死亡率张掖甘州区为16.44/10万,武威凉州区为6.28/10万(图5-12g)。

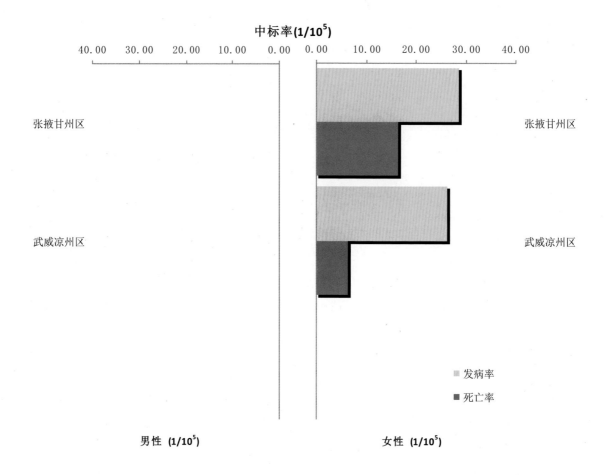

图5-12g　2015年甘肃省城市肿瘤登记地区乳房恶性肿瘤发病率与死亡率

在农村肿瘤登记地区中,女性乳房恶性肿瘤标化发病率景泰县为38.45/10万,敦煌市为36.84/10万,临潭县为15.66/10万。死亡率临潭县为28.48/10万,景泰县为12.32/10万,敦煌市为4.12/10万(图5-12h)。

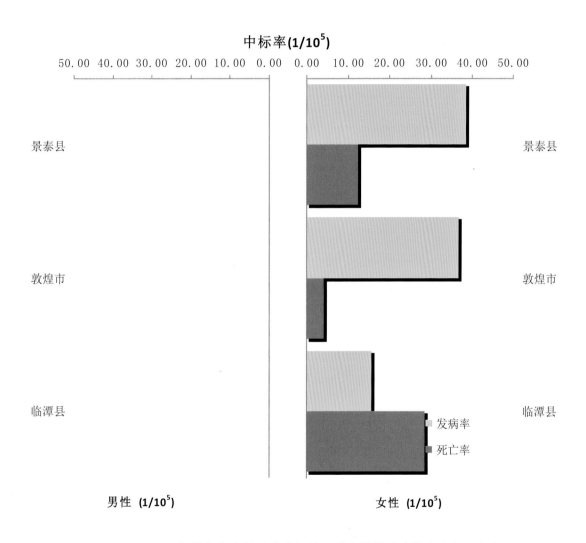

图5-12h 2015年甘肃省农村肿瘤登记地区乳房恶性肿瘤发病率与死亡率

十三、子宫颈(C53)

2015年甘肃省肿瘤登记地区子宫颈恶性肿瘤的发病率为16.12/10万,中标率为12.08/10万,世标率为11.48/10万,占全部恶性肿瘤发病的2.48%。城市为农村的0.53倍。同期子宫颈恶性肿瘤的死亡率为6.96/10万,中标率为5.40/10万,世标率为5.33/10万。子宫颈恶性肿瘤发病和死亡的0~74岁累积率分别为1.26%和0.62%。(表5-13)

表5-13　2015年甘肃省肿瘤登记地区子宫颈恶性肿瘤发病与死亡

地区	性别	病例数 (n)	粗率 (1/10⁵)	构成 (%)	中标率 (1/10⁵)	世标率 (1/10⁵)	累积率 0~74(%)
发病							
全省	合计	153	16.12	2.48	12.08	11.48	1.26
	女性	153	16.12	6.45	12.08	11.48	1.26
城市	合计	113	14.75	2.19	10.52	10.10	1.09
	女性	113	14.75	5.81	10.52	10.10	1.09
农村	合计	40	21.87	3.91	19.86	18.59	2.09
	女性	40	21.87	9.37	19.86	18.59	2.09
死亡							
全省	合计	66	6.96	1.71	5.40	5.33	0.62
	女性	66	6.96	4.77	5.40	5.33	0.62
城市	合计	42	5.48	1.30	4.10	3.99	0.44
	女性	42	5.48	3.70	4.10	3.99	0.44
农村	合计	24	13.12	3.73	11.71	11.95	1.53
	女性	24	13.12	9.64	11.71	11.95	1.53

　　子宫颈恶性肿瘤年龄别发病率和死亡率在0~44岁年龄段处于较底水平,45岁以后快速上升,在80~84岁或85+岁组达到高峰。城乡和不同地区年龄别率的水平虽然有一定的差异,但总体趋势类同(图5-13a~f)。

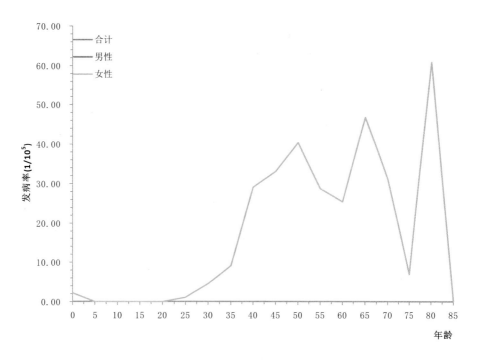

图5-13a　2015年甘肃省肿瘤登记地区子宫颈恶性肿瘤年龄别发病率

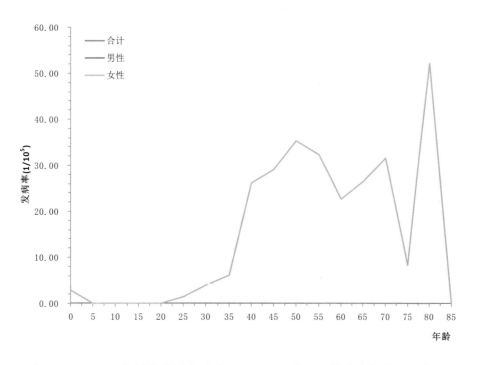

图5-13b　2015年甘肃省城市肿瘤登记地区子宫颈恶性肿瘤年龄别发病率

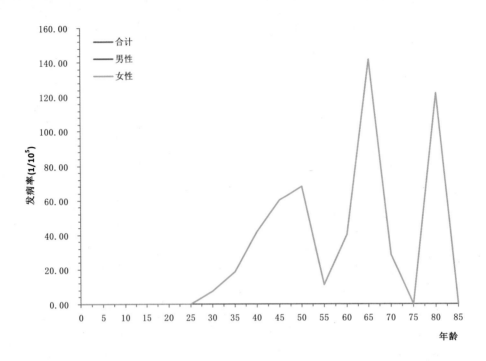

图5-13c　2015年甘肃省农村肿瘤登记地区子宫颈恶性肿瘤年龄别发病率

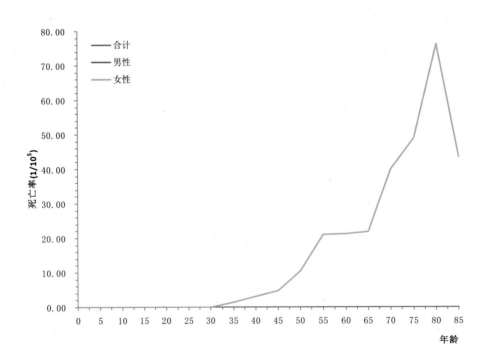

图5-13d　2015年甘肃省肿瘤登记地区子宫颈恶性肿瘤年龄别死亡率

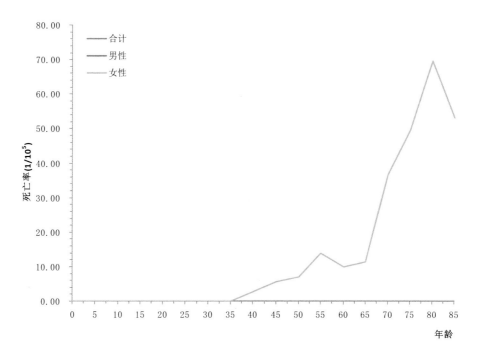

图5-13e 2015年甘肃省城市肿瘤登记地区子宫颈恶性肿瘤年龄别死亡率

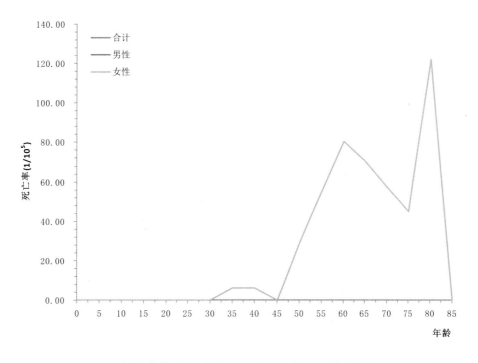

图5-13f 2015年甘肃省农村肿瘤登记地区子宫颈恶性肿瘤年龄别死亡率

在城市肿瘤登记地区中,女性子宫颈恶性肿瘤标化发病率武威凉州区为12.14/10万,张掖甘州区为9.59/10万。死亡率张掖甘州区为6.58/10万,武威凉州区为3.48/10万(图5-13g)。

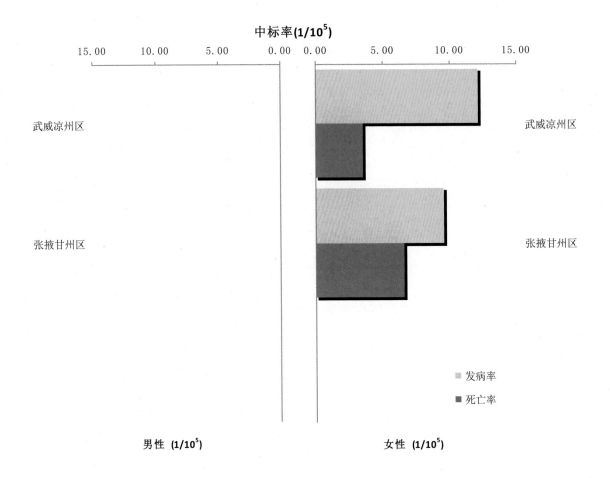

图5-13g 2015年甘肃省城市肿瘤登记地区子宫颈恶性肿瘤发病率与死亡率

在农村肿瘤登记地区中,女性子宫颈恶性肿瘤标化发病率临潭县为32.55/10万,敦煌市为21.33/10万,景泰县为14.91/10万。死亡率临潭县为22.42/10万,景泰县为6.75/10万,敦煌市为4.63/10万(图5-13h)。

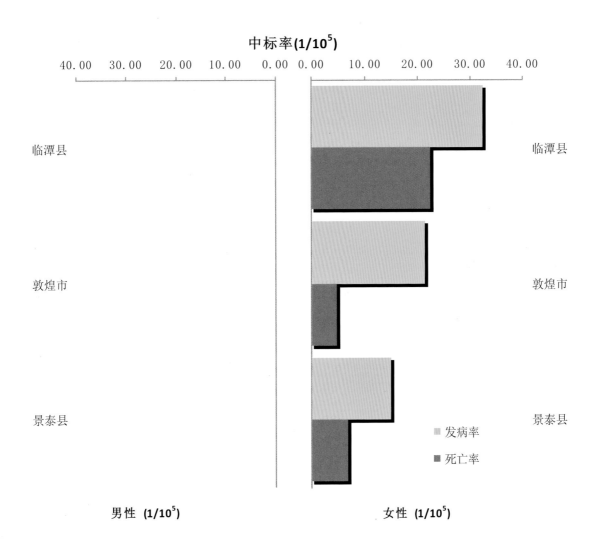

图5-13h　2015年甘肃省农村肿瘤登记地区子宫颈恶性肿瘤发病率与死亡率

十四、子宫体(C54)

2015年甘肃省肿瘤登记地区子宫体恶性肿瘤的发病率为9.17/10万,中标率为6.82/10万,世标率为6.53/10万,占全部恶性肿瘤发病的1.41%。城市为农村的0.64倍。同期子宫体恶性肿瘤的死亡率为2.85/10万,中标率为2.24/10万,世标率为2.25/10万。子宫体恶性肿瘤发病和死亡的0~74岁累积率分别为0.64%和0.27%。(表5-14)

表5-14 2015年甘肃省肿瘤登记地区子宫体恶性肿瘤发病与死亡

地区	性别	病例数(n)	粗率(1/10⁵)	构成(%)	中标率(1/10⁵)	世标率(1/10⁵)	累积率0~74(%)
发病							
全省	合计	87	9.17	1.41	6.82	6.53	0.64
	女性	87	9.17	3.67	6.82	6.53	0.64
城市	合计	67	8.75	1.30	6.21	6.00	0.57
	女性	67	8.75	3.44	6.21	6.00	0.57
农村	合计	20	10.94	1.96	9.63	9.05	0.96
	女性	20	10.94	4.68	9.63	9.05	0.96
死亡							
全省	合计	27	2.85	0.70	2.24	2.25	0.27
	女性	27	2.85	1.95	2.24	2.25	0.27
城市	合计	21	2.74	0.65	2.04	1.99	0.29
	女性	21	2.74	1.85	2.04	1.99	0.29
农村	合计	6	3.28	0.93	3.12	3.43	0.19
	女性	6	3.28	2.41	3.12	3.43	0.19

　　子宫体恶性肿瘤年龄别发病率和死亡率在0~44岁年龄段处于较底水平,45岁以后快速上升,在80~84岁或85+岁组达到高峰,男性高于女性。城乡和不同地区年龄别率的水平虽然有一定的差异,但总体趋势类同(图5-14a~f)。

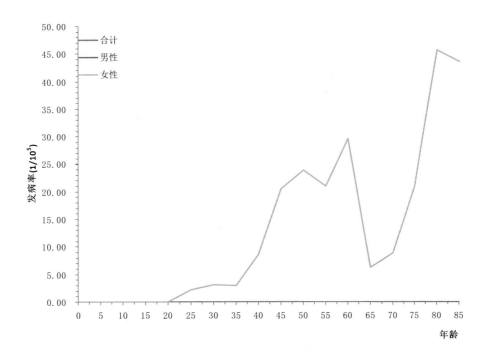

图5-14a　2015年甘肃省肿瘤登记地区子宫体恶性肿瘤年龄别发病率

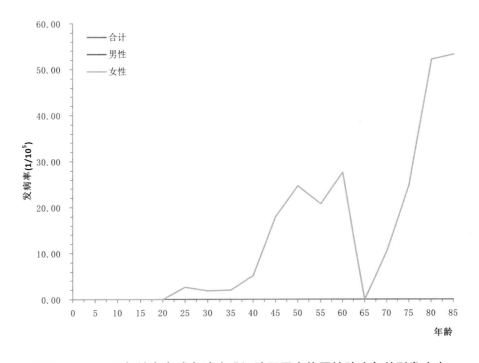

图5-14b　2015年甘肃省城市肿瘤登记地区子宫体恶性肿瘤年龄别发病率

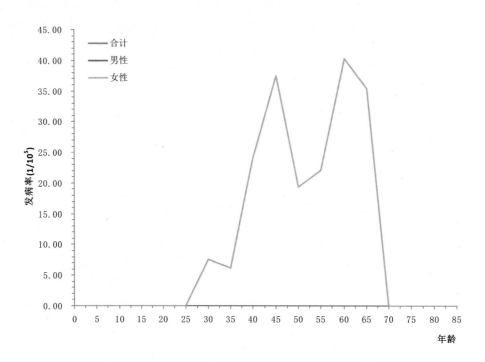

图5-14c　2015年甘肃省农村肿瘤登记地区子宫体恶性肿瘤年龄别发病率

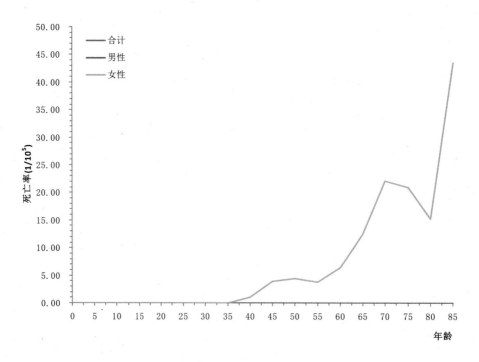

图5-14d　2015年甘肃省肿瘤登记地区子宫体恶性肿瘤年龄别死亡率

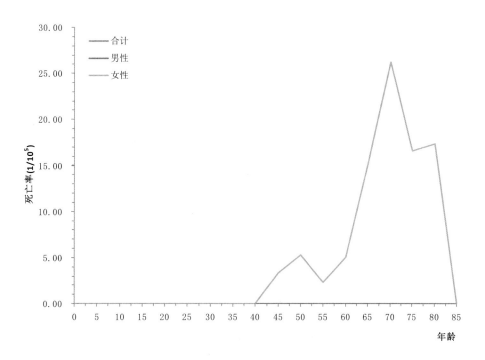

图5-14e 2015年甘肃省城市肿瘤登记地区子宫体恶性肿瘤年龄别死亡率

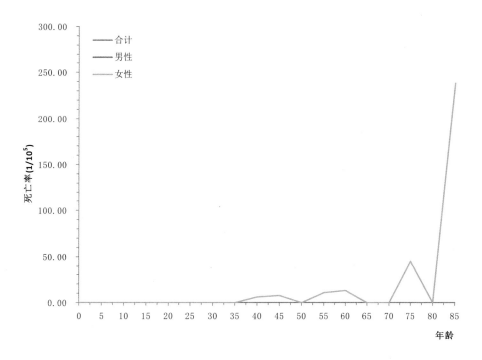

图5-14f 2015年甘肃省农村肿瘤登记地区子宫体恶性肿瘤年龄别死亡率

在城市肿瘤登记地区中,女性子宫体恶性肿瘤标化发病率武威凉州区为6.69/10万,张掖甘州区为6.00/10万。死亡率张掖甘州区为5.65/10万,武威凉州区为0.65/10万(图5-14g)。

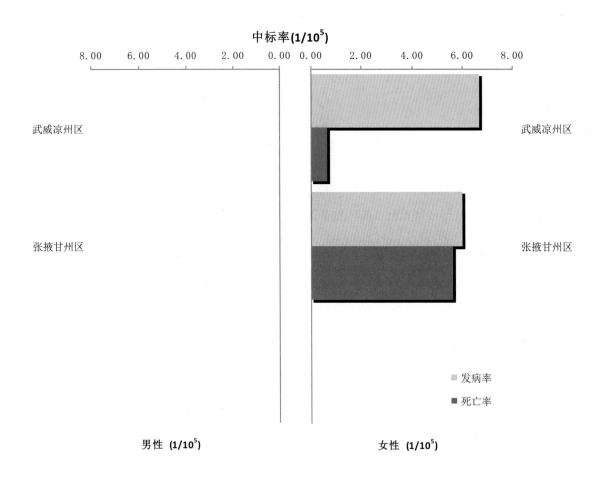

图5-14g 2015年甘肃省城市肿瘤登记地区子宫体恶性肿瘤发病率与死亡率

在农村肿瘤登记地区中,女性子宫体恶性肿瘤标化发病率临潭县为22.21/10万,敦煌市为8.55/10万,景泰县为5.20/10万。死亡率临潭县为13.58/10万(图5-14h)。

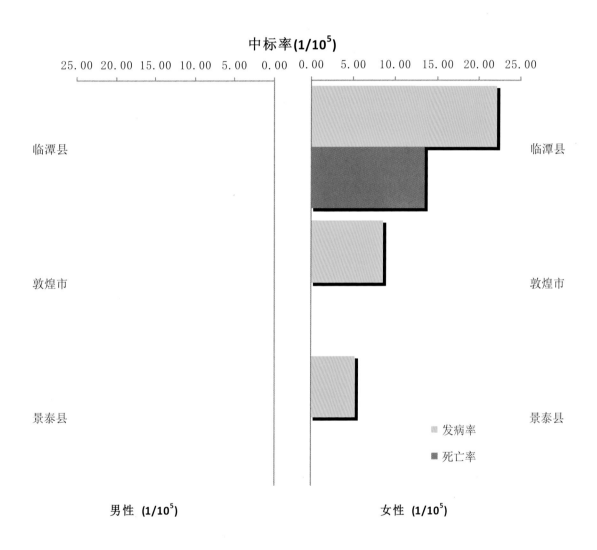

图5-14h 2015年甘肃省农村肿瘤登记地区子宫体恶性肿瘤发病率与死亡率

十五、卵巢(C56)

2015年甘肃省肿瘤登记地区卵巢恶性肿瘤的发病率为10.64/10万,中标率为8.41/10万,世标率为7.97/10万,占全部恶性肿瘤发病的1.63%。城市为农村的0.69倍。同期卵巢恶性肿瘤的死亡率为3.90/10万,中标率为3.05/10万,世标率为3.07/10万。其中男性死亡率为0.00/10万,女性为3.90/10万。卵巢恶性肿瘤发病和死亡的0~74岁累积率分别为0.83%和0.35%。(表5-15)

表5-15　2015年甘肃省肿瘤登记地区卵巢恶性肿瘤发病与死亡

地区	性别	病例数	粗率(1/10⁵)	构成(%)	中标率(1/10⁵)	世标率(1/10⁵)	累积率0~74(%)
发病							
全省	合计	101	10.64	1.63	8.41	7.97	0.83
	女性	101	10.64	4.26	8.41	7.97	0.83
城市	合计	79	10.31	1.53	7.66	7.29	0.81
	女性	79	10.31	4.06	7.66	7.29	0.81
农村	合计	22	12.03	2.15	11.10	10.32	0.92
	女性	22	12.03	5.15	11.10	10.32	0.92
死亡							
全省	合计	37	3.90	0.96	3.05	3.07	0.35
	女性	37	3.90	2.67	3.05	3.07	0.35
城市	合计	29	3.79	0.90	2.86	2.87	0.30
	女性	29	3.79	2.56	2.86	2.87	0.30
农村	合计	8	4.37	1.24	3.93	4.00	0.59
	女性	8	4.37	3.21	3.93	4.00	0.59

卵巢恶性肿瘤年龄别发病率和死亡率在0~44岁年龄段处于较底水平,45岁以后快速上升,在80~84岁或85+岁组达到高峰。城乡和不同地区年龄别率的水平虽然有一定的差异,但总体趋势类同(图5-15a~f)。

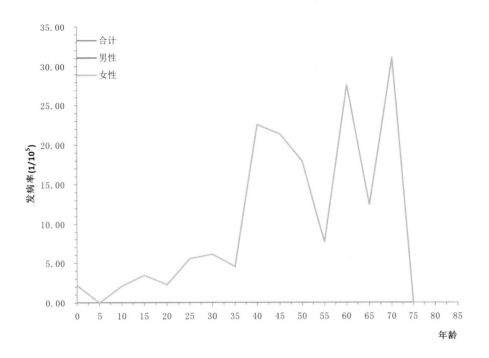

图5-15a　2015年甘肃省肿瘤登记地区卵巢恶性肿瘤年龄别发病率

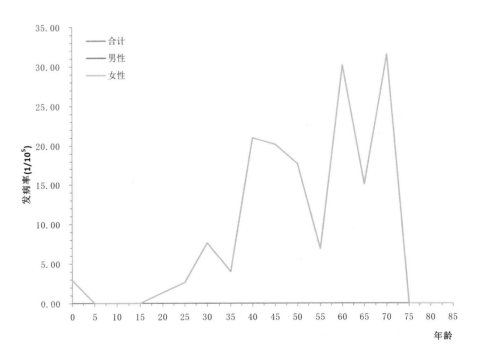

图5-15b　2015年甘肃省城市肿瘤登记地区卵巢恶性肿瘤年龄别发病率

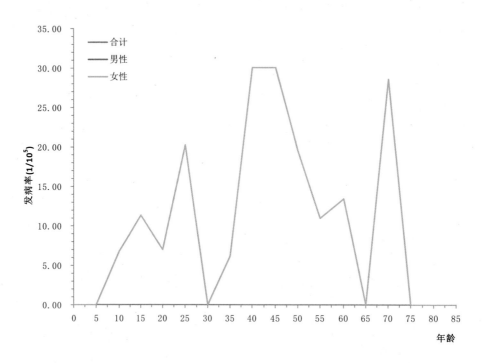

图5-15c 2015年甘肃省农村肿瘤登记地区卵巢恶性肿瘤年龄别发病率

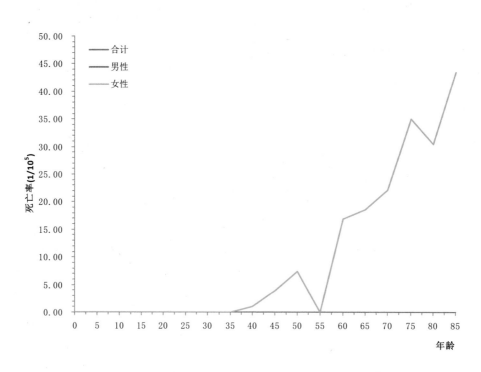

图5-15d 2015年甘肃省肿瘤登记地区卵巢恶性肿瘤年龄别死亡率

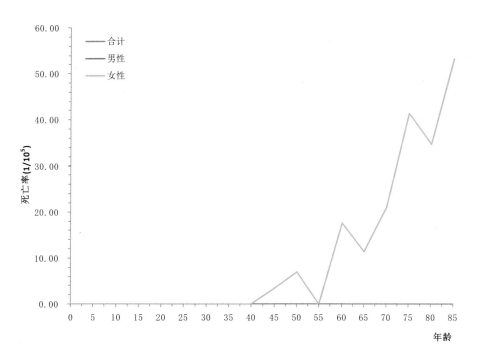

图5-15e　2015年甘肃省城市肿瘤登记地区卵巢恶性肿瘤年龄别死亡率

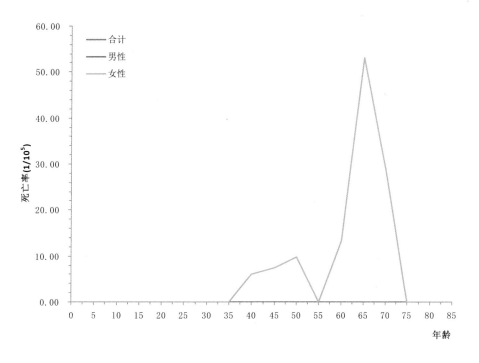

图5-15f　2015年甘肃省农村肿瘤登记地区卵巢恶性肿瘤年龄别死亡率

在城市肿瘤登记地区中,女性卵巢恶性肿瘤标化发病率张掖甘州区为11.97/10万,武威凉州区为6.91/10万。死亡率张掖甘州区为4.65/10万,武威凉州区为2.24/10万(图5-15g)。

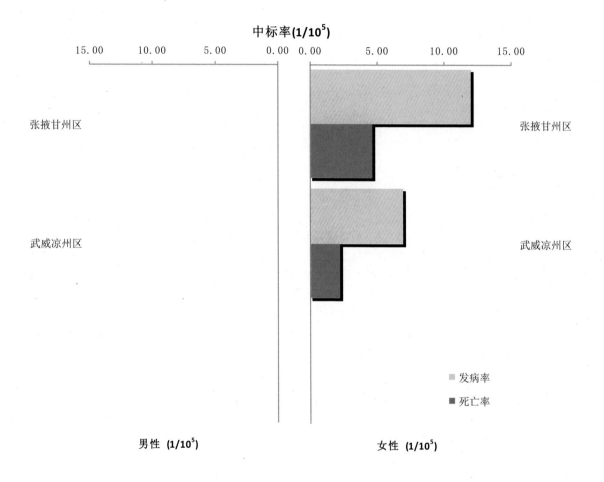

图5-15g　2015年甘肃省城市肿瘤登记地区卵巢恶性肿瘤发病率与死亡率

　　在农村肿瘤登记地区中,女性卵巢恶性肿瘤标化发病率景泰县为11.30/10万,敦煌市为10.35/10万,临潭县为9.91/10万。死亡率景泰县为4.75/10万,敦煌市为3.05/10万,临潭县为1.60/10万(图5-15h)。

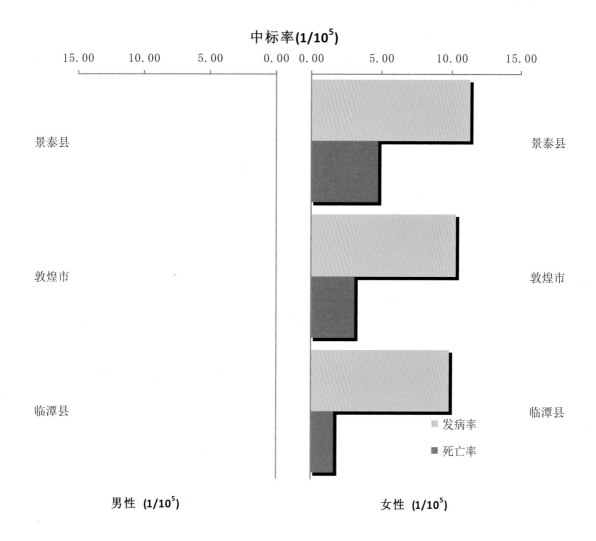

图5-15h　2015年甘肃省农村肿瘤登记地区卵巢恶性肿瘤发病率与死亡率

143

十六、前列腺(C61)

2015年甘肃省肿瘤登记地区前列腺恶性肿瘤的发病率为4.67/10万,中标率为4.23/10万,世标率为4.03/10万,占全部恶性肿瘤发病的0.76%。城市为农村的0.41倍。同期前列腺恶性肿瘤的死亡率为2.88/10万,中标率为3.07/10万,世标率为3.20/10万。前列腺恶性肿瘤发病和死亡的0~74岁累积率分别为0.58%和0.13%。(表5-16)

表5-16 2015年甘肃省肿瘤登记地区前列腺恶性肿瘤发病与死亡

地区	性别	病例数 (n)	粗率 (1/10⁵)	构成 (%)	中标率 (1/10⁵)	世标率 (1/10⁵)	累积率 0~74(%)
发病							
全省	合计	47	4.67	0.76	4.23	4.03	0.58
	男性	47	4.67	1.23	4.23	4.03	0.58
城市	合计	34	4.18	0.66	3.61	3.45	0.55
	男性	34	4.18	1.06	3.61	3.45	0.55
农村	合计	13	6.76	1.27	8.74	8.02	0.72
	男性	13	6.76	2.18	8.74	8.02	0.72
死亡							
全省	合计	29	2.88	0.75	3.07	3.20	0.13
	男性	29	2.88	1.17	3.07	3.20	0.13
城市	合计	21	2.58	0.65	2.55	2.61	0.09
	男性	21	2.58	1.01	2.55	2.61	0.09
农村	合计	8	4.16	1.24	6.65	7.07	0.36
	男性	8	4.16	2.03	6.65	7.07	0.36

前列腺恶性肿瘤年龄别发病率和死亡率在0~44岁年龄段处于较底水平,45岁以后快速上升,在80~84岁或85+岁组达到高峰。城乡和不同地区年龄别率的水平虽然有一定的差异,但总体趋势类同(图5-16a~f)。

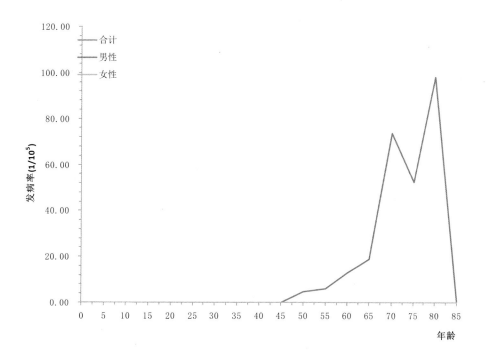

图5-16a 2015年甘肃省肿瘤登记地区前列腺恶性肿瘤年龄别发病率

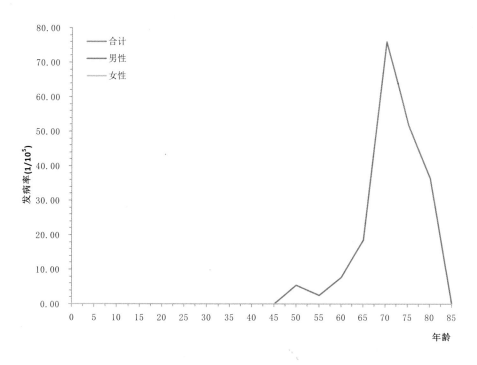

图5-16b 2015年甘肃省城市肿瘤登记地区前列腺恶性肿瘤年龄别发病率

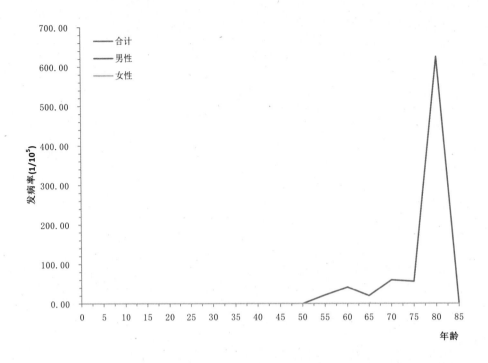

图5-16c　　2015年甘肃省农村肿瘤登记地区前列腺恶性肿瘤年龄别发病率

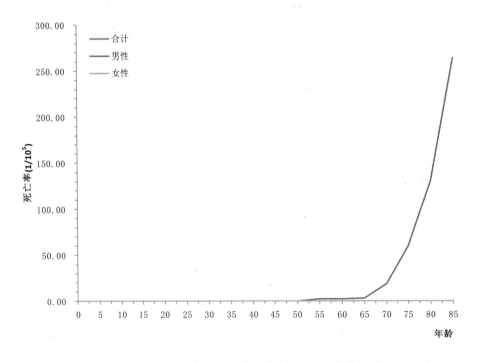

图5-16d　　2015年甘肃省肿瘤登记地区前列腺恶性肿瘤年龄别死亡率

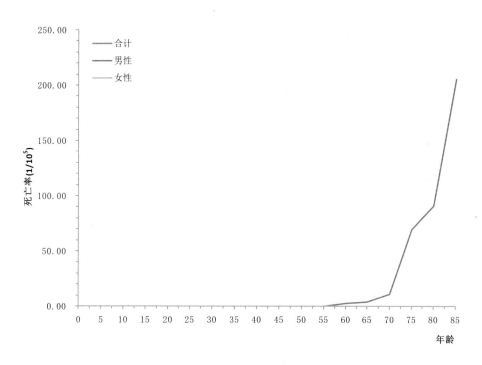

图 5-16e　2015 年甘肃省城市肿瘤登记地区前列腺恶性肿瘤年龄别死亡率

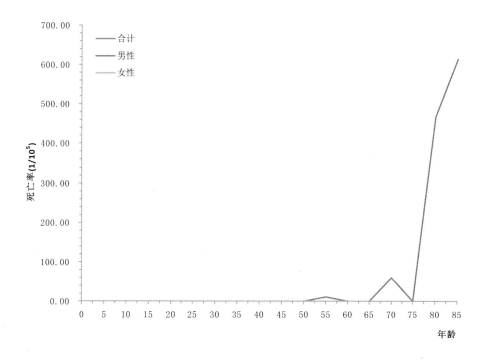

图 5-16f　2015 年甘肃省农村肿瘤登记地区前列腺恶性肿瘤年龄别死亡率

　　在城市肿瘤登记地区中,男性前列腺恶性肿瘤标化发病率武威凉州区为3.84/10
万,张掖甘州区为3.18/10万。死亡率武威凉州区为2.82/10万,张掖甘州区为1.48/10
万(图5-16g)。

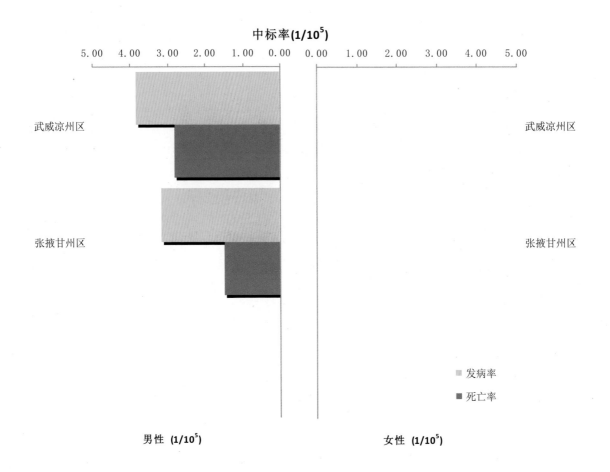

图5-16g　2015年甘肃省城市肿瘤登记地区前列腺恶性肿瘤发病率与死亡率

在农村肿瘤登记地区中,男性前列腺恶性肿瘤标化发病率景泰县为9.08/10万,临潭县为7.49/10万,敦煌市为3.10/10万。死亡率临潭县为9.33/10万,景泰县为5.69/10万,敦煌市为1.55/10万(图5-16h)。

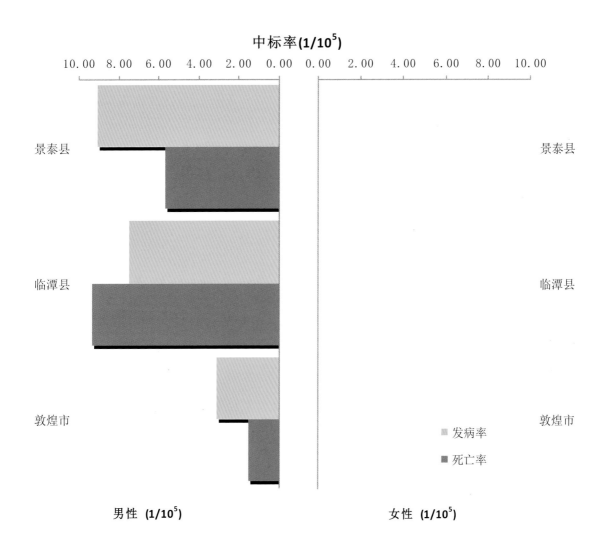

图5-16h　2015年甘肃省农村肿瘤登记地区前列腺恶性肿瘤发病率与死亡率

十七、肾及泌尿系统不明肿瘤（C64-C66,C68）

2015年甘肃省肿瘤登记地区肾及泌尿系统不明恶性肿瘤的发病率为3.63/10万，中标率为3.01/10万，世标率为2.96/10万，占全部恶性肿瘤发病的1.15%。其中男性发病率为4.38/10万，女性为2.85/10万。男性中标率为女性的1.71倍，城市为农村的0.93倍。同期肾及泌尿系统不明恶性肿瘤的死亡率为1.02/10万，中标率为1.00/10万，世标率为0.95/10万。其中男性死亡率为1.69/10万，女性为0.32/10万。肾及泌尿系统不明恶性肿瘤发病和死亡的0~74岁累积率分别为0.32%和0.07%。（表5-17）

表5-17　2015年甘肃省肿瘤登记地区肾及泌尿系统不明恶性肿瘤发病与死亡

地区	性别	病例数 （n）	粗率 （1/10^5）	构成 （%）	中标率 （1/10^5）	世标率 （1/10^5）	累积率 0~74（%）
发病							
全省	合计	71	3.63	1.15	3.01	2.96	0.32
	男性	44	4.38	1.16	3.81	3.88	0.42
	女性	27	2.85	1.14	2.23	2.02	0.22
城市	合计	59	3.74	1.14	2.99	2.95	0.33
	男性	35	4.30	1.09	3.58	3.72	0.42
	女性	24	3.13	1.23	2.39	2.16	0.24
农村	合计	12	3.20	1.17	3.23	3.04	0.31
	男性	9	4.68	1.51	5.24	4.88	0.46
	女性	3	1.64	0.70	1.41	1.34	0.16
死亡							
全省	合计	20	1.02	0.52	1.00	0.95	0.07
	男性	17	1.69	0.69	1.66	1.66	0.13
	女性	3	0.32	0.22	0.35	0.24	0.01
城市	合计	16	1.01	0.50	0.90	0.86	0.07
	男性	13	1.60	0.62	1.41	1.42	0.13
	女性	3	0.39	0.26	0.42	0.29	0.01
农村	合计	4	1.07	0.62	1.39	1.42	0.06
	男性	4	2.08	1.01	2.98	3.10	0.13
	女性	0	0.00	0.00	0.00	0.00	0.00

　　肾及泌尿系统不明恶性肿瘤年龄别发病率和死亡率在0~44岁年龄段处于较底水平,45岁以后快速上升,在80~84岁或85+岁组达到高峰,男性高于女性。城乡和不同地区年龄别率的水平虽然有一定的差异,但总体趋势类同(图5-17a~f)。

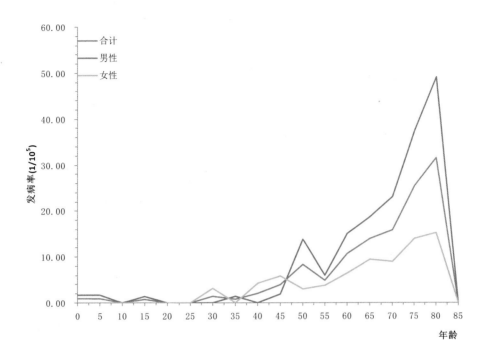

图5-17a　2015年甘肃省肿瘤登记地区肾及泌尿系统不明恶性肿瘤年龄别发病率

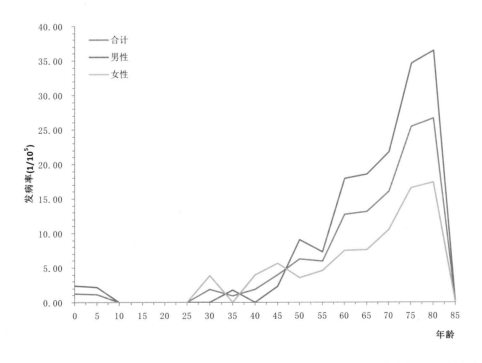

图5-17b　2015年甘肃省城市肿瘤登记地区肾及泌尿系统不明恶性肿瘤年龄别发病率

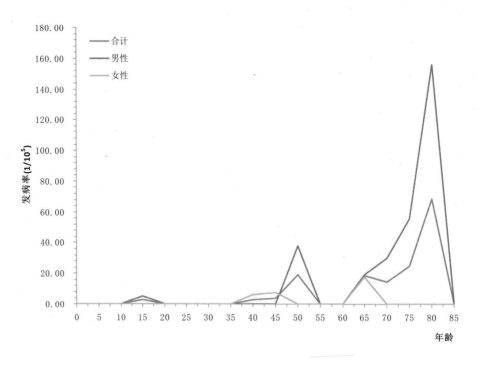

图5-17c　2015年甘肃省农村肿瘤登记地区肾及泌尿系统不明恶性肿瘤年龄别发病率

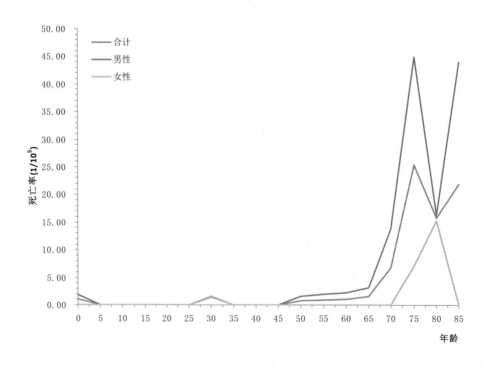

图5-17d　2015年甘肃省肿瘤登记地区肾及泌尿系统不明恶性肿瘤年龄别死亡率

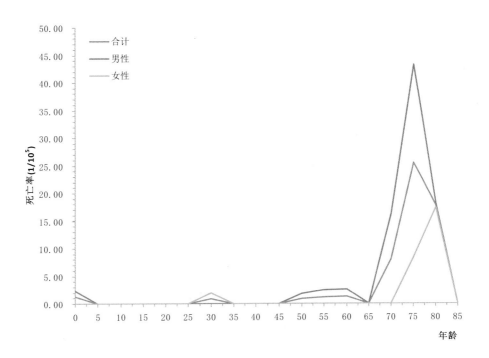

图5-17e　2015年甘肃省城市肿瘤登记地区肾及泌尿系统不明恶性肿瘤年龄别死亡率

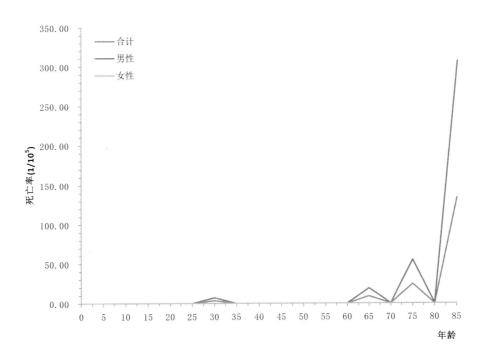

图5-17f　2015年甘肃省农村肿瘤登记地区肾及泌尿系统不明恶性肿瘤年龄别死亡率

　　在城市肿瘤登记地区中,男性肾及泌尿系统不明恶性肿瘤标化发病率武威凉州区为4.57/10万,张掖甘州区为1.83/10万;女性发病率张掖甘州区为3.08/10万,武威凉州区为2.42/10万。男性标化死亡率武威凉州区为1.41/10万,张掖甘州区为1.19/10万;女性死亡率武威凉州区为0.54/10万(图5-17g)。

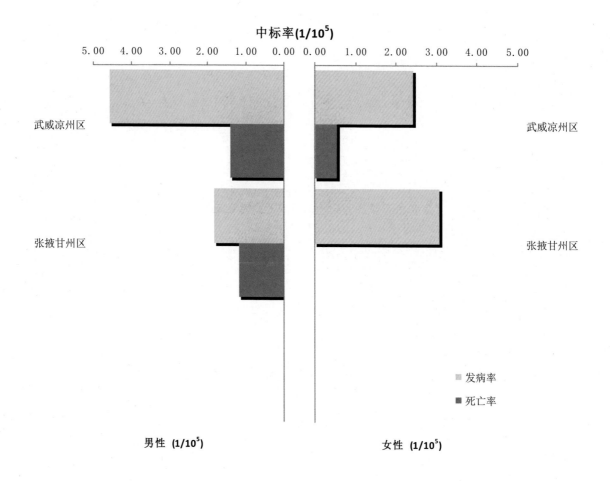

图5-17g　2015年甘肃省城市肿瘤登记地区肾及泌尿系统不明恶性肿瘤发病率与死亡率

在农村肿瘤登记地区中,男性肾及泌尿系统不明恶性肿瘤标化发病率敦煌市为5.18/10万,临潭县为5.01/10万,景泰县为4.93/10万;女性发病率临潭县为1.94/10万,敦煌市为1.77/10万,景泰县为1.18/10万。男性标化死亡率临潭县为3.45/10万,敦煌市为3.42/10万,景泰县为2.07/10万(图5-17h)。

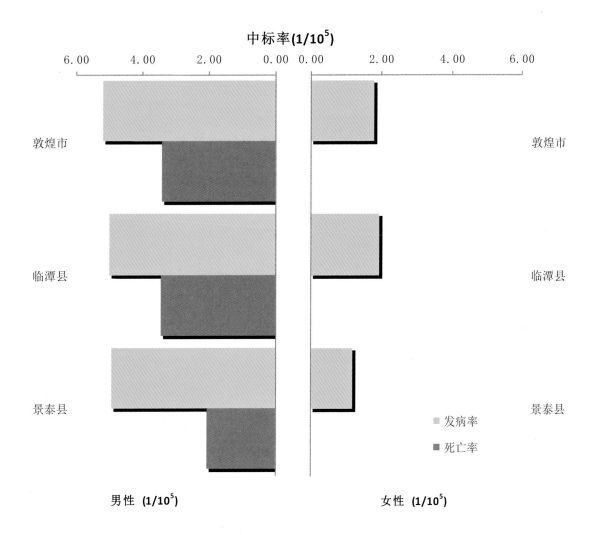

图5-17h 2015年甘肃省农村肿瘤登记地区肾及泌尿系统不明恶性肿瘤发病率与死亡率

十八、膀胱(C67)

2015年甘肃省肿瘤登记地区膀胱恶性肿瘤的发病率为3.99/10万,中标率为3.22/10万,世标率为3.17/10万,占全部恶性肿瘤发病的1.26%。其中男性发病率为6.36/10万,女性为1.48/10万。男性中标率为女性的4.99倍,城市为农村的1.29倍。同期膀胱恶性肿瘤的死亡率为2.25/10万,中标率为2.16/10万,世标率为2.05/10万。其中男性死亡率为3.58/10万,女性为0.84/10万。膀胱恶性肿瘤发病和死亡的0~74岁累积率分别为0.32%和0.10%。(表5-18)

表5-18 2015年甘肃省肿瘤登记地区膀胱恶性肿瘤发病与死亡

地区	性别	病例数(n)	粗率(1/10⁵)	构成(%)	中标率(1/10⁵)	世标率(1/10⁵)	累积率0~74(%)
发病							
全省	合计	78	3.99	1.26	3.22	3.17	0.32
	男性	64	6.36	1.68	5.44	5.31	0.49
	女性	14	1.48	0.59	1.09	1.10	0.14
城市	合计	69	4.37	1.34	3.37	3.37	0.36
	男性	57	7.01	1.78	5.67	5.64	0.56
	女性	12	1.57	0.62	1.12	1.13	0.15
农村	合计	9	2.40	0.88	2.61	2.30	0.12
	男性	7	3.64	1.18	4.59	3.82	0.13
	女性	2	1.09	0.47	0.95	1.02	0.12
死亡							
全省	合计	44	2.25	1.14	2.16	2.05	0.10
	男性	36	3.58	1.45	3.67	3.57	0.18
	女性	8	0.84	0.58	0.71	0.58	0.02
城市	合计	42	2.66	1.30	2.40	2.32	0.11
	男性	34	4.18	1.63	3.99	3.96	0.21
	女性	8	1.04	0.70	0.83	0.69	0.02
农村	合计	2	0.53	0.31	0.59	0.43	0.02
	男性	2	1.04	0.51	1.25	0.92	0.03
	女性	0	0.00	0.00	0.00	0.00	0.00

　　膀胱恶性肿瘤年龄别发病率和死亡率在0~44岁年龄段处于较底水平,45岁以后快速上升,在80~84岁或85+岁组达到高峰,男性高于女性。城乡和不同地区年龄别率的水平虽然有一定的差异,但总体趋势类同(图5-18a~f)。

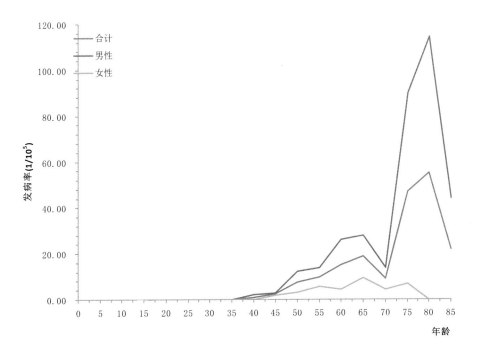

图5-18a　2015年甘肃省肿瘤登记地区膀胱恶性肿瘤年龄别发病率

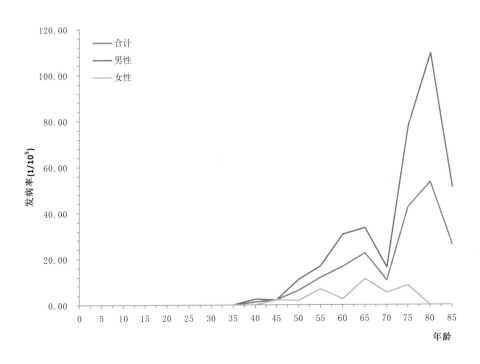

图5-18b　2015年甘肃省城市肿瘤登记地区膀胱恶性肿瘤年龄别发病率

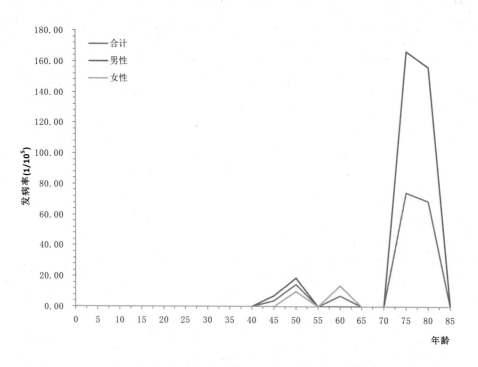

图5-18c　2015年甘肃省农村肿瘤登记地区膀胱恶性肿瘤年龄别发病率

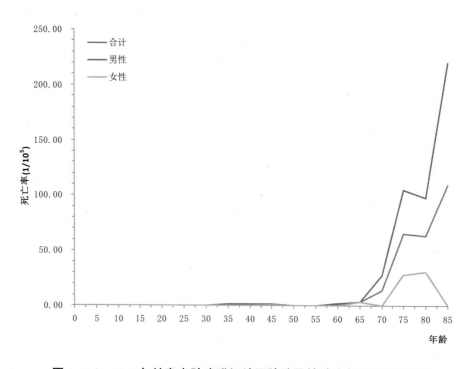

图5-18d　2015年甘肃省肿瘤登记地区膀胱恶性肿瘤年龄别死亡率

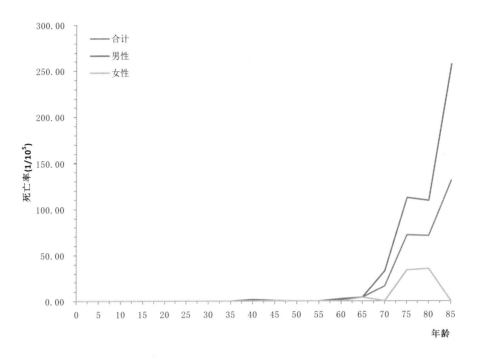

图5-18e　2015年甘肃省城市肿瘤登记地区膀胱恶性肿瘤年龄别死亡率

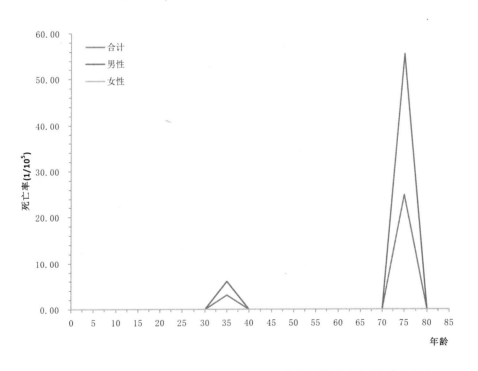

图5-18f　2015年甘肃省农村肿瘤登记地区膀胱恶性肿瘤年龄别死亡率

在城市肿瘤登记地区中,男性膀胱恶性肿瘤标化发病率武威凉州区为6.24/10万,张掖甘州区为5.91/10万;女性发病率武威凉州区为1.21/10万,张掖甘州区为1.07/10万。男性标化死亡率武威凉州区为4.72/10万,张掖甘州区为2.03/10万;女性死亡率张掖甘州区为2.01/10万,武威凉州区为0.43/10万(图5-18g)。

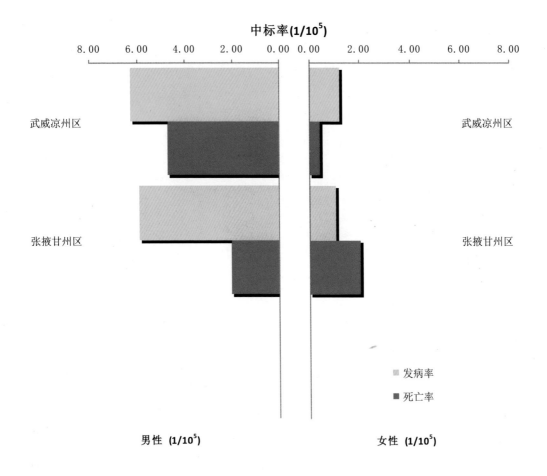

图5-18g　2015年甘肃省城市肿瘤登记地区膀胱恶性肿瘤发病率与死亡率

　　在农村肿瘤登记地区中，男性膀胱恶性肿瘤标化发病率敦煌市为7.45/10万，景泰县为6.04/10万；女性发病率景泰县为1.41/10万，敦煌市为0.82/10万。男性标化死亡率敦煌市为4.78/10万，临潭县为1.62/10万，景泰县为0.88/10万；女性死亡率敦煌市为0.96/10万（图5-18h）。

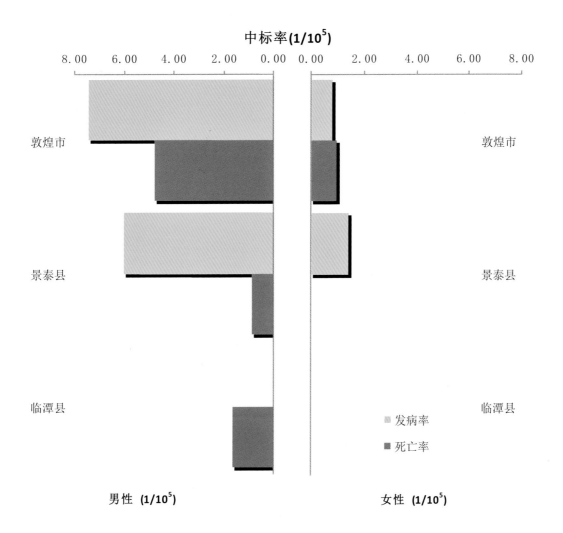

图5-18h　2015年甘肃省农村肿瘤登记地区膀胱恶性肿瘤发病率与死亡率

十九、脑及中枢神经系统(C70-C72)

2015年甘肃省肿瘤登记地区脑及中枢神经系统恶性肿瘤的发病率为8.13/10万,中标率为6.84/10万,世标率为6.73/10万,占全部恶性肿瘤发病的2.57%。其中男性发病率为8.55/10万,女性为7.69/10万。男性中标率为女性的1.19倍,城市为农村的0.57倍。同期脑及中枢神经系统恶性肿瘤的死亡率为4.20/10万,中标率为3.49/10万,世标率为3.45/10万。其中男性死亡率为4.38/10万,女性为4.00/10万。脑及中枢神经系统恶性肿瘤发病和死亡的0~74岁累积率分别为0.77%和0.37%。(表5-19)

表5-19　2015年甘肃省肿瘤登记地区脑及中枢神经系统恶性肿瘤发病与死亡

地区	性别	病例数 (n)	粗率 (1/10^5)	构成 (%)	中标率 (1/10^5)	世标率 (1/10^5)	累积率 0~74(%)
发病							
全省	合计	159	8.13	2.57	6.84	6.73	0.77
	男性	86	8.55	2.26	7.40	7.30	0.84
	女性	73	7.69	3.08	6.24	6.11	0.69
城市	合计	117	7.41	2.27	6.10	6.08	0.68
	男性	65	7.99	2.02	6.77	6.74	0.79
	女性	52	6.79	2.67	5.43	5.42	0.56
农村	合计	42	11.20	4.11	10.79	10.29	1.26
	男性	21	10.92	3.53	10.64	10.12	1.11
	女性	21	11.48	4.92	10.76	10.27	1.39
死亡							
全省	合计	82	4.20	2.12	3.49	3.45	0.37
	男性	44	4.38	1.77	3.89	3.79	0.38
	女性	38	4.00	2.75	3.10	3.09	0.37
城市	合计	55	3.48	1.71	2.80	2.78	0.29
	男性	26	3.20	1.25	2.78	2.71	0.24
	女性	29	3.79	2.56	2.84	2.85	0.35
农村	合计	27	7.20	4.19	6.90	6.68	0.77
	男性	18	9.36	4.56	9.12	8.86	1.05
	女性	9	4.92	3.61	4.58	4.42	0.48

　　脑及中枢神经系统恶性肿瘤年龄别发病率和死亡率在0~44岁年龄段处于较底水平,45岁以后快速上升,在80~84岁或85+岁组达到高峰,男性高于女性。城乡和不同地区年龄别率的水平虽然有一定的差异,但总体趋势类同(图5-19a~f)。

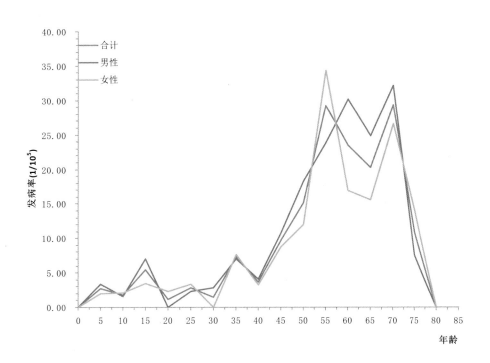

图5-19a　2015年甘肃省肿瘤登记地区脑及中枢神经系统恶性肿瘤年龄别发病率

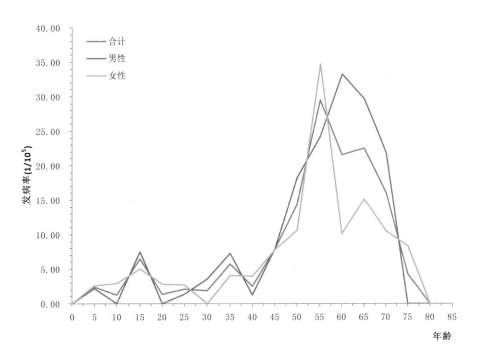

图5-19b　2015年甘肃省城市肿瘤登记地区脑及中枢神经系统恶性肿瘤年龄别发病率

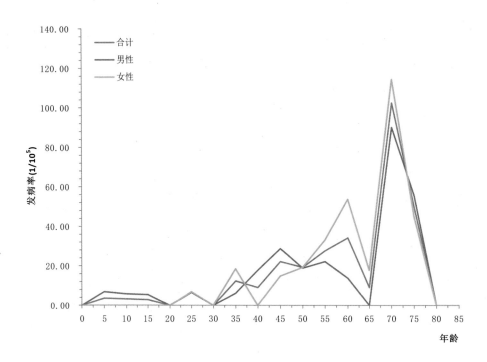

图5-19c 2015年甘肃省农村肿瘤登记地区脑及中枢神经系统恶性肿瘤年龄别发病率

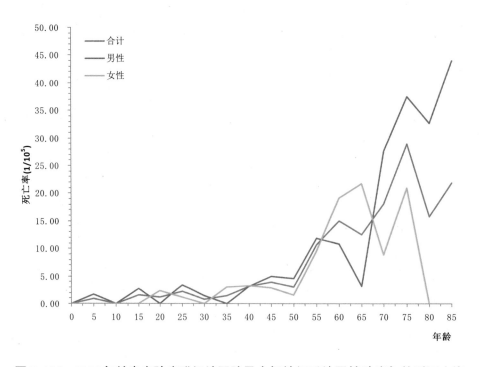

图5-19d 2015年甘肃省肿瘤登记地区脑及中枢神经系统恶性肿瘤年龄别死亡率

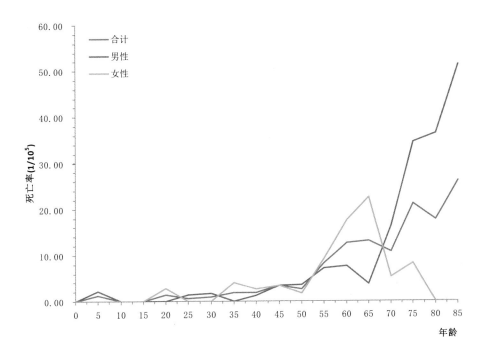

图5-19e　2015年甘肃省城市肿瘤登记地区脑及中枢神经系统恶性肿瘤年龄别死亡率

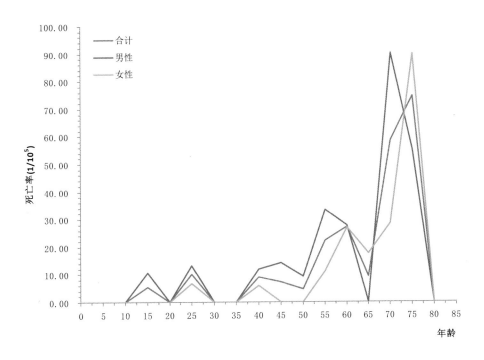

图5-19f　2015年甘肃省农村肿瘤登记地区脑及中枢神经系统恶性肿瘤年龄别死亡率

在城市肿瘤登记地区中,男性脑及中枢神经系统恶性肿瘤标化发病率张掖甘州区为8.52/10万,武威凉州区为5.89/10万;女性发病率武威凉州区为5.75/10万,张掖甘州区为5.55/10万。男性标化死亡率张掖甘州区为6.92/10万,武威凉州区为1.27/10万;女性死亡率张掖甘州区为3.94/10万,武威凉州区为2.64/10万(图5-19g)。

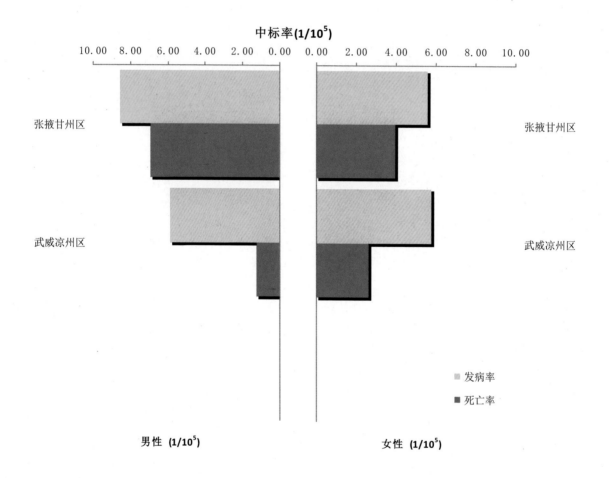

图5-19g 2015年甘肃省城市肿瘤登记地区脑及中枢神经系统恶性肿瘤发病率与死亡率

在农村肿瘤登记地区中,男性脑及中枢神经系统恶性肿瘤标化发病率临潭县为17.01/10万,敦煌市为10.67/10万,景泰县为8.65/10万;女性发病率临潭县为12.95/10万,景泰县为9.68/10万,敦煌市为5.64/10万。男性标化死亡率临潭县为20.56/10万,景泰县为4.75/10万,敦煌市为4.70/10万;女性死亡率临潭县为8.59/10万,景泰县为2.82/10万,敦煌市为0.82/10万(图5-19h)。

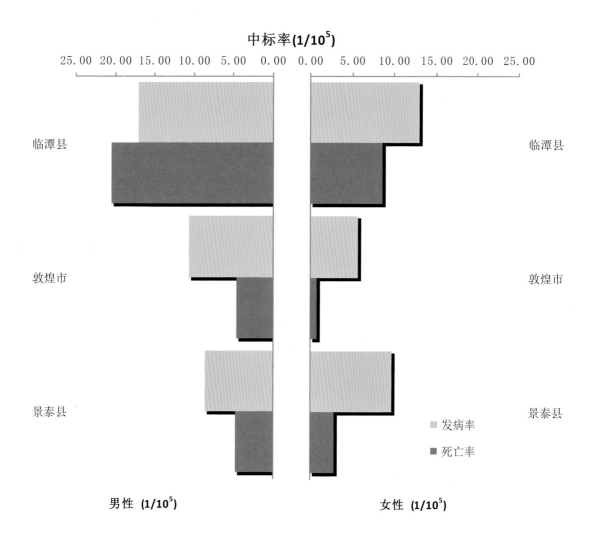

图5-19h 2015年甘肃省农村肿瘤登记地区脑及中枢神经系统恶性肿瘤发病率与死亡率

二十、甲状腺(C73)

2015年甘肃省肿瘤登记地区甲状腺恶性肿瘤的发病率为4.04/10万,中标率为3.53/10万,世标率为3.15/10万,占全部恶性肿瘤发病的1.28%。其中男性发病率为2.39/10万,女性为5.80/10万。女性中标率为男性的2.20倍,农村为城市的1.49倍。同期甲状腺恶性肿瘤的死亡率为1.13/10万,中标率为0.94/10万,世标率为0.87/10万。其中男性死亡率为1.09/10万,女性为1.16/10万。甲状腺恶性肿瘤发病和死亡的0~74岁累积率分别为0.34%和0.09%。(表5-20)

表5-20 2015年甘肃省肿瘤登记地区甲状腺恶性肿瘤发病与死亡

地区	性别	病例数(n)	粗率(1/10⁵)	构成(%)	中标率(1/10⁵)	世标率(1/10⁵)	累积率0~74(%)
发病							
全省	合计	79	4.04	1.28	3.53	3.15	0.34
	男性	24	2.39	0.63	2.21	2.03	0.24
	女性	55	5.80	2.32	4.86	4.26	0.43
城市	合计	60	3.80	1.16	3.18	2.86	0.32
	男性	19	2.34	0.59	2.03	1.88	0.24
	女性	41	5.35	2.11	4.34	3.85	0.40
农村	合计	19	5.07	1.86	5.10	4.47	0.40
	男性	5	2.60	0.84	2.71	2.44	0.18
	女性	14	7.65	3.28	7.63	6.58	0.63
死亡							
全省	合计	22	1.13	0.57	0.94	0.87	0.09
	男性	11	1.09	0.44	1.00	0.89	0.09
	女性	11	1.16	0.79	0.88	0.85	0.09
城市	合计	17	1.08	0.53	0.89	0.80	0.08
	男性	10	1.23	0.48	1.07	0.96	0.10
	女性	7	0.91	0.62	0.70	0.63	0.06
农村	合计	5	1.33	0.78	1.33	1.30	0.11
	男性	1	0.52	0.25	1.00	0.78	0.00
	女性	4	2.19	1.61	1.77	1.90	0.23

　　甲状腺恶性肿瘤年龄别发病率和死亡率在0~44岁年龄段处于较底水平,45岁以后快速上升,在80~84岁或85+岁组达到高峰,男性高于女性。城乡和不同地区年龄别率的水平虽然有一定的差异,但总体趋势类同(图5-20a~f)。

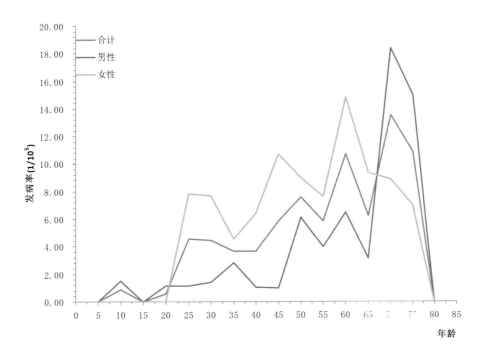

图5-20a　2015年甘肃省肿瘤登记地区甲状腺恶性肿瘤年龄别发病率

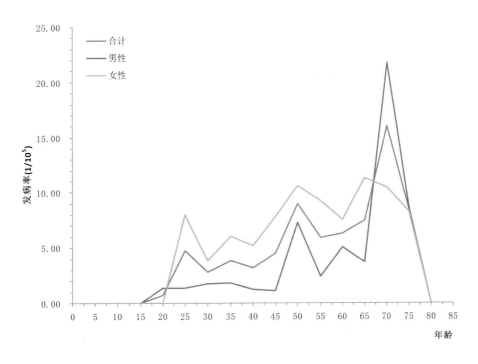

图5-20b　2015年甘肃省城市肿瘤登记地区甲状腺恶性肿瘤年龄别发病率

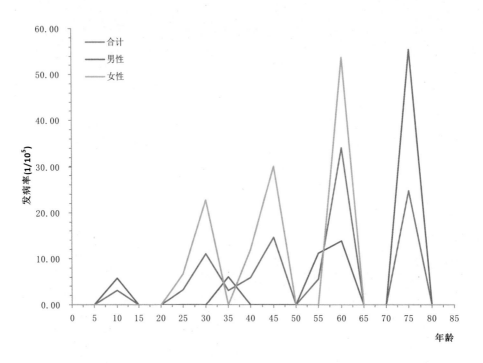

图5-20c 2015年甘肃省农村肿瘤登记地区甲状腺恶性肿瘤年龄别发病率

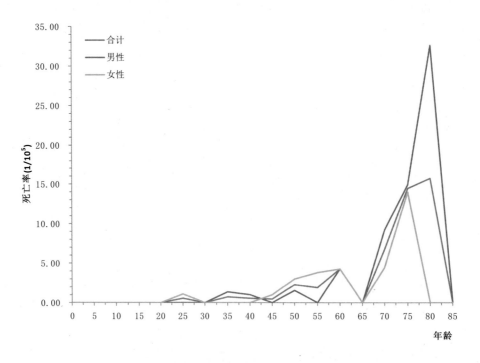

图5-20d 2015年甘肃省肿瘤登记地区甲状腺恶性肿瘤年龄别死亡率

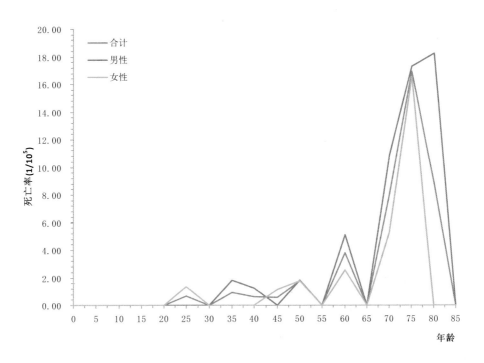

图 5-20e 2015 年甘肃省城市肿瘤登记地区甲状腺恶性肿瘤年龄别死亡率

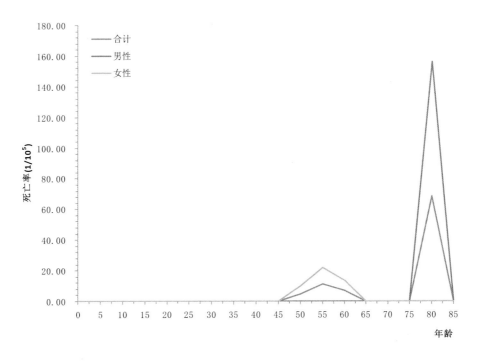

图 5-20f 2015 年甘肃省农村肿瘤登记地区甲状腺恶性肿瘤年龄别死亡率

　　在城市肿瘤登记地区中,男性甲状腺恶性肿瘤标化发病率武威凉州区为2.82/10万,张掖甘州区为0.20/10万;女性发病率武威凉州区为5.22/10万,张掖甘州区为3.34/10万。男性标化死亡率张掖甘州区为1.20/10万,武威凉州区为0.87/10万;女性死亡率张掖甘州区为1.02/10万,武威凉州区为0.56/10万(图5-20g)。

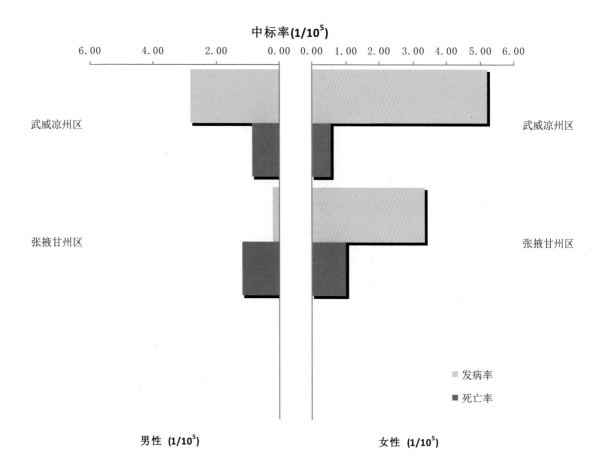

图5-20g　2015年甘肃省城市肿瘤登记地区甲状腺恶性肿瘤发病率与死亡率

　　在农村肿瘤登记地区中,男性甲状腺恶性肿瘤标化发病率敦煌市为3.57/10万,临潭县为2.74/10万,景泰县为2.39/10万;女性发病率景泰县为11.26/10万,敦煌市为9.74/10万,临潭县为3.22/10万。男性标化死亡率敦煌市为5.28/10万,景泰县为1.28/10万;女性死亡率临潭县为5.72/10万,敦煌市为1.59/10万(图5-20h)。

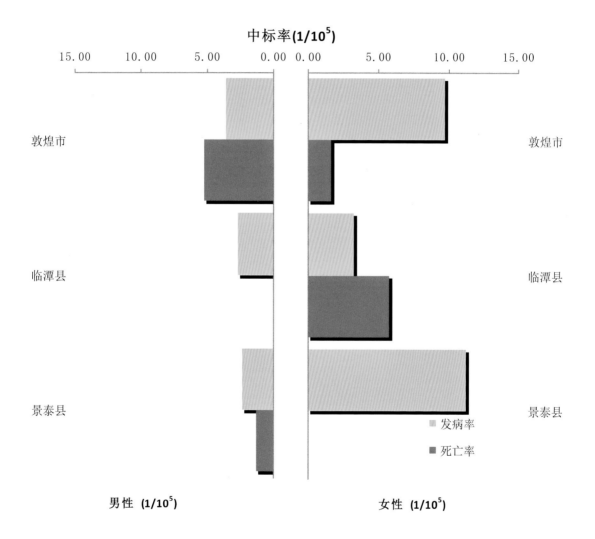

图5-20h　2015年甘肃省农村肿瘤登记地区甲状腺恶性肿瘤发病率与死亡率

二十一、恶性淋巴瘤(C81-C85,C88,C90,C96)

2015年甘肃省肿瘤登记地区恶性淋巴瘤的发病率为3.99/10万,中标率为3.38/10万,世标率为3.39/10万,占全部恶性肿瘤发病的1.26%。其中男性发病率为4.57/10万,女性为3.37/10万。男性中标率为女性的1.58倍,城市为农村的2.61倍。同期恶性淋巴瘤的死亡率为1.02/10万,中标率为0.91/10万,世标率为0.96/10万。其中男性死亡率为1.49/10万,女性为0.53/10万。恶性淋巴瘤发病和死亡的0~74岁累积率分别为0.37%和0.1%。(表5-21)

表5-21 2015年甘肃省肿瘤登记地区恶性淋巴瘤发病与死亡

地区	性别	病例数 (n)	粗率 (1/10⁵)	构成 (%)	中标率 (1/10⁵)	世标率 (1/10⁵)	累积率 0~74(%)
发病							
全省	合计	78	3.99	1.26	3.38	3.39	0.37
	男性	46	4.57	1.21	4.09	4.12	0.41
	女性	32	3.37	1.35	2.59	2.58	0.32
城市	合计	72	4.56	1.40	3.89	3.89	0.41
	男性	43	5.29	1.34	4.79	4.83	0.47
	女性	29	3.79	1.49	2.86	2.83	0.34
农村	合计	6	1.60	0.59	1.49	1.51	0.19
	男性	3	1.56	0.50	1.45	1.41	0.14
	女性	3	1.64	0.70	1.49	1.55	0.23
死亡							
全省	合计	20	1.02	0.52	0.91	0.96	0.10
	男性	15	1.49	0.61	1.38	1.51	0.15
	女性	5	0.53	0.36	0.44	0.40	0.05
城市	合计	17	1.08	0.53	0.91	0.99	0.09
	男性	13	1.60	0.62	1.45	1.60	0.13
	女性	4	0.52	0.35	0.36	0.36	0.05
农村	合计	3	0.80	0.47	0.83	0.75	0.13
	男性	2	1.04	0.51	1.16	1.18	0.25
	女性	1	0.55	0.40	0.54	0.37	0.03

　　恶性淋巴瘤年龄别发病率和死亡率在0~44岁年龄段处于较底水平,45岁以后快速上升,在80~84岁或85+岁组达到高峰,男性高于女性。城乡和不同地区年龄别率的水平虽然有一定的差异,但总体趋势类同(图5-21a~f)。

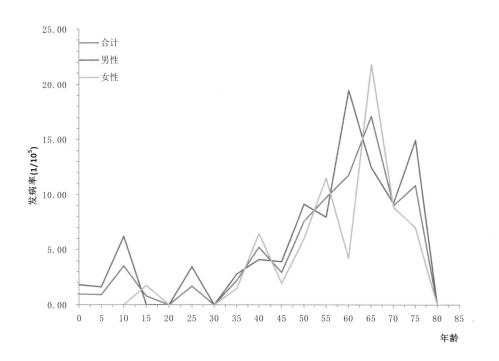

图5-21a　2015年甘肃省肿瘤登记地区恶性淋巴瘤年龄别发病率

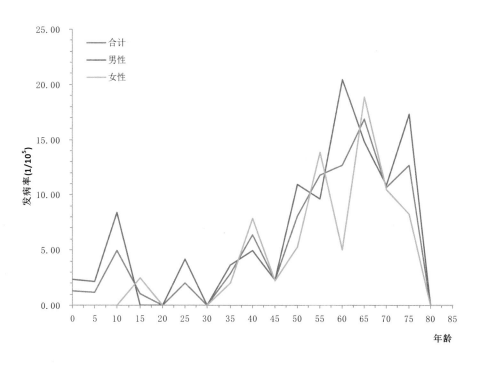

图5-21b　2015年甘肃省城市肿瘤登记地区恶性淋巴瘤年龄别发病率

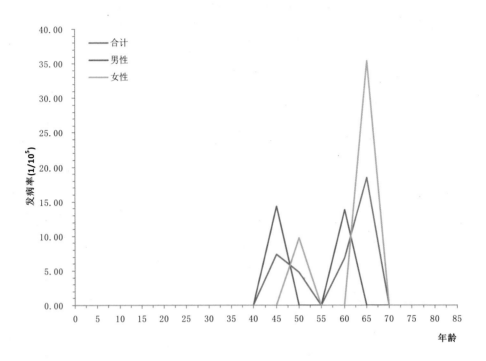

图5-21c　2015年甘肃省农村肿瘤登记地区恶性淋巴瘤年龄别发病率

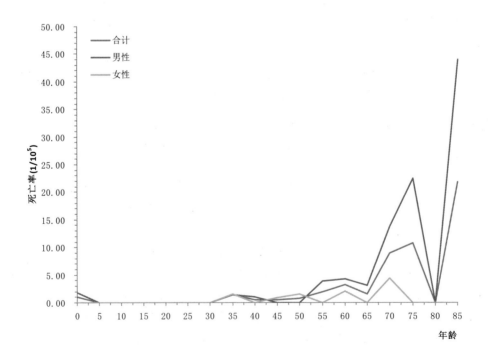

图5-21d　2015年甘肃省肿瘤登记地区恶性淋巴瘤年龄别死亡率

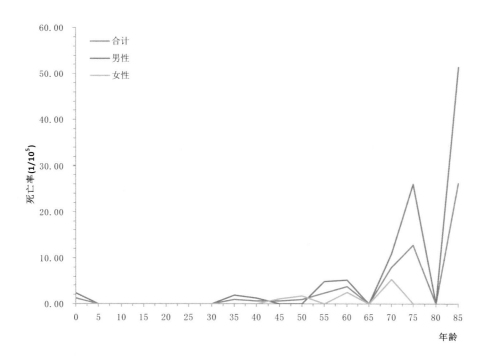

图 5-21e　2015 年甘肃省城市肿瘤登记地区恶性淋巴瘤年龄别死亡率

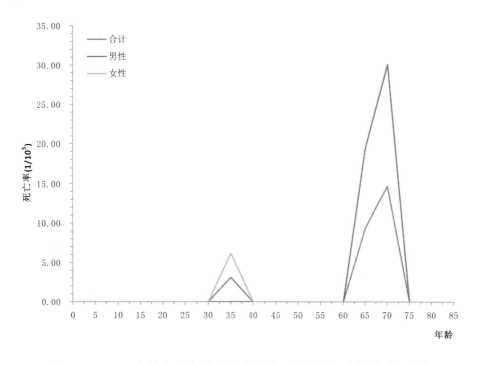

图 5-21f　2015 年甘肃省农村肿瘤登记地区恶性淋巴瘤年龄别死亡率

在城市肿瘤登记地区中,男性恶性淋巴瘤标化发病率武威凉州区为6.67/10万,张掖甘州区为1.27/10万;女性发病率武威凉州区为3.53/10万,张掖甘州区为1.53/10万。男性标化死亡率武威凉州区为2.16/10万;女性死亡率武威凉州区为0.51/10万(图5-21g)。

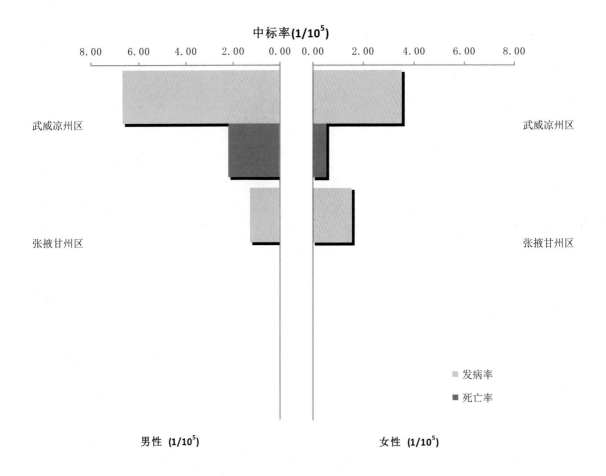

图5-21g　2015年甘肃省城市肿瘤登记地区恶性淋巴瘤发病率与死亡率

　　在农村肿瘤登记地区中,男性恶性淋巴瘤标化发病率敦煌市为2.52/10万,景泰县为2.10/10万;女性发病率景泰县为2.11/10万,敦煌市为1.99/10万。男性标化死亡率景泰县为1.49/10万;女性死亡率敦煌市为1.17/10万,景泰县为0.77/10万(图5-21h)。

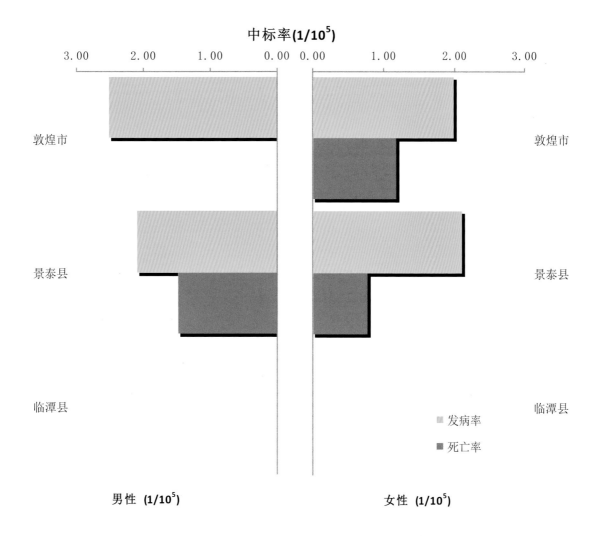

图5-21h　2015年甘肃省农村肿瘤登记地区恶性淋巴瘤发病率与死亡率

二十二、白血病(C91-C95)

2015年甘肃省肿瘤登记地区白血病的发病率为3.63/10万,中标率为3.52/10万,世标率为4.09/10万,占全部恶性肿瘤发病的1.15%。其中男性发病率为3.48/10万,女性为3.79/10万。男性中标率为女性的0.98倍,城市为农村的1.24倍。同期白血病的死亡率为1.48/10万,中标率为1.49/10万,世标率为1.55/10万。其中男性死亡率为1.79/10万,女性为1.16/10万。白血病发病和死亡的0~74岁累积率分别为0.33%和0.15%。(表5-22)

表5-22　2015年甘肃省肿瘤登记地区白血病发病与死亡

地区	性别	病例数 (n)	粗率 (1/10⁵)	构成 (%)	中标率 (1/10⁵)	世标率 (1/10⁵)	累积率 0~74(%)
发病							
全省	合计	71	3.63	1.15	3.52	4.09	0.33
	男性	35	3.48	0.92	3.48	3.92	0.31
	女性	36	3.79	1.52	3.55	4.28	0.35
城市	合计	60	3.80	1.16	3.71	4.35	0.34
	男性	30	3.69	0.93	3.84	4.42	0.31
	女性	30	3.92	1.54	3.45	4.16	0.36
农村	合计	11	2.93	1.08	2.99	3.34	0.31
	男性	5	2.60	0.84	2.66	2.69	0.34
	女性	6	3.28	1.41	3.51	4.29	0.29
死亡							
全省	合计	29	1.48	0.75	1.49	1.55	0.15
	男性	18	1.79	0.73	1.90	1.77	0.19
	女性	11	1.16	0.79	1.08	1.35	0.11
城市	合计	20	1.27	0.62	1.33	1.28	0.12
	男性	13	1.60	0.62	1.75	1.67	0.16
	女性	7	0.91	0.62	0.88	0.84	0.08
农村	合计	9	2.40	1.40	2.51	2.91	0.28
	男性	5	2.60	1.27	3.36	2.95	0.35
	女性	4	2.19	1.61	1.90	3.22	0.22

　　白血病年龄别发病率和死亡率在0~44岁年龄段处于较底水平,45岁以后快速上升,在80~84岁或85+岁组达到高峰,男性高于女性。城乡和不同地区年龄别率的水平虽然有一定的差异,但总体趋势类同(图5-22a~f)。

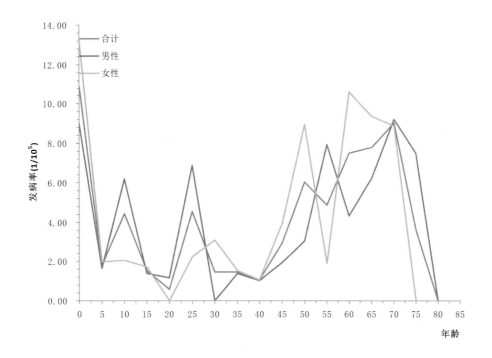

图5-22a　2015年甘肃省肿瘤登记地区白血病年龄别发病率

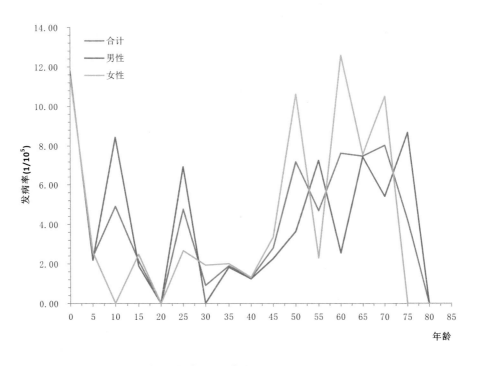

图5-22b　2015年甘肃省城市肿瘤登记地区白血病年龄别发病率

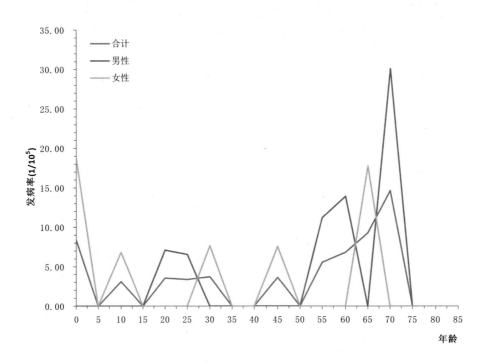

图 5-22c　2015 年甘肃省农村肿瘤登记地区白血病年龄别发病率

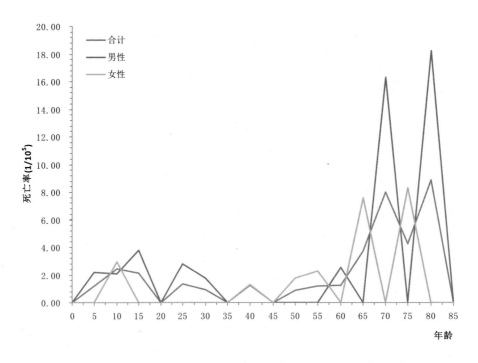

图 5-22d　2015 年甘肃省肿瘤登记地区白血病年龄别死亡率

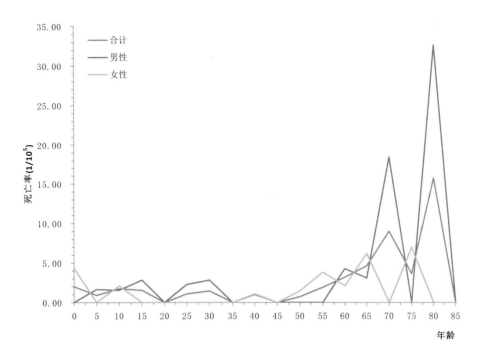

图 5-22e　2015 年甘肃省城市肿瘤登记地区白血病年龄别死亡率

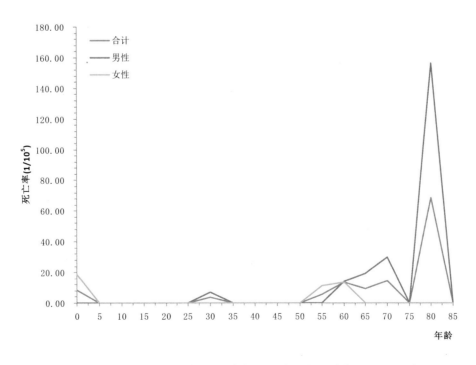

图 5-22f　2015 年甘肃省农村肿瘤登记地区白血病年龄别死亡率

在城市肿瘤登记地区中,男性白血病标化发病率武威凉州区为5.49/10万,张掖甘州区为0.81/10万;女性发病率武威凉州区为4.98/10万。男性标化死亡率武威凉州区为2.52/10万;女性死亡率武威凉州区为1.31/10万(图5-22g)。

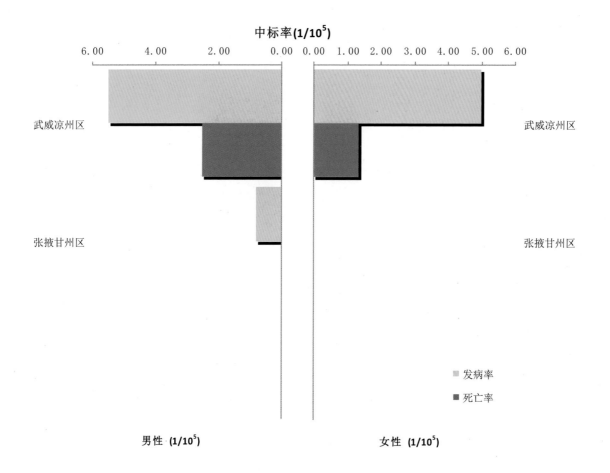

图5-22g 2015年甘肃省城市肿瘤登记地区白血病发病率与死亡率

在农村肿瘤登记地区中，男性白血病标化发病率景泰县为4.09/10万，敦煌市为1.78/10万；女性发病率景泰县为6.66/10万，敦煌市为4.67/10万。男性标化死亡率景泰县为5.08/10万；女性死亡率景泰县为3.60/10万（图5-22h）。

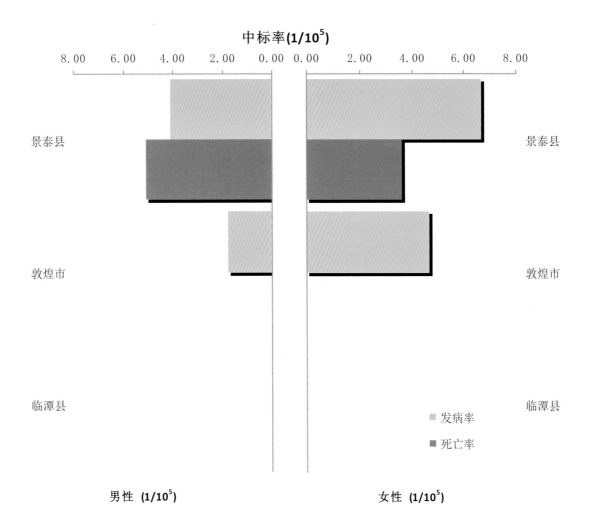

图5-22h　2015年甘肃省农村肿瘤登记地区白血病发病率与死亡率

第六章 甘肃省各肿瘤登记地区恶性肿瘤发病与死亡

一、甘肃省临潭县恶性肿瘤发病与死亡

(一)临潭县前10位恶性肿瘤发病情况

2015年甘肃省临潭县恶性肿瘤发病第1位是胃癌,其次为肝癌、食管癌、肺癌和结直肠肛门癌,前10位恶性肿瘤占全部恶性肿瘤的88.89%。男性恶性肿瘤发病第1位的是胃癌,其次为肝癌、食管癌、肺癌和胰腺癌,前10位恶性肿瘤占全部恶性肿瘤的95.47%;女性恶性肿瘤发病第1位的是胃癌,其次为肝癌、子宫颈癌、子宫体癌和结直肠肛门癌,前10位恶性肿瘤占全部恶性肿瘤的85.70%(表6-1,图6-1a~f)。

表6-1 2015年甘肃省临潭县前10位恶性肿瘤发病主要指标

顺位	部位	合计			部位	男性			部位	女性		
		发病率 (1/10⁵)	构成 (%)	中标率 (1/10⁵)		发病率 (1/10⁵)	构成 (%)	中标率 (1/10⁵)		发病率 (1/10⁵)	构成 (%)	中标率 (1/10⁵)
1	胃(C16)	94.07	32.32	114.59	胃(C16)	143.91	41.74	198.77	胃(C16)	40.98	17.53	45.39
2	肝脏(C22)	47.77	16.41	62.39	肝脏(C22)	56.99	16.53	80.70	肝脏(C22)	37.95	16.23	46.55
3	食管(C15)	24.99	8.59	41.10	食管(C15)	35.62	10.33	71.25	子宫颈(C53)	27.32	11.69	32.55
4	气管、支气管、肺 (C33-C34)	19.11	6.57	26.04	气管、支气管、肺 (C33-C34)	25.65	7.44	39.46	子宫体(C54)	18.21	7.79	22.21
5	结直肠肛门 (C18-C21)	17.64	6.06	21.06	胰腺(C25)	19.95	5.79	38.03	结直肠肛门 (C18-C21)	16.70	7.14	18.58
6	胰腺(C25)	14.70	5.05	23.72	结直肠肛门 (C18-C21)	18.52	5.37	25.78	食管(C15)	13.66	5.84	20.99
7	子宫颈(C53)	27.32	4.55	32.55	脑及中枢神经系统 (C70-C72)	12.82	3.72	17.01	乳房(C50)	13.66	5.84	15.66
8	脑及中枢神经系统 (C70-C72)	11.76	4.04	15.08	口腔和咽(除外鼻咽) (C00-C10;C12-C14)	7.12	2.07	11.69	气管、支气管、肺 (C33-C34)	12.14	5.19	14.80
9	子宫体(C54)	18.21	3.03	22.21	骨(C40-C41)	4.27	1.24	6.39	脑及中枢神经系统 (C70-C72)	10.63	4.55	12.95
10	乳房(C50)	13.66	2.27	15.66	前列腺(C61)	4.27	1.24	7.49	胰腺(C25)	9.11	3.90	13.66
	前10位	258.70	88.89		前10位	329.14	95.47	496.57	前10位	200.36	85.70	243.33

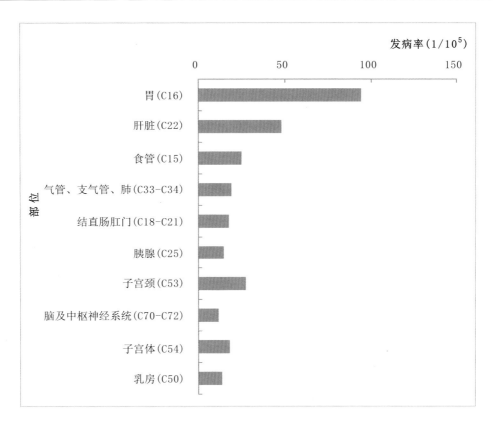

图6-1a　2015年甘肃省临潭县前10位恶性肿瘤发病率

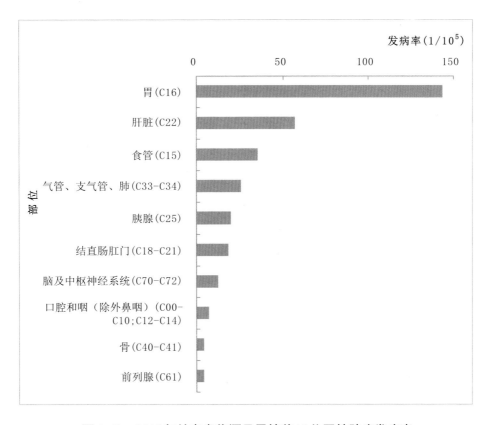

图6-1b　2015年甘肃省临潭县男性前10位恶性肿瘤发病率

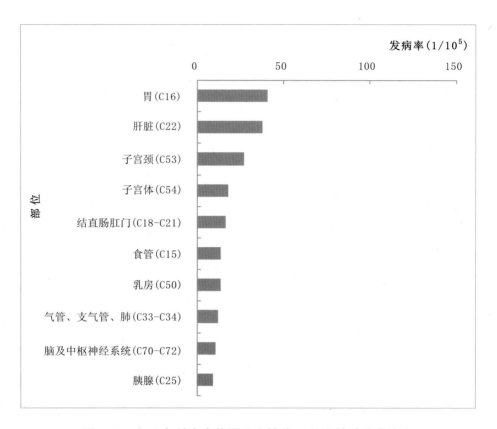

图6-1c 2015年甘肃省临潭县女性前10位恶性肿瘤发病率

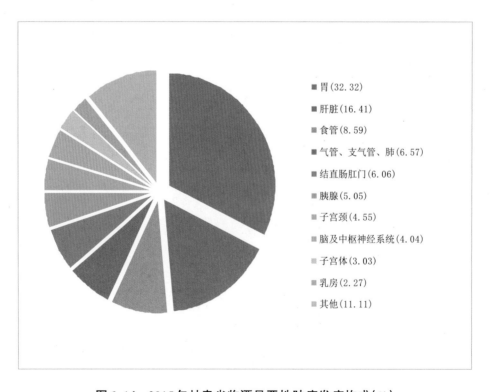

图6-1d 2015年甘肃省临潭县恶性肿瘤发病构成(%)

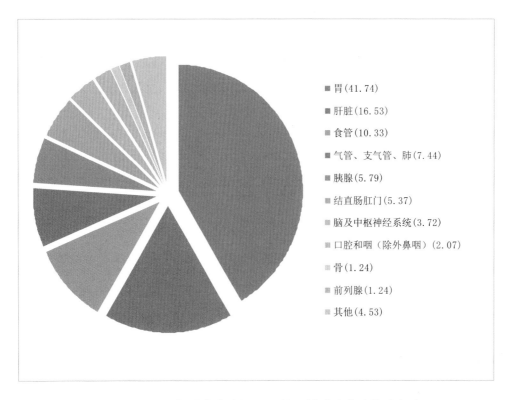

图6-1e　2015年甘肃省临潭县男性恶性肿瘤发病构成(%)

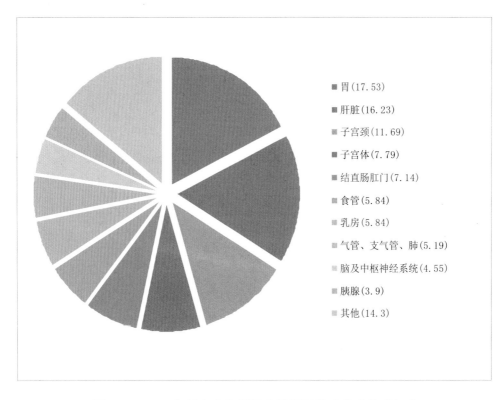

图6-1f　2015年甘肃省临潭县女性恶性肿瘤发病构成(%)

(二)临潭县前10位恶性肿瘤死亡情况

2015年甘肃省临潭县恶性肿瘤死亡第1位是胃癌,其次为肝癌、肺癌、食管癌和乳腺癌,前10位恶性肿瘤占全部恶性肿瘤的83.93%。男性恶性肿瘤死亡第1位的是胃癌,其次为肝癌、肺癌、食管癌和脑癌,男性前10位恶性肿瘤占全部恶性肿瘤的91.38%;女性恶性肿瘤死亡第1位的是胃癌,其次为乳腺癌、子宫颈癌、肝癌和肺癌,女性前10位恶性肿瘤占全部恶性肿瘤的81.30%(表6-2,图6-2a~f)。

表6-2　2015年甘肃省临潭县前10位恶性肿瘤死亡主要指标

顺位	部位	合计			部位	男性			部位	女性		
		死亡率 (1/10⁵)	构成 (%)	中标率 (1/10⁵)		死亡率 (1/10⁵)	构成 (%)	中标率 (1/10⁵)		死亡率 (1/10⁵)	构成 (%)	中标率 (1/10⁵)
1	胃(C16)	61.00	30.29	78.02	胃(C16)	85.49	39.74	120.65	胃(C16)	34.91	18.70	42.40
2	肝脏(C22)	25.72	12.77	37.22	肝脏(C22)	31.35	14.57	53.47	乳房(C50)	24.29	13.01	28.48
3	气管、支气管、肺 (C33-C34)	19.11	9.49	26.89	气管、支气管、肺 (C33-C34)	25.65	11.92	37.74	子宫颈(C53)	21.25	11.38	22.42
4	食管(C15)	14.70	7.30	24.94	食管(C15)	18.52	8.61	34.06	肝脏(C22)	19.73	10.57	25.39
5	乳房(C50)	24.29	5.84	28.48	脑及中枢神经系统 (C70-C72)	15.67	7.28	20.56	气管、支气管、肺 (C33-C34)	12.14	6.50	17.45
6	脑及中枢神经系统 (C70-C72)	11.76	5.84	14.81	结直肠肛门 (C18-C21)	7.12	3.31	16.19	食管(C15)	10.63	5.69	17.79
7	子宫颈(C53)	21.25	5.11	22.42	前列腺(C61)	4.27	1.99	9.33	子宫体(C54)	9.11	4.88	13.58
8	结直肠肛门 (C18-C21)	6.61	3.28	10.82	口腔和咽(除外鼻咽) (C00-C10;C12-C14)	2.85	1.32	3.45	脑及中枢神经系统 (C70-C72)	7.59	4.07	8.59
9	子宫体(C54)	9.11	2.19	13.58	胰腺(C25)	2.85	1.32	6.83	结直肠肛门 (C18-C21)	6.07	3.25	6.97
10	口腔和咽(除外鼻咽) (C00-C10;C12-C14)	3.67	1.82	4.12	喉(C10.1,C32)	2.85	1.32	3.48	甲状腺(C73)	6.07	3.25	5.72
	前10位	169.04	83.93		前10位	196.63	91.38	305.76	前10位	151.79	81.30	188.80

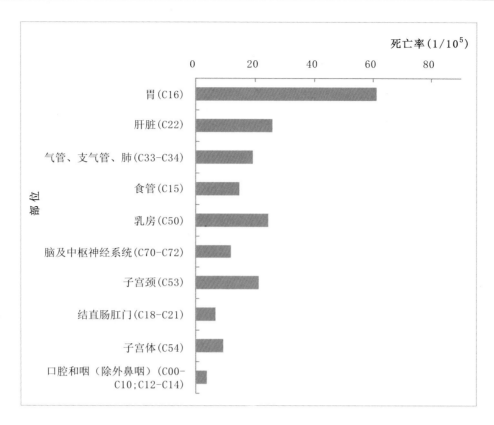

图6-2a 2015年甘肃省临潭县前10位恶性肿瘤死亡率

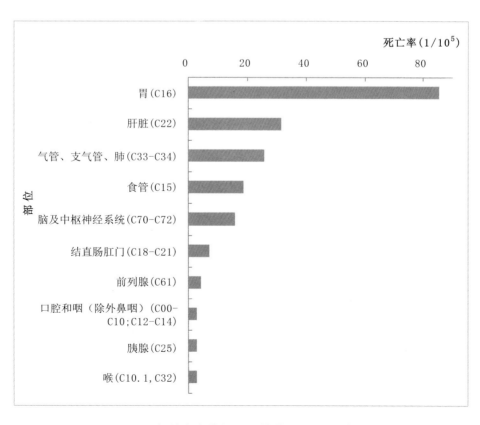

图6-2b 2015年甘肃省临潭县男性前10位恶性肿瘤死亡率

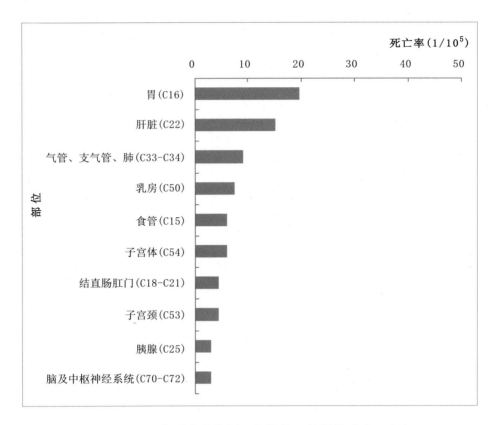

图6-2c 2015年甘肃省临潭县女性前10位恶性肿瘤死亡率

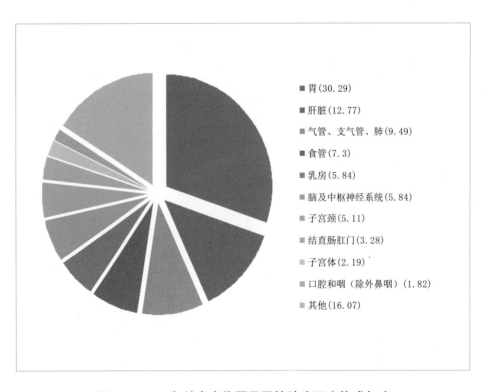

图6-2d 2015年甘肃省临潭县恶性肿瘤死亡构成(%)

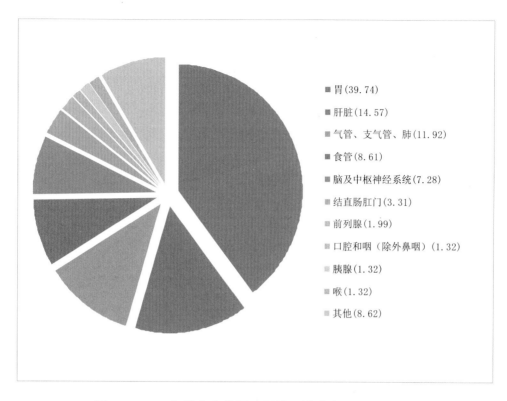

图6-2e 2015年甘肃省临潭县男性恶性肿瘤死亡构成(%)

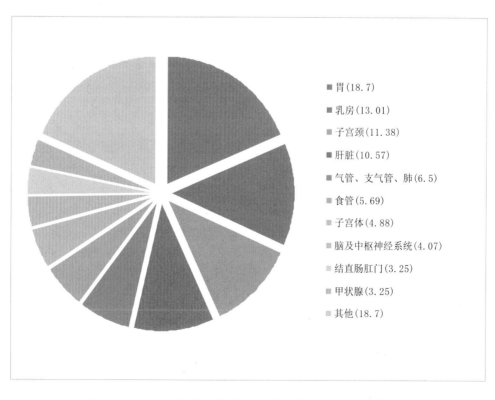

图6-2f 2015年甘肃省临潭县女性恶性肿瘤死亡构成(%)

二、景泰县前10位恶性肿瘤发病情况

2015年甘肃省景泰县恶性肿瘤发病第1位是胃癌,其次为肝癌、肺癌、乳腺癌和结直肠肛门癌,前10位恶性肿瘤占全部恶性肿瘤的74.45%。男性恶性肿瘤发病第1位的是肝癌,其次为胃癌、肺癌、结直肠肛门癌和食管癌,男性前10位恶性肿瘤占全部恶性肿瘤的83.29%;女性恶性肿瘤发病第1位的是乳腺癌,其次为肺癌、子宫颈癌、胃癌和肝癌,女性前10位恶性肿瘤占全部恶性肿瘤的75.46%(表6-3,图6-3a~f)。

表6-3　2015年甘肃省景泰县前10位恶性肿瘤发病主要指标

顺位	合计部位	发病率(1/10⁵)	构成(%)	中标率(1/10⁵)	男性部位	发病率(1/10⁵)	构成(%)	中标率(1/10⁵)	女性部位	发病率(1/10⁵)	构成(%)	中标率(1/10⁵)
1	胃(C16)	38.07	14.54	34.50	肝脏(C22)	59.00	20.40	52.87	乳房(C50)	44.44	19.05	38.45
2	肝脏(C22)	37.65	14.38	32.68	胃(C16)	57.36	19.83	54.96	气管、支气管、肺(C33-C34)	23.93	10.26	21.23
3	气管、支气管、肺(C33-C34)	35.98	13.74	32.13	气管、支气管、肺(C33-C34)	47.52	16.43	43.55	子宫颈(C53)	18.80	8.06	14.91
4	乳房(C50)	44.44	8.31	38.45	结直肠肛门(C18-C21)	22.12	7.65	21.52	胃(C16)	17.95	7.69	14.76
5	结直肠肛门(C18-C21)	17.57	6.71	15.99	食管(C15)	16.39	5.67	15.41	肝脏(C22)	15.38	6.59	12.87
6	食管(C15)	10.88	4.15	9.90	脑及中枢神经系统(C70-C72)	9.83	3.40	8.65	卵巢(C56)	13.67	5.86	11.30
7	脑及中枢神经系统(C70-C72)	10.88	4.15	9.21	胰腺(C25)	8.19	2.83	6.92	结直肠肛门(C18-C21)	12.82	5.49	10.68
8	子宫颈(C53)	18.80	3.51	14.91	前列腺(C61)	8.19	2.83	9.08	脑及中枢神经系统(C70-C72)	11.96	5.13	9.68
9	卵巢(C56)	13.67	2.56	11.30	胆囊及其他(C23-C24)	6.56	2.27	6.84	甲状腺(C73)	10.26	4.40	11.26
10	甲状腺(C73)	6.27	2.40	6.78	膀胱(C67)	5.74	1.98	6.04	子宫体(C54)	6.84	2.93	5.20
	前10位	194.94	74.45		前10位	240.90	83.29	225.85	前10位	176.05	75.46	150.33

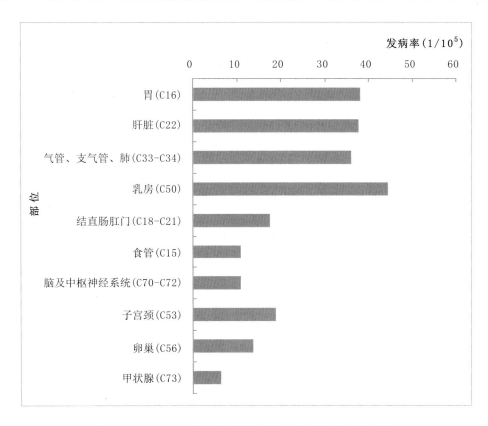

图6-3a 2015年甘肃省景泰县前10位恶性肿瘤发病率

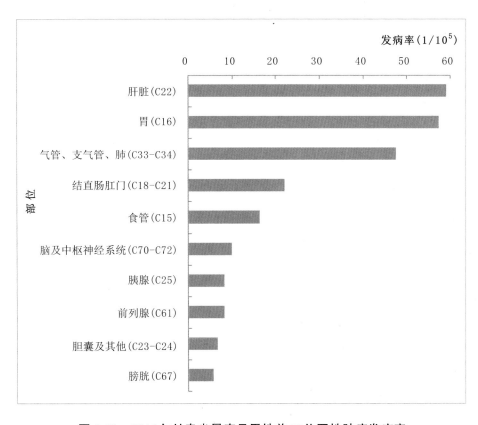

图6-3b 2015年甘肃省景泰县男性前10位恶性肿瘤发病率

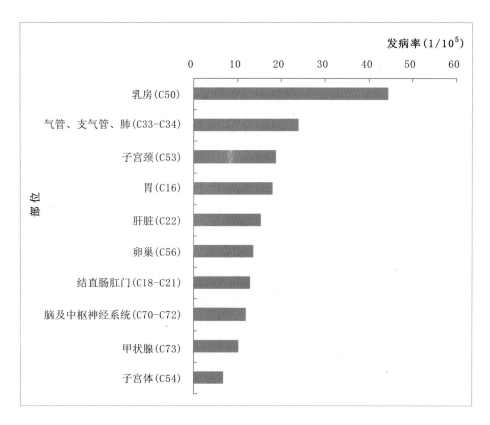

图6-3c　2015年甘肃省景泰县女性前10位恶性肿瘤发病率

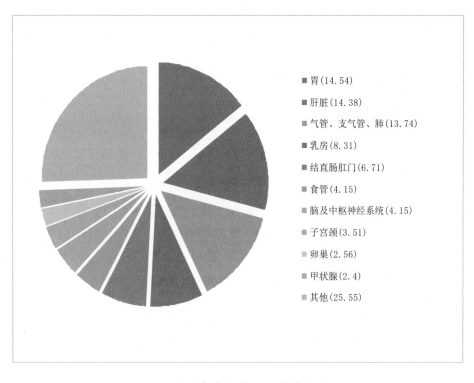

图6-3d　2015年甘肃省景泰县恶性肿瘤发病构成(%)

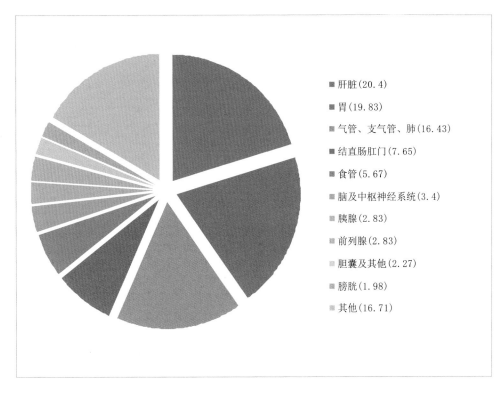

图6-3e 2015年甘肃省景泰县男性恶性肿瘤发病构成(%)

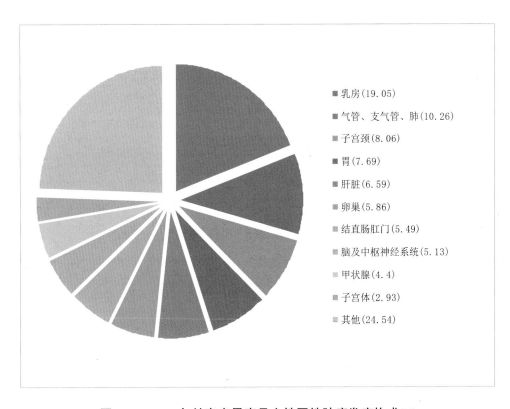

图6-3f 2015年甘肃省景泰县女性恶性肿瘤发病构成(%)

景泰县前10位恶性肿瘤死亡情况

2015年甘肃省景泰县恶性肿瘤死亡第1位是肝癌,其次为肺癌、胃癌、食管癌和结直肠肛门癌,前10位恶性肿瘤占全部恶性肿瘤的84.57%。男性恶性肿瘤死亡第1位的是肝癌,其次为肺癌、胃癌、食管癌和结直肠肛门癌,男性前10位恶性肿瘤占全部恶性肿瘤的88.53%;女性恶性肿瘤死亡第1位的是肝癌,其次为肺癌、乳腺癌、子宫颈癌和胃癌,女性前10位恶性肿瘤占全部恶性肿瘤的87.31%(表6-4,图6-4a~f)。

表6-4 2015年甘肃省景泰县前10位恶性肿瘤死亡主要指标

顺位	部位	合计			部位	男性			部位	女性		
		死亡率 (1/10⁵)	构成 (%)	中标率 (1/10⁵)		死亡率 (1/10⁵)	构成 (%)	中标率 (1/10⁵)		死亡率 (1/10⁵)	构成 (%)	中标率 (1/10⁵)
1	肝脏(C22)	36.81	23.78	32.20	肝脏(C22)	51.62	25.82	46.91	肝脏(C22)	21.37	19.84	17.79
2	气管、支气管、肺 (C33-C34)	29.70	19.19	27.61	气管、支气管、肺 (C33-C34)	40.97	20.49	39.91	气管、支气管、肺 (C33-C34)	17.95	16.67	15.97
3	胃(C16)	22.59	14.59	20.77	胃(C16)	37.69	18.85	36.60	乳房(C50)	15.38	14.29	12.32
4	食管(C15)	8.78	5.68	8.53	食管(C15)	13.93	6.97	13.83	子宫颈(C53)	8.55	7.94	6.75
5	结直肠肛门 (C18-C21)	7.53	4.86	7.56	结直肠肛门 (C18-C21)	8.19	4.10	8.59	胃(C16)	6.84	6.35	5.98
6	乳房(C50)	15.38	4.86	12.32	胰腺(C25)	6.56	3.28	5.68	结直肠肛门 (C18-C21)	6.84	6.35	6.54
7	胰腺(C25)	5.44	3.51	4.83	脑及中枢神经系统(C70-C72)	5.74	2.87	4.75	卵巢(C56)	5.98	5.56	4.75
8	脑及中枢神经系统 (C70-C72)	4.60	2.97	3.78	胆囊及其他 (C23-C24)	4.10	2.05	4.48	胰腺(C25)	4.27	3.97	4.04
9	子宫颈(C53)	8.55	2.70	6.75	骨(C40-C41)	4.10	2.05	3.90	食管(C15)	3.42	3.17	3.46
10	白血病(C91-C95)	3.76	2.43	4.12	前列腺(C61)	4.10	2.05	5.69	脑及中枢神经系统 (C70-C72)	3.42	3.17	2.82
	前10位	130.93	84.57		前10位	176.99	88.53	170.33	前10位	94.01	87.31	80.43

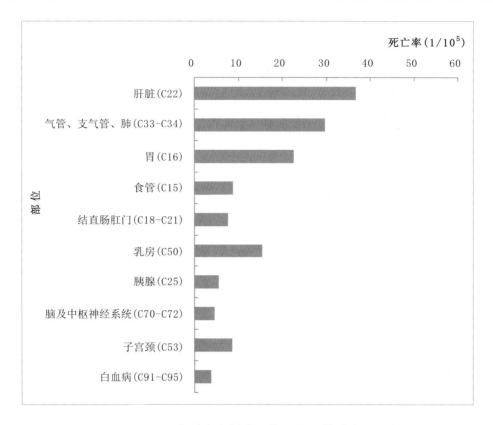

图6-4a　2015年甘肃省景泰县前10位恶性肿瘤死亡率

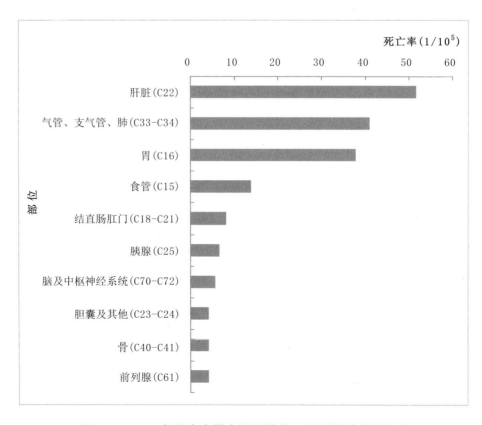

图6-4b　2015年甘肃省景泰县男性前10位恶性肿瘤死亡率

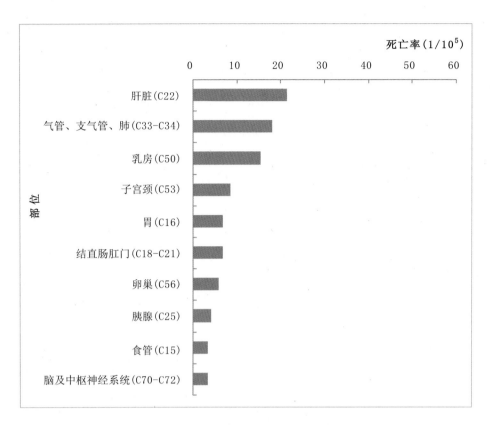

图6-4c 2015年甘肃省景泰县女性前10位恶性肿瘤死亡率

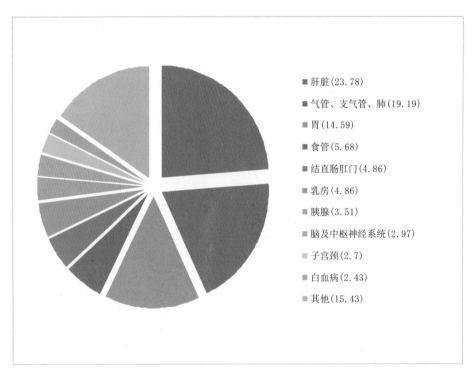

图6-4d 2015年甘肃省景泰县恶性肿瘤死亡构成(%)

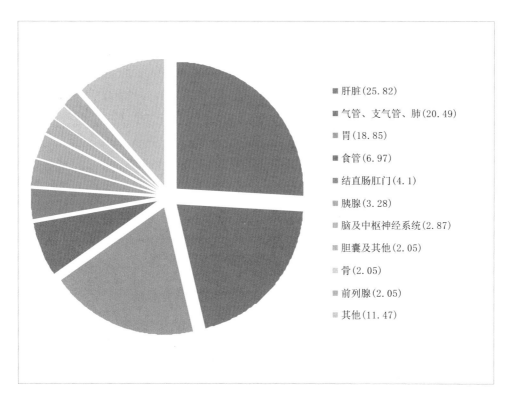

肝脏(25.82)

气管、支气管、肺(20.49)

胃(18.85)

食管(6.97)

结直肠肛门(4.1)

胰腺(3.28)

脑及中枢神经系统(2.87)

胆囊及其他(2.05)

骨(2.05)

前列腺(2.05)

其他(11.47)

图6-4e　2015年甘肃省景泰县男性恶性肿瘤死亡构成(%)

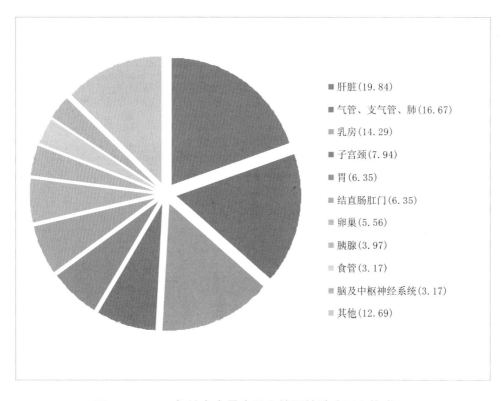

肝脏(19.84)

气管、支气管、肺(16.67)

乳房(14.29)

子宫颈(7.94)

胃(6.35)

结直肠肛门(6.35)

卵巢(5.56)

胰腺(3.97)

食管(3.17)

脑及中枢神经系统(3.17)

其他(12.69)

图6-4f　2015年甘肃省景泰县女性恶性肿瘤死亡构成(%)

三、甘肃省武威市凉州区恶性肿瘤发病与死亡

(一)武威市凉州区前10位恶性肿瘤发病情况

2015年甘肃省武威市凉州区恶性肿瘤发病第1位是胃癌,其次为食管癌、肝癌、肺癌和结直肠肛门癌,前10位恶性肿瘤占全部恶性肿瘤的81.12%。男性恶性肿瘤发病第1位的是胃癌,其次为食管癌、肝癌、肺癌和结直肠肛门癌,男性前10位恶性肿瘤占全部恶性肿瘤的88.32%;女性恶性肿瘤发病第1位的是胃癌,其次为乳腺癌、食管癌、肺癌和结直肠肛门癌,女性前10位恶性肿瘤占全部恶性肿瘤的77.60%(表6-5,图6-5a~f)。

表6-5　2015年甘肃省武威市凉州区前10位恶性肿瘤发病主要指标

顺位	部位	合计			部位	男性			部位	女性		
		发病率 (1/10⁵)	构成 (%)	中标率 (1/10⁵)		发病率 (1/10⁵)	构成 (%)	中标率 (1/10⁵)		发病率 (1/10⁵)	构成 (%)	中标率 (1/10⁵)
1	胃(C16)	115.10	33.42	87.23	胃(C16)	172.58	41.66	137.07	胃(C16)	54.10	20.01	39.83
2	食管(C15)	45.04	13.08	34.06	食管(C15)	66.21	15.98	52.53	乳房(C50)	34.64	12.81	26.35
3	肝脏(C22)	27.57	8.00	21.19	肝脏(C22)	36.86	8.90	29.73	食管(C15)	22.57	8.35	16.55
4	气管、支气管、肺 (C33-C34)	27.48	7.98	20.99	气管、支气管、肺 (C33-C34)	34.85	8.41	27.98	气管、支气管、肺 (C33-C34)	19.65	7.27	14.57
5	结直肠肛门 (C18-C21)	20.58	5.98	15.77	结直肠肛门 (C18-C21)	22.74	5.49	18.40	结直肠肛门 (C18-C21)	18.29	6.77	13.24
6	乳房(C50)	34.64	4.88	26.35	膀胱(C67)	7.89	1.90	6.24	肝脏(C22)	17.71	6.55	12.76
7	子宫颈(C53)	16.54	2.33	12.14	恶性淋巴瘤(C81-C85,C88,C90,C96)	7.15	1.73	6.67	子宫颈(C53)	16.54	6.12	12.14
8	脑及中枢神经系统 (C70-C72)	6.89	2.00	5.82	脑及中枢神经系统 (C70-C72)	6.79	1.64	5.89	子宫体(C54)	9.54	3.53	6.69
9	胆囊及其他 (C23-C24)	6.04	1.75	4.50	肾及泌尿系统不明 (C64-C66,C68)	5.50	1.33	4.57	卵巢(C56)	9.54	3.53	6.91
10	恶性淋巴瘤(C81-C85,C88,C90,C96)	5.85	1.70	5.19	胰腺(C25)	5.32	1.28	4.30	胆囊及其他 (C23-C24)	7.20	2.66	5.04
	前10位	279.38	81.12		前10位	365.89	88.32	293.37	前10位	209.78	77.60	154.06

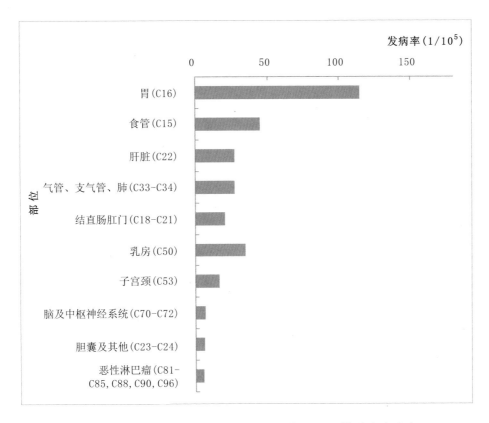

图6-5a　2015年甘肃省武威市凉州区前10位恶性肿瘤发病率

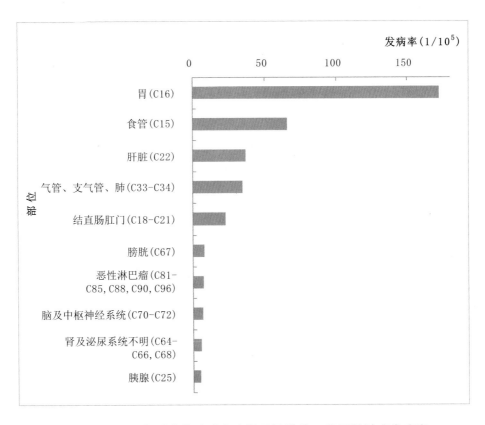

图6-5b　2015年甘肃省武威市凉州区男性前10位恶性肿瘤发病率

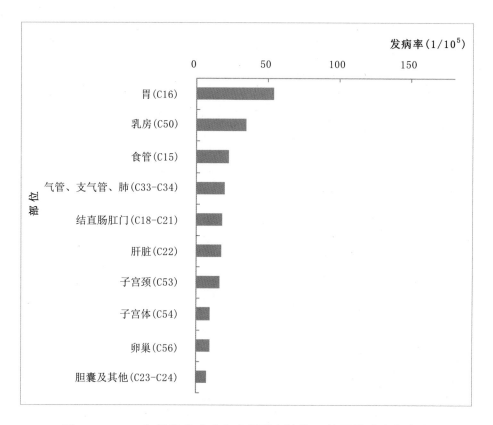

图6-5c　2015年甘肃省武威市凉州区女性前10位恶性肿瘤发病率

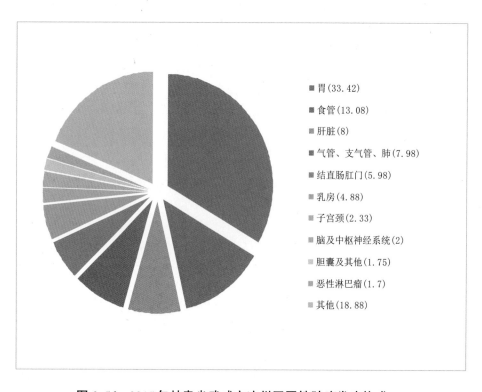

图6-5d　2015年甘肃省武威市凉州区恶性肿瘤发病构成(%)

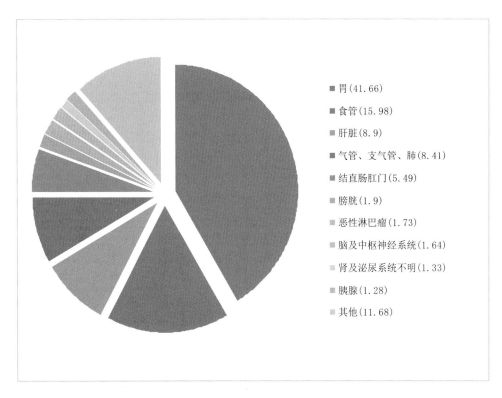

图6-5e　2015年甘肃省武威市凉州区男性恶性肿瘤发病构成(%)

胃(41.66)
食管(15.98)
肝脏(8.9)
气管、支气管、肺(8.41)
结直肠肛门(5.49)
膀胱(1.9)
恶性淋巴瘤(1.73)
脑及中枢神经系统(1.64)
肾及泌尿系统不明(1.33)
胰腺(1.28)
其他(11.68)

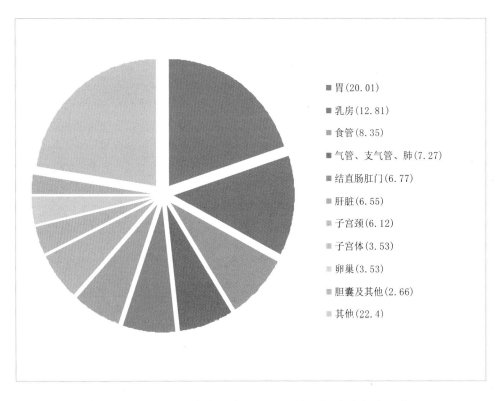

图6-5f　2015年甘肃省武威市凉州区女性恶性肿瘤发病构成(%)

胃(20.01)
乳房(12.81)
食管(8.35)
气管、支气管、肺(7.27)
结直肠肛门(6.77)
肝脏(6.55)
子宫颈(6.12)
子宫体(3.53)
卵巢(3.53)
胆囊及其他(2.66)
其他(22.4)

(二)武威市凉州区前10位恶性肿瘤死亡情况

2015年甘肃省武威市凉州区恶性肿瘤死亡第1位是胃癌,其次为食管癌、肺癌、肝癌和结直肠肛门癌,前10位恶性肿瘤占全部恶性肿瘤的88.48%。男性恶性肿瘤死亡第1位的是胃癌,其次为食管癌、肺癌、肝癌和结直肠肛门癌,男性前10位恶性肿瘤占全部恶性肿瘤的92.01%;女性恶性肿瘤死亡第1位的是胃癌,其次为肺癌、肝癌、食管癌和结直肠肛门癌,女性前10位恶性肿瘤占全部恶性肿瘤的87.79%(表6-6,图6-6a~f)。

表6-6　2015年甘肃省武威市凉州区前10位恶性肿瘤死亡主要指标

顺位	部位	合计			部位	男性			部位	女性		
		死亡率 (1/10⁵)	构成 (%)	中标率 (1/10⁵)		死亡率 (1/10⁵)	构成 (%)	中标率 (1/10⁵)		死亡率 (1/10⁵)	构成 (%)	中标率 (1/10⁵)
1	胃(C16)	69.49	32.25	55.80	胃(C16)	100.51	35.29	85.17	胃(C16)	36.58	25.79	28.24
2	食管(C15)	35.60	16.52	28.84	食管(C15)	54.47	19.12	46.81	气管、支气管、肺 (C33-C34)	21.60	15.23	15.08
3	气管、支气管、肺 (C33-C34)	30.69	14.24	23.44	气管、支气管、肺 (C33-C34)	39.25	13.78	32.35	肝脏(C22)	16.15	11.39	11.67
4	肝脏(C22)	23.98	11.13	18.25	肝脏(C22)	31.36	11.01	25.09	食管(C15)	15.57	10.97	11.96
5	结直肠肛门 (C18-C21)	15.01	6.97	11.96	结直肠肛门 (C18-C21)	18.34	6.44	15.74	结直肠肛门 (C18-C21)	11.48	8.09	8.43
6	乳房(C50)	8.56	1.93	6.28	膀胱(C67)	5.32	1.87	4.72	乳房(C50)	8.56	6.04	6.28
7	胆囊及其他 (C23-C24)	3.68	1.71	2.84	胆囊及其他 (C23-C24)	3.85	1.35	3.20	子宫颈(C53)	4.87	3.43	3.48
8	膀胱(C67)	3.02	1.40	2.51	胰腺(C25)	3.30	1.16	2.70	胆囊及其他 (C23-C24)	3.50	2.47	2.50
9	胰腺(C25)	2.64	1.23	2.02	前列腺(C61)	3.12	1.09	2.82	卵巢(C56)	3.11	2.19	2.24
10	子宫颈(C53)	4.87	1.10	3.48	口腔和咽(除外鼻咽) (C00-C10;C12-C14)	2.57	0.90	2.26	脑及中枢神经系统 (C70-C72)	3.11	2.19	2.64
	前10位	190.63	88.48		前10位	262.08	92.01	220.84	前10位	124.54	87.79	92.53

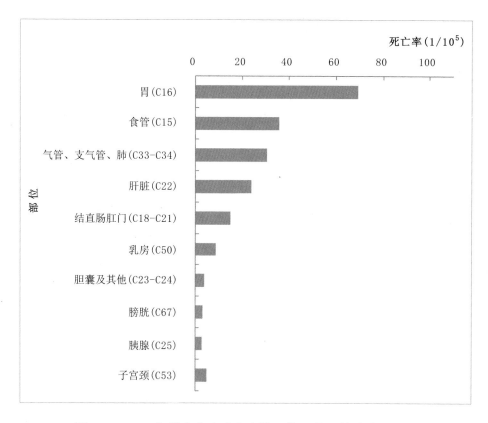

图6-6a　2015年甘肃省武威市凉州区前10位恶性肿瘤死亡率

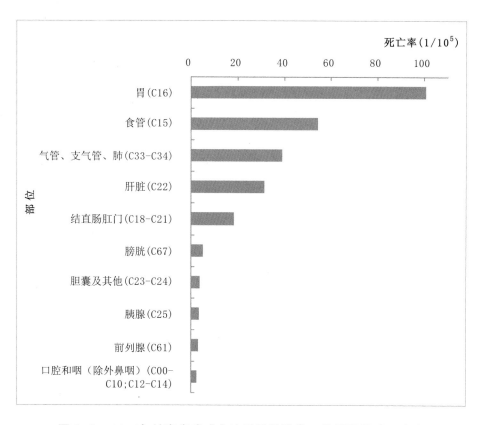

图6-6b　2015年甘肃省武威市凉州区男性前10位恶性肿瘤死亡率

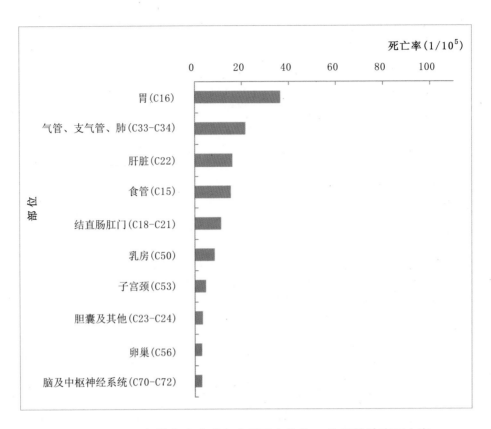

图6-6c　2015年甘肃省武威市凉州区女性前10位恶性肿瘤死亡率

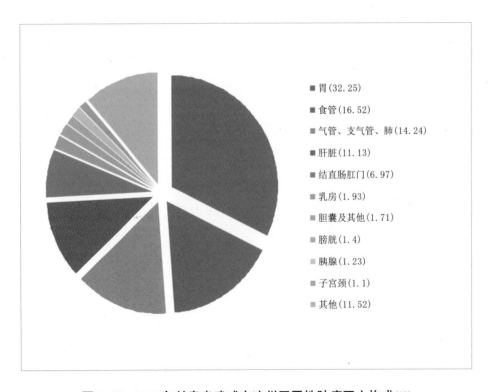

图6-6d　2015年甘肃省武威市凉州区恶性肿瘤死亡构成(%)

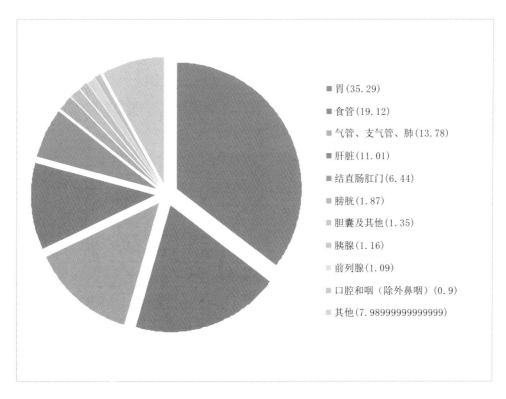

图6-6e 2015年甘肃省武威市凉州区男性恶性肿瘤死亡构成(%)

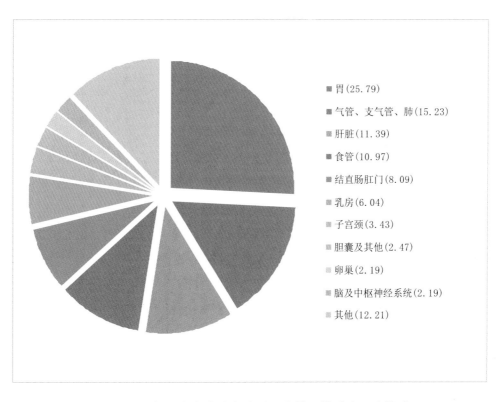

图6-6f 2015年甘肃省武威市凉州区女性恶性肿瘤死亡构成(%)

四、张掖市甘州区恶性肿瘤发病与死亡

(一)张掖市甘州区前10位恶性肿瘤发病情况

2015年甘肃省张掖市甘州区恶性肿瘤发病第1位是胃癌,其次为食管癌、肝癌、肺癌和结直肠肛门癌,前10位恶性肿瘤占全部恶性肿瘤的86.61%。男性恶性肿瘤发病第1位的是胃癌,其次为食管癌、肝癌、肺癌和结直肠肛门癌,男性前10位恶性肿瘤占全部恶性肿瘤的93.29%;女性恶性肿瘤发病第1位的是胃癌,其次为乳腺癌、食管癌、结直肠肛门癌和肺癌,女性前10位恶性肿瘤占全部恶性肿瘤的82.92%(表6-7,图6-7a~f)。

表6-7 2015年甘肃省张掖市甘州区前10位恶性肿瘤发病主要指标

顺位	合计 部位	发病率 (1/10⁵)	构成 (%)	中标率 (1/10⁵)	男性 部位	发病率 (1/10⁵)	构成 (%)	中标率 (1/10⁵)	女性 部位	发病率 (1/10⁵)	构成 (%)	中标率 (1/10⁵)
1	胃(C16)	89.56	30.90	74.41	胃(C16)	140.92	39.71	117.91	胃(C16)	34.91	15.83	28.39
2	食管(C15)	39.01	13.46	33.78	食管(C15)	52.94	14.92	45.47	乳房(C50)	34.51	15.65	28.62
3	肝脏(C22)	31.33	10.81	25.09	肝脏(C22)	45.48	12.82	36.10	食管(C15)	24.20	10.97	21.46
4	气管、支气管、肺(C33-C34)	29.02	10.01	24.71	气管、支气管、肺(C33-C34)	40.26	11.34	34.00	结直肠肛门(C18-C21)	19.44	8.81	17.15
5	结直肠肛门(C18-C21)	20.56	7.10	17.94	结直肠肛门(C18-C21)	21.62	6.09	18.72	气管、支气管、肺(C33-C34)	17.06	7.73	14.65
6	乳房(C50)	34.51	5.77	28.62	脑及中枢神经系统(C70-C72)	10.44	2.94	8.52	肝脏(C22)	16.26	7.37	13.53
7	脑及中枢神经系统(C70-C72)	8.46	2.92	6.98	胰腺(C25)	6.34	1.79	5.83	卵巢(C56)	11.90	5.40	11.97
8	卵巢(C56)	11.90	1.99	11.97	膀胱(C67)	5.22	1.47	5.91	子宫颈(C53)	11.11	5.04	9.59
9	子宫颈(C53)	11.11	1.86	9.59	口腔和咽(除外鼻咽)(C00-C10;C12-C14)	4.47	1.26	3.76	子宫体(C54)	7.14	3.24	6.00
10	胰腺(C25)	5.19	1.79	4.85	前列腺(C61)	3.36	0.95	3.18	脑及中枢神经系统(C70-C72)	6.35	2.88	5.55
	前10位	251.00	86.61		前10位	331.06	93.29	279.40	前10位	182.87	82.92	156.91

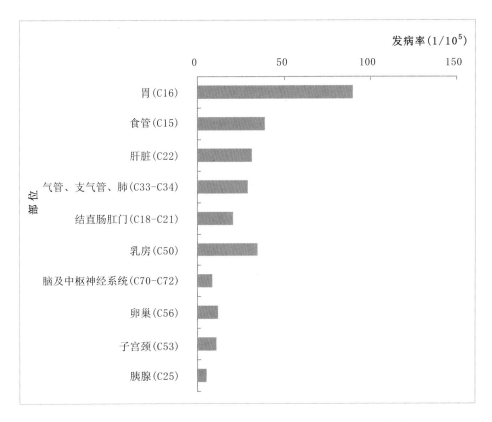

图6-7a　2015年甘肃省张掖市甘州区前10位恶性肿瘤发病率

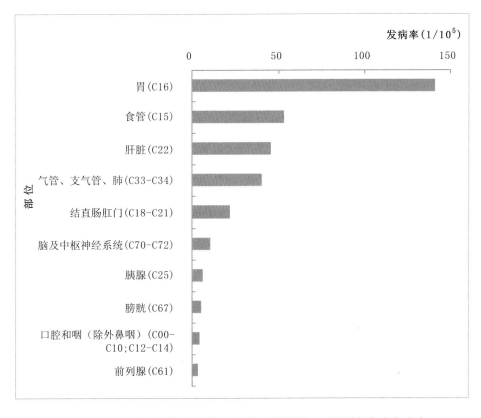

图6-7b　2015年甘肃省张掖市甘州区男性前10位恶性肿瘤发病率

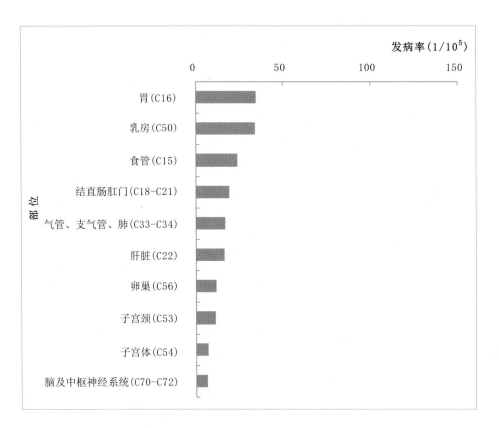

图6-7c　2015年甘肃省张掖市甘州区女性前10位恶性肿瘤发病率

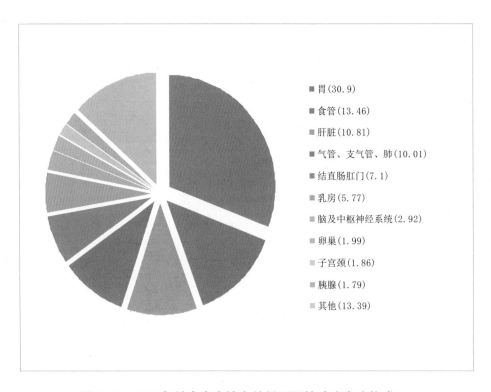

图6-7d　2015年甘肃省张掖市甘州区恶性肿瘤发病构成(%)

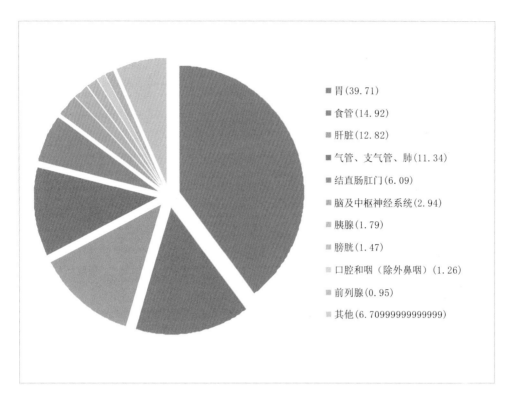

图6-7e　2015年甘肃省张掖市甘州区男性恶性肿瘤发病构成(%)

图例：
- 胃(39.71)
- 食管(14.92)
- 肝脏(12.82)
- 气管、支气管、肺(11.34)
- 结直肠肛门(6.09)
- 脑及中枢神经系统(2.94)
- 胰腺(1.79)
- 膀胱(1.47)
- 口腔和咽（除外鼻咽）(1.26)
- 前列腺(0.95)
- 其他(6.70999999999999)

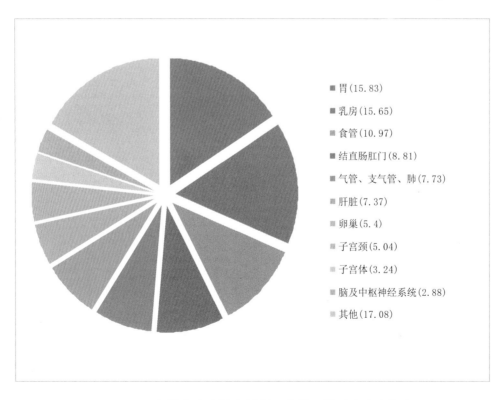

图6-7f　2015年甘肃省张掖市甘州区女性恶性肿瘤发病构成(%)

图例：
- 胃(15.83)
- 乳房(15.65)
- 食管(10.97)
- 结直肠肛门(8.81)
- 气管、支气管、肺(7.73)
- 肝脏(7.37)
- 卵巢(5.4)
- 子宫颈(5.04)
- 子宫体(3.24)
- 脑及中枢神经系统(2.88)
- 其他(17.08)

(二)张掖市甘州区前10位恶性肿瘤死亡情况

2015年甘肃省张掖市甘州区恶性肿瘤死亡第1位是胃癌,其次为食管癌、肺癌、肝癌和结直肠肛门癌,前10位恶性肿瘤占全部恶性肿瘤的87.19%。男性恶性肿瘤死亡第1位的是胃癌,其次为食管癌、肺癌、肝癌和结直肠肛门癌,男性前10位恶性肿瘤占全部恶性肿瘤的91.14%;女性恶性肿瘤死亡第1位的是胃癌,其次为食管癌、乳腺癌、肺癌和肝癌,女性前10位恶性肿瘤占全部恶性肿瘤的88.41%(表6-8,图6-8a~f)。

表6-8　2015年甘肃省张掖市甘州区前10位恶性肿瘤死亡主要指标

顺位	部位	合计			部位	男性			部位	女性		
		死亡率 (1/10⁵)	构成 (%)	中标率 (1/10⁵)		死亡率 (1/10⁵)	构成 (%)	中标率 (1/10⁵)		死亡率 (1/10⁵)	构成 (%)	中标率 (1/10⁵)
1	胃(C16)	56.50	31.38	48.70	胃(C16)	72.70	36.72	62.10	胃(C16)	39.27	24.38	34.41
2	食管(C15)	25.75	14.30	22.67	食管(C15)	29.45	14.88	26.18	食管(C15)	21.82	13.55	18.86
3	气管、支气管、肺 (C33-C34)	19.99	11.10	17.71	气管、支气管、肺 (C33-C34)	25.72	12.99	23.97	乳房(C50)	19.04	11.82	16.44
4	肝脏(C22)	17.10	9.50	15.42	肝脏(C22)	20.50	10.36	17.62	气管、支气管、肺 (C33-C34)	13.88	8.62	10.94
5	结直肠肛门 (C18-C21)	12.30	6.83	10.64	结直肠肛门 (C18-C21)	13.05	6.59	11.14	肝脏(C22)	13.49	8.37	13.17
6	乳房(C50)	19.04	5.12	16.44	脑及中枢神经系统 (C70-C72)	6.71	3.39	6.92	结直肠肛门 (C18-C21)	11.50	7.14	10.25
7	脑及中枢神经系统 (C70-C72)	5.96	3.31	5.43	胰腺(C25)	5.59	2.82	4.87	子宫颈(C53)	6.74	4.19	6.58
8	胰腺(C25)	3.84	2.13	3.21	胆囊及其他 (C23-C24)	2.98	1.51	2.51	子宫体(C54)	6.35	3.94	5.65
9	子宫颈(C53)	6.74	1.81	6.58	骨(C40-C41)	1.86	0.94	1.70	卵巢(C56)	5.16	3.20	4.65
10	子宫体(C54)	6.35	1.71	5.65	膀胱(C67)	1.86	0.94	2.03	脑及中枢神经系统 (C70-C72)	5.16	3.20	3.94
	前10位	157.02	87.19		前10位	180.44	91.14	159.04	前10位	142.41	88.41	124.90

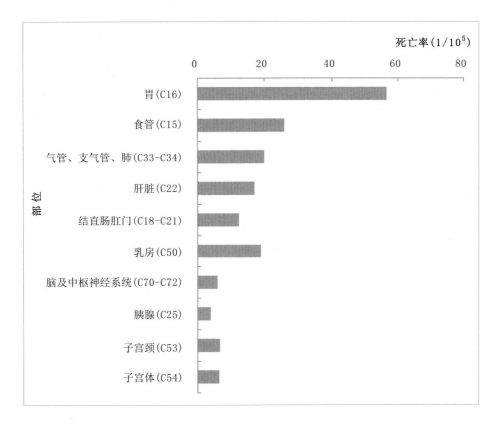

图6-8a　2015年甘肃省张掖市甘州区前10位恶性肿瘤死亡率

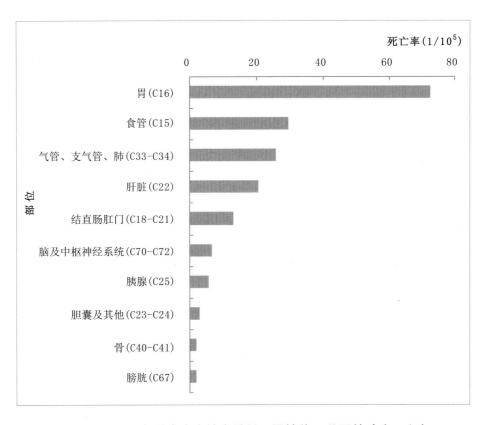

图6-8b　2015年甘肃省张掖市甘州区男性前10位恶性肿瘤死亡率

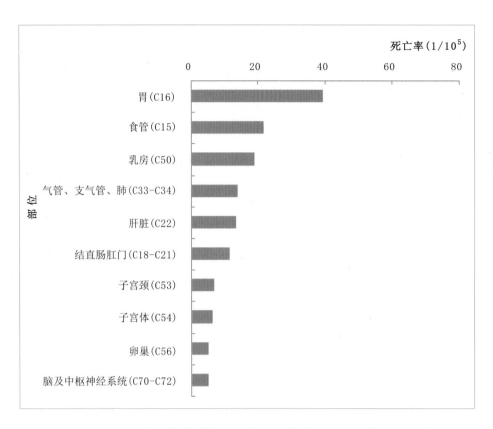

图6-8c 2015年甘肃省张掖市甘州区女性前10位恶性肿瘤死亡率

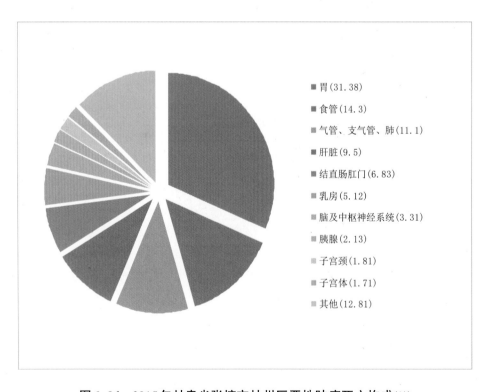

图6-8d 2015年甘肃省张掖市甘州区恶性肿瘤死亡构成(%)

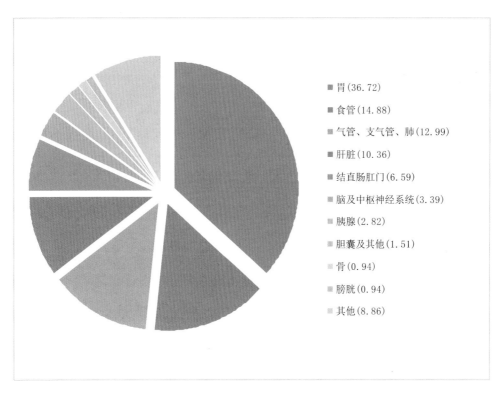

图6-8e　2015年甘肃省张掖市甘州区男性恶性肿瘤死亡构成(%)

胃(36.72)
食管(14.88)
气管、支气管、肺(12.99)
肝脏(10.36)
结直肠肛门(6.59)
脑及中枢神经系统(3.39)
胰腺(2.82)
胆囊及其他(1.51)
骨(0.94)
膀胱(0.94)
其他(8.86)

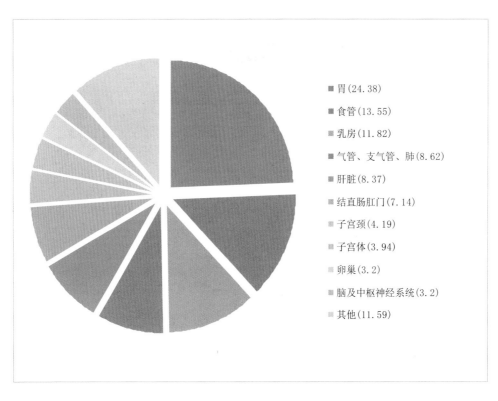

图6-8f　2015年甘肃省张掖市甘州区女性恶性肿瘤死亡构成(%)

胃(24.38)
食管(13.55)
乳房(11.82)
气管、支气管、肺(8.62)
肝脏(8.37)
结直肠肛门(7.14)
子宫颈(4.19)
子宫体(3.94)
卵巢(3.2)
脑及中枢神经系统(3.2)
其他(11.59)

五、敦煌市恶性肿瘤发病与死亡

(一)敦煌市前10位恶性肿瘤发病情况

2015年甘肃省敦煌市恶性肿瘤发病第1位是结直肠肛门癌,其次为胃癌、乳腺癌、肺癌和肝癌,前10位恶性肿瘤占全部恶性肿瘤的77.11%。男性恶性肿瘤发病第1位的是胃癌,其次为结直肠肛门癌、肺癌、肝癌和食管癌,男性前10位恶性肿瘤占全部恶性肿瘤的87.71%;女性恶性肿瘤发病第1位的是乳腺癌,其次为结直肠肛门癌、子宫颈癌、胃癌和肺癌,女性前10位恶性肿瘤占全部恶性肿瘤的78.14%(表6-9,图6-9a~f)。

表6-9　2015年甘肃省敦煌市前10位恶性肿瘤发病主要指标

顺位	部位	合计			部位	男性			部位	女性		
		发病率 (1/10⁵)	构成 (%)	中标率 (1/10⁵)		发病率 (1/10⁵)	构成 (%)	中标率 (1/10⁵)		发病率 (1/10⁵)	构成 (%)	中标率 (1/10⁵)
1	结直肠肛门 (C18-C21)	34.60	14.12	27.76	胃(C16)	48.34	20.47	42.87	乳房(C50)	51.33	20.22	36.84
2	胃(C16)	31.83	12.99	27.59	结直肠肛门 (C18-C21)	35.91	15.20	28.50	结直肠肛门 (C18-C21)	33.29	13.11	26.94
3	乳房(C50)	51.33	10.45	36.84	气管、支气管、肺 (C33-C34)	34.53	14.62	29.57	子宫颈(C53)	29.13	11.48	21.33
4	气管、支气管、肺 (C33-C34)	24.22	9.89	20.18	肝脏(C22)	30.38	12.87	23.97	胃(C16)	15.26	6.01	12.39
5	肝脏(C22)	20.76	8.47	16.83	食管(C15)	19.33	8.19	16.21	气管、支气管、肺 (C33-C34)	13.87	5.46	10.80
6	子宫颈(C53)	29.13	5.93	21.33	脑及中枢神经系统 (C70-C72)	12.43	5.26	10.67	子宫体(C54)	12.48	4.92	8.55
7	食管(C15)	13.15	5.37	11.02	膀胱(C67)	8.29	3.51	7.45	卵巢(C56)	12.48	4.92	10.35
8	脑及中枢神经系统 (C70-C72)	10.38	4.24	8.21	胰腺(C25)	6.91	2.92	5.51	肝脏(C22)	11.10	4.37	9.76
9	甲状腺(C73)	7.61	3.11	6.72	肾及泌尿系统不明 (C64-C66,C68)	6.91	2.92	5.18	甲状腺(C73)	11.10	4.37	9.74
10	胰腺(C25)	6.23	2.54	5.19	骨(C40-C41)	4.14	1.75	3.23	脑及中枢神经系统 (C70-C72)	8.32	3.28	5.64
	前10位	188.93	77.11		前10位	207.15	87.71	173.17	前10位	198.37	78.14	152.34

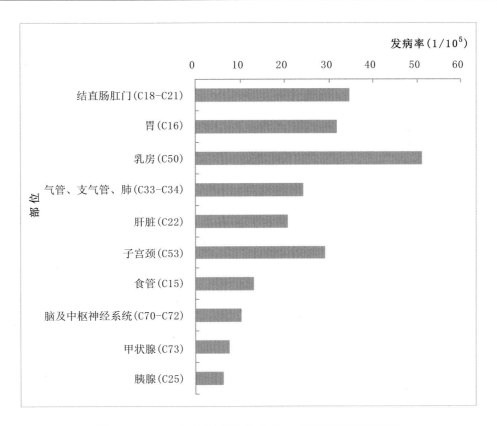

图6-9a　2015年甘肃省敦煌市前10位恶性肿瘤发病率

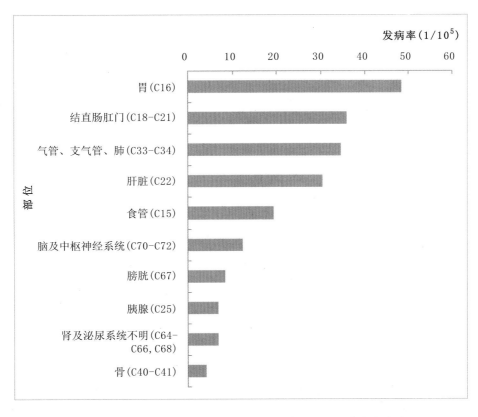

图6-9b　2015年甘肃省敦煌市男性前10位恶性肿瘤发病率

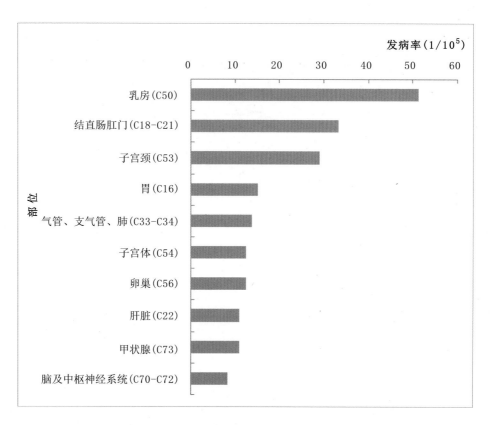

图6-9c　2015年甘肃省敦煌市女性前10位恶性肿瘤发病率

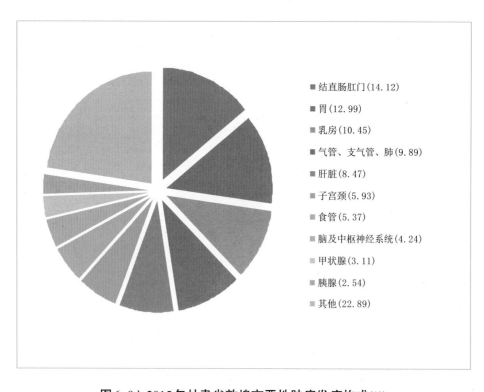

图6-9d 2015年甘肃省敦煌市恶性肿瘤发病构成(%)

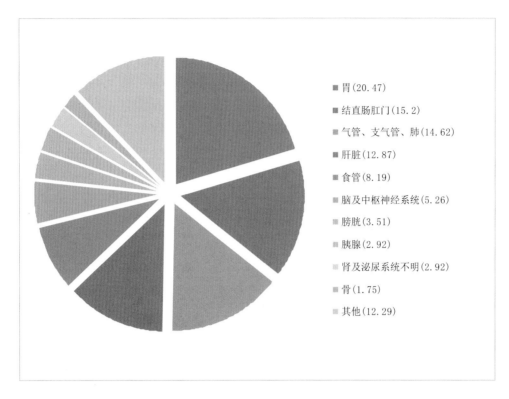

图6-9e　2015年甘肃省敦煌市男性恶性肿瘤发病构成(%)

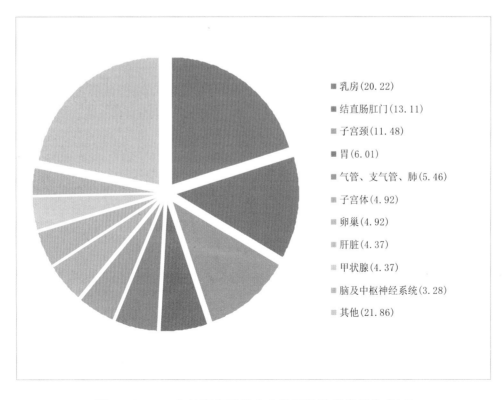

图6-9f　2015年甘肃省敦煌市女性恶性肿瘤发病构成(%)

(二)敦煌市前10位恶性肿瘤死亡情况

2015年甘肃省敦煌市恶性肿瘤死亡第1位是肺癌,其次为胃癌、肝癌、结直肠肛门癌和食管癌,前10位恶性肿瘤占全部恶性肿瘤的82.66%。男性恶性肿瘤死亡第1位的是胃癌,其次为肺癌、肝癌、食管癌和结直肠肛门癌,男性前10位恶性肿瘤占全部恶性肿瘤的89.10%;女性恶性肿瘤死亡第1位的是结直肠肛门癌,其次为肺癌、肝癌、食管癌和胃癌,女性前10位恶性肿瘤占全部恶性肿瘤的84.14%(表6-10,图6-10a~f)。

表6-10　2015年甘肃省敦煌市前10位恶性肿瘤死亡主要指标

顺位	部位	合计			部位	男性			部位	女性		
		死亡率 (1/10⁵)	构成 (%)	中标率 (1/10⁵)		死亡率 (1/10⁵)	构成 (%)	中标率 (1/10⁵)		死亡率 (1/10⁵)	构成 (%)	中标率 (1/10⁵)
1	气管、支气管、肺(C33-C34)	22.15	18.50	18.87	胃(C16)	31.76	20.91	30.26	结直肠肛门(C18-C21)	12.48	14.29	11.33
2	胃(C16)	19.38	16.18	18.00	气管、支气管、肺(C33-C34)	31.76	20.91	27.26	气管、支气管、肺(C33-C34)	12.48	14.29	10.58
3	肝脏(C22)	17.30	14.45	14.48	肝脏(C22)	23.48	15.45	18.90	肝脏(C22)	11.10	12.70	10.03
4	结直肠肛门(C18-C21)	11.76	9.83	10.08	食管(C15)	11.05	7.27	10.92	食管(C15)	9.71	11.11	7.57
5	食管(C15)	10.38	8.67	9.29	结直肠肛门(C18-C21)	11.05	7.27	8.83	胃(C16)	6.94	7.94	5.74
6	胰腺(C25)	4.84	4.05	3.92	胰腺(C25)	5.52	3.64	4.25	乳房(C50)	5.55	6.35	4.12
7	膀胱(C67)	3.46	2.89	2.85	膀胱(C67)	5.52	3.64	4.78	子宫颈(C53)	5.55	6.35	4.63
8	脑及中枢神经系统(C70-C72)	3.46	2.89	2.77	脑及中枢神经系统(C70-C72)	5.52	3.64	4.70	胰腺(C25)	4.16	4.76	3.63
9	甲状腺(C73)	3.46	2.89	3.43	甲状腺(C73)	5.52	3.64	5.28	卵巢(C56)	4.16	4.76	3.05
10	胆囊及其他(C23-C24)	2.77	2.31	2.50	胆囊及其他(C23-C24)	4.14	2.73	3.40	口腔和咽(除外鼻咽)(C00-C10;C12-C14)	1.39	1.59	1.59
	前10位	98.96	82.66		前10位	135.34	89.10	118.57	前10位	73.52	84.14	62.26

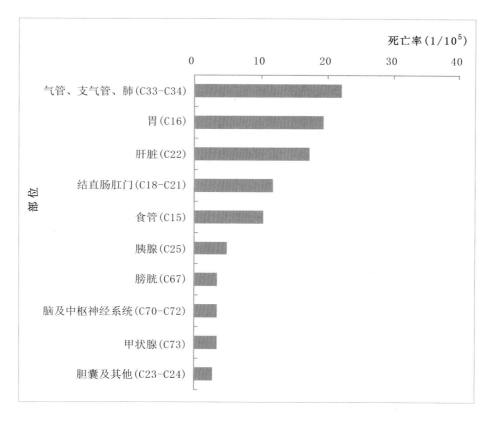

图6-10a　2015年甘肃省敦煌市前10位恶性肿瘤死亡率

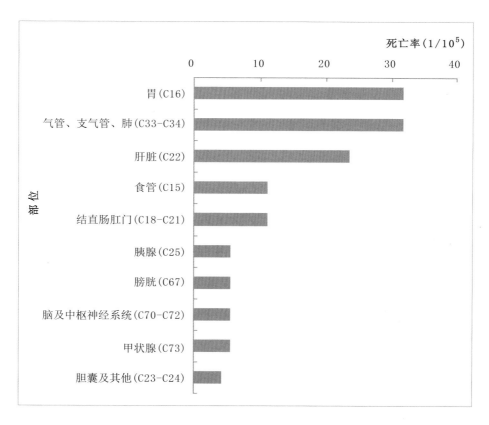

图6-10b　2015年甘肃省敦煌市男性前10位恶性肿瘤死亡率

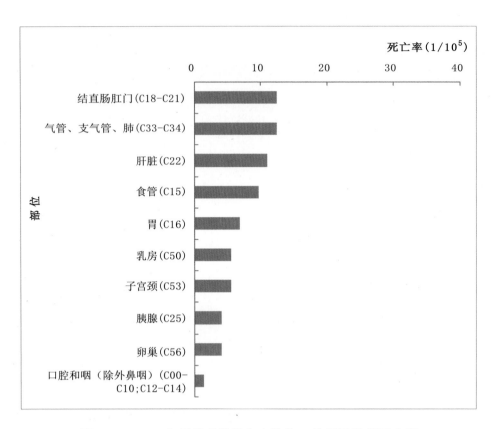

图6-10c　2015年甘肃省敦煌市女性前10位恶性肿瘤死亡率

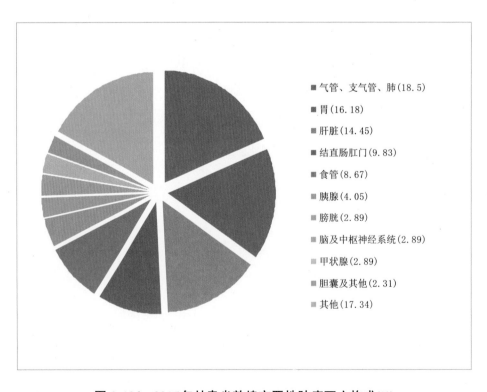

图6-10d　2015年甘肃省敦煌市恶性肿瘤死亡构成(%)

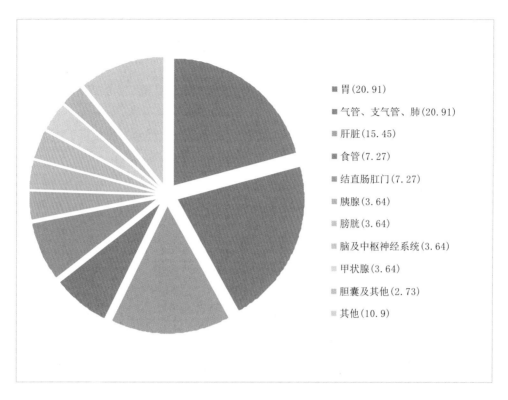

图6-10e 2015年甘肃省敦煌市男性恶性肿瘤死亡构成(%)

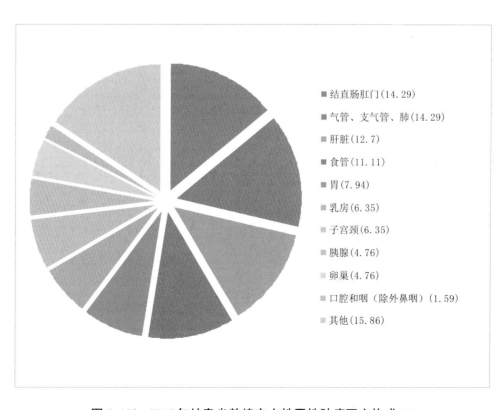

图6-10f 2015年甘肃省敦煌市女性恶性肿瘤死亡构成(%)

第七章　附　录

附录一：甘肃省肿瘤登记地区合计发病和死亡结果

表7-1-1　2015年甘肃省肿瘤登记地区合计恶性肿瘤发病主要指标(1/10万)

部位		病例数	构成(%)	0-	1-	5-	10-	15-	20-	25-	30-	35-	40-	45-
唇	C00	8	0.13	0.00	0.00	0.00	0.00	0.00	0.00	0.00	0.00	0.00	0.00	0.00
舌	C01-C02	7	0.11	0.00	0.00	0.00	0.00	0.00	0.00	0.57	0.00	0.00	0.00	0.00
口	C03-C06	17	0.28	0.00	0.00	0.00	0.00	0.00	0.00	0.00	0.74	0.00	0.52	0.49
唾液腺	C07-C08	15	0.24	0.00	0.00	0.00	0.00	0.00	0.00	0.00	0.73	0.52	0.49
扁桃体	C09	1	0.02	0.00	0.00	0.00	0.00	0.00	0.00	0.00	0.00	0.00	0.00	0.00
其他的口咽	C10	6	0.10	0.00	0.00	0.00	0.00	0.00	0.00	0.00	0.00	0.00	0.00	0.00
鼻咽	C11	28	0.45	0.00	0.00	0.00	0.00	0.00	0.00	0.57	1.48	2.92	2.62	0.49
喉咽	C12-C13	3	0.05	0.00	0.00	0.00	0.00	0.00	0.00	0.00	0.00	0.00	0.00	0.00
咽,部位不明	C14	8	0.13	0.00	0.00	0.00	0.90	0.00	0.00	0.57	0.00	0.00	0.00	0.00
食管	C15	740	11.98	5.99	0.00	0.00	0.00	0.77	0.58	0.57	0.00	0.00	2.62	11.70
胃	C16	1904	30.82	0.00	0.00	0.00	0.00	0.00	1.16	2.83	8.87	15.31	29.88	67.30
小肠	C17	22	0.36	0.00	0.00	0.00	0.00	0.00	0.00	0.00	0.00	0.00	0.00	0.98
结肠	C18	126	2.04	0.00	0.00	0.00	0.00	0.00	0.00	0.00	1.48	0.73	7.86	5.85
直肠	C19-C20	260	4.21	5.99	0.00	0.00	0.00	0.00	0.00	0.00	1.48	1.46	7.86	6.83
肛门	C21	5	0.08	0.00	0.00	0.00	0.00	0.00	0.00	0.00	0.00	0.00	0.00	0.49
肝脏	C22	610	9.87	0.00	0.00	0.00	0.00	0.77	2.32	3.96	2.22	11.66	19.39	39.99
胆囊及其他	C23-C24	95	1.54	0.00	0.00	0.00	0.00	0.00	0.00	0.00	0.00	0.00	1.57	2.93
胰腺	C25	108	1.75	0.00	0.00	0.00	0.00	0.00	0.00	0.57	1.48	0.73	3.14	3.90
鼻、鼻窦及其他	C30-C31	16	0.26	0.00	0.00	0.00	0.00	0.00	0.00	0.00	0.74	0.73	2.10	0.98
喉	C32	14	0.23	0.00	0.00	0.00	0.00	0.00	0.00	0.00	0.00	0.00	0.00	0.00
气管、支气管、肺	C33-C34	554	8.97	0.00	0.00	0.00	0.00	0.00	0.58	0.57	2.22	5.83	9.43	15.61
其他的胸腔器官	C37-C38	33	0.53	0.00	1.19	0.00	0.88	2.31	0.00	0.00	0.73	2.10	2.44
骨	C40-C41	73	1.18	0.00	0.00	0.00	3.53	3.08	0.00	1.70	1.48	3.65	1.05	5.85
皮肤的黑色素瘤	C43	7	0.11	0.00	1.19	0.00	0.00	0.00	0.00	1.13	0.00	0.00	0.52	0.00
其他的皮肤	C44	41	0.66	0.00	0.00	0.90	0.00	0.77	0.00	0.57	0.00	0.00	1.05	0.98
间皮瘤	C45	2	0.03	0.00	0.00	0.00	0.00	0.00	0.00	0.00	0.00	0.00	0.00	0.00
卡波西肉瘤	C46	0	0.00	0.00	0.00	0.00	0.00	0.00	0.00	0.00	0.00	0.00	0.00	0.00
周围神经、其他结缔组织、软组织	C47;C49	28	0.45	5.99	0.00	0.00	0.00	0.00	0.58	0.57	0.74	0.73	0.52	1.95
乳房	C50	326	13.74	13.15	0.00	0.00	0.00	1.73	3.50	7.81	19.97	30.34	54.78	65.24
外阴	C51	6	0.25	0.00	0.00	0.00	0.00	0.00	0.00	0.00	0.00	0.00	0.00	0.00
阴道	C52	2	0.08	0.00	0.00	0.00	0.00	0.00	0.00	0.00	0.00	0.00	0.00	0.00
子宫颈	C53	153	6.45	13.15	0.00	0.00	0.00	0.00	1.12	4.61	9.10	29.00	33.11
子宫体	C54	87	3.67	0.00	0.00	0.00	0.00	0.00	2.23	3.07	3.03	8.59	20.45
子宫,部位不明	C55	12	0.51	0.00	0.00	0.00	0.00	0.00	0.00	1.54	0.00	2.15	3.90
卵巢	C56	101	4.26	0.00	2.64	0.00	2.06	3.45	2.33	5.58	6.14	4.55	22.55	21.42
其他的女性生殖器	C57	5	0.21	0.00	0.00	0.00	0.00	0.00	0.00	0.00	0.00	0.00	0.00	0.00
胎盘	C58	1	0.04	0.00	0.00	0.00	0.00	1.17	0.00	0.00	0.00	0.00	0.00
阴茎	C60	9	0.24	0.00	0.00	0.00	0.00	0.00	0.00	0.00	1.40	1.02	0.00
前列腺	C61	47	1.23	0.00	0.00	0.00	0.00	0.00	0.00	0.00	0.00	0.00	0.00
睾丸	C62	3	0.08	0.00	0.00	0.00	0.00	0.00	1.15	0.00	0.00	0.00	0.00
其他的男性生殖器	C63	0	0.00	0.00	0.00	0.00	0.00	0.00	0.00	0.00	0.00	0.00	0.00
肾	C64	50	0.81	0.00	1.19	0.90	0.00	0.77	0.00	0.00	0.74	0.73	1.05	2.93
肾盂	C65	7	0.11	0.00	0.00	0.00	0.00	0.00	0.00	0.00	0.00	0.00	0.00	0.49
输尿管	C66	10	0.16	0.00	0.00	0.00	0.00	0.00	0.00	0.00	0.00	0.00	1.05	0.49
膀胱	C67	78	1.26	0.00	0.00	0.00	0.00	0.00	0.00	0.00	0.00	0.00	1.05	2.44
其他的泌尿器官	C68	4	0.06	0.00	0.00	0.00	0.00	0.00	0.00	0.00	0.74	0.00	0.00	0.00
眼	C69	3	0.05	0.00	1.19	0.00	0.88	0.00	0.00	0.00	0.00	0.00	0.52	0.00
脑、神经系统	C70-C72	159	2.57	0.00	2.70	1.76	5.40	1.16	2.83	1.48	7.29	3.67	9.75
甲状腺	C73	79	1.28	0.00	0.00	0.88	0.00	0.58	4.52	4.44	3.65	3.67	5.85
肾上腺	C74	4	0.06	0.00	0.00	0.00	0.00	0.77	0.00	0.00	0.00	0.52	0.98
其他的内分泌腺	C75	5	0.08	0.00	0.00	0.00	0.00	0.00	0.57	0.00	0.00	0.00	0.00
霍奇金病	C81	4	0.06	0.00	1.19	0.00	0.00	0.00	0.58	0.57	0.74	0.00	0.00	0.00
非霍奇金淋巴瘤	C82-C85;C96	56	0.91	0.00	1.19	0.90	3.53	0.77	0.00	1.70	0.00	2.19	2.62	2.44
免疫增生性疾病	C88	0	0.00	0.00	0.00	0.00	0.00	0.00	0.00	0.00	0.00	0.00	0.00
多发性骨髓瘤	C90	22	0.36	0.00	0.00	0.00	0.00	0.00	0.00	0.00	0.00	2.62	0.49
淋巴样白血病	C91	15	0.24	0.00	4.74	1.80	0.00	0.00	0.00	0.57	0.74	0.00	0.49
髓样白血病	C92-C94	20	0.32	0.00	0.00	0.00	3.53	0.00	0.00	1.13	0.00	0.00	1.95
白血病,未特指	C95	36	0.58	0.00	8.30	0.00	0.88	1.54	0.58	2.83	0.74	1.46	1.05	0.49
其他的或未指明部位的	O&U	138	2.23	5.99	4.74	1.80	1.76	1.54	1.16	1.13	2.96	2.19	6.81	5.85
骨髓增殖性疾病	MPD	5	0.08	0.00	0.00	0.00	0.00	0.00	0.00	0.00	0.00	0.00	1.05	0.00
骨髓增生异常综合征	MDS	0	0.00	0.00	0.00	0.00	0.00	0.00	0.00	0.00	0.00	0.00	0.00
合计	ALL	6178	100.00	35.96	26.08	9.90	18.52	20.82	12.78	38.99	52.50	86.03	176.11	276.04
所有部位除外C44	ALLbutC44	6137	99.34	35.96	26.08	9.00	18.52	20.05	12.78	38.43	52.50	86.03	175.06	275.07

续表 7-1-1

年龄组								粗率	中调率	世调率	累积率(%)	
50-	55-	60-	65-	70-	75-	80-	85-	(1/10万)	(1/10万)	(1/10万)	0-64	0-74
0.76	0.97	1.07	0.00	6.78	3.62	7.88	0.00	0.41	0.35	0.33	0.01	0.05
0.76	1.95	1.07	0.00	2.26	3.62	0.00	0.00	0.36	0.29	0.28	0.02	0.03
2.27	1.95	3.21	3.11	6.78	3.62	0.00	0.00	0.87	0.71	0.69	0.05	0.10
0.76	0.00	5.35	4.67	2.26	3.62	7.88	0.00	0.77	0.62	0.62	0.04	0.07
0.00	0.00	0.00	0.00	2.26	0.00	0.00	0.00	0.05	0.05	0.05	0.00	0.01
0.00	0.97	0.00	0.00	6.78	7.24	0.00	0.00	0.31	0.27	0.25	0.00	0.04
0.76	0.97	5.35	6.23	9.03	0.00	0.00	0.00	1.43	1.28	1.15	0.08	0.15
0.00	1.95	0.00	1.56	0.00	0.00	0.00	0.00	0.15	0.12	0.12	0.01	0.02
0.00	0.00	3.21	3.11	0.00	0.00	0.00	7.88	0.41	0.36	0.40	0.02	0.04
29.45	80.80	201.03	208.54	341.07	293.09	165.48	218.91	37.86	30.84	31.82	1.64	4.39
163.84	269.66	408.47	538.46	582.75	470.38	362.49	284.59	97.41	77.66	78.67	4.84	10.44
2.27	1.95	6.42	1.56	4.52	18.09	0.00	21.89	1.13	0.91	0.93	0.06	0.09
6.04	12.66	22.46	35.79	38.40	36.18	7.88	65.67	6.45	5.18	5.23	0.29	0.66
23.41	32.13	45.98	57.58	101.64	90.46	78.80	43.78	13.30	10.76	10.75	0.60	1.40
0.00	0.97	0.00	1.56	2.26	0.00	7.88	0.00	0.26	0.21	0.20	0.01	0.03
56.63	73.01	103.72	138.51	176.18	108.55	118.20	21.89	31.21	24.70	24.33	1.57	3.14
12.08	14.60	11.76	26.46	22.59	36.18	47.28	21.89	4.86	3.90	3.88	0.21	0.46
11.33	11.68	20.32	17.12	33.88	25.33	86.68	0.00	5.53	4.50	4.32	0.27	0.52
0.76	1.95	3.21	1.56	2.26	0.00	0.00	0.00	0.82	0.65	0.61	0.05	0.07
3.02	0.97	4.28	1.56	4.52	7.24	0.00	0.00	0.72	0.56	0.57	0.04	0.07
49.83	55.49	102.65	168.08	196.51	206.25	126.08	87.57	28.34	23.07	23.00	1.21	3.03
1.51	6.81	4.28	4.67	4.52	0.00	0.00	0.00	1.69	1.40	1.47	0.11	0.16
3.78	7.79	9.62	9.34	13.55	21.71	7.88	0.00	3.73	3.39	3.15	0.21	0.32
2.27	0.00	0.00	0.00	0.00	0.00	0.00	0.00	0.36	0.31	0.35	0.02	0.02
3.78	2.92	7.49	7.78	13.55	21.71	15.76	0.00	2.10	1.75	1.73	0.09	0.20
0.00	0.00	1.07	1.56	0.00	0.00	0.00	0.00	0.10	0.08	0.09	0.01	0.01
0.00	0.00	0.00	0.00	0.00	0.00	0.00	0.00	0.00	0.00	0.00	0.00	0.00
1.51	4.87	4.28	3.11	6.78	7.24	0.00	0.00	1.43	1.18	1.19	0.08	0.13
94.20	70.72	67.84	40.48	44.39	42.00	30.47	0.00	34.36	26.55	24.47	2.09	2.52
1.50	1.91	0.00	0.00	8.88	14.00	0.00	0.00	0.63	0.51	0.47	0.02	0.06
0.00	0.00	0.00	6.23	0.00	0.00	0.00	0.00	0.21	0.17	0.19	0.00	0.03
40.37	28.67	25.44	46.71	31.07	7.00	60.94	0.00	16.12	12.08	11.48	0.87	1.26
23.92	21.03	29.68	6.23	8.88	21.00	45.70	43.54	9.17	6.82	6.53	0.56	0.64
1.50	5.73	0.00	3.11	0.00	0.00	0.00	0.00	1.26	0.94	0.85	0.07	0.09
17.94	7.65	27.56	12.45	31.07	0.00	0.00	0.00	10.64	8.41	7.97	0.62	0.83
0.00	1.91	4.24	0.00	4.44	0.00	15.23	0.00	0.53	0.40	0.41	0.03	0.05
0.00	0.00	0.00	0.00	0.00	0.00	0.00	0.00	0.11	0.09	0.09	0.01	0.01
4.58	1.98	2.16	0.00	4.60	7.49	0.00	0.00	0.89	0.76	0.71	0.06	0.08
4.58	5.95	12.94	18.67	73.58	52.43	97.94	0.00	4.67	4.23	4.03	0.12	0.58
1.53	0.00	0.00	0.00	4.60	0.00	0.00	0.00	0.30	0.28	0.26	0.01	0.04
0.00	0.00	0.00	0.00	0.00	0.00	0.00	0.00	0.00	0.00	0.00	0.00	0.00
8.31	2.92	7.49	6.23	9.03	21.71	15.76	0.00	2.56	2.12	2.10	0.13	0.21
0.00	1.95	2.14	3.11	0.00	0.00	0.00	0.00	0.36	0.27	0.29	0.02	0.04
0.00	0.00	1.07	3.11	4.52	0.00	15.76	0.00	0.51	0.42	0.40	0.01	0.05
7.55	9.74	14.97	18.68	9.03	47.04	55.16	21.89	3.99	3.22	3.17	0.18	0.32
0.00	0.00	0.00	1.56	2.26	3.62	0.00	0.00	0.20	0.21	0.23	0.01	0.02
15.10	29.21	23.52	20.23	29.36	10.86	0.00	0.00	8.13	6.84	6.73	0.52	0.77
7.55	5.84	10.69	6.23	13.55	10.86	0.00	0.00	4.04	3.53	3.15	0.24	0.34
0.00	0.00	0.00	0.00	0.00	0.00	0.00	0.00	0.20	0.17	0.16	0.01	0.01
0.76	0.00	1.07	1.56	0.00	3.62	0.00	0.00	0.26	0.22	0.21	0.01	0.02
0.00	0.00	0.00	0.00	0.00	0.00	0.00	0.00	0.20	0.23	0.25	0.01	0.01
2.27	6.81	10.69	12.45	6.78	7.24	0.00	0.00	2.87	2.54	2.56	0.17	0.27
0.00	0.00	0.00	0.00	0.00	0.00	0.00	0.00	0.00	0.00	0.00	0.00	0.00
5.29	2.92	1.07	4.67	2.26	3.62	0.00	0.00	1.13	0.84	0.83	0.06	0.10
0.76	0.00	2.14	3.11	2.26	0.00	0.00	0.00	0.77	0.76	1.04	0.05	0.08
3.78	1.95	1.07	1.56	2.26	0.00	0.00	0.00	1.02	0.99	0.93	0.07	0.09
1.51	2.92	4.28	3.11	4.52	3.62	0.00	0.00	1.84	1.77	2.13	0.13	0.16
7.55	14.60	19.25	23.34	38.40	28.95	55.16	21.89	7.06	6.07	6.20	0.36	0.67
0.76	0.00	1.07	1.56	0.00	0.00	0.00	0.00	0.26	0.19	0.19	0.01	0.02
0.00	0.00	0.00	0.00	0.00	0.00	0.00	0.00	0.00	0.00	0.00	0.00	0.00
533.81	739.86	1162.33	1419.30	1811.49	1577.60	1316.00	831.87	316.08	256.15	255.54	15.78	31.93
530.04	736.94	1154.85	1411.52	1797.94	1555.89	1300.24	831.87	313.98	254.40	253.81	15.68	31.73

表 7-1-2 2015年甘肃省肿瘤登记地区男性恶性肿瘤发病主要指标（1/10万）

部位		病例数	构成(%)	年龄组										
				0-	1-	5-	10-	15-	20-	25-	30-	35-	40-	45-
唇	C00	4	0.11	0.00	0.00	0.00	0.00	0.00	0.00	0.00	0.00	0.00	0.00	0.00
舌	C01-C02	2	0.05	0.00	0.00	0.00	0.00	0.00	0.00	0.00	0.00	0.00	0.00	0.00
口	C03-C06	13	0.34	0.00	0.00	0.00	0.00	0.00	0.00	0.00	0.00	0.00	0.00	0.98
唾液腺	C07-C08	11	0.29	0.00	0.00	0.00	0.00	0.00	0.00	0.00	1.40	1.02	0.98	
扁桃体	C09	1	0.03	0.00	0.00	0.00	0.00	0.00	0.00	0.00	0.00	0.00	0.00	0.00
其他的口咽	C10	5	0.13	0.00	0.00	0.00	0.00	0.00	0.00	0.00	0.00	0.00	0.00	
鼻咽	C11	12	0.32	0.00	0.00	0.00	0.00	0.00	0.00	1.43	4.21	2.05	0.98	
喉咽	C12-C13	1	0.03	0.00	0.00	0.00	0.00	0.00	0.00	0.00	0.00	0.00	0.00	
咽,部位不明	C14	5	0.13	0.00	0.00	0.00	0.00	0.00	0.00	0.00	0.00	0.00	0.00	
食管	C15	548	14.40	0.00	0.00	0.00	0.00	1.39	1.16	1.15	0.00	0.00	4.09	18.56
胃	C16	1490	39.15	0.00	0.00	0.00	0.00	2.32	4.58	8.55	23.86	44.02	103.57	
小肠	C17	10	0.26	0.00	0.00	0.00	0.00	0.00	0.00	0.00	0.00	0.00	0.00	0.98
结肠	C18	75	1.97	0.00	0.00	0.00	0.00	0.00	0.00	0.00	0.00	1.40	6.14	5.86
直肠	C19-C20	146	3.84	11.01	0.00	0.00	0.00	0.00	0.00	0.00	2.85	2.81	10.24	8.79
肛门	C21	1	0.03	0.00	0.00	0.00	0.00	0.00	0.00	0.00	0.00	0.00	0.00	
肝脏	C22	435	11.43	0.00	0.00	0.00	0.00	0.00	1.16	5.73	1.43	18.25	26.62	58.62
胆囊及其他	C23-C24	43	1.13	0.00	0.00	0.00	0.00	0.00	0.00	0.00	0.00	0.00	2.05	2.93
胰腺	C25	70	1.84	0.00	0.00	0.00	0.00	0.00	0.00	1.15	2.85	1.40	4.09	5.86
鼻、鼻窦及其他	C30-C31	8	0.21	0.00	0.00	0.00	0.00	0.00	0.00	0.00	1.43	1.40	1.02	1.95
喉	C32	13	0.34	0.00	0.00	0.00	0.00	0.00	0.00	0.00	0.00	0.00	0.00	0.00
气管、支气管、肺	C33-C34	374	9.83	0.00	0.00	0.00	0.00	0.00	1.16	1.15	2.85	4.21	10.24	12.70
其他的胸腔器官	C37-C38	17	0.45	0.00	2.15	0.00	1.54	1.39	0.00	0.00	0.00	0.00	3.07	3.91
骨	C40-C41	43	1.13	0.00	0.00	4.63	0.00	0.00	0.00	2.29	0.00	4.21	1.02	6.84
皮肤的黑色素瘤	C43	1	0.03	0.00	0.00	0.00	0.00	0.00	0.00	0.00	0.00	0.00	1.02	0.00
其他的皮肤	C44	26	0.68	0.00	0.00	1.65	0.00	1.39	0.00	1.15	0.00	0.00	2.05	0.00
间皮瘤	C45	0	0.00	0.00	0.00	0.00	0.00	0.00	0.00	0.00	0.00	0.00	0.00	0.00
卡波西肉瘤	C46	0	0.00	0.00	0.00	0.00	0.00	0.00	0.00	0.00	0.00	0.00	0.00	0.00
周围神经、其他结缔组织、软组织	C47;C49	17	0.45	0.00	0.00	0.00	0.00	0.00	1.16	1.15	0.00	0.00	1.02	2.93
乳房	C50	–	–	–	–	–	–	–	–	–	–	–	–	–
外阴	C51	–	–	–	–	–	–	–	–	–	–	–	–	–
阴道	C52	–	–	–	–	–	–	–	–	–	–	–	–	–
子宫颈	C53	–	–	–	–	–	–	–	–	–	–	–	–	–
子宫体	C54	–	–	–	–	–	–	–	–	–	–	–	–	–
子宫,部位不明	C55	–	–	–	–	–	–	–	–	–	–	–	–	–
卵巢	C56	–	–	–	–	–	–	–	–	–	–	–	–	–
其他的女性生殖器	C57	–	–	–	–	–	–	–	–	–	–	–	–	–
胎盘	C58	–	–	–	–	–	–	–	–	–	–	–	–	–
阴茎	C60	9	0.24	0.00	0.00	0.00	0.00	0.00	0.00	0.00	0.00	1.40	1.02	0.00
前列腺	C61	47	1.23	0.00	0.00	0.00	0.00	0.00	0.00	0.00	0.00	1.40	1.02	0.00
睾丸	C62	3	0.08	0.00	0.00	0.00	0.00	0.00	0.00	1.15	0.00	0.00	0.00	0.00
其他的男性生殖器	C63	0	0.00	0.00	0.00	0.00	0.00	0.00	0.00	0.00	0.00	0.00	0.00	0.00
肾	C64	34	0.89	0.00	2.15	1.65	0.00	1.39	0.00	0.00	0.00	1.40	0.00	1.95
肾盂	C65	4	0.11	0.00	0.00	0.00	0.00	0.00	0.00	0.00	0.00	0.00	0.00	0.00
输尿管	C66	3	0.08	0.00	0.00	0.00	0.00	0.00	0.00	0.00	0.00	0.00	0.00	0.00
膀胱	C67	64	1.68	0.00	0.00	0.00	0.00	0.00	0.00	0.00	0.00	0.00	2.05	2.93
其他的泌尿器官	C68	3	0.08	0.00	0.00	0.00	0.00	0.00	0.00	0.00	0.00	0.00	0.00	0.00
眼	C69	2	0.05	0.00	2.15	0.00	1.54	0.00	0.00	0.00	0.00	0.00	0.00	0.00
脑、神经系统	C70-C72	86	2.26	0.00	0.00	3.30	1.54	6.97	0.00	2.29	2.85	7.02	4.09	10.75
甲状腺	C73	24	0.63	0.00	0.00	0.00	1.54	0.00	1.16	1.15	1.43	2.81	1.02	0.98
肾上腺	C74	1	0.03	0.00	0.00	0.00	0.00	0.00	0.00	0.00	0.00	0.00	0.00	0.98
其他的内分泌腺	C75	2	0.05	0.00	0.00	0.00	0.00	0.00	0.00	0.00	0.00	0.00	0.00	0.00
霍奇金病	C81	2	0.05	0.00	2.15	0.00	0.00	0.00	0.00	1.15	0.00	0.00	0.00	0.00
非霍奇金淋巴瘤	C82-C85;C96	36	0.95	0.00	2.15	1.65	6.17	0.00	0.00	3.44	0.00	2.81	2.05	3.91
免疫增生性疾病	C88	0	0.00	0.00	0.00	0.00	0.00	0.00	0.00	0.00	0.00	0.00	0.00	0.00
多发性骨髓瘤	C90	10	0.26	0.00	0.00	0.00	0.00	0.00	0.00	0.00	0.00	0.00	2.05	0.00
淋巴样白血病	C91	8	0.21	0.00	4.30	1.65	0.00	0.00	0.00	1.15	0.00	0.00	0.00	0.98
髓样白血病	C92-C94	10	0.26	0.00	0.00	0.00	0.00	6.17	0.00	2.29	0.00	0.00	0.00	0.98
白血病,未特指	C95	17	0.45	0.00	6.45	0.00	0.00	1.39	1.16	3.44	0.00	1.40	1.02	0.00
其他的或未指明部位的	O&U	68	1.79	11.01	4.30	1.65	1.54	2.79	0.00	1.15	2.85	2.81	6.14	1.95
骨髓增殖性疾病	MPD	2	0.05	0.00	0.00	0.00	0.00	0.00	0.00	0.00	0.00	0.00	0.00	0.00
骨髓增生异常综合征	MDS	0	0.00	0.00	0.00	0.00	0.00	0.00	0.00	0.00	0.00	0.00	0.00	0.00
合计	ALL	3806	100.00	22.02	25.80	11.57	24.67	16.73	9.26	35.51	28.52	82.81	139.23	261.85
所有部位除外 C44	ALLbutC44	3780	99.32	22.02	25.80	9.91	24.67	15.34	9.26	34.37	28.52	82.81	137.18	261.85

续表 7-1-2

年龄组								粗率(1/10万)	中调率(1/10万)	世调率(1/10万)	累积率(%)	
50-	55-	60-	65-	70-	75-	80-	85-				0-64	0-74
1.53	1.98	0.00	0.00	9.20	0.00	0.00	0.00	0.40	0.34	0.34	0.02	0.06
0.00	0.00	2.16	0.00	4.60	0.00	0.00	0.00	0.20	0.17	0.18	0.01	0.03
1.53	3.97	6.47	6.22	13.80	7.49	0.00	0.00	1.29	1.06	1.09	0.06	0.16
0.00	0.00	4.31	9.33	4.60	7.49	16.32	0.00	1.09	0.96	0.91	0.04	0.11
0.00	0.00	0.00	0.00	4.60	0.00	0.00	0.00	0.10	0.09	0.09	0.01	0.02
0.00	1.98	0.00	0.00	9.20	14.98	0.00	0.00	0.50	0.46	0.41	0.01	0.06
0.00	0.00	4.31	3.11	9.20	0.00	0.00	0.00	1.19	1.14	0.97	0.06	0.13
0.00	1.98	0.00	0.00	0.00	0.00	0.00	0.00	0.10	0.07	0.08	0.01	0.01
0.00	0.00	4.31	6.22	0.00	0.00	16.32	0.00	0.50	0.42	0.44	0.02	0.05
45.76	138.87	306.36	283.13	487.49	456.86	277.51	220.17	54.49	45.96	47.07	2.59	6.44
256.24	430.50	677.45	805.82	928.99	786.40	620.31	396.30	148.16	122.46	124.18	7.76	16.43
3.05	3.97	6.47	0.00	4.60	0.00	0.00	44.03	0.99	0.82	0.94	0.07	0.10
7.63	21.82	30.20	40.45	55.19	37.45	0.00	88.07	7.46	6.18	6.40	0.37	0.84
25.93	37.69	45.31	49.78	105.78	134.81	114.27	44.03	14.52	12.34	12.06	0.68	1.45
0.00	0.00	0.00	3.11	0.00	0.00	0.00	0.00	0.10	0.09	0.09	0.00	0.02
89.99	113.08	151.02	174.23	252.94	149.79	179.56	44.03	43.25	35.33	34.81	2.33	4.47
10.68	17.86	12.94	21.78	0.00	29.96	65.30	44.03	4.28	3.54	3.56	0.23	0.34
13.73	17.86	32.36	15.56	36.79	22.47	114.27	0.00	6.96	5.86	5.64	0.40	0.66
0.00	0.00	4.31	3.11	0.00	0.00	0.00	0.00	0.80	0.70	0.61	0.05	0.07
4.58	1.98	8.63	3.11	9.20	14.98	0.00	0.00	1.29	1.07	1.08	0.08	0.14
65.59	75.39	140.24	261.35	298.93	277.11	146.91	132.10	37.19	31.65	31.87	1.57	4.37
1.53	5.95	2.16	6.22	0.00	0.00	0.00	0.00	1.69	1.39	1.49	0.11	0.14
6.10	11.90	8.63	15.56	18.40	22.47	16.32	0.00	4.28	3.84	3.59	0.23	0.40
0.00	0.00	0.00	0.00	0.00	0.00	0.00	0.00	0.10	0.07	0.06	0.01	0.01
4.58	5.95	10.79	9.33	13.80	14.98	32.65	0.00	2.59	2.24	2.27	0.14	0.25
0.00	0.00	0.00	0.00	0.00	0.00	0.00	0.00	0.00	0.00	0.00	0.00	0.00
1.53	5.95	8.63	3.11	0.00	14.98	0.00	0.00	1.69	1.33	1.32	0.11	0.13
—	—	—	—	—	—	—	—	—	—	—	—	—
—	—	—	—	—	—	—	—	—	—	—	—	—
—	—	—	—	—	—	—	—	—	—	—	—	—
—	—	—	—	—	—	—	—	—	—	—	—	—
—	—	—	—	—	—	—	—	—	—	—	—	—
—	—	—	—	—	—	—	—	—	—	—	—	—
4.58	1.98	2.16	0.00	4.60	7.49	0.00	0.00	0.89	0.76	0.71	0.06	0.08
4.58	5.95	12.94	18.67	73.58	52.43	97.94	0.00	4.67	4.23	4.03	0.12	0.58
1.53	0.00	0.00	0.00	4.60	0.00	0.00	0.00	0.30	0.28	0.26	0.01	0.04
0.00	0.00	0.00	0.00	0.00	0.00	0.00	0.00	0.00	0.00	0.00	0.00	0.00
13.73	3.97	10.79	9.33	13.80	29.96	32.65	0.00	3.38	2.94	3.00	0.18	0.30
0.00	1.98	4.31	3.11	0.00	0.00	0.00	0.00	0.40	0.31	0.35	0.03	0.05
0.00	0.00	0.00	3.11	4.60	0.00	16.32	0.00	0.30	0.29	0.27	0.00	0.04
12.20	13.89	25.89	28.00	13.80	89.87	114.27	44.03	6.36	5.44	5.31	0.28	0.49
0.00	0.00	0.00	3.11	4.60	7.49	0.00	0.00	0.30	0.28	0.26	0.02	0.02
18.30	23.81	30.20	24.89	32.19	7.49	0.00	0.00	8.55	7.40	7.30	0.56	0.84
6.10	3.97	6.47	3.11	18.40	14.98	0.00	0.00	2.39	2.21	2.03	0.13	0.24
0.00	0.00	0.00	0.00	0.00	0.00	0.00	0.00	0.10	0.07	0.06	0.00	0.00
1.53	0.00	0.00	3.11	0.00	0.00	0.00	0.00	0.20	0.16	0.17	0.01	0.02
0.00	0.00	0.00	0.00	0.00	0.00	0.00	0.00	0.20	0.21	0.31	0.01	0.01
4.58	7.94	17.26	6.22	4.60	7.49	0.00	0.00	3.58	3.29	3.33	0.26	0.31
0.00	0.00	0.00	0.00	0.00	0.00	0.00	0.00	0.99	0.00	0.00	0.04	0.10
4.58	0.00	2.16	6.22	4.60	7.49	0.00	0.00	0.80	0.75	1.02	0.05	0.09
0.00	0.00	2.16	3.11	4.60	0.00	0.00	0.00	0.99	1.14	1.05	0.07	0.08
3.05	3.97	2.16	0.00	4.60	7.49	0.00	0.00	1.69	1.59	1.85	0.11	0.14
12.20	13.89	12.94	24.89	45.99	37.45	48.97	44.03	6.76	6.14	6.31	0.33	0.68
1.53	0.00	2.16	0.00	0.00	0.00	0.00	0.00	0.20	0.15	0.16	0.02	0.02
0.00	0.00	0.00	0.00	0.00	0.00	0.00	0.00	0.00	0.00	0.00	0.00	0.00
628.40	984.01	1598.71	1860.55	2501.84	2261.83	1909.89	1100.84	378.44	318.27	320.49	19.23	41.04
623.83	978.06	1587.92	1851.22	2488.04	2246.85	1877.24	1100.84	375.86	316.03	318.21	19.09	40.79

表 7-1-3 2015年甘肃省肿瘤登记地区女性恶性肿瘤发病主要指标(1/10万)

部位		病例数	构成(%)	年龄组										
				0-	1-	5-	10-	15-	20-	25-	30-	35-	40-	45-
唇	C00	4	0.17	0.00	0.00	0.00	0.00	0.00	0.00	0.00	0.00	0.00	0.00	0.00
舌	C01-C02	5	0.21	0.00	0.00	0.00	0.00	0.00	0.00	1.12	0.00	0.00	0.00	0.00
口	C03-C06	4	0.17	0.00	0.00	0.00	0.00	0.00	0.00	1.54	0.00	1.07	0.00
唾液腺	C07-C08	4	0.17	0.00	0.00	0.00	0.00	0.00	0.00	0.00	0.00	0.00	0.00	0.00
扁桃体	C09	0	0.00	0.00	0.00	0.00	0.00	0.00	0.00	0.00	0.00	0.00	0.00	0.00
其他的口咽	C10	1	0.04	0.00	0.00	0.00	0.00	0.00	0.00	0.00	0.00	0.00	0.00	0.00
鼻咽	C11	16	0.67	0.00	0.00	0.00	0.00	0.00	0.00	1.12	1.54	1.52	3.22	0.00
喉咽	C12-C13	2	0.08	0.00	0.00	0.00	0.00	0.00	0.00	0.00	0.00	0.00	0.00	0.00
咽,部位不明	C14	3	0.13	0.00	0.00	1.98	0.00	0.00	0.00	1.12	0.00	0.00	0.00	0.00
食管	C15	192	8.09	13.15	0.00	0.00	0.00	0.00	0.00	0.00	0.00	0.00	1.07	4.87
胃	C16	414	17.45	0.00	0.00	0.00	0.00	0.00	0.00	1.12	9.22	6.07	15.04	31.16
小肠	C17	12	0.51	0.00	0.00	0.00	0.00	0.00	0.00	0.00	0.00	0.00	0.00	0.97
结肠	C18	51	2.15	0.00	0.00	0.00	0.00	0.00	0.00	3.07	0.00	9.67	5.84
直肠	C19-C20	114	4.81	0.00	0.00	0.00	0.00	0.00	0.00	0.00	0.00	0.00	5.37	4.87
肛门	C21	4	0.17	0.00	0.00	0.00	0.00	0.00	0.00	0.00	0.00	0.00	0.00	0.00
肝脏	C22	175	7.38	0.00	0.00	0.00	0.00	1.73	3.50	2.23	3.07	4.55	11.81	21.42
胆囊及其他	C23-C24	52	2.19	0.00	0.00	0.00	0.00	0.00	0.00	0.00	0.00	0.00	1.07	2.92
胰腺	C25	38	1.60	0.00	0.00	0.00	0.00	0.00	0.00	0.00	0.00	2.15	1.95
鼻、鼻窦及其他	C30-C31	8	0.34	0.00	0.00	0.00	0.00	0.00	0.00	0.00	0.00	0.00	3.22	0.00
喉	C32	1	0.04	0.00	0.00	0.00	0.00	0.00	0.00	0.00	0.00	0.00	0.00	0.00
气管、支气管、肺	C33-C34	180	7.59	0.00	0.00	0.00	0.00	0.00	0.00	1.54	7.58	8.59	18.50
其他的胸腔器官	C37-C38	16	0.67	0.00	0.00	0.00	0.00	3.45	0.00	0.00	1.52	1.07	0.97
骨	C40-C41	30	1.26	0.00	0.00	2.06	6.90	0.00	1.12	3.07	3.03	1.07	4.87
皮肤的黑色素瘤	C43	6	0.25	0.00	2.64	0.00	0.00	0.00	2.23	0.00	0.00	0.00	0.00
其他的皮肤	C44	15	0.63	0.00	0.00	0.00	0.00	0.00	0.00	0.00	0.00	0.00	1.95
间皮瘤	C45	2	0.08	0.00	0.00	0.00	0.00	0.00	0.00	0.00	0.00	0.00	0.00
卡波西肉瘤	C46	0	0.00	0.00	0.00	0.00	0.00	0.00	0.00	0.00	0.00	0.00	0.00
周围神经、其他结缔组织、软组织	C47;C49	11	0.46	13.15	0.00	0.00	0.00	0.00	0.00	1.54	1.52	0.00	0.97
乳房	C50	326	13.74	13.15	0.00	0.00	1.73	3.50	7.81	19.97	30.34	54.78	65.24
外阴	C51	6	0.25	0.00	0.00	0.00	0.00	0.00	0.00	0.00	0.00	0.00	0.00
阴道	C52	2	0.08	0.00	0.00	0.00	0.00	0.00	0.00	0.00	0.00	0.00	0.00
子宫颈	C53	153	6.45	13.15	0.00	0.00	0.00	0.00	1.12	4.61	9.10	29.00	33.11
子宫体	C54	87	3.67	0.00	0.00	0.00	0.00	0.00	2.23	3.07	3.03	8.59	20.45
子宫,部位不明	C55	12	0.51	0.00	0.00	0.00	0.00	0.00	0.00	1.54	0.00	2.15	3.90
卵巢	C56	101	4.26	0.00	2.64	0.00	2.06	3.45	2.33	5.58	6.14	4.55	22.55	21.42
其他的女性生殖器	C57	5	0.21	0.00	0.00	0.00	0.00	0.00	0.00	0.00	0.00	0.00	0.00
胎盘	C58	1	0.04	0.00	0.00	0.00	0.00	0.00	1.17	0.00	0.00	0.00	0.00
阴茎	C60	-	-	-	-	-	-	-	-	-	-	-	-	-
前列腺	C61	-	-	-	-	-	-	-	-	-	-	-	-	-
睾丸	C62	-	-	-	-	-	-	-	-	-	-	-	-	-
其他的男性生殖器	C63	-	-	-	-	-	-	-	-	-	-	-	-	-
肾	C64	16	0.67	0.00	0.00	0.00	0.00	0.00	0.00	1.54	0.00	2.15	3.90
肾盂	C65	3	0.13	0.00	0.00	0.00	0.00	0.00	0.00	0.00	0.00	0.00	0.97
输尿管	C66	7	0.30	0.00	0.00	0.00	0.00	0.00	0.00	0.00	0.00	2.15	0.97
膀胱	C67	14	0.59	0.00	0.00	0.00	0.00	0.00	0.00	0.00	0.00	0.00	1.95
其他的泌尿器官	C68	1	0.04	0.00	0.00	0.00	0.00	0.00	0.00	1.54	0.00	0.00	0.00
眼	C69	1	0.04	0.00	0.00	0.00	0.00	0.00	0.00	0.00	0.00	1.07	0.00
脑、神经系统	C70-C72	73	3.08	0.00	0.00	1.98	2.06	3.45	2.33	3.35	0.00	7.58	3.22	8.76
甲状腺	C73	55	2.32	0.00	0.00	0.00	0.00	0.00	0.00	7.81	7.68	4.55	6.44	10.71
肾上腺	C74	3	0.13	0.00	0.00	0.00	0.00	1.73	0.00	0.00	0.00	1.07	0.97
其他的内分泌腺	C75	3	0.13	0.00	0.00	0.00	0.00	0.00	0.00	1.12	0.00	0.00	0.00
霍奇金病	C81	2	0.08	0.00	0.00	0.00	0.00	1.17	0.00	1.54	0.00	0.00	0.00
非霍奇金淋巴瘤	C82-C85;C96	20	0.84	0.00	0.00	0.00	0.00	1.73	0.00	0.00	1.52	3.22	0.97
免疫增生性疾病	C88	0	0.00	0.00	0.00	0.00	0.00	0.00	0.00	0.00	0.00	0.00	0.00
多发性骨髓瘤	C90	12	0.51	0.00	0.00	0.00	0.00	0.00	0.00	0.00	0.00	3.22	0.97
淋巴样白血病	C91	7	0.30	0.00	5.28	1.98	0.00	0.00	0.00	1.54	0.00	0.00	0.00
髓样白血病	C92-C94	10	0.42	0.00	0.00	0.00	0.00	0.00	0.00	0.00	0.00	0.00	2.92
白血病,未特指	C95	19	0.80	0.00	10.57	0.00	2.06	1.73	0.00	2.23	1.54	1.52	1.07	0.97
其他的或未指明部位的	O&U	70	2.95	0.00	5.28	1.98	2.06	0.00	2.33	1.12	3.07	1.52	7.52	9.74
骨髓增殖性疾病	MPD	3	0.13	0.00	0.00	0.00	0.00	0.00	0.00	0.00	0.00	2.15	0.00
骨髓增生异常综合征	MDS	0	0.00	0.00	0.00	0.00	0.00	0.00	0.00	0.00	0.00	0.00	0.00
合计	ALL	2372	100.00	52.60	26.42	7.91	10.30	25.88	16.33	42.38	78.34	89.50	214.81	290.18
所有部位除外C44	ALLbutC44	2357	99.37	52.60	26.42	7.91	10.30	25.88	16.33	42.38	78.34	89.50	214.81	288.23

续表 7-1-3

年龄组								粗率	中调率	世调率	累积率(%)	
50-	55-	60-	65-	70-	75-	80-	85-	(1/10万)	(1/10万)	(1/10万)	0-64	0-74
0.00	0.00	2.12	0.00	4.44	7.00	15.23	0.00	0.42	0.35	0.32	0.01	0.03
1.50	3.82	0.00	0.00	0.00	7.00	0.00	0.00	0.53	0.41	0.39	0.03	0.03
2.99	0.00	0.00	0.00	0.00	0.00	0.00	0.00	0.42	0.38	0.31	0.03	0.03
1.50	0.00	6.36	0.00	0.00	0.00	0.00	0.00	0.42	0.29	0.33	0.04	0.04
0.00	0.00	0.00	0.00	0.00	0.00	0.00	0.00	0.00	0.00	0.00	0.00	0.00
0.00	0.00	0.00	0.00	4.44	0.00	0.00	0.00	0.11	0.09	0.09	0.00	0.02
1.50	1.91	6.36	9.34	8.88	0.00	0.00	0.00	1.69	1.41	1.33	0.09	0.18
0.00	1.91	0.00	3.11	0.00	0.00	0.00	0.00	0.21	0.16	0.17	0.01	0.03
0.00	0.00	2.12	0.00	0.00	0.00	0.00	0.00	0.32	0.32	0.37	0.03	0.03
13.46	24.85	97.52	133.89	199.74	140.01	60.94	217.68	20.23	16.16	16.99	0.72	2.39
73.26	114.69	144.16	270.89	248.57	175.01	121.88	174.14	43.63	33.85	34.12	1.97	4.57
1.50	0.00	6.36	3.11	4.44	35.00	0.00	0.00	1.26	0.98	0.92	0.04	0.08
4.49	3.82	14.84	31.14	22.19	35.00	15.23	43.54	5.37	4.23	4.11	0.21	0.48
20.93	26.76	46.64	65.39	97.65	49.00	45.70	43.54	12.01	9.22	9.45	0.52	1.34
0.00	1.91	0.00	4.44	0.00	0.00	15.23	0.00	0.42	0.33	0.30	0.01	0.04
23.92	34.41	57.24	102.75	102.09	70.00	60.94	0.00	18.44	14.27	14.06	0.82	1.84
13.46	11.47	10.60	31.14	44.39	42.00	30.47	0.00	5.48	4.26	4.19	0.20	0.58
8.97	5.73	8.48	18.68	31.07	28.00	60.94	0.00	4.00	3.14	3.03	0.14	0.39
1.50	3.82	2.12	0.00	4.44	0.00	0.00	0.00	0.84	0.59	0.59	0.05	0.08
1.50	0.00	0.00	0.00	0.00	0.00	0.00	0.00	0.11	0.08	0.07	0.01	0.01
34.39	36.32	65.72	74.73	97.65	140.01	106.64	43.54	18.97	14.69	14.32	0.86	1.73
1.50	7.65	6.36	3.11	8.88	0.00	0.00	0.00	1.69	1.40	1.43	0.11	0.17
1.50	3.82	10.60	3.11	8.88	21.00	0.00	0.00	3.16	2.99	2.75	0.19	0.25
4.49	0.00	0.00	0.00	0.00	0.00	0.00	0.00	0.63	0.56	0.67	0.04	0.04
2.99	0.00	4.24	6.23	13.32	28.00	0.00	0.00	1.58	1.24	1.17	0.05	0.14
0.00	0.00	2.12	3.11	0.00	0.00	0.00	0.00	0.21	0.16	0.18	0.01	0.03
1.50	3.82	0.00	3.11	13.32	0.00	0.00	0.00	1.16	1.06	1.09	0.06	0.14
94.20	70.72	67.84	40.48	44.39	42.00	30.47	0.00	34.36	26.55	24.47	2.09	2.52
1.50	1.91	0.00	0.00	8.88	14.00	0.00	0.00	0.63	0.51	0.47	0.02	0.06
0.00	0.00	0.00	6.23	0.00	0.00	0.00	0.00	0.21	0.17	0.19	0.00	0.03
40.37	28.67	25.44	46.71	31.07	7.00	60.94	0.00	16.12	12.08	11.48	0.87	1.26
23.92	21.03	29.68	6.23	8.88	21.00	45.70	43.54	9.17	6.82	6.53	0.56	0.64
1.50	5.73	0.00	3.11	0.00	0.00	0.00	0.00	1.26	0.94	0.85	0.07	0.09
17.94	7.65	27.56	12.45	31.07	0.00	0.00	0.00	10.64	8.41	7.97	0.62	0.83
0.00	1.91	4.24	0.00	4.44	0.00	15.23	0.00	0.53	0.40	0.41	0.03	0.05
0.00	0.00	0.00	0.00	0.00	0.00	0.00	0.00	0.11	0.09	0.09	0.01	0.01
–	–	–	–	–	–	–	–	–	–	–	–	–
–	–	–	–	–	–	–	–	–	–	–	–	–
–	–	–	–	–	–	–	–	–	–	–	–	–
2.99	1.91	4.24	3.11	4.44	14.00	0.00	0.00	1.69	1.29	1.17	0.08	0.12
0.00	1.91	0.00	3.11	0.00	0.00	0.00	0.00	0.32	0.23	0.23	0.01	0.03
0.00	0.00	2.12	3.11	4.44	0.00	15.23	0.00	0.74	0.56	0.53	0.03	0.06
2.99	5.73	4.24	9.34	4.44	7.00	0.00	0.00	1.48	1.09	1.10	0.07	0.14
0.00	0.00	0.00	0.00	0.00	0.00	0.00	0.00	0.11	0.16	0.09	0.01	0.01
0.00	0.00	0.00	0.00	0.00	0.00	0.00	0.00	0.11	0.07	0.06	0.01	0.01
11.96	34.41	16.96	15.57	26.63	14.00	0.00	0.00	7.69	6.24	6.11	0.48	0.69
8.97	7.65	14.84	9.34	8.88	7.00	0.00	0.00	5.80	4.86	4.26	0.34	0.43
0.00	0.00	0.00	0.00	0.00	0.00	0.00	0.00	0.32	0.28	0.28	0.02	0.02
0.00	0.00	2.12	0.00	0.00	7.00	0.00	0.00	0.32	0.27	0.24	0.02	0.02
0.00	0.00	0.00	0.00	0.00	0.00	0.00	0.00	0.21	0.25	0.19	0.01	0.01
0.00	5.73	4.24	18.68	8.88	7.00	0.00	0.00	2.11	1.71	1.71	0.09	0.22
0.00	0.00	0.00	0.00	0.00	0.00	0.00	0.00	0.00	0.00	0.00	0.00	0.00
5.98	5.73	0.00	3.11	0.00	140.00	60.00	0.00	1.26	0.88	0.87	0.08	0.10
1.50	0.00	2.12	3.11	0.00	0.00	0.00	0.00	0.74	0.78	1.07	0.06	0.07
7.48	0.00	2.12	0.00	4.44	0.00	0.00	0.00	1.05	0.74	0.72	0.06	0.08
0.00	1.91	6.36	6.23	4.44	0.00	0.00	0.00	2.00	2.03	2.49	0.14	0.19
2.99	15.29	25.44	21.80	31.07	21.00	60.94	0.00	7.38	5.98	6.07	0.39	0.65
0.00	0.00	0.00	3.11	0.00	0.00	0.00	0.00	0.32	0.23	0.22	0.01	0.03
0.00	0.00	0.00	0.00	0.00	0.00	0.00	0.00	0.00	0.00	0.00	0.00	0.00
441.08	504.63	733.53	977.71	1145.19	938.05	761.73	565.96	249.98	196.23	192.65	12.43	23.04
438.09	504.63	729.29	971.48	1131.87	910.05	761.73	565.96	248.40	194.99	191.48	12.38	22.90

表7-1-4 2015年甘肃省城市肿瘤登记地区合计恶性肿瘤发病主要指标(1/10万)

部位		病例数	构成(%)	年龄组										
				0-	1-	5-	10-	15-	20-	25-	30-	35-	40-	45-
唇	C00	5	0.10	0.00	0.00	0.00	0.00	0.00	0.00	0.00	0.00	0.00	0.00	0.00
舌	C01-C02	6	0.12	0.00	0.00	0.00	0.00	0.00	0.00	0.68	0.00	0.00	0.00	0.00
口	C03-C06	14	0.27	0.00	0.00	0.00	0.00	0.00	0.00	0.00	0.00	0.00	0.64	0.00
唾液腺	C07-C08	9	0.17	0.00	0.00	0.00	0.00	0.00	0.00	0.00	0.00	0.00	0.64	0.56
扁桃体	C09	1	0.02	0.00	0.00	0.00	0.00	0.00	0.00	0.00	0.00	0.00	0.00	0.00
其他的口咽	C10	6	0.12	0.00	0.00	0.00	0.00	0.00	0.00	0.00	0.00	0.00	0.00	0.00
鼻咽	C11	26	0.50	0.00	0.00	0.00	0.00	0.00	0.00	0.68	1.85	3.82	3.18	0.00
喉咽	C12-C13	3	0.06	0.00	0.00	0.00	0.00	0.00	0.00	0.00	0.00	0.00	0.00	0.00
咽,部位不明	C14	8	0.16	0.00	0.00	1.18	0.00	0.00	0.00	0.68	0.00	0.00	0.00	0.00
食管	C15	680	13.19	8.14	0.00	0.00	0.00	1.07	0.70	0.68	0.00	0.00	2.54	11.25
胃	C16	1685	32.68	0.00	0.00	0.00	0.00	0.00	1.39	3.40	7.40	17.21	30.53	68.06
小肠	C17	18	0.35	0.00	0.00	0.00	0.00	0.00	0.00	0.00	0.00	0.00	0.00	1.13
结肠	C18	111	2.15	0.00	0.00	0.00	0.00	0.00	0.00	0.00	0.00	0.00	8.90	6.19
直肠	C19-C20	209	4.05	8.14	0.00	0.00	0.00	0.00	0.00	0.00	0.00	1.91	5.72	6.75
肛门	C21	5	0.10	0.00	0.00	0.00	0.00	0.00	0.00	0.00	0.00	0.00	0.00	0.56
肝脏	C22	455	8.82	0.00	0.00	0.00	0.00	1.07	0.70	4.08	1.85	9.56	14.63	29.25
胆囊及其他	C23-C24	78	1.51	0.00	0.00	0.00	0.00	0.00	0.00	0.00	0.00	0.00	1.27	1.13
胰腺	C25	74	1.44	0.00	0.00	0.00	0.00	0.00	0.00	0.68	1.85	0.96	3.18	3.38
鼻、鼻窦及其他	C30-C31	12	0.23	0.00	0.00	0.00	0.00	0.00	0.00	0.92	0.00	0.00	2.54	0.56
喉	C32	11	0.21	0.00	0.00	0.00	0.00	0.00	0.00	0.00	0.00	0.00	0.00	0.00
气管、支气管、肺	C33-C34	442	8.57	0.00	0.00	0.00	0.00	0.00	0.70	0.00	2.77	6.69	7.63	14.06
其他的胸腔器官	C37-C38	27	0.52	0.00	1.54	0.00	0.00	3.21	0.00	0.00	0.00	0.00	1.91	2.81
骨	C40-C41	58	1.12	0.00	0.00	3.69	2.14	0.00	1.36	1.85	3.82	0.64	5.63
皮肤的黑色素瘤	C43	6	0.12	0.00	1.54	0.00	0.00	0.00	1.36	0.00	0.00	0.64	0.00
其他的皮肤	C44	35	0.68	0.00	0.00	1.18	0.00	1.07	0.00	0.68	0.00	0.00	1.27	0.56
间皮瘤	C45	2	0.04	0.00	0.00	0.00	0.00	0.00	0.00	0.00	0.00	0.00	0.00	0.00
卡波西肉瘤	C46	0	0.00	0.00	0.00	0.00	0.00	0.00	0.00	0.00	0.00	0.00	0.00	0.00
周围神经、其他结缔组织、软组织	C47;C49	21	0.41	8.14	0.00	0.00	0.00	0.00	0.68	0.92	0.00	0.00	1.69
乳房	C50	265	13.62	17.86	0.00	0.00	0.00	0.00	4.20	2.67	23.11	34.17	53.61	64.89
外阴	C51	5	0.26	0.00	0.00	0.00	0.00	0.00	0.00	0.00	0.00	0.00	0.00	0.00
阴道	C52	2	0.10	0.00	0.00	0.00	0.00	0.00	0.00	0.00	0.00	0.00	0.00	0.00
子宫颈	C53	113	5.81	17.86	0.00	0.00	0.00	0.00	1.34	3.85	6.03	26.15	29.09
子宫体	C54	67	3.44	0.00	0.00	0.00	0.00	0.00	2.67	1.93	2.01	5.23	17.90
子宫,部位不明	C55	6	0.31	0.00	0.00	0.00	0.00	0.00	0.00	1.93	0.00	1.31	2.24
卵巢	C56	79	4.06	0.00	3.43	0.00	0.00	0.00	1.40	2.67	7.70	4.02	20.92	20.14
其他的女性生殖器	C57	4	0.21	0.00	0.00	0.00	0.00	0.00	0.00	0.00	0.00	0.00	0.00
胎盘	C58	1	0.05	0.00	0.00	0.00	0.00	0.00	1.40	0.00	0.00	0.00	0.00
阴茎	C60	7	0.22	0.00	0.00	0.00	0.00	0.00	0.00	0.00	0.00	1.82	0.00	0.00
前列腺	C61	34	1.06	0.00	0.00	0.00	0.00	0.00	0.00	0.00	0.00	0.00	0.00	0.00
睾丸	C62	2	0.06	0.00	0.00	0.00	0.00	0.00	0.00	0.00	0.00	0.00	0.00	0.00
其他的男性生殖器	C63	0	0.00	0.00	0.00	0.00	0.00	0.00	0.00	0.00	0.00	0.00	0.00	0.00
肾	C64	40	0.78	0.00	1.54	1.18	0.00	0.00	0.00	0.92	0.96	0.64	3.38
肾盂	C65	6	0.12	0.00	0.00	0.00	0.00	0.00	0.00	0.00	0.00	0.00	0.00	0.00
输尿管	C66	10	0.19	0.00	0.00	0.00	0.00	0.00	0.00	0.00	0.00	0.00	1.27	0.56
膀胱	C67	69	1.34	0.00	0.00	0.00	0.00	0.00	0.00	0.00	0.00	0.00	1.27	2.25
其他的泌尿器官	C68	3	0.06	0.00	0.00	0.00	0.00	0.00	0.00	0.00	0.92	0.00	0.00	0.00
眼	C69	2	0.04	0.00	1.54	0.00	1.23	0.00	0.00	0.00	0.00	0.00	0.00	0.00
脑、神经系统	C70-C72	117	2.27	0.00	0.00	2.37	1.23	6.43	1.39	2.04	1.85	5.74	2.54	7.88
甲状腺	C73	60	1.16	0.00	0.00	0.00	0.00	0.00	0.70	4.76	2.77	3.82	3.18	4.50
肾上腺	C74	2	0.04	0.00	0.00	0.00	0.00	0.00	0.00	0.00	0.00	0.00	0.64	0.56
其他的内分泌腺	C75	4	0.08	0.00	0.00	0.00	0.00	0.00	0.00	0.68	0.00	0.00	0.00	0.00
霍奇金病	C81	3	0.06	0.00	1.54	0.00	0.00	0.00	0.00	0.68	0.92	0.00	0.00	0.00
非霍奇金淋巴瘤	C82-C85;C96	51	0.99	0.00	1.54	1.18	4.92	1.07	0.00	2.04	0.00	2.87	3.18	1.69
免疫增生性疾病	C88	0	0.00	0.00	0.00	0.00	0.00	0.00	0.00	0.00	0.00	0.00	0.00	0.00
多发性骨髓瘤	C90	21	0.41	0.00	0.00	0.00	0.00	0.00	0.00	0.00	0.00	0.00	3.18	0.56
淋巴样白血病	C91	12	0.23	0.00	4.62	2.37	0.00	0.00	0.00	0.68	0.00	0.00	0.00	0.56
髓样白血病	C92-C94	19	0.37	0.00	0.00	0.00	4.92	0.00	0.00	1.36	0.00	0.00	0.00	2.25
白血病,未特指	C95	29	0.56	0.00	9.24	0.00	0.00	2.14	0.00	2.72	0.92	1.91	1.27	0.00
其他的或未指明部位的	O&U	111	2.15	8.14	6.16	2.37	1.23	0.00	0.70	0.68	2.77	1.91	7.00	5.63
骨髓增殖性疾病	MPD	5	0.10	0.00	0.00	0.00	0.00	0.00	0.00	0.00	0.00	0.00	1.27	0.00
骨髓增生异常综合征	MDS	0	0.00	0.00	0.00	0.00	0.00	0.00	0.00	0.00	0.00	0.00	0.00	0.00
合计	ALL	5156	100.00	48.86	30.82	11.84	17.20	18.21	9.74	35.39	49.02	84.12	163.46	250.88
所有部位除外C44	ALLbutC44	5121	99.32	48.86	30.82	10.65	17.20	17.13	9.74	34.71	49.02	84.12	162.18	250.32

续表 7-1-4

年龄组								粗率	中调率	世调率	累积率（%）	
50-	55-	60-	65-	70-	75-	80-	85-	（1/10万）	（1/10万）	（1/10万）	0-64	0-74
0.00	1.18	1.27	0.00	2.67	4.24	8.90	0.00	0.32	0.25	0.24	0.01	0.03
0.90	2.36	1.27	0.00	2.67	0.00	0.00	0.00	0.38	0.30	0.30	0.03	0.04
1.79	2.36	3.80	3.74	8.01	4.24	0.00	0.00	0.89	0.67	0.69	0.04	0.10
0.90	0.00	5.07	0.00	2.67	0.00	8.90	0.00	0.57	0.41	0.42	0.04	0.05
0.00	0.00	0.00	0.00	2.67	0.00	0.00	0.00	0.06	0.05	0.05	0.00	0.01
0.00	1.18	0.00	0.00	8.01	8.47	0.00	0.00	0.38	0.32	0.29	0.01	0.05
0.90	1.18	6.34	7.49	8.01	0.00	0.00	0.00	1.65	1.47	1.32	0.09	0.17
0.00	2.36	0.00	1.87	0.00	0.00	0.00	0.00	0.19	0.14	0.15	0.01	0.02
0.00	0.00	3.80	3.74	0.00	0.00	8.90	0.00	0.51	0.44	0.48	0.03	0.05
33.17	95.64	230.79	222.68	368.48	292.24	151.35	235.36	43.05	33.52	34.81	1.89	4.84
169.46	283.38	434.95	596.93	619.48	470.12	320.51	339.96	106.68	81.82	83.28	5.08	11.16
1.79	1.18	6.34	1.87	2.67	21.18	0.00	26.15	1.14	0.89	0.91	0.05	0.07
6.28	15.35	22.83	39.30	40.05	38.12	0.00	78.45	7.03	5.33	5.50	0.30	0.69
20.62	30.70	44.38	59.88	106.81	76.24	80.13	52.30	13.23	10.30	10.41	0.56	1.39
0.00	1.18	0.00	1.87	2.67	0.00	8.90	0.00	0.32	0.25	0.24	0.01	0.03
44.83	68.48	103.98	142.22	152.20	110.12	97.93	0.00	28.81	22.01	21.84	1.39	2.86
13.45	16.53	11.41	26.20	26.70	29.65	35.61	26.15	4.94	3.82	3.86	0.22	0.43
9.86	10.63	17.75	11.23	26.70	16.94	44.52	0.00	4.69	3.64	3.51	0.24	0.43
0.00	1.18	3.80	1.87	2.67	0.00	0.00	0.00	0.76	0.58	0.55	0.05	0.07
3.59	0.00	2.54	1.87	5.34	8.47	0.00	0.00	0.70	0.54	0.53	0.03	0.07
51.11	56.68	95.11	164.67	186.91	186.35	80.13	78.45	27.98	21.91	21.89	1.17	2.93
1.79	8.27	3.80	1.87	5.34	0.00	0.00	0.00	1.71	1.35	1.46	0.12	0.15
2.69	7.08	10.14	9.36	16.02	21.18	8.90	0.00	3.67	3.29	3.03	0.20	0.32
1.79	0.00	0.00	0.00	0.00	0.00	0.00	0.00	0.38	0.33	0.39	0.03	0.03
4.48	2.36	7.61	9.36	16.02	12.71	17.81	0.00	2.22	1.80	1.82	0.10	0.22
0.00	0.00	1.27	1.87	0.00	0.00	0.00	0.00	0.13	0.09	0.11	0.01	0.02
1.79	5.90	5.07	0.00	5.34	8.47	0.00	0.00	1.33	1.05	1.09	0.09	0.11
93.66	67.06	62.94	37.78	36.78	49.75	17.40	0.00	34.60	26.02	23.78	2.05	2.42
1.77	2.31	0.00	0.00	10.51	8.29	0.00	0.00	0.65	0.50	0.47	0.02	0.07
0.00	0.00	0.00	7.56	0.00	0.00	0.00	0.00	0.26	0.21	0.23	0.00	0.04
35.34	32.37	22.66	26.44	31.52	8.29	52.21	0.00	14.75	10.52	10.10	0.80	1.09
24.74	20.81	27.69	0.00	10.51	24.88	52.21	53.25	8.75	6.21	6.00	0.51	0.57
0.00	4.62	0.00	0.00	0.00	0.00	0.00	0.00	0.78	0.61	0.51	0.05	0.05
17.67	6.94	30.21	15.11	31.52	0.00	0.00	0.00	10.31	7.66	7.29	0.57	0.81
0.00	2.31	2.52	0.00	5.25	0.00	17.40	0.00	0.52	0.39	0.39	0.02	0.05
0.00	0.00	0.00	0.00	0.00	0.00	0.00	0.00	0.13	0.11	0.11	0.01	0.01
5.46	0.00	2.55	0.00	5.43	8.66	0.00	0.00	0.86	0.75	0.68	0.05	0.08
5.46	2.41	7.66	18.54	76.02	51.94	36.46	0.00	4.18	3.61	3.45	0.08	0.55
1.82	0.00	0.00	0.00	5.43	0.00	0.00	0.00	0.25	0.20	0.20	0.01	0.04
0.00	0.00	0.00	0.00	0.00	0.00	0.00	0.00	0.00	0.00	0.00	0.00	0.00
6.28	3.54	8.88	5.61	8.01	21.18	8.90	0.00	2.53	2.01	2.02	0.14	0.20
0.00	2.36	2.54	3.74	0.00	0.00	0.00	0.00	0.38	0.28	0.31	0.02	0.04
0.00	0.00	1.27	3.74	5.34	0.00	17.81	0.00	0.63	0.49	0.47	0.02	0.06
6.28	11.81	16.48	22.46	10.68	42.35	53.42	26.15	4.37	3.37	3.37	0.19	0.36
0.00	0.00	0.00	0.00	2.67	4.24	0.00	0.00	0.19	0.20	0.15	0.00	0.02
0.00	0.00	0.00	0.00	0.00	0.00	0.00	0.00	0.13	0.20	0.27	0.01	0.01
14.35	29.52	21.56	22.46	16.02	4.24	0.00	0.00	7.41	6.10	6.08	0.48	0.68
8.97	5.90	6.34	7.49	16.02	8.47	0.00	0.00	3.80	3.18	2.86	0.20	0.32
0.00	0.00	0.00	0.00	0.00	0.00	0.00	0.00	0.13	0.08	0.07	0.01	0.01
0.90	0.00	1.27	0.00	0.00	4.24	0.00	0.00	0.25	0.21	0.19	0.01	0.01
0.00	0.00	0.00	0.00	0.00	0.00	0.00	0.00	0.19	0.23	0.27	0.01	0.01
2.69	8.27	11.41	11.23	8.01	8.47	0.00	0.00	3.23	2.93	2.94	0.20	0.30
0.00	0.00	0.00	0.00	0.00	0.00	0.00	0.00	0.00	0.00	0.00	0.00	0.00
5.38	3.54	1.27	5.61	2.67	4.24	0.00	0.00	1.33	0.96	0.95	0.07	0.11
0.90	0.00	2.54	3.74	0.00	0.00	0.00	0.00	0.76	0.73	1.05	0.05	0.07
4.48	1.18	1.27	1.87	2.67	0.00	0.00	0.00	1.20	1.20	1.12	0.07	0.09
1.79	3.54	3.80	1.87	5.34	4.24	0.00	0.00	1.84	1.78	2.18	0.13	0.17
8.07	15.35	22.83	22.46	32.04	25.41	44.52	0.00	7.03	5.72	5.99	0.38	0.65
0.90	0.00	1.27	1.87	0.00	0.00	0.00	0.00	0.32	0.22	0.23	0.02	0.03
0.00	0.00	0.00	0.00	0.00	0.00	0.00	0.00	0.00	0.00	0.00	0.00	0.00
526.30	771.03	1204.67	1476.42	1834.40	1512.01	1086.18	889.12	326.44	254.75	256.19	15.88	32.43
521.81	768.67	1197.06	1467.07	1818.38	1499.30	1068.38	889.12	324.23	252.95	254.37	15.78	32.21

表7-1-5 2015年甘肃省城市肿瘤登记地区男性恶性肿瘤发病主要指标(1/10万)

部位		病例数	构成(%)	年龄组										
				0-	1-	5-	10-	15-	20-	25-	30-	35-	40-	45-
唇	C00	2	0.06	0.00	0.00	0.00	0.00	0.00	0.00	0.00	0.00	0.00	0.00	0.00
舌	C01-C02	2	0.06	0.00	0.00	0.00	0.00	0.00	0.00	0.00	0.00	0.00	0.00	0.00
口	C03-C06	12	0.37	0.00	0.00	0.00	0.00	0.00	0.00	0.00	0.00	0.00	0.00	0.00
唾液腺	C07-C08	6	0.19	0.00	0.00	0.00	0.00	0.00	0.00	0.00	0.00	0.00	1.24	1.13
扁桃体	C09	1	0.03	0.00	0.00	0.00	0.00	0.00	0.00	0.00	0.00	0.00	0.00	0.00
其他的口咽	C10	5	0.16	0.00	0.00	0.00	0.00	0.00	0.00	0.00	0.00	0.00	0.00	0.00
鼻咽	C11	10	0.31	0.00	0.00	0.00	0.00	0.00	0.00	0.00	1.78	5.47	2.48	0.00
喉咽	C12-C13	1	0.03	0.00	0.00	0.00	0.00	0.00	0.00	0.00	0.00	0.00	0.00	0.00
咽,部位不明	C14	5	0.16	0.00	0.00	0.00	0.00	0.00	0.00	0.00	0.00	0.00	0.00	0.00
食管	C15	503	15.66	0.00	0.00	0.00	0.00	1.89	1.38	1.39	0.00	0.00	3.71	16.97
胃	C16	1319	41.08	0.00	0.00	0.00	0.00	0.00	2.77	5.55	7.12	25.52	44.58	105.21
小肠	C17	8	0.25	0.00	0.00	0.00	0.00	0.00	0.00	0.00	0.00	0.00	0.00	1.13
结肠	C18	67	2.09	0.00	0.00	0.00	0.00	0.00	0.00	0.00	0.00	0.00	7.43	6.79
直肠	C19-C20	114	3.55	14.97	0.00	0.00	0.00	0.00	0.00	0.00	0.00	3.65	7.43	7.92
肛门	C21	1	0.03	0.00	0.00	0.00	0.00	0.00	0.00	0.00	0.00	0.00	0.00	0.00
肝脏	C22	323	10.06	0.00	0.00	0.00	0.00	0.00	5.55	1.78	18.23	22.29	42.99	
胆囊及其他	C23-C24	34	1.06	0.00	0.00	0.00	0.00	0.00	0.00	0.00	0.00	0.00	1.24	1.13
胰腺	C25	46	1.43	0.00	0.00	0.00	0.00	0.00	1.39	3.56	1.82	4.95	4.53	
鼻、鼻窦及其他	C30-C31	6	0.19	0.00	0.00	0.00	0.00	0.00	0.00	1.78	0.00	1.24	1.13	
喉	C32	10	0.31	0.00	0.00	0.00	0.00	0.00	0.00	0.00	0.00	0.00	0.00	
气管、支气管、肺	C33-C34	298	9.28	0.00	0.00	0.00	0.00	1.38	0.00	3.56	3.65	6.19	12.44	
其他的胸腔器官	C37-C38	13	0.40	0.00	2.80	0.00	0.00	1.89	0.00	0.00	0.00	2.48	4.53	
骨	C40-C41	34	1.06	0.00	0.00	4.20	0.00	0.00	0.00	1.39	0.00	5.47	1.24	6.79
皮肤的黑色素瘤	C43	1	0.03	0.00	0.00	0.00	0.00	0.00	0.00	0.00	0.00	0.00	1.24	0.00
其他的皮肤	C44	23	0.72	0.00	0.00	2.17	0.00	1.89	0.00	1.39	0.00	0.00	2.48	0.00
间皮瘤	C45	0	0.00	0.00	0.00	0.00	0.00	0.00	0.00	0.00	0.00	0.00	0.00	0.00
卡波西肉瘤	C46	0	0.00	0.00	0.00	0.00	0.00	0.00	0.00	0.00	0.00	0.00	0.00	0.00
周围神经、其他结缔组织、软组织	C47;C49	13	0.40	0.00	0.00	0.00	0.00	0.00	0.00	1.39	0.00	0.00	0.00	2.26
乳房	C50	–	–	–	–	–	–	–	–	–	–	–	–	–
外阴	C51	–	–	–	–	–	–	–	–	–	–	–	–	–
阴道	C52	–	–	–	–	–	–	–	–	–	–	–	–	–
子宫颈	C53	–	–	–	–	–	–	–	–	–	–	–	–	–
子宫体	C54	–	–	–	–	–	–	–	–	–	–	–	–	–
子宫,部位不明	C55	–	–	–	–	–	–	–	–	–	–	–	–	–
卵巢	C56	–	–	–	–	–	–	–	–	–	–	–	–	–
其他的女性生殖器	C57	–	–	–	–	–	–	–	–	–	–	–	–	–
胎盘	C58	–	–	–	–	–	–	–	–	–	–	–	–	–
阴茎	C60	7	0.22	0.00	0.00	0.00	0.00	0.00	0.00	0.00	0.00	1.82	0.00	0.00
前列腺	C61	34	1.06	0.00	0.00	0.00	0.00	0.00	0.00	0.00	0.00	0.00	0.00	0.00
睾丸	C62	2	0.06	0.00	0.00	0.00	0.00	0.00	0.00	0.00	0.00	0.00	0.00	0.00
其他的男性生殖器	C63	0	0.00	0.00	0.00	0.00	0.00	0.00	0.00	0.00	0.00	0.00	0.00	0.00
肾	C64	26	0.81	0.00	2.80	2.17	0.00	0.00	0.00	0.00	1.82	0.00	2.26	
肾盂	C65	4	0.12	0.00	0.00	0.00	0.00	0.00	0.00	0.00	0.00	0.00	0.00	
输尿管	C66	3	0.09	0.00	0.00	0.00	0.00	0.00	0.00	0.00	0.00	0.00	0.00	
膀胱	C67	57	1.78	0.00	0.00	0.00	0.00	0.00	0.00	0.00	0.00	0.00	2.48	2.26
其他的泌尿器官	C68	2	0.06	0.00	0.00	0.00	0.00	0.00	0.00	0.00	0.00	0.00	0.00	0.00
眼	C69	2	0.06	0.00	2.80	0.00	2.10	0.00	0.00	0.00	0.00	0.00	0.00	0.00
脑、神经系统	C70-C72	65	2.02	0.00	0.00	2.17	0.00	7.54	0.00	1.39	3.56	7.29	1.24	7.92
甲状腺	C73	19	0.59	0.00	0.00	0.00	0.00	0.00	1.38	1.39	1.78	1.82	1.24	1.13
肾上腺	C74	0	0.00	0.00	0.00	0.00	0.00	0.00	0.00	0.00	0.00	0.00	0.00	0.00
其他的内分泌腺	C75	1	0.03	0.00	0.00	0.00	0.00	0.00	0.00	0.00	0.00	0.00	0.00	0.00
霍奇金病	C81	2	0.06	0.00	2.80	0.00	0.00	0.00	0.00	1.39	0.00	0.00	0.00	0.00
非霍奇金淋巴瘤	C82-C85;C96	33	1.03	0.00	2.80	2.17	8.41	0.00	0.00	4.16	0.00	3.65	2.48	2.26
免疫增生性疾病	C88	0	0.00	0.00	0.00	0.00	0.00	0.00	0.00	0.00	0.00	0.00	0.00	0.00
多发性骨髓瘤	C90	10	0.31	0.00	0.00	0.00	0.00	0.00	0.00	0.00	0.00	0.00	2.48	0.00
淋巴样白血病	C91	7	0.22	0.00	5.60	2.17	0.00	0.00	0.00	0.00	0.00	0.00	0.00	1.13
髓样白血病	C92-C94	9	0.28	0.00	0.00	0.00	8.41	0.00	0.00	2.78	0.00	0.00	0.00	1.13
白血病,未特指	C95	14	0.44	0.00	8.39	0.00	0.00	1.89	0.00	2.78	0.00	1.82	1.24	0.00
其他的或未指明部位的	O&U	55	1.71	14.97	5.60	2.17	2.10	0.00	0.00	0.00	3.56	3.65	6.19	2.26
骨髓增殖性疾病	MPD	2	0.06	0.00	0.00	0.00	0.00	0.00	0.00	0.00	0.00	0.00	0.00	0.00
骨髓增生异常综合征	MDS	0	0.00	0.00	0.00	0.00	0.00	0.00	0.00	0.00	0.00	0.00	0.00	0.00
合计	ALL	3211	100.00	29.94	33.58	13.03	25.22	15.09	6.92	33.32	28.48	85.68	127.54	235.31
所有部位除外C44	ALLbutC44	3188	99.28	29.94	33.58	10.86	25.22	13.20	6.92	31.93	28.48	85.68	125.07	235.31

续表 7-1-5

年龄组								粗率	中调率	世调率	累积率(%)	
50-	55-	60-	65-	70-	75-	80-	85-	(1/10万)	(1/10万)	(1/10万)	0-64	0-74
0.00	2.41	0.00	0.00	5.43	0.00	0.00	0.00	0.25	0.20	0.21	0.01	0.04
0.00	0.00	2.55	0.00	5.43	0.00	0.00	0.00	0.25	0.20	0.21	0.01	0.04
1.82	4.83	7.66	7.42	16.29	8.66	0.00	0.00	1.48	1.18	1.23	0.07	0.19
0.00	0.00	5.11	0.00	5.43	0.00	18.23	0.00	0.74	0.56	0.55	0.04	0.06
0.00	0.00	0.00	0.00	5.43	0.00	0.00	0.00	0.12	0.11	0.11	0.00	0.03
0.00	2.41	0.00	0.00	10.86	17.31	0.00	0.00	0.61	0.54	0.49	0.01	0.07
0.00	0.00	5.11	3.71	5.43	0.00	0.00	0.00	1.23	1.21	1.01	0.07	0.12
0.00	2.41	0.00	0.00	0.00	0.00	0.00	0.00	0.12	0.09	0.10	0.01	0.01
0.00	0.00	5.11	7.42	0.00	0.00	18.23	0.00	0.61	0.50	0.52	0.03	0.06
54.60	164.07	350.03	300.34	526.69	432.86	255.20	256.94	61.83	49.72	51.36	2.97	7.11
265.72	458.43	728.17	875.08	982.79	770.50	546.85	462.49	162.14	128.55	131.02	8.22	17.50
1.82	2.41	7.66	0.00	5.43	0.00	0.00	51.39	0.98	0.80	0.93	0.07	0.09
9.10	26.54	28.10	44.50	54.30	34.63	0.00	102.77	8.24	6.49	6.77	0.39	0.88
21.84	41.02	40.88	44.50	114.03	112.54	109.37	51.39	14.01	11.40	11.34	0.63	1.42
0.00	0.00	0.00	3.71	0.00	0.00	0.00	0.00	0.12	0.10	0.11	0.00	0.02
63.70	108.58	150.74	177.98	217.19	147.17	145.83	0.00	39.71	31.36	31.00	2.07	4.05
10.92	19.30	12.77	25.96	0.00	25.97	36.46	51.39	4.18	3.32	3.45	0.23	0.36
9.10	14.48	25.55	7.42	27.15	25.97	54.68	0.00	5.65	4.60	4.36	0.33	0.50
0.00	0.00	5.11	3.71	0.00	0.00	0.00	0.00	0.74	0.62	0.56	0.05	0.06
5.46	0.00	5.11	3.71	10.86	17.31	0.00	0.00	1.23	1.00	0.98	0.05	0.13
65.52	74.80	125.19	255.85	298.64	251.06	109.37	102.77	36.63	29.94	30.16	1.46	4.24
1.82	7.24	0.00	3.71	0.00	0.00	0.00	0.00	1.60	1.23	1.36	0.10	0.12
3.64	9.65	10.22	14.83	21.72	17.31	18.23	0.00	4.18	3.67	3.42	0.21	0.40
0.00	0.00	0.00	0.00	0.00	0.00	0.00	0.00	0.12	0.08	0.07	0.01	0.01
5.46	4.83	12.77	11.12	16.29	0.00	36.46	0.00	2.83	2.38	2.47	0.15	0.29
0.00	0.00	0.00	0.00	0.00	0.00	0.00	0.00	0.00	0.00	0.00	0.00	0.00
0.00	0.00	0.00	0.00	0.00	0.00	0.00	0.00	0.00	0.00	0.00	0.00	0.00
1.82	7.24	10.22	0.00	0.00	17.31	0.00	0.00	1.60	1.21	1.21	0.11	0.11
–	–	–	–	–	–	–	–	–	–	–	–	–
–	–	–	–	–	–	–	–	–	–	–	–	–
–	–	–	–	–	–	–	–	–	–	–	–	–
–	–	–	–	–	–	–	–	–	–	–	–	–
–	–	–	–	–	–	–	–	–	–	–	–	–
–	–	–	–	–	–	–	–	–	–	–	–	–
–	–	–	–	–	–	–	–	–	–	–	–	–
5.46	0.00	2.55	0.00	5.43	8.66	0.00	0.00	0.86	0.75	0.68	0.05	0.08
5.46	2.41	7.66	18.54	76.02	51.94	36.46	0.00	4.18	3.61	3.45	0.08	0.55
1.82	0.00	0.00	0.00	5.43	0.00	0.00	0.00	0.25	0.20	0.20	0.01	0.04
0.00	0.00	0.00	0.00	0.00	0.00	0.00	0.00	0.00	0.00	0.00	0.00	0.00
9.10	4.83	12.77	11.12	10.86	25.97	18.23	0.00	3.20	2.66	2.81	0.18	0.29
0.00	2.41	5.11	3.71	0.00	0.00	0.00	0.00	0.49	0.37	0.41	0.04	0.06
0.00	0.00	0.00	3.71	5.43	0.00	18.23	0.00	0.37	0.33	0.31	0.00	0.05
10.92	16.89	30.66	33.37	16.29	77.92	109.37	51.39	7.01	5.67	5.64	0.32	0.56
0.00	0.00	0.00	0.00	5.43	8.66	0.00	0.00	0.25	0.22	0.20	0.00	0.03
0.00	0.00	0.00	3.71	0.00	0.00	0.00	0.00	0.25	0.34	0.47	0.02	0.02
18.20	24.13	33.21	29.66	21.72	0.00	0.00	0.00	7.99	6.77	6.74	0.53	0.79
7.28	2.41	5.11	3.71	21.72	8.66	0.00	0.00	2.34	2.03	1.88	0.12	0.24
0.00	0.00	0.00	0.00	0.00	0.00	0.00	0.00	0.00	0.00	0.00	0.00	0.00
1.82	0.00	0.00	0.00	0.00	0.00	0.00	0.00	0.12	0.09	0.09	0.01	0.01
0.00	0.00	0.00	0.00	0.00	0.00	0.00	0.00	0.25	0.26	0.39	0.02	0.02
5.46	9.65	17.88	7.42	5.43	8.66	0.00	0.00	4.06	3.84	3.89	0.29	0.36
0.00	0.00	0.00	0.00	0.00	0.00	0.00	0.00	0.00	0.00	0.00	0.00	0.00
5.46	0.00	2.55	7.42	5.43	8.66	0.00	0.00	1.23	0.96	0.94	0.05	0.12
0.00	0.00	2.55	3.71	0.00	0.00	0.00	0.00	0.86	0.82	1.18	0.06	0.08
0.00	2.41	0.00	3.71	0.00	0.00	0.00	0.00	1.11	1.38	1.25	0.07	0.09
3.64	4.83	0.00	0.00	5.43	8.66	0.00	0.00	1.72	1.64	1.99	0.12	0.14
12.74	12.06	15.33	25.96	43.44	34.63	36.46	0.00	6.76	5.92	6.10	0.34	0.68
1.82	0.00	2.55	0.00	0.00	0.00	0.00	0.00	0.25	0.18	0.19	0.02	0.02
0.00	0.00	0.00	0.00	0.00	0.00	0.00	0.00	0.00	0.00	0.00	0.00	0.00
611.51	1032.67	1676.08	1942.97	2557.42	2121.03	1567.63	1130.52	394.73	319.10	323.79	19.62	42.12
606.05	1027.84	1663.30	1931.85	2541.13	2121.03	1531.17	1130.52	391.90	316.72	321.33	19.46	41.83

表 7-1-6 2015年甘肃省城市肿瘤登记地区女性恶性肿瘤发病主要指标(1/10万)

部位		病例数	构成(%)	年龄组										
				0-	1-	5-	10-	15-	20-	25-	30-	35-	40-	45-
唇	C00	3	0.15	0.00	0.00	0.00	0.00	0.00	0.00	0.00	0.00	0.00	0.00	0.00
舌	C01-C02	4	0.21	0.00	0.00	0.00	0.00	0.00	0.00	1.34	0.00	0.00	0.00	0.00
口	C03-C06	2	0.10	0.00	0.00	0.00	0.00	0.00	0.00	0.00	0.00	0.00	1.31	0.00
唾液腺	C07-C08	3	0.15	0.00	0.00	0.00	0.00	0.00	0.00	0.00	0.00	0.00	0.00	0.00
扁桃体	C09	0	0.00	0.00	0.00	0.00	0.00	0.00	0.00	0.00	0.00	0.00	0.00	0.00
其他的口咽	C10	1	0.05	0.00	0.00	0.00	0.00	0.00	0.00	0.00	0.00	0.00	0.00	0.00
鼻咽	C11	16	0.82	0.00	0.00	0.00	0.00	0.00	0.00	1.34	1.93	2.01	3.92	0.00
喉咽	C12-C13	2	0.10	0.00	0.00	0.00	0.00	0.00	0.00	0.00	0.00	0.00	0.00	0.00
咽,部位不明	C14	3	0.15	0.00	0.00	2.60	0.00	0.00	0.00	1.34	0.00	0.00	0.00	0.00
食管	C15	177	9.10	17.86	0.00	0.00	0.00	0.00	0.00	0.00	0.00	0.00	1.31	5.59
胃	C16	366	18.82	0.00	0.00	0.00	0.00	0.00	0.00	1.34	7.70	8.04	15.69	31.33
小肠	C17	10	0.51	0.00	0.00	0.00	0.00	0.00	0.00	0.00	0.00	0.00	0.00	1.12
结肠	C18	44	2.26	0.00	0.00	0.00	0.00	0.00	0.00	0.00	0.00	0.00	10.46	5.59
直肠	C19-C20	95	4.88	0.00	0.00	0.00	0.00	0.00	0.00	0.00	0.00	0.00	3.92	5.59
肛门	C21	4	0.21	0.00	0.00	0.00	0.00	0.00	0.00	0.00	0.00	0.00	0.00	1.12
肝脏	C22	132	6.79	0.00	0.00	0.00	0.00	2.48	1.40	2.67	1.93	0.00	6.54	15.66
胆囊及其他	C23-C24	44	2.26	0.00	0.00	0.00	0.00	0.00	0.00	0.00	0.00	0.00	1.31	1.12
胰腺	C25	28	1.44	0.00	0.00	0.00	0.00	0.00	0.00	0.00	0.00	0.00	1.31	2.24
鼻、鼻窦及其他	C30-C31	6	0.31	0.00	0.00	0.00	0.00	0.00	0.00	0.00	0.00	0.00	3.92	0.00
喉	C32	1	0.05	0.00	0.00	0.00	0.00	0.00	0.00	0.00	0.00	0.00	0.00	0.00
气管、支气管、肺	C33-C34	144	7.40	0.00	0.00	0.00	0.00	0.00	0.00	0.00	1.93	10.05	9.15	15.66
其他的胸腔器官	C37-C38	14	0.72	0.00	0.00	0.00	0.00	4.96	0.00	0.00	0.00	0.00	1.31	1.12
骨	C40-C41	24	1.23	0.00	0.00	0.00	2.96	4.96	0.00	1.34	3.85	2.01	0.00	4.48
皮肤的黑色素瘤	C43	5	0.26	0.00	3.43	0.00	0.00	0.00	0.00	2.67	0.00	0.00	0.00	0.00
其他的皮肤	C44	12	0.62	0.00	0.00	0.00	0.00	0.00	0.00	0.00	0.00	0.00	0.00	1.12
间皮瘤	C45	2	0.10	0.00	0.00	0.00	0.00	0.00	0.00	0.00	0.00	0.00	0.00	0.00
卡波西肉瘤	C46	0	0.00	0.00	0.00	0.00	0.00	0.00	0.00	0.00	0.00	0.00	0.00	0.00
周围神经、其他结缔组织、软组织	C47;C49	8	0.41	17.86	0.00	0.00	0.00	0.00	0.00	0.00	1.93	0.00	0.00	1.12
乳房	C50	265	13.62	17.86	0.00	0.00	0.00	0.00	4.20	2.67	23.11	34.17	53.61	64.89
外阴	C51	5	0.26	0.00	0.00	0.00	0.00	0.00	0.00	0.00	0.00	0.00	0.00	0.00
阴道	C52	2	0.10	0.00	0.00	0.00	0.00	0.00	0.00	0.00	0.00	0.00	0.00	0.00
子宫颈	C53	113	5.81	17.86	0.00	0.00	0.00	0.00	0.00	1.34	3.85	6.03	26.15	29.09
子宫体	C54	67	3.44	0.00	0.00	0.00	0.00	0.00	0.00	2.67	1.93	2.01	5.23	17.90
子宫,部位不明	C55	6	0.31	0.00	0.00	0.00	0.00	0.00	0.00	0.00	1.93	0.00	1.31	2.24
卵巢	C56	79	4.06	0.00	3.43	0.00	0.00	0.00	1.40	2.67	7.70	4.02	20.92	20.14
其他的女性生殖器	C57	4	0.21	0.00	0.00	0.00	0.00	0.00	0.00	0.00	0.00	0.00	0.00	0.00
胎盘	C58	1	0.05	0.00	0.00	0.00	0.00	0.00	1.40	0.00	0.00	0.00	0.00	0.00
阴茎	C60	-	-	-	-	-	-	-	-	-	-	-	-	-
前列腺	C61	-	-	-	-	-	-	-	-	-	-	-	-	-
睾丸	C62	-	-	-	-	-	-	-	-	-	-	-	-	-
其他的男性生殖器	C63	-	-	-	-	-	-	-	-	-	-	-	-	-
肾	C64	14	0.72	0.00	0.00	0.00	0.00	0.00	0.00	0.00	1.93	0.00	1.31	4.48
肾盂	C65	2	0.10	0.00	0.00	0.00	0.00	0.00	0.00	0.00	0.00	0.00	0.00	0.00
输尿管	C66	7	0.36	0.00	0.00	0.00	0.00	0.00	0.00	0.00	0.00	0.00	2.62	1.12
膀胱	C67	12	0.62	0.00	0.00	0.00	0.00	0.00	0.00	0.00	0.00	0.00	0.00	2.24
其他的泌尿器官	C68	1	0.05	0.00	0.00	0.00	0.00	0.00	0.00	0.00	1.93	0.00	0.00	0.00
眼	C69	0	0.00	0.00	0.00	0.00	0.00	0.00	0.00	0.00	0.00	0.00	0.00	0.00
脑、神经系统	C70-C72	52	2.67	0.00	0.00	2.60	2.96	4.96	2.80	2.67	0.00	4.02	3.92	7.83
甲状腺	C73	41	2.11	0.00	0.00	0.00	0.00	0.00	0.00	8.01	3.85	6.03	5.23	7.83
肾上腺	C74	2	0.10	0.00	0.00	0.00	0.00	0.00	0.00	0.00	0.00	0.00	1.31	1.12
其他的内分泌腺	C75	3	0.15	0.00	0.00	0.00	0.00	0.00	0.00	1.34	0.00	0.00	0.00	0.00
霍奇金病	C81	1	0.05	0.00	0.00	0.00	0.00	0.00	0.00	0.00	1.93	0.00	0.00	0.00
非霍奇金淋巴瘤	C82-C85;C96	18	0.93	0.00	0.00	0.00	0.00	2.48	0.00	0.00	0.00	2.01	3.92	1.12
免疫增生性疾病	C88	0	0.00	0.00	0.00	0.00	0.00	0.00	0.00	0.00	0.00	0.00	0.00	0.00
多发性骨髓瘤	C90	11	0.57	0.00	0.00	0.00	0.00	0.00	0.00	0.00	0.00	0.00	3.92	1.12
淋巴样白血病	C91	5	0.26	0.00	3.43	2.60	0.00	0.00	0.00	0.00	0.00	0.00	0.00	0.00
髓样白血病	C92-C94	10	0.51	0.00	0.00	0.00	0.00	0.00	0.00	0.00	0.00	0.00	0.00	3.36
白血病,未特指	C95	15	0.77	0.00	10.29	0.00	0.00	2.48	0.00	2.67	1.93	2.01	1.31	0.00
其他的或未指明部位的	O&U	56	2.88	0.00	6.86	2.60	0.00	0.00	1.40	1.34	1.93	0.00	7.85	8.95
骨髓增殖性疾病	MPD	3	0.15	0.00	0.00	0.00	0.00	0.00	0.00	0.00	0.00	0.00	2.62	0.00
骨髓增生异常综合征	MDS	0	0.00	0.00	0.00	0.00	0.00	0.00	0.00	0.00	0.00	0.00	0.00	0.00
合计	ALL	1945	100.00	71.43	27.43	10.41	5.92	22.30	12.60	37.39	71.24	82.40	201.38	266.27
所有部位除外C44	ALLbutC44	1933	99.38	71.43	27.43	10.41	5.92	22.30	12.60	37.39	71.24	82.40	201.38	265.15

续表 7-1-6

| 年龄组 | | | | | | | | 粗率 | 中调率 | 世调率 | 累积率(%) | |
50-	55-	60-	65-	70-	75-	80-	85-	(1/10万)	(1/10万)	(1/10万)	0-64	0-74
0.00	0.00	2.52	0.00	0.00	8.29	17.40	0.00	0.39	0.30	0.27	0.01	0.01
1.77	4.62	0.00	0.00	0.00	0.00	0.00	0.00	0.52	0.39	0.38	0.04	0.04
1.77	0.00	0.00	0.00	0.00	0.00	0.00	0.00	0.26	0.18	0.17	0.02	0.02
1.77	0.00	5.04	0.00	0.00	0.00	0.00	0.00	0.39	0.26	0.29	0.03	0.03
0.00	0.00	0.00	0.00	0.00	0.00	0.00	0.00	0.00	0.00	0.00	0.00	0.00
0.00	0.00	0.00	0.00	5.25	0.00	0.00	0.00	0.13	0.11	0.11	0.00	0.03
1.77	2.31	7.55	11.33	10.51	0.00	0.00	0.00	2.09	1.72	1.61	0.10	0.21
0.00	2.31	0.00	3.78	0.00	0.00	0.00	0.00	0.26	0.19	0.21	0.01	0.03
0.00	0.00	2.52	0.00	0.00	0.00	0.00	0.00	0.39	0.40	0.47	0.03	0.03
12.37	30.06	113.29	143.55	215.40	157.55	52.21	212.99	23.11	17.68	18.63	0.83	2.62
75.99	115.62	146.02	313.55	267.94	182.42	104.42	212.99	47.78	35.88	36.31	2.01	4.92
1.77	0.00	5.04	3.78	0.00	41.46	0.00	0.00	1.31	0.97	0.88	0.04	0.06
3.53	4.62	17.62	34.00	26.27	41.46	0.00	53.25	5.74	4.21	4.26	0.21	0.51
19.44	20.81	47.83	75.55	99.82	41.46	52.21	53.25	12.40	9.22	9.49	0.49	1.36
0.00	2.31	0.00	0.00	5.25	0.00	17.40	0.00	0.52	0.38	0.35	0.02	0.04
26.51	30.06	57.90	105.78	89.31	74.63	52.21	0.00	17.23	12.77	12.81	0.73	1.70
15.90	13.87	10.07	26.44	52.54	33.17	34.81	0.00	5.74	4.30	4.25	0.21	0.61
10.60	6.94	10.07	15.11	26.27	8.29	34.81	0.00	3.66	2.67	2.66	0.16	0.36
0.00	2.31	2.52	0.00	5.25	0.00	0.00	0.00	0.78	0.54	0.53	0.04	0.07
1.77	0.00	0.00	0.00	0.00	0.00	0.00	0.00	0.13	0.09	0.09	0.01	0.01
37.11	39.31	65.46	71.78	78.81	124.38	52.21	53.25	18.80	14.04	13.75	0.89	1.65
1.77	9.25	7.55	0.00	10.51	0.00	0.00	0.00	1.83	1.48	1.56	0.13	0.18
1.77	4.62	10.07	3.78	10.51	24.88	0.00	0.00	3.13	2.96	2.69	0.18	0.25
3.53	0.00	0.00	0.00	0.00	0.00	0.00	0.00	0.65	0.59	0.74	0.05	0.05
3.53	0.00	2.52	7.56	15.76	24.88	0.00	0.00	1.57	1.20	1.14	0.04	0.15
0.00	0.00	2.52	3.78	0.00	0.00	0.00	0.00	0.26	0.19	0.21	0.01	0.03
0.00	0.00	0.00	0.00	0.00	0.00	0.00	0.00	0.00	0.00	0.00	0.00	0.00
1.77	4.62	0.00	0.00	10.51	0.00	0.00	0.00	1.04	0.91	1.01	0.06	0.11
93.66	67.06	62.94	37.78	36.78	49.75	17.40	0.00	34.60	26.02	23.78	2.05	2.42
1.77	2.31	0.00	0.00	10.51	8.29	0.00	0.00	0.65	0.50	0.47	0.02	0.07
0.00	0.00	0.00	7.56	0.00	0.00	0.00	0.00	0.26	0.21	0.23	0.01	0.04
35.34	32.37	22.66	26.44	31.52	8.29	52.21	0.00	14.75	10.52	10.10	0.80	1.09
24.74	20.81	27.69	0.00	10.51	24.88	52.21	53.25	8.75	6.21	6.00	0.51	0.57
0.00	4.62	0.00	0.00	0.00	0.00	0.00	0.00	0.78	0.61	0.51	0.05	0.05
17.67	6.94	30.21	15.11	31.52	0.00	0.00	0.00	10.31	7.66	7.29	0.57	0.81
0.00	2.31	2.52	0.00	5.25	0.00	17.40	0.00	0.52	0.39	0.39	0.02	0.05
0.00	0.00	0.00	0.00	0.00	0.00	0.00	0.00	0.13	0.11	0.11	0.01	0.01
–	–	–	–	–	–	–	–	–	–	–	–	–
–	–	–	–	–	–	–	–	–	–	–	–	–
–	–	–	–	–	–	–	–	–	–	–	–	–
–	–	–	–	–	–	–	–	–	–	–	–	–
3.53	2.31	5.04	0.00	5.25	16.58	0.00	0.00	1.83	1.35	1.20	0.09	0.12
0.00	2.31	0.00	3.78	0.00	0.00	0.00	0.00	0.26	0.19	0.21	0.01	0.03
0.00	0.00	2.52	3.78	5.25	0.00	17.40	0.00	0.91	0.66	0.63	0.03	0.08
1.77	6.94	2.52	11.33	5.25	8.29	0.00	0.00	1.57	1.12	1.13	0.07	0.15
0.00	0.00	0.00	0.00	0.00	0.00	0.00	0.00	0.13	0.20	0.12	0.01	0.01
0.00	0.00	0.00	0.00	0.00	0.00	0.00	0.00	0.00	0.00	0.00	0.00	0.00
10.60	34.69	10.07	15.11	10.51	8.29	0.00	0.00	6.79	5.43	5.42	0.44	0.56
10.60	9.25	7.55	11.33	10.51	8.29	0.00	0.00	5.35	4.34	3.85	0.29	0.40
0.00	0.00	0.00	0.00	0.00	0.00	0.00	0.00	0.26	0.16	0.15	0.01	0.01
0.00	0.00	2.52	0.00	0.00	8.29	0.00	0.00	0.39	0.32	0.29	0.02	0.02
0.00	0.00	0.00	0.00	0.00	0.00	0.00	0.00	0.13	0.20	0.12	0.01	0.01
0.00	6.94	5.04	15.11	10.51	8.29	0.00	0.00	2.35	1.89	1.87	0.11	0.24
0.00	0.00	0.00	0.00	0.00	0.00	0.00	0.00	0.00	0.00	0.00	0.00	0.00
5.30	6.94	0.00	3.78	0.00	0.00	0.00	0.00	1.44	0.97	0.96	0.09	0.11
1.77	0.00	2.52	3.78	0.00	0.00	0.00	0.00	0.65	0.63	0.91	0.05	0.07
8.84	0.00	2.52	0.00	5.25	0.00	0.00	0.00	1.31	0.87	0.85	0.09	0.10
0.00	2.31	7.55	3.78	5.25	0.00	0.00	0.00	1.96	1.95	2.40	0.14	0.19
3.53	18.50	30.21	18.89	21.02	16.58	52.21	0.00	7.31	5.46	5.83	0.41	0.61
0.00	0.00	0.00	3.78	0.00	0.00	0.00	0.00	0.39	0.28	0.27	0.01	0.03
0.00	0.00	0.00	0.00	0.00	0.00	0.00	0.00	0.00	0.00	0.00	0.00	0.00
443.56	520.28	740.16	1001.10	1134.81	928.69	626.52	638.98	253.93	191.86	189.94	12.24	22.92
440.02	520.28	737.65	993.54	1119.05	903.81	626.52	638.98	252.36	190.67	188.80	12.21	22.77

表 7-1-7 2015年甘肃省农村肿瘤登记地区合计恶性肿瘤发病主要指标(1/10万)

部位		病例数	构成(%)	年龄组										
				0-	1-	5-	10-	15-	20-	25-	30-	35-	40-	45-
唇	C00	3	0.29	0.00	0.00	0.00	0.00	0.00	0.00	0.00	0.00	0.00	0.00	0.00
舌	C01-C02	1	0.10	0.00	0.00	0.00	0.00	0.00	0.00	0.00	0.00	0.00	0.00	0.00
口	C03-C06	3	0.29	0.00	0.00	0.00	0.00	0.00	0.00	0.00	3.69	0.00	0.00	3.67
唾液腺	C07-C08	6	0.59	0.00	0.00	0.00	0.00	0.00	0.00	0.00	0.00	3.07	0.00	0.00
扁桃体	C09	0	0.00	0.00	0.00	0.00	0.00	0.00	0.00	0.00	0.00	0.00	0.00	0.00
其他的口咽	C10	0	0.00	0.00	0.00	0.00	0.00	0.00	0.00	0.00	0.00	0.00	0.00	0.00
鼻咽	C11	2	0.20	0.00	0.00	0.00	0.00	0.00	0.00	0.00	0.00	0.00	0.00	3.67
喉咽	C12-C13	0	0.00	0.00	0.00	0.00	0.00	0.00	0.00	0.00	0.00	0.00	0.00	0.00
咽,部位不明	C14	0	0.00	0.00	0.00	0.00	0.00	0.00	0.00	0.00	0.00	0.00	0.00	0.00
食管	C15	60	5.87	0.00	0.00	0.00	0.00	0.00	0.00	0.00	0.00	0.00	2.98	14.67
胃	C16	219	21.43	0.00	0.00	0.00	0.00	0.00	0.00	14.75	9.21	26.82	62.35
小肠	C17	4	0.39	0.00	0.00	0.00	0.00	0.00	0.00	0.00	0.00	0.00	0.00	0.00
结肠	C18	15	1.47	0.00	0.00	0.00	0.00	0.00	0.00	7.38	3.07	2.98	3.67
直肠	C19-C20	51	4.99	0.00	0.00	0.00	0.00	0.00	0.00	7.38	0.00	17.88	7.34
肛门	C21	0	0.00	0.00	0.00	0.00	0.00	0.00	0.00	0.00	0.00	0.00	0.00	0.00
肝脏	C22	155	15.17	0.00	0.00	0.00	0.00	0.00	10.57	3.33	3.69	18.43	41.72	110.03
胆囊及其他	C23-C24	17	1.66	0.00	0.00	0.00	0.00	0.00	0.00	0.00	0.00	0.00	2.98	14.67
胰腺	C25	34	3.33	0.00	0.00	0.00	0.00	0.00	0.00	0.00	0.00	0.00	2.98	7.34
鼻、鼻窦及其他	C30-C31	4	0.39	0.00	0.00	0.00	0.00	0.00	0.00	0.00	0.00	3.07	0.00	3.67
喉	C32	3	0.29	0.00	0.00	0.00	0.00	0.00	0.00	0.00	0.00	0.00	0.00	0.00
气管、支气管、肺	C33-C34	112	10.96	0.00	0.00	0.00	0.00	0.00	0.00	3.33	0.00	3.07	17.88	25.67
其他的胸腔器官	C37-C38	6	0.59	0.00	0.00	0.00	0.00	3.12	0.00	0.00	0.00	3.07	2.98	0.00
骨	C40-C41	15	1.47	0.00	0.00	0.00	3.12	5.51	0.00	3.33	0.00	3.07	2.98	7.34
皮肤的黑色素瘤	C43	1	0.10	0.00	0.00	0.00	0.00	0.00	0.00	0.00	0.00	0.00	0.00	0.00
其他的皮肤	C44	6	0.59	0.00	0.00	0.00	0.00	0.00	0.00	0.00	0.00	0.00	0.00	3.67
间皮瘤	C45	0	0.00	0.00	0.00	0.00	0.00	0.00	0.00	0.00	0.00	0.00	0.00	0.00
卡波西肉瘤	C46	0	0.00	0.00	0.00	0.00	0.00	0.00	0.00	0.00	0.00	0.00	0.00	0.00
周围神经、其他结缔组织、软组织	C47;C49	7	0.68	0.00	0.00	0.00	0.00	3.52	0.00	0.00	3.07	2.98	3.67
乳房	C50	61	14.29	0.00	0.00	0.00	0.00	5.68	0.00	33.84	7.60	18.56	60.11	67.61
外阴	C51	1	0.23	0.00	0.00	0.00	0.00	0.00	0.00	0.00	0.00	0.00	0.00	0.00
阴道	C52	0	0.00	0.00	0.00	0.00	0.00	0.00	0.00	0.00	0.00	0.00	0.00	0.00
子宫颈	C53	40	9.37	0.00	0.00	0.00	0.00	0.00	0.00	7.60	18.56	42.08	60.10
子宫体	C54	20	4.68	0.00	0.00	0.00	0.00	0.00	0.00	7.60	6.19	24.05	37.56
子宫,部位不明	C55	6	1.41	0.00	0.00	0.00	0.00	0.00	0.00	0.00	0.00	6.01	15.02
卵巢	C56	22	5.15	0.00	0.00	0.00	0.00	6.78	11.36	7.00	20.30	0.00	6.19	30.06	30.05
其他的女性生殖器	C57	1	0.23	0.00	0.00	0.00	0.00	0.00	0.00	0.00	0.00	0.00	0.00	0.00
胎盘	C58	0	0.00	0.00	0.00	0.00	0.00	0.00	0.00	0.00	0.00	0.00	0.00	0.00
阴茎	C60	2	0.34	0.00	0.00	0.00	0.00	0.00	0.00	0.00	0.00	0.00	5.91	0.00
前列腺	C61	13	2.18	0.00	0.00	0.00	0.00	0.00	0.00	0.00	0.00	0.00	0.00	0.00
睾丸	C62	1	0.17	0.00	0.00	0.00	0.00	0.00	0.00	6.56	0.00	0.00	0.00	0.00
其他的男性生殖器	C63	0	0.00	0.00	0.00	0.00	0.00	0.00	0.00	0.00	0.00	0.00	0.00	0.00
肾	C64	10	0.98	0.00	0.00	0.00	0.00	2.76	0.00	0.00	0.00	2.98	0.00
肾盂	C65	1	0.10	0.00	0.00	0.00	0.00	0.00	0.00	0.00	0.00	0.00	0.00	3.67
输尿管	C66	0	0.00	0.00	0.00	0.00	0.00	0.00	0.00	0.00	0.00	0.00	0.00	0.00
膀胱	C67	9	0.88	0.00	0.00	0.00	0.00	0.00	0.00	0.00	0.00	0.00	0.00	3.67
其他的泌尿器官	C68	1	0.10	0.00	0.00	0.00	0.00	0.00	0.00	0.00	0.00	0.00	0.00	0.00
眼	C69	1	0.10	0.00	0.00	0.00	0.00	0.00	0.00	0.00	0.00	0.00	2.98	0.00
脑、神经系统	C70-C72	42	4.11	0.00	0.00	3.76	3.12	2.76	0.00	6.66	0.00	12.29	8.94	22.01
甲状腺	C73	19	1.86	0.00	0.00	0.00	3.12	0.00	0.00	3.33	11.07	3.07	5.96	14.67
肾上腺	C74	2	0.20	0.00	0.00	0.00	0.00	2.76	0.00	0.00	0.00	0.00	0.00	3.67
其他的内分泌腺	C75	1	0.10	0.00	0.00	0.00	0.00	0.00	0.00	0.00	0.00	0.00	0.00	0.00
霍奇金病	C81	1	0.10	0.00	0.00	0.00	0.00	0.00	3.52	0.00	0.00	0.00	0.00	0.00
非霍奇金淋巴瘤	C82-C85;C96	5	0.49	0.00	0.00	0.00	0.00	0.00	0.00	0.00	0.00	0.00	0.00	7.34
免疫增生性疾病	C88	0	0.00	0.00	0.00	0.00	0.00	0.00	0.00	0.00	0.00	0.00	0.00	0.00
多发性骨髓瘤	C90	1	0.10	0.00	0.00	0.00	0.00	0.00	0.00	0.00	0.00	0.00	0.00	0.00
淋巴样白血病	C91	3	0.29	0.00	0.00	5.14	0.00	0.00	0.00	0.00	3.69	0.00	0.00	0.00
髓样白血病	C92-C94	1	0.10	0.00	0.00	0.00	0.00	0.00	0.00	0.00	0.00	0.00	0.00	0.00
白血病,未特指	C95	7	0.68	0.00	5.14	0.00	3.12	0.00	3.52	3.33	0.00	0.00	0.00	3.67
其他的或未指明部位的	O&U	27	2.64	0.00	0.00	0.00	3.12	5.51	3.52	3.33	3.69	3.07	5.96	7.34
骨髓增殖性疾病	MPD	0	0.00	0.00	0.00	0.00	0.00	0.00	0.00	0.00	0.00	0.00	0.00	0.00
骨髓增生异常综合征	MDS	0	0.00	0.00	0.00	0.00	0.00	0.00	0.00	0.00	0.00	0.00	0.00	0.00
合计	ALL	1022	100.00	0.00	10.28	3.76	21.87	27.56	28.19	56.61	66.39	92.15	235.41	440.11
所有部位除外C44	ALLbutC44	1016	99.41	0.00	10.28	3.76	21.87	27.56	28.19	56.61	66.39	92.15	235.41	436.44

续表7-1-7

年龄组								粗率	中调率	世调率	累积率(%)	
50-	55-	60-	65-	70-	75-	80-	85-	(1/10万)	(1/10万)	(1/10万)	0-64	0-74
4.78	0.00	0.00	0.00	29.32	0.00	0.00	0.00	0.80	0.85	0.83	0.02	0.17
0.00	0.00	0.00	0.00	0.00	24.84	0.00	0.00	0.27	0.32	0.25	0.00	0.00
4.78	0.00	0.00	0.00	0.00	0.00	0.00	0.00	0.80	0.87	0.68	0.06	0.06
0.00	0.00	6.82	27.73	0.00	24.84	0.00	0.00	1.60	1.59	1.54	0.05	0.19
0.00	0.00	0.00	0.00	0.00	0.00	0.00	0.00	0.00	0.00	0.00	0.00	0.00
0.00	0.00	0.00	0.00	14.66	0.00	0.00	0.00	0.53	0.55	0.51	0.02	0.09
0.00	0.00	0.00	0.00	0.00	0.00	0.00	0.00	0.00	0.00	0.00	0.00	0.00
0.00	0.00	0.00	0.00	0.00	0.00	0.00	0.00	0.00	0.00	0.00	0.00	0.00
9.56	11.09	40.93	138.67	190.56	298.06	274.35	134.41	15.99	17.30	16.61	0.40	2.04
133.91	205.21	266.05	249.61	381.12	471.93	685.87	0.00	58.38	57.06	55.59	3.59	6.75
4.78	5.55	6.82	0.00	14.66	0.00	0.00	0.00	1.07	0.98	1.03	0.09	0.16
4.78	0.00	20.47	18.49	29.32	24.84	68.59	0.00	4.00	4.28	3.82	0.21	0.45
38.26	38.82	54.57	46.22	73.29	173.87	68.59	0.00	13.60	13.13	12.54	0.82	1.42
0.00	0.00	0.00	0.00	0.00	0.00	0.00	0.00	0.00	0.00	0.00	0.00	0.00
119.56	94.29	102.33	120.18	307.83	99.35	274.35	134.41	41.32	39.63	38.19	2.52	4.66
4.78	5.55	13.64	27.73	0.00	74.52	137.17	0.00	4.53	4.73	4.33	0.21	0.35
19.13	16.64	34.11	46.22	73.29	74.52	411.52	0.00	9.06	9.84	9.26	0.40	1.00
4.78	5.55	0.00	0.00	0.00	0.00	0.00	0.00	1.07	0.97	0.87	0.09	0.09
0.00	5.55	13.64	0.00	0.00	0.00	0.00	0.00	0.80	0.66	0.77	0.10	0.10
43.04	49.92	143.26	184.89	249.19	322.90	480.11	134.41	29.86	30.35	29.78	1.43	3.60
0.00	0.00	6.82	18.49	0.00	0.00	0.00	0.00	1.60	1.53	1.47	0.08	0.17
9.56	11.09	6.82	9.24	0.00	24.84	0.00	0.00	4.00	3.76	3.57	0.26	0.31
4.78	0.00	0.00	0.00	0.00	0.00	0.00	0.00	0.27	0.24	0.24	0.02	0.02
0.00	5.55	6.82	0.00	0.00	74.52	0.00	0.00	1.60	1.64	1.46	0.08	0.08
0.00	0.00	0.00	0.00	0.00	0.00	0.00	0.00	0.00	0.00	0.00	0.00	0.00
0.00	0.00	0.00	18.49	14.66	0.00	0.00	0.00	1.87	1.80	1.71	0.07	0.23
97.15	88.20	93.98	53.14	85.84	0.00	122.25	0.00	33.35	30.10	28.52	2.36	3.06
0.00	0.00	0.00	0.00	0.00	44.94	0.00	0.00	0.55	0.58	0.45	0.00	0.00
0.00	0.00	0.00	0.00	0.00	0.00	0.00	0.00	0.00	0.00	0.00	0.00	0.00
68.01	11.03	40.28	141.72	28.61	0.00	122.25	0.00	21.87	19.86	18.59	1.24	2.09
19.43	22.05	40.28	35.43	0.00	0.00	0.00	0.00	10.94	9.63	9.05	0.79	0.96
9.72	11.03	0.00	17.71	0.00	0.00	0.00	0.00	3.28	2.83	2.72	0.21	0.30
19.43	11.03	13.43	0.00	28.61	0.00	0.00	0.00	12.03	11.10	10.32	0.78	0.92
0.00	0.00	13.43	0.00	0.00	0.00	0.00	0.00	0.55	0.45	0.54	0.07	0.07
0.00	11.16	0.00	0.00	0.00	0.00	0.00	0.00	1.04	0.80	0.80	0.09	0.09
0.00	22.32	41.60	19.33	60.11	55.52	625.00	0.00	6.76	8.74	8.02	0.32	0.72
0.00	0.00	0.00	0.00	0.00	0.00	0.00	0.00	0.52	0.62	0.52	0.03	0.03
0.00	0.00	0.00	0.00	0.00	0.00	0.00	0.00	0.00	0.00	0.00	0.00	0.00
19.13	0.00	0.00	9.24	14.66	24.84	68.59	0.00	2.67	2.72	2.55	0.12	0.24
0.00	0.00	0.00	0.00	0.00	0.00	0.00	0.00	0.27	0.25	0.22	0.02	0.02
14.35	0.00	6.82	0.00	0.00	74.52	68.59	0.00	2.40	2.61	2.30	0.12	0.12
0.00	0.00	0.00	9.24	0.00	0.00	0.00	0.00	0.27	0.26	0.28	0.00	0.05
0.00	0.00	0.00	0.00	0.00	0.00	0.00	0.00	0.27	0.19	0.18	0.01	0.01
19.13	27.73	34.11	9.24	102.61	49.68	0.00	0.00	11.20	10.79	10.29	0.70	1.26
0.00	5.55	34.11	0.00	0.00	24.84	0.00	0.00	5.07	5.10	4.47	0.40	0.40
0.00	0.00	0.00	0.00	0.00	0.00	0.00	0.00	0.53	0.48	0.47	0.03	0.03
0.00	0.00	0.00	9.24	0.00	0.00	0.00	0.00	0.27	0.26	0.28	0.00	0.05
0.00	0.00	0.00	0.00	0.00	0.00	0.00	0.00	0.27	0.27	0.28	0.02	0.02
0.00	0.00	6.82	18.49	0.00	0.00	0.00	0.00	1.33	1.25	1.27	0.07	0.16
4.78	0.00	0.00	0.00	0.00	0.00	0.00	0.00	0.27	0.24	0.24	0.02	0.02
0.00	0.00	0.00	0.00	14.66	0.00	0.00	0.00	0.80	0.91	1.02	0.04	0.11
0.00	5.55	0.00	0.00	0.00	0.00	0.00	0.00	0.27	0.21	0.22	0.03	0.03
0.00	0.00	6.82	9.24	0.00	0.00	0.00	0.00	1.87	1.87	2.10	0.12	0.17
4.78	11.09	0.00	27.73	73.29	49.68	137.17	134.41	7.20	7.79	7.36	0.26	0.76
0.00	0.00	0.00	0.00	0.00	0.00	0.00	0.00	0.00	0.00	0.00	0.00	0.00
0.00	0.00	0.00	0.00	0.00	0.00	0.00	0.00	0.00	0.00	0.00	0.00	0.00
573.89	593.46	934.58	1137.10	1685.72	1962.25	3086.42	537.63	272.45	269.31	258.04	15.41	29.53
573.89	587.91	927.76	1137.10	1685.72	1887.73	3086.42	537.63	270.85	267.66	256.58	15.33	29.45

表 7-1-8 2015年甘肃省农村肿瘤登记地区男性恶性肿瘤发病主要指标（1/10万）

部位		病例数	构成(%)	年龄组										
				0-	1-	5-	10-	15-	20-	25-	30-	35-	40-	45-
唇	C00	2	0.34	0.00	0.00	0.00	0.00	0.00	0.00	0.00	0.00	0.00	0.00	0.00
舌	C01-C02	0	0.00	0.00	0.00	0.00	0.00	0.00	0.00	0.00	0.00	0.00	0.00	0.00
口	C03-C06	1	0.17	0.00	0.00	0.00	0.00	0.00	0.00	0.00	0.00	0.00	0.00	7.17
唾液腺	C07-C08	5	0.84	0.00	0.00	0.00	0.00	0.00	0.00	0.00	0.00	6.10	0.00	0.00
扁桃体	C09	0	0.00	0.00	0.00	0.00	0.00	0.00	0.00	0.00	0.00	0.00	0.00	0.00
其他的口咽	C10	0	0.00	0.00	0.00	0.00	0.00	0.00	0.00	0.00	0.00	0.00	0.00	0.00
鼻咽	C11	2	0.34	0.00	0.00	0.00	0.00	0.00	0.00	0.00	0.00	0.00	0.00	7.17
喉咽	C12-C13	0	0.00	0.00	0.00	0.00	0.00	0.00	0.00	0.00	0.00	0.00	0.00	0.00
咽,部位不明	C14	0	0.00	0.00	0.00	0.00	0.00	0.00	0.00	0.00	0.00	0.00	0.00	0.00
食管	C15	45	7.56	0.00	0.00	0.00	0.00	0.00	0.00	0.00	0.00	0.00	5.91	28.67
胃	C16	171	28.74	0.00	0.00	0.00	0.00	0.00	0.00	14.34	18.30	41.36	93.16
小肠	C17	2	0.34	0.00	0.00	0.00	0.00	0.00	0.00	0.00	0.00	0.00	0.00	0.00
结肠	C18	8	1.34	0.00	0.00	0.00	0.00	0.00	0.00	0.00	6.10	0.00	0.00
直肠	C19-C20	32	5.38	0.00	0.00	0.00	0.00	0.00	0.00	14.34	0.00	23.64	14.33
肛门	C21	0	0.00	0.00	0.00	0.00	0.00	0.00	0.00	0.00	0.00	0.00	0.00
肝脏	C22	112	18.82	0.00	0.00	0.00	0.00	7.09	6.56	0.00	18.30	47.27	157.66
胆囊及其他	C23-C24	9	1.51	0.00	0.00	0.00	0.00	0.00	0.00	0.00	0.00	5.91	14.33
胰腺	C25	24	4.03	0.00	0.00	0.00	0.00	0.00	0.00	0.00	0.00	0.00	14.33
鼻、鼻窦及其他	C30-C31	2	0.34	0.00	0.00	0.00	0.00	0.00	0.00	0.00	6.10	0.00	7.17
喉	C32	3	0.50	0.00	0.00	0.00	0.00	0.00	0.00	0.00	0.00	0.00	0.00
气管、支气管、肺	C33-C34	76	12.77	0.00	0.00	0.00	0.00	0.00	0.00	6.56	0.00	6.10	29.54	14.33
其他的胸腔器官	C37-C38	4	0.67	0.00	0.00	0.00	5.79	0.00	0.00	0.00	0.00	5.91	0.00
骨	C40-C41	9	1.51	0.00	0.00	0.00	5.79	0.00	0.00	6.56	0.00	0.00	7.17
皮肤的黑色素瘤	C43	0	0.00	0.00	0.00	0.00	0.00	0.00	0.00	0.00	0.00	0.00	0.00
其他的皮肤	C44	3	0.50	0.00	0.00	0.00	0.00	0.00	0.00	0.00	0.00	0.00	0.00
间皮瘤	C45	0	0.00	0.00	0.00	0.00	0.00	0.00	0.00	0.00	0.00	0.00	0.00
卡波西肉瘤	C46	0	0.00	0.00	0.00	0.00	0.00	0.00	0.00	0.00	0.00	0.00	0.00
周围神经、其他结缔组织、软组织	C47;C49	4	0.67	0.00	0.00	0.00	0.00	0.00	7.09	0.00	0.00	0.00	5.91	7.17
乳房	C50	–	–	–	–	–	–	–	–	–	–	–	–	–
外阴	C51	–	–	–	–	–	–	–	–	–	–	–	–	–
阴道	C52	–	–	–	–	–	–	–	–	–	–	–	–	–
子宫颈	C53	–	–	–	–	–	–	–	–	–	–	–	–	–
子宫体	C54	–	–	–	–	–	–	–	–	–	–	–	–	–
子宫,部位不明	C55	–	–	–	–	–	–	–	–	–	–	–	–	–
卵巢	C56	–	–	–	–	–	–	–	–	–	–	–	–	–
其他的女性生殖器	C57	–	–	–	–	–	–	–	–	–	–	–	–	–
胎盘	C58	–	–	–	–	–	–	–	–	–	–	–	–	–
阴茎	C60	2	0.34	0.00	0.00	0.00	0.00	0.00	0.00	0.00	0.00	0.00	5.91	0.00
前列腺	C61	13	2.18	0.00	0.00	0.00	0.00	0.00	0.00	0.00	0.00	0.00	0.00
睾丸	C62	1	0.17	0.00	0.00	0.00	0.00	0.00	0.00	6.56	0.00	0.00	0.00
其他的男性生殖器	C63	0	0.00	0.00	0.00	0.00	0.00	0.00	0.00	0.00	0.00	0.00	0.00
肾	C64	8	1.34	0.00	0.00	0.00	0.00	5.35	0.00	0.00	0.00	0.00	0.00
肾盂	C65	0	0.00	0.00	0.00	0.00	0.00	0.00	0.00	0.00	0.00	0.00	0.00
输尿管	C66	0	0.00	0.00	0.00	0.00	0.00	0.00	0.00	0.00	0.00	0.00	0.00
膀胱	C67	7	1.18	0.00	0.00	0.00	0.00	0.00	0.00	0.00	0.00	0.00	7.17
其他的泌尿器官	C68	1	0.17	0.00	0.00	0.00	0.00	0.00	0.00	0.00	0.00	0.00	0.00
眼	C69	0	0.00	0.00	0.00	0.00	0.00	0.00	0.00	0.00	0.00	0.00	0.00
脑、神经系统	C70-C72	21	3.53	0.00	0.00	6.91	5.79	5.35	0.00	6.56	0.00	6.10	17.73	28.67
甲状腺	C73	5	0.84	0.00	0.00	0.00	5.79	0.00	0.00	0.00	6.10	0.00	0.00
肾上腺	C74	1	0.17	0.00	0.00	0.00	0.00	0.00	0.00	0.00	0.00	0.00	7.17
其他的内分泌腺	C75	1	0.17	0.00	0.00	0.00	0.00	0.00	0.00	0.00	0.00	5.91	0.00
霍奇金病	C81	0	0.00	0.00	0.00	0.00	0.00	0.00	0.00	0.00	0.00	0.00	0.00
非霍奇金淋巴瘤	C82-C85;C96	3	0.50	0.00	0.00	0.00	0.00	0.00	0.00	0.00	0.00	0.00	14.33
免疫增生性疾病	C88	0	0.00	0.00	0.00	0.00	0.00	0.00	0.00	0.00	0.00	0.00	0.00
多发性骨髓瘤	C90	0	0.00	0.00	0.00	0.00	0.00	0.00	0.00	0.00	0.00	0.00	0.00
淋巴样白血病	C91	1	0.17	0.00	0.00	0.00	0.00	0.00	0.00	0.00	0.00	0.00	0.00
髓样白血病	C92-C94	1	0.17	0.00	0.00	0.00	0.00	0.00	0.00	0.00	0.00	0.00	0.00
白血病,未特指	C95	3	0.50	0.00	0.00	0.00	0.00	0.00	7.09	6.56	0.00	0.00	0.00
其他的或未指明部位的	O&U	13	2.18	0.00	0.00	0.00	0.00	10.71	0.00	6.56	0.00	0.00	5.91	0.00
骨髓增殖性疾病	MPD	0	0.00	0.00	0.00	0.00	0.00	0.00	0.00	0.00	0.00	0.00	0.00
骨髓增生异常综合征	MDS	0	0.00	0.00	0.00	0.00	0.00	0.00	0.00	0.00	0.00	0.00	0.00
合计	ALL	595	100.00	0.00	0.00	6.91	23.16	21.41	21.27	45.89	28.68	73.21	194.99	429.98
所有部位除外C44	ALLbutC44	592	99.50	0.00	0.00	6.91	23.16	21.41	21.27	45.89	28.68	73.21	194.99	429.98

续表7-1-8

年龄组								粗率	中调率	世调率	累积率(%)	
50-	55-	60-	65-	70-	75-	80-	85-	(1/10万)	(1/10万)	(1/10万)	0-64	0-74
9.42	0.00	0.00	0.00	30.06	0.00	0.00	0.00	1.04	1.10	1.07	0.05	0.20
0.00	0.00	0.00	0.00	0.00	0.00	0.00	0.00	0.52	0.49	0.43	0.04	0.04
0.00	0.00	0.00	58.00	0.00	55.52	0.00	0.00	2.60	2.87	2.66	0.03	0.32
0.00	0.00	0.00	0.00	0.00	0.00	0.00	0.00	0.00	0.00	0.00	0.00	0.00
0.00	0.00	0.00	0.00	30.06	0.00	0.00	0.00	1.04	1.11	1.03	0.04	0.19
0.00	0.00	0.00	0.00	0.00	0.00	0.00	0.00	0.00	0.00	0.00	0.00	0.00
0.00	22.32	69.34	193.35	270.51	610.77	468.75	0.00	23.41	27.34	25.40	0.63	2.95
207.21	301.34	402.16	444.70	631.20	888.40	1250.00	0.00	88.96	92.35	89.63	5.39	10.77
9.42	11.16	0.00	0.00	0.00	0.00	0.00	0.00	1.04	0.90	0.92	0.10	0.10
0.00	0.00	41.60	19.33	60.11	55.52	0.00	0.00	4.16	4.42	4.37	0.24	0.64
47.09	22.32	69.34	77.34	60.11	277.62	156.25	0.00	16.65	17.53	16.24	0.96	1.64
0.00	0.00	0.00	0.00	0.00	0.00	0.00	0.00	1.04	1.03	0.80	0.07	0.07
226.05	133.93	152.54	154.68	450.86	166.57	468.75	307.69	58.26	58.09	56.45	3.75	6.77
9.42	11.16	13.87	0.00	0.00	55.52	312.50	0.00	4.68	5.46	4.80	0.27	0.27
37.68	33.48	69.34	58.00	90.17	0.00	625.00	0.00	12.49	13.98	13.53	0.77	1.52
0.00	0.00	0.00	0.00	0.00	0.00	0.00	0.00	1.04	1.03	0.80	0.07	0.07
0.00	11.16	27.74	0.00	0.00	0.00	0.00	0.00	1.56	1.35	1.56	0.19	0.19
65.93	78.13	221.88	290.02	300.57	444.20	468.75	307.69	39.54	41.80	41.86	2.11	5.07
0.00	0.00	13.87	19.33	0.00	0.00	0.00	0.00	2.08	1.98	2.01	0.13	0.22
18.84	22.32	0.00	19.33	0.00	55.52	0.00	0.00	4.68	4.74	4.45	0.30	0.40
0.00	11.16	0.00	0.00	0.00	111.05	0.00	0.00	1.56	1.84	1.56	0.06	0.06
0.00	0.00	0.00	0.00	0.00	0.00	0.00	0.00	0.00	0.00	0.00	0.00	0.00
0.00	0.00	0.00	19.33	0.00	0.00	0.00	0.00	2.08	1.96	1.93	0.10	0.20
-	-	-	-	-	-	-	-	-	-	-	-	-
-	-	-	-	-	-	-	-	-	-	-	-	-
-	-	-	-	-	-	-	-	-	-	-	-	-
-	-	-	-	-	-	-	-	-	-	-	-	-
-	-	-	-	-	-	-	-	-	-	-	-	-
-	-	-	-	-	-	-	-	-	-	-	-	-
-	-	-	-	-	-	-	-	-	-	-	-	-
0.00	11.16	0.00	0.00	0.00	0.00	0.00	0.00	1.04	0.80	0.80	0.09	0.09
0.00	22.32	41.60	19.33	60.11	55.52	625.00	0.00	6.76	8.74	8.02	0.32	0.72
0.00	0.00	0.00	0.00	0.00	0.00	0.00	0.00	0.52	0.62	0.52	0.03	0.03
0.00	0.00	0.00	0.00	0.00	0.00	0.00	0.00	0.00	0.00	0.00	0.00	0.00
37.68	0.00	0.00	0.00	30.06	55.52	156.25	0.00	4.16	4.70	4.30	0.22	0.37
0.00	0.00	0.00	0.00	0.00	0.00	0.00	0.00	0.00	0.00	0.00	0.00	0.00
18.84	0.00	0.00	0.00	0.00	166.57	156.25	0.00	3.64	4.59	3.82	0.13	0.13
0.00	0.00	0.00	19.33	0.00	0.00	0.00	0.00	0.52	0.54	0.58	0.00	0.10
0.00	0.00	0.00	0.00	0.00	0.00	0.00	0.00	0.00	0.00	0.00	0.00	0.00
18.84	22.32	13.87	0.00	90.17	55.52	0.00	0.00	10.92	10.64	10.12	0.66	1.11
0.00	11.16	13.87	0.00	0.00	55.52	0.00	0.00	2.60	2.71	2.44	0.18	0.18
0.00	0.00	0.00	0.00	0.00	0.00	0.00	0.00	0.52	0.49	0.43	0.04	0.04
0.00	0.00	0.00	19.33	0.00	0.00	0.00	0.00	0.52	0.54	0.58	0.00	0.10
0.00	0.00	0.00	0.00	0.00	0.00	0.00	0.00	0.00	0.00	0.00	0.00	0.00
0.00	0.00	13.87	0.00	0.00	0.00	0.00	0.00	1.56	1.45	1.41	0.14	0.14
0.00	0.00	0.00	0.00	0.00	0.00	0.00	0.00	0.00	0.00	0.00	0.00	0.00
0.00	0.00	0.00	0.00	30.06	0.00	0.00	0.00	0.52	0.62	0.60	0.00	0.15
0.00	11.16	0.00	0.00	0.00	0.00	0.00	0.00	0.52	0.42	0.45	0.06	0.06
0.00	0.00	13.87	0.00	0.00	0.00	0.00	0.00	1.56	1.63	1.65	0.14	0.14
9.42	22.32	0.00	19.33	60.11	55.52	156.25	307.69	6.76	7.69	7.86	0.27	0.67
0.00	0.00	0.00	0.00	0.00	0.00	0.00	0.00	0.00	0.00	0.00	0.00	0.00
0.00	0.00	0.00	0.00	0.00	0.00	0.00	0.00	0.00	0.00	0.00	0.00	0.00
715.83	758.93	1178.75	1430.78	2194.17	3164.91	4843.75	923.08	309.53	326.53	314.28	17.50	35.62
715.83	747.77	1178.75	1430.78	2194.17	3053.86	4843.75	923.08	307.97	324.69	312.72	17.44	35.56

表 7-1-9 2015年甘肃省农村肿瘤登记地区女性恶性肿瘤发病主要指标（1/10万）

部位		病例数	构成(%)	年龄组										
				0-	1-	5-	10-	15-	20-	25-	30-	35-	40-	45-
唇	C00	1	0.23	0.00	0.00	0.00	0.00	0.00	0.00	0.00	0.00	0.00	0.00	0.00
舌	C01-C02	1	0.23	0.00	0.00	0.00	0.00	0.00	0.00	0.00	0.00	0.00	0.00	0.00
口	C03-C06	2	0.47	0.00	0.00	0.00	0.00	0.00	0.00	0.00	7.60	0.00	0.00	0.00
唾液腺	C07-C08	1	0.23	0.00	0.00	0.00	0.00	0.00	0.00	0.00	0.00	0.00	0.00	0.00
扁桃体	C09	0	0.00	0.00	0.00	0.00	0.00	0.00	0.00	0.00	0.00	0.00	0.00	0.00
其他的口咽	C10	0	0.00	0.00	0.00	0.00	0.00	0.00	0.00	0.00	0.00	0.00	0.00	0.00
鼻咽	C11	0	0.00	0.00	0.00	0.00	0.00	0.00	0.00	0.00	0.00	0.00	0.00	0.00
喉咽	C12-C13	0	0.00	0.00	0.00	0.00	0.00	0.00	0.00	0.00	0.00	0.00	0.00	0.00
咽,部位不明	C14	0	0.00	0.00	0.00	0.00	0.00	0.00	0.00	0.00	0.00	0.00	0.00	0.00
食管	C15	15	3.51	0.00	0.00	0.00	0.00	0.00	0.00	0.00	0.00	0.00	0.00	0.00
胃	C16	48	11.24	0.00	0.00	0.00	0.00	0.00	0.00	0.00	15.19	0.00	12.02	30.05
小肠	C17	2	0.47	0.00	0.00	0.00	0.00	0.00	0.00	0.00	0.00	0.00	0.00	0.00
结肠	C18	7	1.64	0.00	0.00	0.00	0.00	0.00	0.00	0.00	15.19	0.00	6.01	7.51
直肠	C19-C20	19	4.45	0.00	0.00	0.00	0.00	0.00	0.00	0.00	0.00	0.00	12.02	0.00
肛门	C21	0	0.00	0.00	0.00	0.00	0.00	0.00	0.00	0.00	0.00	0.00	0.00	0.00
肝脏	C22	43	10.07	0.00	0.00	0.00	0.00	0.00	14.01	0.00	7.60	18.56	36.07	60.10
胆囊及其他	C23-C24	8	1.87	0.00	0.00	0.00	0.00	0.00	0.00	0.00	0.00	0.00	0.00	15.02
胰腺	C25	10	2.34	0.00	0.00	0.00	0.00	0.00	0.00	0.00	0.00	0.00	6.01	0.00
鼻、鼻窦及其他	C30-C31	2	0.47	0.00	0.00	0.00	0.00	0.00	0.00	0.00	0.00	0.00	0.00	0.00
喉	C32	0	0.00	0.00	0.00	0.00	0.00	0.00	0.00	0.00	0.00	0.00	0.00	0.00
气管、支气管、肺	C33-C34	36	8.43	0.00	0.00	0.00	0.00	0.00	0.00	0.00	0.00	0.00	6.01	37.56
其他的胸腔器官	C37-C38	2	0.47	0.00	0.00	0.00	0.00	0.00	0.00	0.00	0.00	6.19	0.00	0.00
骨	C40-C41	6	1.41	0.00	0.00	0.00	0.00	0.00	11.36	0.00	0.00	6.19	6.01	7.51
皮肤的黑色素瘤	C43	1	0.23	0.00	0.00	0.00	0.00	0.00	0.00	0.00	0.00	0.00	0.00	0.00
其他的皮肤	C44	3	0.70	0.00	0.00	0.00	0.00	0.00	0.00	0.00	0.00	0.00	0.00	7.51
间皮瘤	C45	0	0.00	0.00	0.00	0.00	0.00	0.00	0.00	0.00	0.00	0.00	0.00	0.00
卡波西肉瘤	C46	0	0.00	0.00	0.00	0.00	0.00	0.00	0.00	0.00	0.00	0.00	0.00	0.00
周围神经、其他结缔组织、软组织	C47;C49	3	0.70	0.00	0.00	0.00	0.00	0.00	0.00	0.00	0.00	6.19	0.00	0.00
乳房	C50	61	14.29	0.00	0.00	0.00	0.00	5.68	0.00	33.84	7.60	18.56	60.11	67.61
外阴	C51	1	0.23	0.00	0.00	0.00	0.00	0.00	0.00	0.00	0.00	0.00	0.00	0.00
阴道	C52	0	0.00	0.00	0.00	0.00	0.00	0.00	0.00	0.00	0.00	0.00	0.00	0.00
子宫颈	C53	40	9.37	0.00	0.00	0.00	0.00	0.00	0.00	0.00	7.60	18.56	42.08	60.10
子宫体	C54	20	4.68	0.00	0.00	0.00	0.00	0.00	0.00	0.00	7.60	6.19	24.05	37.56
子宫,部位不明	C55	6	1.41	0.00	0.00	0.00	0.00	0.00	0.00	0.00	0.00	0.00	6.01	15.02
卵巢	C56	22	5.15	0.00	0.00	0.00	6.78	11.36	7.00	20.30	0.00	6.19	30.06	30.05
其他的女性生殖器	C57	1	0.23	0.00	0.00	0.00	0.00	0.00	0.00	0.00	0.00	0.00	0.00	0.00
胎盘	C58	0	0.00	0.00	0.00	0.00	0.00	0.00	0.00	0.00	0.00	0.00	0.00	0.00
阴茎	C60	-	-	-	-	-	-	-	-	-	-	-	-	-
前列腺	C61	-	-	-	-	-	-	-	-	-	-	-	-	-
睾丸	C62	-	-	-	-	-	-	-	-	-	-	-	-	-
其他的男性生殖器	C63	-	-	-	-	-	-	-	-	-	-	-	-	-
肾	C64	2	0.47	0.00	0.00	0.00	0.00	0.00	0.00	0.00	0.00	0.00	6.01	0.00
肾盂	C65	1	0.23	0.00	0.00	0.00	0.00	0.00	0.00	0.00	0.00	0.00	0.00	7.51
输尿管	C66	0	0.00	0.00	0.00	0.00	0.00	0.00	0.00	0.00	0.00	0.00	0.00	0.00
膀胱	C67	2	0.47	0.00	0.00	0.00	0.00	0.00	0.00	0.00	0.00	0.00	0.00	0.00
其他的泌尿器官	C68	0	0.00	0.00	0.00	0.00	0.00	0.00	0.00	0.00	0.00	0.00	0.00	0.00
眼	C69	1	0.23	0.00	0.00	0.00	0.00	0.00	0.00	0.00	0.00	0.00	6.01	0.00
脑、神经系统	C70-C72	21	4.92	0.00	0.00	0.00	0.00	0.00	0.00	6.77	0.00	18.56	0.00	15.02
甲状腺	C73	14	3.28	0.00	0.00	0.00	0.00	0.00	0.00	6.77	22.79	0.00	12.02	30.05
肾上腺	C74	1	0.23	0.00	0.00	0.00	0.00	5.68	0.00	0.00	0.00	0.00	0.00	0.00
其他的内分泌腺	C75	0	0.00	0.00	0.00	0.00	0.00	0.00	0.00	0.00	0.00	0.00	0.00	0.00
霍奇金病	C81	1	0.23	0.00	0.00	0.00	0.00	0.00	7.00	0.00	0.00	0.00	0.00	0.00
非霍奇金淋巴瘤	C82-C85;C96	2	0.47	0.00	0.00	0.00	0.00	0.00	0.00	0.00	0.00	0.00	0.00	0.00
免疫增生性疾病	C88	0	0.00	0.00	0.00	0.00	0.00	0.00	0.00	0.00	0.00	0.00	0.00	0.00
多发性骨髓瘤	C90	1	0.23	0.00	0.00	0.00	0.00	0.00	0.00	0.00	0.00	0.00	0.00	0.00
淋巴样白血病	C91	2	0.47	0.00	11.51	0.00	0.00	0.00	0.00	0.00	7.60	0.00	0.00	0.00
髓样白血病	C92-C94	0	0.00	0.00	0.00	0.00	0.00	0.00	0.00	0.00	0.00	0.00	0.00	0.00
白血病,未特指	C95	4	0.94	0.00	11.51	0.00	0.00	6.78	0.00	0.00	0.00	0.00	0.00	7.51
其他的或未指明部位的	O&U	14	3.28	0.00	0.00	0.00	0.00	6.78	0.00	7.00	0.00	7.60	6.19	6.01	15.02
骨髓增殖性疾病	MPD	0	0.00	0.00	0.00	0.00	0.00	0.00	0.00	0.00	0.00	0.00	0.00	0.00
骨髓增生异常综合征	MDS	0	0.00	0.00	0.00	0.00	0.00	0.00	0.00	0.00	0.00	0.00	0.00	0.00
合计	ALL	427	100.00	0.00	23.03	0.00	20.35	34.08	35.02	67.68	106.36	111.36	276.53	450.72
所有部位除外C44	ALLbutC44	424	99.30	0.00	23.03	0.00	20.35	34.08	35.02	67.68	106.36	111.36	276.53	443.21

续表 7-1-9

50-	55-	60-	65-	70-	75-	80-	85-	粗率 (1/10万)	中调率 (1/10万)	世调率 (1/10万)	0-64	0-74
0.00	0.00	0.00	0.00	28.61	0.00	0.00	0.00	0.55	0.59	0.57	0.00	0.14
0.00	0.00	0.00	0.00	0.00	44.94	0.00	0.00	0.55	0.58	0.45	0.00	0.00
9.72	0.00	0.00	0.00	0.00	0.00	0.00	0.00	1.09	1.27	0.94	0.09	0.09
0.00	0.00	13.43	0.00	0.00	0.00	0.00	0.00	0.55	0.45	0.54	0.07	0.07
0.00	0.00	0.00	0.00	0.00	0.00	0.00	0.00	0.00	0.00	0.00	0.00	0.00
0.00	0.00	0.00	0.00	0.00	0.00	0.00	0.00	0.00	0.00	0.00	0.00	0.00
0.00	0.00	0.00	0.00	0.00	0.00	0.00	0.00	0.00	0.00	0.00	0.00	0.00
0.00	0.00	0.00	0.00	0.00	0.00	0.00	0.00	0.00	0.00	0.00	0.00	0.00
19.43	0.00	13.43	88.57	114.45	44.94	122.25	238.66	8.20	8.41	8.71	0.16	1.18
58.29	110.25	134.26	70.86	143.06	134.83	244.50	0.00	26.24	24.23	23.69	1.80	2.87
0.00	0.00	13.43	0.00	28.61	0.00	0.00	0.00	1.09	1.04	1.11	0.07	0.21
9.72	0.00	0.00	17.71	0.00	0.00	122.25	0.00	3.83	4.24	3.35	0.19	0.28
29.15	55.13	40.28	17.71	85.84	89.89	0.00	0.00	10.39	9.09	9.14	0.68	1.20
0.00	0.00	0.00	0.00	0.00	0.00	0.00	0.00	0.00	0.00	0.00	0.00	0.00
9.72	55.13	53.71	88.57	171.67	44.94	122.25	0.00	23.51	21.70	20.45	1.27	2.58
0.00	0.00	13.43	53.14	0.00	89.89	0.00	0.00	4.37	4.12	3.93	0.14	0.41
0.00	0.00	0.00	35.43	57.22	134.83	244.50	0.00	5.47	5.86	5.14	0.03	0.49
9.72	11.03	0.00	0.00	0.00	0.00	0.00	0.00	1.09	0.91	0.93	0.10	0.10
0.00	0.00	0.00	0.00	0.00	0.00	0.00	0.00	0.00	0.00	0.00	0.00	0.00
19.43	22.05	67.13	88.57	200.29	224.72	489.00	0.00	19.68	19.67	18.51	0.76	2.21
0.00	0.00	0.00	17.71	0.00	0.00	0.00	0.00	1.09	1.04	0.90	0.03	0.12
0.00	0.00	13.43	0.00	0.00	0.00	0.00	0.00	3.28	2.85	2.74	0.22	0.22
9.72	0.00	0.00	0.00	0.00	0.00	0.00	0.00	0.55	0.49	0.49	0.05	0.05
0.00	0.00	13.43	0.00	0.00	44.94	0.00	0.00	1.64	1.54	1.44	0.10	0.10
0.00	0.00	0.00	0.00	0.00	0.00	0.00	0.00	0.00	0.00	0.00	0.00	0.00
0.00	0.00	0.00	0.00	0.00	0.00	0.00	0.00	0.00	0.00	0.00	0.00	0.00
0.00	0.00	0.00	17.71	28.61	0.00	0.00	0.00	1.64	1.63	1.47	0.03	0.26
97.15	88.20	93.98	53.14	85.84	0.00	122.25	0.00	33.35	30.10	28.52	2.36	3.06
0.00	0.00	0.00	0.00	0.00	44.94	0.00	0.00	0.55	0.58	0.45	0.00	0.00
68.01	11.03	40.28	141.72	28.61	0.00	122.25	0.00	21.87	19.86	18.59	1.24	2.09
19.43	22.05	40.28	35.43	0.00	0.00	0.00	0.00	10.94	9.63	9.05	0.79	0.96
9.72	11.03	0.00	17.71	0.00	0.00	0.00	0.00	3.28	2.83	2.72	0.21	0.30
19.43	11.03	13.43	0.00	28.61	0.00	0.00	0.00	12.03	11.10	10.32	0.78	0.92
0.00	0.00	13.43	0.00	0.00	0.00	0.00	0.00	0.55	0.45	0.54	0.07	0.07
0.00	0.00	0.00	0.00	0.00	0.00	0.00	0.00	0.00	0.00	0.00	0.00	0.00
–	–	–	–	–	–	–	–	–	–	–	–	–
–	–	–	–	–	–	–	–	–	–	–	–	–
–	–	–	–	–	–	–	–	–	–	–	–	–
–	–	–	–	–	–	–	–	–	–	–	–	–
0.00	0.00	0.00	17.71	0.00	0.00	0.00	0.00	1.09	0.89	0.89	0.03	0.12
0.00	0.00	0.00	0.00	0.00	0.00	0.00	0.00	0.55	0.52	0.45	0.04	0.04
0.00	0.00	0.00	0.00	0.00	0.00	0.00	0.00	0.00	0.00	0.00	0.00	0.00
9.72	0.00	13.43	0.00	0.00	0.00	0.00	0.00	1.09	0.95	1.02	0.12	0.12
0.00	0.00	0.00	0.00	0.00	0.00	0.00	0.00	0.00	0.00	0.00	0.00	0.00
0.00	0.00	0.00	0.00	0.00	0.00	0.00	0.00	0.55	0.39	0.36	0.03	0.03
19.43	33.08	53.71	17.71	114.45	44.94	0.00	0.00	11.48	10.76	10.27	0.73	1.39
0.00	0.00	53.71	0.00	0.00	0.00	0.00	0.00	7.65	7.63	6.58	0.63	0.63
0.00	0.00	0.00	0.00	0.00	0.00	0.00	0.00	0.55	0.47	0.51	0.03	0.03
0.00	0.00	0.00	0.00	0.00	0.00	0.00	0.00	0.00	0.00	0.00	0.00	0.00
0.00	0.00	0.00	0.00	0.00	0.00	0.00	0.00	0.55	0.53	0.56	0.04	0.04
0.00	0.00	0.00	35.43	0.00	0.00	0.00	0.00	1.09	0.99	1.06	0.00	0.18
0.00	0.00	0.00	0.00	0.00	0.00	0.00	0.00	0.00	0.00	0.00	0.00	0.00
9.72	0.00	0.00	0.00	0.00	0.00	0.00	0.00	0.55	0.49	0.49	0.05	0.05
0.00	0.00	0.00	0.00	0.00	0.00	0.00	0.00	1.09	1.30	1.58	0.08	0.08
0.00	0.00	0.00	0.00	0.00	0.00	0.00	0.00	0.00	0.00	0.00	0.00	0.00
0.00	0.00	0.00	17.71	0.00	0.00	0.00	0.00	2.19	2.22	2.72	0.12	0.21
0.00	0.00	0.00	35.43	85.84	44.94	122.25	0.00	7.65	8.09	7.10	0.24	0.85
0.00	0.00	0.00	0.00	0.00	0.00	0.00	0.00	0.00	0.00	0.00	0.00	0.00
0.00	0.00	0.00	0.00	0.00	0.00	0.00	0.00	0.00	0.00	0.00	0.00	0.00
427.47	429.99	698.17	868.02	1201.72	988.76	1711.49	238.66	233.47	219.50	208.27	13.38	23.73
427.47	429.99	684.75	868.02	1201.72	943.82	1711.49	238.66	231.83	217.95	206.83	13.28	23.63

表 7-1-10 2015年甘肃省肿瘤登记地区合计恶性肿瘤死亡主要指标(1/10万)

部位		病例数	构成(%)	年龄组										
				0-	1-	5-	10-	15-	20-	25-	30-	35-	40-	45-
唇	C00	1	0.03	0.00	0.00	0.00	0.00	0.00	0.00	0.00	0.00	0.00	0.00	0.00
舌	C01-C02	7	0.18	0.00	0.00	0.00	0.00	0.00	0.00	0.00	0.74	0.00	0.00	0.00
口	C03-C06	5	0.13	0.00	0.00	0.00	0.00	0.00	0.00	0.00	0.00	0.00	0.00	0.49
唾液腺	C07-C08	8	0.21	0.00	0.00	0.00	0.00	0.00	0.00	0.00	0.00	0.00	0.00	0.00
扁桃体	C09	0	0.00	0.00	0.00	0.00	0.00	0.00	0.00	0.00	0.00	0.00	0.00	0.00
其他的口咽	C10	2	0.05	0.00	0.00	0.00	0.00	0.00	0.00	0.00	0.00	0.00	0.00	0.00
鼻咽	C11	15	0.39	0.00	0.00	0.00	0.00	0.00	0.00	0.00	0.00	0.00	0.52	0.00
喉咽	C12-C13	1	0.03	0.00	0.00	0.00	0.00	0.00	0.00	0.00	0.00	0.00	0.00	0.00
咽,部位不明	C14	4	0.10	0.00	0.00	0.00	0.00	0.00	0.00	0.00	0.74	0.00	0.00	0.98
食管	C15	552	14.29	0.00	0.00	0.00	0.00	0.00	0.00	0.00	0.00	0.73	2.10	3.41
胃	C16	1167	30.21	0.00	2.37	0.90	0.00	0.00	0.58	1.13	5.18	8.02	7.86	20.00
小肠	C17	6	0.16	0.00	0.00	0.00	0.00	0.00	0.00	0.00	0.00	0.73	0.00	0.00
结肠	C18	87	2.25	0.00	0.00	0.00	0.00	0.00	0.00	0.00	0.00	1.46	1.05	1.95
直肠	C19-C20	163	4.22	0.00	0.00	0.00	0.00	0.00	0.00	0.00	0.74	0.00	1.05	3.41
肛门	C21	0	0.00	0.00	0.00	0.00	0.00	0.00	0.00	0.00	0.00	0.00	0.00	0.00
肝脏	C22	466	12.06	0.00	0.00	0.00	0.00	0.00	2.91	1.13	1.48	5.10	13.10	19.02
胆囊及其他	C23-C24	57	1.48	0.00	0.00	0.00	0.00	0.00	0.00	0.57	0.00	0.00	0.00	1.46
胰腺	C25	66	1.71	0.00	0.00	0.00	0.00	0.77	0.00	0.00	0.00	0.00	1.57	1.46
鼻、鼻窦及其他	C30-C31	5	0.13	0.00	0.00	0.00	0.00	0.00	0.00	0.00	0.00	0.00	0.00	0.00
喉	C32	12	0.31	0.00	0.00	0.00	0.00	0.00	0.00	0.00	0.00	0.00	0.00	0.00
气管、支气管、肺	C33-C34	526	13.62	0.00	0.00	0.00	0.00	0.00	0.00	2.96	0.73	8.91	13.66
其他的胸腔器官	C37-C38	16	0.41	0.00	1.19	0.00	0.00	0.00	0.00	0.00	0.00	0.00	0.98
骨	C40-C41	35	0.91	0.00	0.00	0.00	0.88	0.77	0.00	0.00	1.48	1.46	0.52	0.49
皮肤的黑色素瘤	C43	8	0.21	0.00	0.00	0.00	0.00	0.00	0.00	0.00	0.00	0.00	0.00	0.00
其他的皮肤	C44	17	0.44	0.00	0.00	0.00	0.00	0.00	0.00	0.00	0.00	0.00	0.52	0.98
间皮瘤	C45	0	0.00	0.00	0.00	0.00	0.00	0.00	0.00	0.00	0.00	0.00	0.00	0.00
卡波西肉瘤	C46	0	0.00	0.00	0.00	0.00	0.00	0.00	0.00	0.00	0.00	0.00	0.00	0.00
周围神经、其他结缔组织、软组织	C47;C49	7	0.18	0.00	0.00	0.00	0.88	0.00	0.00	0.00	0.00	0.73	0.52	0.00
乳房	C50	126	9.10	0.00	0.00	0.00	0.00	0.00	0.00	1.12	1.54	4.55	11.81	15.58
外阴	C51	2	0.14	0.00	0.00	0.00	0.00	0.00	0.00	0.00	0.00	0.00	0.00	0.00
阴道	C52	0	0.00	0.00	0.00	0.00	0.00	0.00	0.00	0.00	0.00	0.00	0.00	0.00
子宫颈	C53	66	4.77	0.00	0.00	0.00	0.00	0.00	0.00	0.00	0.00	1.52	3.22	4.87
子宫体	C54	27	1.95	0.00	0.00	0.00	0.00	0.00	0.00	0.00	0.00	0.00	1.07	3.90
子宫,部位不明	C55	4	0.29	0.00	0.00	0.00	0.00	0.00	0.00	0.00	0.00	0.00	0.00	0.97
卵巢	C56	37	2.67	0.00	0.00	0.00	0.00	0.00	0.00	0.00	0.00	0.00	1.07	3.90
其他的女性生殖器	C57	1	0.07	0.00	0.00	0.00	0.00	0.00	0.00	0.00	0.00	0.00	0.00	0.00
胎盘	C58	0	0.00	0.00	0.00	0.00	0.00	0.00	0.00	0.00	0.00	0.00	0.00	0.00
阴茎	C60	3	0.12	0.00	0.00	0.00	0.00	0.00	0.00	0.00	0.00	0.00	0.00	0.98
前列腺	C61	29	1.17	0.00	0.00	0.00	0.00	0.00	0.00	0.00	0.00	0.00	0.00	0.00
睾丸	C62	1	0.04	0.00	0.00	0.00	0.00	0.00	0.00	0.00	0.00	0.00	0.00	0.98
其他的男性生殖器	C63	0	0.00	0.00	0.00	0.00	0.00	0.00	0.00	0.00	0.00	0.00	0.00	0.00
肾	C64	18	0.47	0.00	1.19	0.00	0.00	0.00	0.00	0.00	1.48	0.00	0.00	0.00
肾盂	C65	0	0.00	0.00	0.00	0.00	0.00	0.00	0.00	0.00	0.00	0.00	0.00	0.00
输尿管	C66	2	0.05	0.00	0.00	0.00	0.00	0.00	0.00	0.00	0.00	0.00	0.00	0.00
膀胱	C67	44	1.14	0.00	0.00	0.00	0.00	0.00	0.00	0.00	0.00	0.73	0.52	0.98
其他的泌尿器官	C68	0	0.00	0.00	0.00	0.00	0.00	0.00	0.00	0.00	0.00	0.00	0.00	0.00
眼	C69	5	0.13	0.00	0.00	0.00	0.00	0.00	0.00	0.00	0.00	0.00	0.00	0.00
脑、神经系统	C70-C72	82	2.12	0.00	0.00	0.90	0.00	1.54	1.16	2.26	0.74	1.46	3.14	3.90
甲状腺	C73	22	0.57	0.00	0.00	0.00	0.00	0.00	0.00	0.57	0.00	0.73	0.52	0.49
肾上腺	C74	1	0.03	0.00	0.00	0.00	0.00	0.00	0.00	0.00	0.00	0.00	0.00	0.00
其他的内分泌腺	C75	5	0.13	0.00	0.00	0.00	0.00	0.77	0.00	0.57	0.74	0.00	0.00	0.00
霍奇金病	C81	0	0.00	0.00	0.00	0.00	0.00	0.00	0.00	0.00	0.00	0.00	0.00	0.00
非霍奇金淋巴瘤	C82-C85;C96	17	0.44	0.00	1.19	0.00	0.00	0.00	0.00	0.00	0.00	1.46	0.52	0.49
免疫增生性疾病	C88	0	0.00	0.00	0.00	0.00	0.00	0.00	0.00	0.00	0.00	0.00	0.00	0.00
多发性骨髓瘤	C90	3	0.08	0.00	0.00	0.00	0.00	0.00	0.00	0.00	0.00	0.00	0.00	0.00
淋巴样白血病	C91	8	0.21	0.00	1.19	0.00	1.76	0.00	0.00	0.00	0.00	0.00	0.00	0.00
髓样白血病	C92-C94	7	0.18	0.00	0.00	0.90	0.00	0.00	0.00	0.57	0.74	0.00	0.52	0.00
白血病,未特指	C95	14	0.36	0.00	1.19	0.00	0.00	1.54	0.00	0.57	0.74	0.00	0.52	0.00
其他的或未指明部位的	O&U	104	2.69	0.00	0.00	0.90	1.76	2.31	1.74	2.26	2.96	0.00	2.10	3.41
骨髓增殖性疾病	MPD	0	0.00	0.00	0.00	0.00	0.00	0.00	0.00	0.00	0.00	0.00	0.00	0.00
骨髓增生异常综合征	MDS	1	0.03	0.00	0.00	0.00	0.00	0.00	0.00	0.00	0.00	0.00	0.00	0.00
合计	ALL	3863	100.00	0.00	8.30	3.60	5.29	7.71	6.39	10.17	21.44	26.25	53.99	92.66
所有部位除外C44	ALLbutC44	3846	99.56	0.00	8.30	3.60	5.29	7.71	6.39	10.17	21.44	26.25	53.46	91.69

续表 7-1-10

年龄组								粗率 (1/10万)	中调率 (1/10万)	世调率 (1/10万)	累积率(%)	
50-	55-	60-	65-	70-	75-	80-	85-				0-64	0-74
0.00	0.00	0.00	0.00	0.00	3.62	0.00	0.00	0.05	0.05	0.04	0.00	0.00
0.00	0.00	0.00	0.00	0.00	21.71	0.00	0.00	0.36	0.35	0.26	0.00	0.00
0.00	0.00	2.14	1.56	0.00	3.62	0.00	0.00	0.26	0.20	0.20	0.01	0.02
0.76	0.00	0.00	1.56	0.00	7.24	23.64	21.89	0.41	0.40	0.38	0.00	0.01
0.00	0.00	0.00	0.00	0.00	0.00	0.00	0.00	0.00	0.00	0.00	0.00	0.00
0.00	0.00	0.00	0.00	2.26	0.00	7.88	0.00	0.10	0.10	0.08	0.00	0.01
0.76	3.89	4.28	3.11	0.00	3.62	15.76	0.00	0.77	0.60	0.60	0.05	0.06
0.00	0.97	0.00	0.00	0.00	0.00	0.00	0.00	0.05	0.04	0.04	0.00	0.00
0.00	0.00	0.00	0.00	0.00	3.62	0.00	0.00	0.20	0.19	0.12	0.01	0.01
8.31	19.47	58.81	87.15	248.46	669.39	591.02	612.96	28.24	25.47	24.22	0.46	2.14
33.22	74.96	161.46	214.76	451.74	1150.63	898.35	985.11	59.71	52.37	50.45	1.58	4.91
0.76	0.00	0.00	1.56	0.00	7.24	7.88	0.00	0.31	0.29	0.24	0.01	0.02
2.27	7.79	4.28	7.78	20.33	104.93	126.08	109.46	4.45	4.02	3.73	0.09	0.23
9.06	7.79	19.25	26.46	67.76	170.06	141.84	65.67	8.34	7.22	6.73	0.21	0.68
0.00	0.00	0.00	0.00	0.00	0.00	0.00	0.00	0.00	0.00	0.00	0.00	0.00
40.77	41.86	80.20	87.15	142.30	206.25	212.77	240.81	23.84	19.58	19.36	1.03	2.18
4.53	1.95	5.35	4.67	24.85	72.37	39.40	21.89	2.92	2.53	2.32	0.07	0.22
4.53	7.79	8.55	17.12	13.55	47.04	47.28	21.89	3.38	2.81	2.73	0.12	0.28
0.76	0.00	2.14	0.00	2.26	3.62	0.00	0.00	0.26	0.20	0.20	0.01	0.03
0.76	1.95	2.14	3.11	4.52	3.62	15.76	0.00	0.61	0.51	0.50	0.02	0.06
31.71	37.97	101.58	112.05	201.03	343.74	267.93	218.91	26.91	22.44	22.00	0.99	2.55
0.76	0.00	2.14	6.23	2.26	10.86	15.76	0.00	0.82	0.69	0.72	0.02	0.07
1.51	4.87	6.42	3.11	11.29	14.47	23.64	0.00	1.79	1.63	1.49	0.09	0.16
0.00	0.97	1.07	1.56	2.26	7.24	0.00	43.78	0.41	0.40	0.46	0.01	0.03
0.76	0.97	1.07	0.00	0.00	14.47	39.40	43.78	0.87	0.79	0.77	0.02	0.02
0.00	0.00	0.00	0.00	0.00	0.00	0.00	0.00	0.00	0.00	0.00	0.00	0.00
0.00	0.00	0.00	0.00	0.00	0.00	0.00	0.00	0.00	0.00	0.00	0.00	0.00
0.00	0.00	1.07	3.11	2.26	0.00	0.00	0.00	0.36	0.36	0.34	0.02	0.04
23.92	21.03	19.08	34.25	53.26	168.01	152.35	43.54	13.28	10.48	9.65	0.49	0.93
0.00	0.00	0.00	0.00	4.44	0.00	0.00	43.54	0.21	0.23	0.31	0.00	0.02
0.00	0.00	0.00	0.00	0.00	0.00	0.00	0.00	0.00	0.00	0.00	0.00	0.00
10.47	21.03	21.20	21.80	39.95	49.00	76.17	43.54	6.96	5.40	5.33	0.31	0.62
4.49	3.82	6.36	12.45	22.19	21.00	15.23	43.54	2.85	2.24	2.25	0.10	0.27
1.50	0.00	0.00	3.11	0.00	7.00	0.00	0.00	0.42	0.32	0.30	0.01	0.03
7.48	0.00	16.96	18.68	22.19	35.00	30.47	43.54	3.90	3.05	3.07	0.15	0.35
0.00	0.00	2.12	0.00	0.00	0.00	0.00	0.00	0.11	0.07	0.08	0.01	0.01
0.00	0.00	0.00	0.00	0.00	0.00	0.00	0.00	0.00	0.00	0.00	0.00	0.00
0.00	0.00	0.00	0.00	4.60	7.49	0.00	0.00	0.30	0.26	0.23	0.00	0.03
0.00	1.98	2.16	3.11	18.40	59.92	130.59	264.20	2.88	3.07	3.20	0.02	0.13
0.00	0.00	0.00	0.00	0.00	7.49	0.00	0.00	0.10	0.10	0.07	0.00	0.00
0.76	0.97	0.00	1.56	6.78	21.71	15.76	21.89	0.92	0.91	0.87	0.02	0.06
0.00	0.00	0.00	0.00	0.00	0.00	0.00	0.00	0.00	0.00	0.00	0.00	0.00
0.00	0.00	1.07	0.00	0.00	3.62	0.00	0.00	0.10	0.08	0.08	0.01	0.01
0.00	0.00	1.07	3.11	13.55	65.13	63.04	109.46	2.25	2.16	2.05	0.02	0.10
0.00	0.00	0.00	0.00	0.00	0.00	0.00	0.00	0.00	0.00	0.00	0.00	0.00
0.00	0.00	1.07	1.56	0.00	3.62	7.88	21.89	0.26	0.25	0.27	0.01	0.01
3.02	10.71	14.97	12.45	18.07	28.95	15.76	21.89	4.20	3.49	3.45	0.22	0.37
2.27	1.95	4.28	0.00	6.78	14.47	15.76	0.00	1.13	0.94	0.87	0.05	0.09
0.00	0.97	0.00	0.00	0.00	0.00	0.00	0.00	0.05	0.04	0.04	0.00	0.00
0.76	0.00	0.00	0.00	0.00	0.00	7.88	0.00	0.26	0.28	0.24	0.01	0.01
0.00	0.00	0.00	0.00	0.00	0.00	0.00	0.00	0.00	0.00	0.00	0.00	0.00
0.76	0.97	3.21	1.56	4.52	10.86	0.00	21.89	0.87	0.78	0.83	0.04	0.07
0.00	0.00	0.00	0.00	0.00	0.00	0.00	0.00	0.20	0.00	0.00	0.00	0.00
0.00	0.97	0.00	0.00	4.52	0.00	0.00	0.00	0.15	0.13	0.13	0.00	0.03
0.00	0.00	0.00	1.56	6.78	0.00	7.88	0.00	0.41	0.47	0.50	0.01	0.06
0.76	0.00	1.07	0.00	0.00	3.62	0.00	0.00	0.36	0.35	0.33	0.02	0.02
0.00	1.95	2.14	3.11	2.26	0.00	7.88	0.00	0.72	0.68	0.72	0.04	0.07
2.27	12.66	7.49	18.68	31.62	50.66	63.04	109.46	5.32	4.88	4.77	0.20	0.45
0.00	0.00	0.00	0.00	0.00	0.00	0.00	0.00	0.00	0.00	0.00	0.00	0.00
0.00	0.00	1.07	0.00	0.00	0.00	0.00	0.00	0.05	0.04	0.04	0.01	0.01
176.68	268.69	533.58	672.30	1375.56	3252.89	2884.16	2933.45	197.64	171.43	165.57	6.07	16.31
175.92	267.71	532.51	672.30	1375.56	3238.41	2844.76	2889.67	196.77	170.64	164.80	6.05	16.28

表 7-1-11 2015年甘肃省肿瘤登记地区男性恶性肿瘤死亡主要指标（1/10万）

部位		病例数	构成(%)	年龄组										
				0-	1-	5-	10-	15-	20-	25-	30-	35-	40-	45-
唇	C00	0	0.00	0.00	0.00	0.00	0.00	0.00	0.00	0.00	0.00	0.00	0.00	0.00
舌	C01-C02	5	0.20	0.00	0.00	0.00	0.00	0.00	0.00	0.00	1.43	0.00	0.00	0.00
口	C03-C06	3	0.12	0.00	0.00	0.00	0.00	0.00	0.00	0.00	0.00	0.00	0.00	0.98
唾液腺	C07-C08	6	0.24	0.00	0.00	0.00	0.00	0.00	0.00	0.00	0.00	0.00	0.00	0.00
扁桃体	C09	0	0.00	0.00	0.00	0.00	0.00	0.00	0.00	0.00	0.00	0.00	0.00	0.00
其他的口咽	C10	1	0.04	0.00	0.00	0.00	0.00	0.00	0.00	0.00	0.00	0.00	0.00	0.00
鼻咽	C11	9	0.36	0.00	0.00	0.00	0.00	0.00	0.00	0.00	0.00	0.00	1.02	0.00
喉咽	C12-C13	1	0.04	0.00	0.00	0.00	0.00	0.00	0.00	0.00	0.00	0.00	0.00	0.00
咽,部位不明	C14	2	0.08	0.00	0.00	0.00	0.00	0.00	0.00	0.00	1.43	0.00	0.00	0.00
食管	C15	406	16.38	0.00	0.00	0.00	0.00	0.00	0.00	0.00	0.00	0.00	2.05	3.91
胃	C16	849	34.25	0.00	2.15	1.65	0.00	0.00	1.16	1.15	7.13	11.23	7.17	27.36
小肠	C17	3	0.12	0.00	0.00	0.00	0.00	0.00	0.00	0.00	0.00	0.00	0.00	0.00
结肠	C18	51	2.06	0.00	0.00	0.00	0.00	0.00	0.00	0.00	1.40	2.05	0.98	
直肠	C19-C20	99	3.99	0.00	0.00	0.00	0.00	0.00	0.00	0.00	1.43	0.00	1.02	1.95
肛门	C21	0	0.00	0.00	0.00	0.00	0.00	0.00	0.00	0.00	0.00	0.00	0.00	0.00
肝脏	C22	311	12.55	0.00	0.00	0.00	0.00	0.00	2.32	1.15	1.43	8.42	16.38	24.43
胆囊及其他	C23-C24	34	1.37	0.00	0.00	0.00	0.00	0.00	0.00	1.15	0.00	0.00	0.00	1.95
胰腺	C25	43	1.73	0.00	0.00	0.00	0.00	0.00	1.39	0.00	0.00	0.00	2.05	0.98
鼻、鼻窦及其他	C30-C31	4	0.16	0.00	0.00	0.00	0.00	0.00	0.00	0.00	0.00	0.00	0.00	0.00
喉	C32	12	0.48	0.00	0.00	0.00	0.00	0.00	0.00	0.00	0.00	0.00	0.00	0.00
气管、支气管、肺	C33-C34	351	14.16	0.00	0.00	0.00	0.00	0.00	0.00	0.00	5.70	1.40	7.17	12.70
其他的胸腔器官	C37-C38	8	0.32	0.00	2.15	0.00	0.00	0.00	0.00	0.00	0.00	0.00	0.00	0.98
骨	C40-C41	23	0.93	0.00	0.00	0.00	1.54	1.39	0.00	0.00	2.85	1.40	0.00	0.00
皮肤的黑色素瘤	C43	2	0.08	0.00	0.00	0.00	0.00	0.00	0.00	0.00	0.00	0.00	0.00	0.00
其他的皮肤	C44	10	0.40	0.00	0.00	0.00	0.00	0.00	0.00	0.00	0.00	0.00	0.00	0.98
间皮瘤	C45	0	0.00	0.00	0.00	0.00	0.00	0.00	0.00	0.00	0.00	0.00	0.00	0.00
卡波西肉瘤	C46	0	0.00	0.00	0.00	0.00	0.00	0.00	0.00	0.00	0.00	0.00	0.00	0.00
周围神经、其他结缔组织、软组织	C47;C49	5	0.20	0.00	0.00	0.00	1.54	0.00	0.00	0.00	0.00	0.00	1.02	0.00
乳房	C50	—	—	—	—	—	—	—	—	—	—	—	—	—
外阴	C51	—	—	—	—	—	—	—	—	—	—	—	—	—
阴道	C52	—	—	—	—	—	—	—	—	—	—	—	—	—
子宫颈	C53	—	—	—	—	—	—	—	—	—	—	—	—	—
子宫体	C54	—	—	—	—	—	—	—	—	—	—	—	—	—
子宫,部位不明	C55	—	—	—	—	—	—	—	—	—	—	—	—	—
卵巢	C56	—	—	—	—	—	—	—	—	—	—	—	—	—
其他的女性生殖器	C57	—	—	—	—	—	—	—	—	—	—	—	—	—
胎盘	C58	—	—	—	—	—	—	—	—	—	—	—	—	—
阴茎	C60	3	0.12	0.00	0.00	0.00	0.00	0.00	0.00	0.00	0.00	0.00	0.00	0.98
前列腺	C61	29	1.17	0.00	0.00	0.00	0.00	0.00	0.00	0.00	0.00	0.00	0.00	0.00
睾丸	C62	1	0.04	0.00	0.00	0.00	0.00	0.00	0.00	0.00	0.00	0.00	0.00	0.00
其他的男性生殖器	C63	0	0.00	0.00	0.00	0.00	0.00	0.00	0.00	0.00	0.00	0.00	0.00	0.00
肾	C64	16	0.65	0.00	2.15	0.00	0.00	0.00	0.00	0.00	1.43	0.00	0.00	0.00
肾盂	C65	0	0.00	0.00	0.00	0.00	0.00	0.00	0.00	0.00	0.00	0.00	0.00	0.00
输尿管	C66	1	0.04	0.00	0.00	0.00	0.00	0.00	0.00	0.00	0.00	0.00	0.00	0.00
膀胱	C67	36	1.45	0.00	0.00	0.00	0.00	0.00	0.00	0.00	0.00	1.40	1.02	0.98
其他的泌尿器官	C68	0	0.00	0.00	0.00	0.00	0.00	0.00	0.00	0.00	0.00	0.00	0.00	0.00
眼	C69	4	0.16	0.00	0.00	0.00	0.00	0.00	0.00	0.00	0.00	0.00	0.00	0.00
脑、神经系统	C70-C72	44	1.77	0.00	0.00	1.65	0.00	2.79	0.00	3.44	1.43	0.00	3.07	4.89
甲状腺	C73	11	0.44	0.00	0.00	0.00	0.00	0.00	0.00	0.00	0.00	1.40	1.02	0.00
肾上腺	C74	1	0.04	0.00	0.00	0.00	0.00	0.00	0.00	0.00	0.00	0.00	0.00	0.00
其他的内分泌腺	C75	0	0.00	0.00	0.00	0.00	0.00	0.00	0.00	0.00	0.00	0.00	0.00	0.00
霍奇金病	C81	0	0.00	0.00	0.00	0.00	0.00	0.00	0.00	0.00	0.00	0.00	0.00	0.00
非霍奇金淋巴瘤	C82-C85;C96	13	0.52	0.00	2.15	0.00	0.00	0.00	0.00	0.00	0.00	1.40	1.02	0.00
免疫增生性疾病	C88	0	0.00	0.00	0.00	0.00	0.00	0.00	0.00	0.00	0.00	0.00	0.00	0.00
多发性骨髓瘤	C90	2	0.08	0.00	0.00	0.00	0.00	0.00	0.00	0.00	0.00	0.00	0.00	3.91
淋巴样白血病	C91	5	0.20	0.00	0.00	0.00	1.54	0.00	0.00	0.00	0.00	0.00	0.00	0.00
髓样白血病	C92-C94	3	0.12	0.00	0.00	1.65	0.00	0.00	0.00	1.15	1.43	0.00	0.00	0.00
白血病,未特指	C95	10	0.40	0.00	0.00	0.00	0.00	2.79	0.00	1.15	1.43	0.00	1.02	0.00
其他的或未指明部位的	O&U	61	2.46	0.00	0.00	1.65	1.54	1.39	1.16	1.15	5.70	0.00	2.05	3.91
骨髓增殖性疾病	MPD	0	0.00	0.00	0.00	0.00	0.00	0.00	0.00	0.00	0.00	0.00	0.00	0.00
骨髓增生异常综合征	MDS	1	0.04	0.00	0.00	0.00	0.00	0.00	0.00	0.00	0.00	0.00	0.00	0.00
合计	ALL	2479	100.00	0.00	8.60	6.61	6.17	9.76	4.63	10.31	32.79	28.07	49.14	87.94
所有部位除外 C44	ALLbutC44	2469	99.60	0.00	8.60	6.61	6.17	9.76	4.63	10.31	32.79	28.07	49.14	86.96

续表 7-1-11

年龄组								粗率 （1/10万）	中调率 （1/10万）	世调率 （1/10万）	累积率(%)	
50-	55-	60-	65-	70-	75-	80-	85-				0-64	0-74
0.00	0.00	0.00	0.00	0.00	0.00	0.00	0.00	0.00	0.00	0.00	0.00	0.00
0.00	0.00	0.00	0.00	0.00	29.96	0.00	0.00	0.50	0.53	0.39	0.01	0.01
0.00	0.00	2.16	0.00	0.00	7.49	0.00	0.00	0.30	0.24	0.22	0.02	0.02
0.00	0.00	0.00	3.11	0.00	7.49	48.97	44.03	0.60	0.64	0.63	0.00	0.02
0.00	0.00	0.00	0.00	0.00	0.00	0.00	0.00	0.00	0.00	0.00	0.00	0.00
0.00	0.00	0.00	0.00	0.00	0.00	16.32	0.00	0.10	0.10	0.08	0.00	0.00
1.53	1.98	6.47	3.11	0.00	7.49	16.32	0.00	0.89	0.72	0.73	0.06	0.07
0.00	1.98	0.00	0.00	0.00	0.00	0.00	0.00	0.10	0.07	0.08	0.01	0.01
0.00	0.00	0.00	0.00	0.00	7.49	0.00	0.00	0.20	0.24	0.16	0.01	0.01
13.73	25.79	90.61	105.78	381.71	1085.98	881.49	880.67	40.37	38.35	36.18	0.68	3.12
51.86	115.07	243.80	298.68	643.86	1760.04	1469.15	1365.04	84.42	77.62	74.29	2.35	7.06
1.53	0.00	0.00	0.00	0.00	7.49	16.32	0.00	0.30	0.28	0.23	0.01	0.01
1.53	5.95	4.31	9.33	32.19	134.81	146.91	176.13	5.07	4.93	4.64	0.08	0.29
7.63	11.90	12.94	31.11	101.18	247.15	179.56	88.07	9.84	9.17	8.41	0.18	0.85
0.00	0.00	0.00	0.00	0.00	0.00	0.00	0.00	0.00	0.00	0.00	0.00	0.00
51.86	63.48	120.82	112.01	193.16	262.13	293.83	308.23	30.92	26.34	26.14	1.45	2.98
4.58	1.98	4.31	9.33	22.99	89.87	65.30	44.03	3.38	3.14	2.87	0.07	0.23
4.58	9.92	15.10	21.78	9.20	74.90	65.30	44.03	4.28	3.75	3.67	0.17	0.32
1.53	0.00	4.31	0.00	0.00	7.49	0.00	0.00	0.40	0.32	0.32	0.03	0.03
1.53	3.97	4.31	6.22	9.20	7.49	32.65	0.00	1.19	1.04	1.02	0.05	0.13
33.56	49.60	131.61	158.68	280.54	539.25	408.10	396.30	34.90	31.06	30.33	1.21	3.40
1.53	0.00	4.31	3.11	4.60	7.49	0.00	0.00	0.80	0.67	0.78	0.04	0.08
3.05	7.94	6.47	6.22	9.20	22.47	32.65	0.00	2.29	2.22	2.01	0.12	0.20
0.00	0.00	0.00	0.00	0.00	14.98	0.00	0.00	0.20	0.19	0.15	0.00	0.00
0.00	1.98	2.16	0.00	0.00	29.96	32.65	44.03	0.99	0.95	0.91	0.03	0.03
0.00	0.00	0.00	0.00	0.00	0.00	0.00	0.00	0.00	0.00	0.00	0.00	0.00
0.00	0.00	0.00	0.00	0.00	0.00	0.00	0.00	0.00	0.00	0.00	0.00	0.00
0.00	0.00	0.00	6.22	4.60	0.00	0.00	0.00	0.50	0.49	0.48	0.01	0.07
–	–	–	–	–	–	–	–	–	–	–	–	–
–	–	–	–	–	–	–	–	–	–	–	–	–
–	–	–	–	–	–	–	–	–	–	–	–	–
–	–	–	–	–	–	–	–	–	–	–	–	–
–	–	–	–	–	–	–	–	–	–	–	–	–
–	–	–	–	–	–	–	–	–	–	–	–	–
–	–	–	–	–	–	–	–	–	–	–	–	–
–	–	–	–	–	–	–	–	–	–	–	–	–
0.00	0.00	0.00	0.00	4.60	7.49	0.00	0.00	0.30	0.26	0.23	0.00	0.03
0.00	1.98	2.16	3.11	18.40	59.92	130.59	264.20	2.88	3.07	3.20	0.02	0.13
0.00	0.00	0.00	0.00	0.00	7.49	0.00	0.00	0.10	0.10	0.07	0.00	0.00
1.53	1.98	0.00	3.11	13.80	44.94	16.32	44.03	1.59	1.59	1.58	0.03	0.12
0.00	0.00	0.00	0.00	0.00	0.00	0.00	0.00	0.00	0.00	0.00	0.00	0.00
0.00	0.00	2.16	0.00	0.00	0.00	0.00	0.00	0.10	0.07	0.09	0.01	0.01
0.00	0.00	2.16	3.11	27.59	104.85	97.94	220.17	3.58	3.67	3.57	0.03	0.18
0.00	0.00	0.00	0.00	0.00	0.00	0.00	0.00	0.00	0.00	0.00	0.00	0.00
0.00	0.00	2.16	0.00	0.00	7.49	16.32	44.03	0.40	0.42	0.46	0.01	0.01
4.58	11.90	10.79	3.11	27.59	37.45	32.65	44.03	4.38	3.89	3.79	0.22	0.38
1.53	0.00	4.31	0.00	9.20	14.98	32.65	0.00	1.09	1.00	0.89	0.04	0.09
0.00	1.98	0.00	0.00	0.00	0.00	0.00	0.00	0.10	0.07	0.08	0.01	0.01
0.00	0.00	0.00	0.00	0.00	0.00	0.00	0.00	0.00	0.00	0.00	0.00	0.00
0.00	1.98	4.31	3.11	9.20	22.47	0.00	44.03	1.29	1.22	1.34	0.05	0.11
0.00	0.00	0.00	0.00	0.00	0.00	0.00	0.00	0.00	0.00	0.00	0.00	0.00
0.00	1.98	0.00	0.00	4.60	0.00	0.00	0.00	0.20	0.17	0.17	0.01	0.03
0.00	0.00	0.00	0.00	13.80	0.00	16.32	0.00	0.50	0.54	0.50	0.01	0.08
0.00	0.00	0.00	0.00	0.00	0.00	0.00	0.00	0.30	0.37	0.34	0.02	0.02
0.00	0.00	4.31	3.11	4.60	0.00	16.32	0.00	0.99	0.98	0.93	0.05	0.09
3.05	19.84	6.47	21.78	55.19	52.43	48.97	88.07	6.07	5.70	5.48	0.24	0.62
0.00	0.00	2.16	0.00	0.00	0.00	0.00	0.00	0.10	0.07	0.09	0.01	0.01
190.66	343.21	694.71	815.16	1880.98	4710.90	4113.61	4139.15	246.50	226.26	217.53	7.36	20.84
190.66	341.23	692.56	815.16	1880.98	4680.95	4080.97	4095.11	245.50	225.31	216.62	7.33	20.81

表 7-1-12 2015年甘肃省肿瘤登记地区女性恶性肿瘤死亡主要指标(1/10万)

部位		病例数	构成(%)	年龄组										
				0-	1-	5-	10-	15-	20-	25-	30-	35-	40-	45-
唇	C00	1	0.07	0.00	0.00	0.00	0.00	0.00	0.00	0.00	0.00	0.00	0.00	0.00
舌	C01-C02	2	0.14	0.00	0.00	0.00	0.00	0.00	0.00	0.00	0.00	0.00	0.00	0.00
口	C03-C06	2	0.14	0.00	0.00	0.00	0.00	0.00	0.00	0.00	0.00	0.00	0.00	0.00
唾液腺	C07-C08	2	0.14	0.00	0.00	0.00	0.00	0.00	0.00	0.00	0.00	0.00	0.00	0.00
扁桃体	C09	0	0.00	0.00	0.00	0.00	0.00	0.00	0.00	0.00	0.00	0.00	0.00	0.00
其他的口咽	C10	1	0.07	0.00	0.00	0.00	0.00	0.00	0.00	0.00	0.00	0.00	0.00	0.00
鼻咽	C11	6	0.43	0.00	0.00	0.00	0.00	0.00	0.00	0.00	0.00	0.00	0.00	0.00
喉咽	C12-C13	0	0.00	0.00	0.00	0.00	0.00	0.00	0.00	0.00	0.00	0.00	0.00	0.00
咽,部位不明	C14	2	0.14	0.00	0.00	0.00	0.00	0.00	0.00	0.00	0.00	0.00	0.00	1.95
食管	C15	146	10.55	0.00	0.00	0.00	0.00	0.00	0.00	0.00	0.00	1.52	2.15	2.92
胃	C16	318	22.98	0.00	2.64	0.00	0.00	0.00	0.00	1.12	3.07	4.55	8.59	12.66
小肠	C17	3	0.22	0.00	0.00	0.00	0.00	0.00	0.00	0.00	0.00	1.52	0.00	0.00
结肠	C18	36	2.60	0.00	0.00	0.00	0.00	0.00	0.00	0.00	0.00	1.52	0.00	2.92
直肠	C19-C20	64	4.62	0.00	0.00	0.00	0.00	0.00	0.00	0.00	0.00	0.00	1.07	4.87
肛门	C21	0	0.00	0.00	0.00	0.00	0.00	0.00	0.00	0.00	0.00	0.00	0.00	0.00
肝脏	C22	155	11.20	0.00	0.00	0.00	0.00	0.00	3.50	1.12	1.54	1.52	9.67	13.63
胆囊及其他	C23-C24	23	1.66	0.00	0.00	0.00	0.00	0.00	0.00	0.00	0.00	0.00	0.00	0.97
胰腺	C25	23	1.66	0.00	0.00	0.00	0.00	0.00	0.00	0.00	0.00	0.00	1.07	1.95
鼻、鼻窦及其他	C30-C31	1	0.07	0.00	0.00	0.00	0.00	0.00	0.00	0.00	0.00	0.00	0.00	0.00
喉	C32	0	0.00	0.00	0.00	0.00	0.00	0.00	0.00	0.00	0.00	0.00	0.00	0.00
气管、支气管、肺	C33-C34	175	12.64	0.00	0.00	0.00	0.00	0.00	0.00	0.00	0.00	0.00	10.74	14.61
其他的胸腔器官	C37-C38	8	0.58	0.00	0.00	0.00	0.00	0.00	0.00	0.00	0.00	0.00	0.00	0.97
骨	C40-C41	12	0.87	0.00	0.00	0.00	0.00	0.00	0.00	0.00	0.00	1.52	1.07	0.97
皮肤的黑色素瘤	C43	6	0.43	0.00	0.00	0.00	0.00	0.00	0.00	0.00	0.00	0.00	0.00	0.00
其他的皮肤	C44	7	0.51	0.00	0.00	0.00	0.00	0.00	0.00	0.00	0.00	0.00	1.07	0.97
间皮瘤	C45	0	0.00	0.00	0.00	0.00	0.00	0.00	0.00	0.00	0.00	0.00	0.00	0.00
卡波西肉瘤	C46	0	0.00	0.00	0.00	0.00	0.00	0.00	0.00	0.00	0.00	0.00	0.00	0.00
周围神经、其他结缔组织、软组织	C47;C49	2	0.14	0.00	0.00	0.00	0.00	0.00	0.00	0.00	0.00	1.52	0.00	0.00
乳房	C50	126	9.10	0.00	0.00	0.00	0.00	0.00	0.00	1.12	1.54	4.55	11.81	15.58
外阴	C51	2	0.14	0.00	0.00	0.00	0.00	0.00	0.00	0.00	0.00	0.00	0.00	0.00
阴道	C52	0	0.00	0.00	0.00	0.00	0.00	0.00	0.00	0.00	0.00	0.00	0.00	0.00
子宫颈	C53	66	4.77	0.00	0.00	0.00	0.00	0.00	0.00	0.00	0.00	1.52	3.22	4.87
子宫体	C54	27	1.95	0.00	0.00	0.00	0.00	0.00	0.00	0.00	0.00	0.00	1.07	3.90
子宫,部位不明	C55	4	0.29	0.00	0.00	0.00	0.00	0.00	0.00	0.00	0.00	0.00	0.00	0.97
卵巢	C56	37	2.67	0.00	0.00	0.00	0.00	0.00	0.00	0.00	0.00	0.00	1.07	3.90
其他的女性生殖器	C57	1	0.07	0.00	0.00	0.00	0.00	0.00	0.00	0.00	0.00	0.00	0.00	0.00
胎盘	C58	0	0.00	0.00	0.00	0.00	0.00	0.00	0.00	0.00	0.00	0.00	0.00	0.00
阴茎	C60	-	-	-	-	-	-	-	-	-	-	-	-	-
前列腺	C61	-	-	-	-	-	-	-	-	-	-	-	-	-
睾丸	C62	-	-	-	-	-	-	-	-	-	-	-	-	-
其他的男性生殖器	C63	-	-	-	-	-	-	-	-	-	-	-	-	-
肾	C64	2	0.14	0.00	0.00	0.00	0.00	0.00	0.00	0.00	1.54	0.00	0.00	0.00
肾盂	C65	0	0.00	0.00	0.00	0.00	0.00	0.00	0.00	0.00	0.00	0.00	0.00	0.00
输尿管	C66	1	0.07	0.00	0.00	0.00	0.00	0.00	0.00	0.00	0.00	0.00	0.00	0.00
膀胱	C67	8	0.58	0.00	0.00	0.00	0.00	0.00	0.00	0.00	0.00	0.00	0.00	0.97
其他的泌尿器官	C68	0	0.00	0.00	0.00	0.00	0.00	0.00	0.00	0.00	0.00	0.00	0.00	0.00
眼	C69	1	0.07	0.00	0.00	0.00	0.00	0.00	0.00	0.00	0.00	0.00	0.00	0.00
脑、神经系统	C70-C72	38	2.75	0.00	0.00	0.00	0.00	0.00	2.33	1.12	0.00	3.03	3.22	2.92
甲状腺	C73	11	0.79	0.00	0.00	0.00	0.00	0.00	0.00	1.12	0.00	0.00	0.00	0.97
肾上腺	C74	0	0.00	0.00	0.00	0.00	0.00	0.00	0.00	0.00	0.00	0.00	0.00	0.00
其他的内分泌腺	C75	5	0.36	0.00	0.00	0.00	0.00	0.00	1.73	1.12	1.54	0.00	0.00	0.00
霍奇金病	C81	0	0.00	0.00	0.00	0.00	0.00	0.00	0.00	0.00	0.00	0.00	0.00	0.00
非霍奇金淋巴瘤	C82-C85;C96	4	0.29	0.00	0.00	0.00	0.00	0.00	0.00	0.00	0.00	1.52	0.00	0.97
免疫增生性疾病	C88	0	0.00	0.00	0.00	0.00	0.00	0.00	0.00	0.00	0.00	0.00	0.00	0.00
多发性骨髓瘤	C90	1	0.07	0.00	0.00	0.00	0.00	0.00	0.00	0.00	0.00	0.00	0.00	0.00
淋巴样白血病	C91	3	0.22	0.00	2.64	0.00	0.00	2.06	0.00	0.00	0.00	0.00	0.00	0.00
髓样白血病	C92-C94	4	0.29	0.00	0.00	0.00	0.00	0.00	0.00	0.00	0.00	0.00	1.07	0.00
白血病,未特指	C95	4	0.29	0.00	2.64	0.00	0.00	0.00	0.00	0.00	0.00	0.00	0.00	0.00
其他的或未指明部位的	O&U	43	3.11	0.00	0.00	0.00	0.00	2.06	3.45	2.33	3.35	0.00	2.15	2.92
骨髓增殖性疾病	MPD	0	0.00											
骨髓增生异常综合征	MDS	0	0.00											
合计	ALL	1384	100.00	0.00	7.93	0.00	4.12	5.18	8.17	10.04	9.22	24.27	59.07	97.38
所有部位除外C44	ALLbutC44	1377	99.49	0.00	7.93	0.00	4.12	5.18	8.17	10.04	9.22	24.27	58.00	96.40

续表 7-1-12

年龄组								粗率	中调率	世调率	累积率(%)	
50-	55-	60-	65-	70-	75-	80-	85-	(1/10万)	(1/10万)	(1/10万)	0-64	0-74
0.00	0.00	0.00	0.00	0.00	7.00	0.00	0.00	0.11	0.09	0.07	0.00	0.00
0.00	0.00	0.00	0.00	0.00	14.00	0.00	0.00	0.21	0.18	0.14	0.00	0.00
0.00	0.00	2.12	3.11	0.00	0.00	0.00	0.00	0.21	0.16	0.18	0.01	0.03
1.50	0.00	0.00	0.00	0.00	7.00	0.00	0.00	0.21	0.17	0.14	0.01	0.01
0.00	0.00	0.00	0.00	0.00	0.00	0.00	0.00	0.00	0.00	0.00	0.00	0.00
0.00	0.00	0.00	0.00	4.44	0.00	0.00	0.00	0.11	0.09	0.09	0.00	0.02
0.00	5.73	2.12	3.11	0.00	0.00	15.23	0.00	0.63	0.47	0.48	0.04	0.05
0.00	0.00	0.00	0.00	0.00	0.00	0.00	0.00	0.00	0.00	0.00	0.00	0.00
0.00	0.00	0.00	0.00	0.00	0.00	0.00	0.00	0.21	0.13	0.12	0.01	0.01
2.99	13.38	27.56	68.50	119.85	280.01	319.93	348.28	15.39	13.20	12.78	0.25	1.19
14.95	36.32	80.56	130.78	266.32	581.03	365.63	609.49	33.51	28.10	27.44	0.82	2.81
0.00	0.00	0.00	3.11	0.00	7.00	0.00	0.00	0.32	0.31	0.25	0.01	0.02
2.99	9.56	4.24	6.23	8.88	77.00	106.64	43.54	3.79	3.16	2.85	0.11	0.18
10.47	3.82	25.44	21.80	35.51	98.00	106.64	43.54	6.74	5.36	5.15	0.23	0.51
0.00	0.00	0.00	0.00	0.00	0.00	0.00	0.00	0.00	0.00	0.00	0.00	0.00
29.90	21.03	40.28	62.27	93.21	154.01	137.11	174.14	16.34	12.97	12.73	0.61	1.39
4.49	1.91	6.36	0.00	26.63	56.00	15.23	0.00	2.42	1.94	1.78	0.07	0.20
4.49	5.73	2.12	12.45	17.75	21.00	30.47	0.00	2.42	1.90	1.81	0.08	0.23
0.00	0.00	0.00	0.00	4.44	0.00	0.00	0.00	0.11	0.09	0.09	0.00	0.02
29.90	26.76	72.08	65.39	124.28	161.01	137.11	43.54	18.44	14.12	13.93	0.77	1.72
0.00	0.00	0.00	9.34	0.00	14.00	30.47	0.00	0.84	0.70	0.63	0.05	
0.00	1.91	6.36	0.00	13.32	7.00	15.23	0.00	1.26	1.02	0.96	0.06	0.13
0.00	1.91	2.12	3.11	4.44	0.00	0.00	87.07	0.63	0.60	0.78	0.02	0.06
1.50	0.00	0.00	0.00	0.00	0.00	45.70	43.54	0.74	0.65	0.64	0.02	0.02
0.00	0.00	0.00	0.00	0.00	0.00	0.00	0.00	0.00	0.00	0.00	0.00	0.00
0.00	0.00	0.00	0.00	0.00	0.00	0.00	0.00	0.00	0.00	0.00	0.00	0.00
0.00	0.00	2.12	0.00	0.00	0.00	0.00	0.00	0.21	0.20	0.18	0.02	0.02
23.92	21.03	19.08	34.25	53.26	168.01	152.35	43.54	13.28	10.48	9.65	0.49	0.93
0.00	0.00	0.00	0.00	4.44	0.00	0.00	43.54	0.21	0.23	0.31	0.00	0.02
0.00	0.00	0.00	0.00	0.00	0.00	0.00	0.00	0.00	0.00	0.00	0.00	0.00
10.47	21.03	21.20	21.80	39.95	49.00	76.17	43.54	6.96	5.40	5.33	0.31	0.62
4.49	3.82	6.36	12.45	22.19	21.00	15.23	43.54	2.85	2.24	2.25	0.10	0.27
1.50	0.00	0.00	3.11	0.00	7.00	0.00	0.00	0.42	0.32	0.30	0.01	0.03
7.48	0.00	16.96	18.68	22.19	35.00	30.47	43.54	3.90	3.05	3.07	0.15	0.35
0.00	0.00	2.12	0.00	0.00	0.00	0.00	0.00	0.11	0.07	0.08	0.01	0.01
0.00	0.00	0.00	0.00	0.00	0.00	0.00	0.00	0.00	0.00	0.00	0.00	0.00
-	-	-	-	-	-	-	-	-	-	-	-	-
-	-	-	-	-	-	-	-	-	-	-	-	-
-	-	-	-	-	-	-	-	-	-	-	-	-
0.00	0.00	0.00	0.00	0.00	0.00	15.23	0.00	0.21	0.26	0.17	0.01	0.01
0.00	0.00	0.00	0.00	0.00	0.00	0.00	0.00	0.00	0.00	0.00	0.00	0.00
0.00	0.00	0.00	0.00	0.00	7.00	0.00	0.00	0.11	0.09	0.07	0.00	0.00
0.00	0.00	0.00	3.11	0.00	28.00	30.47	0.00	0.84	0.71	0.58	0.00	0.02
0.00	0.00	0.00	0.00	0.00	0.00	0.00	0.00	0.00	0.00	0.00	0.00	0.00
0.00	0.00	0.00	3.11	0.00	0.00	0.00	0.00	0.11	0.09	0.09	0.00	0.02
1.50	9.56	19.08	21.80	8.88	21.00	0.00	0.00	4.00	3.10	3.09	0.21	0.37
2.99	3.82	4.24	0.00	4.44	14.00	0.00	0.00	1.16	0.88	0.85	0.07	0.09
0.00	0.00	0.00	0.00	0.00	0.00	0.00	0.00	0.00	0.00	0.00	0.00	0.00
1.50	0.00	0.00	0.00	0.00	0.00	15.23	0.00	0.53	0.58	0.49	0.03	0.03
0.00	0.00	0.00	0.00	0.00	0.00	0.00	0.00	0.00	0.00	0.00	0.00	0.00
1.50	0.00	2.12	0.00	0.00	0.00	0.00	0.00	0.42	0.35	0.31	0.03	0.03
0.00	0.00	0.00	0.00	4.44	0.00	0.00	0.00	0.11	0.09	0.09	0.00	0.02
0.00	0.00	0.00	3.11	0.00	0.00	0.00	0.00	0.32	0.42	0.54	0.02	0.04
1.50	0.00	2.12	0.00	0.00	7.00	0.00	0.00	0.42	0.31	0.29	0.02	0.02
0.00	3.82	0.00	3.11	0.00	0.00	0.00	0.00	0.42	0.35	0.51	0.03	0.05
1.50	5.73	8.48	15.57	8.88	49.00	76.17	130.61	4.53	4.06	4.07	0.16	0.28
0.00	0.00	0.00	0.00	0.00	0.00	0.00	0.00	0.00	0.00	0.00	0.00	0.00
162.98	196.88	375.25	529.33	887.74	1890.09	1736.75	1741.40	145.86	118.76	115.44	4.80	11.88
161.48	196.88	375.25	529.33	887.74	1890.09	1691.04	1697.87	145.12	118.11	114.80	4.78	11.86

表 7-1-13 2015年甘肃省城市肿瘤登记地区合计恶性肿瘤死亡主要指标(1/10万)

部位		病例数	构成(%)	0-	1-	5-	10-	15-	20-	25-	30-	35-	40-	45-
唇	C00	1	0.03	0.00	0.00	0.00	0.00	0.00	0.00	0.00	0.00	0.00	0.00	0.00
舌	C01-C02	6	0.19	0.00	0.00	0.00	0.00	0.00	0.00	0.00	0.92	0.00	0.00	0.00
口	C03-C06	2	0.06	0.00	0.00	0.00	0.00	0.00	0.00	0.00	0.00	0.00	0.00	0.00
唾液腺	C07-C08	6	0.19	0.00	0.00	0.00	0.00	0.00	0.00	0.00	0.00	0.00	0.00	0.00
扁桃体	C09	0	0.00	0.00	0.00	0.00	0.00	0.00	0.00	0.00	0.00	0.00	0.00	0.00
其他的口咽	C10	2	0.06	0.00	0.00	0.00	0.00	0.00	0.00	0.00	0.00	0.00	0.00	0.00
鼻咽	C11	10	0.31	0.00	0.00	0.00	0.00	0.00	0.00	0.00	0.00	0.00	0.00	0.00
喉咽	C12-C13	1	0.03	0.00	0.00	0.00	0.00	0.00	0.00	0.00	0.00	0.00	0.00	0.00
咽,部位不明	C14	1	0.03	0.00	0.00	0.00	0.00	0.00	0.00	0.00	0.00	0.00	0.00	0.00
食管	C15	511	15.87	0.00	0.00	0.00	0.00	0.00	0.00	0.00	0.00	0.96	1.27	2.81
胃	C16	1030	32.00	0.00	3.08	1.18	0.00	0.00	0.70	0.00	6.47	7.65	9.54	14.63
小肠	C17	5	0.16	0.00	0.00	0.00	0.00	0.00	0.00	0.00	0.96	0.00	0.00	0.00
结肠	C18	81	2.52	0.00	0.00	0.00	0.00	0.00	0.00	0.00	1.91	1.27	1.13	
直肠	C19-C20	142	4.41	0.00	0.00	0.00	0.00	0.00	0.00	0.00	0.00	1.27	3.38	
肛门	C21	0	0.00	0.00	0.00	0.00	0.00	0.00	0.00	0.00	0.00	0.00	0.00	
肝脏	C22	343	10.66	0.00	0.00	0.00	0.00	0.00	2.78	1.36	1.85	4.78	10.81	15.75
胆囊及其他	C23-C24	50	1.55	0.00	0.00	0.00	0.00	0.00	0.00	0.68	0.00	0.00	0.00	1.69
胰腺	C25	48	1.49	0.00	0.00	0.00	0.00	1.07	0.00	0.00	0.00	0.00	1.91	1.13
鼻、鼻窦及其他	C30-C31	5	0.16	0.00	0.00	0.00	0.00	0.00	0.00	0.00	0.00	0.00	0.00	0.00
喉	C32	10	0.31	0.00	0.00	0.00	0.00	0.00	0.00	0.00	0.00	0.00	0.00	0.00
气管、支气管、肺	C33-C34	429	13.33	0.00	0.00	0.00	0.00	0.00	0.00	0.00	2.77	0.00	6.36	12.38
其他的胸腔器官	C37-C38	13	0.40	0.00	1.54	0.00	0.00	0.00	0.00	0.00	0.00	0.00	0.00	1.13
骨	C40-C41	28	0.87	0.00	0.00	0.00	1.23	0.00	0.00	0.00	1.85	0.96	0.64	0.56
皮肤的黑色素瘤	C43	7	0.22	0.00	0.00	0.00	0.00	0.00	0.00	0.00	0.00	0.00	0.00	0.00
其他的皮肤	C44	13	0.40	0.00	0.00	0.00	0.00	0.00	0.00	0.00	0.00	0.00	0.00	0.56
间皮瘤	C45	0	0.00	0.00	0.00	0.00	0.00	0.00	0.00	0.00	0.00	0.00	0.00	0.00
卡波西肉瘤	C46	0	0.00	0.00	0.00	0.00	0.00	0.00	0.00	0.00	0.00	0.00	0.00	0.00
周围神经、其他结缔组织、软组织	C47;C49	6	0.19	0.00	0.00	0.00	1.23	0.00	0.00	0.00	0.00	0.00	0.64	0.00
乳房	C50	92	8.11	0.00	0.00	0.00	0.00	0.00	0.00	1.34	1.93	4.02	10.46	8.95
外阴	C51	2	0.18	0.00	0.00	0.00	0.00	0.00	0.00	0.00	0.00	0.00	0.00	0.00
阴道	C52	0	0.00	0.00	0.00	0.00	0.00	0.00	0.00	0.00	0.00	0.00	0.00	0.00
子宫颈	C53	42	3.70	0.00	0.00	0.00	0.00	0.00	0.00	0.00	0.00	0.00	2.62	5.59
子宫体	C54	21	1.85	0.00	0.00	0.00	0.00	0.00	0.00	0.00	0.00	0.00	0.00	3.36
子宫,部位不明	C55	2	0.18	0.00	0.00	0.00	0.00	0.00	0.00	0.00	0.00	0.00	0.00	1.12
卵巢	C56	29	2.56	0.00	0.00	0.00	0.00	0.00	0.00	0.00	0.00	0.00	0.00	3.36
其他的女性生殖器	C57	1	0.09	0.00	0.00	0.00	0.00	0.00	0.00	0.00	0.00	0.00	0.00	0.00
胎盘	C58	0	0.00	0.00	0.00	0.00	0.00	0.00	0.00	0.00	0.00	0.00	0.00	0.00
阴茎	C60	2	0.10	0.00	0.00	0.00	0.00	0.00	0.00	0.00	0.00	0.00	0.00	1.13
前列腺	C61	21	1.01	0.00	0.00	0.00	0.00	0.00	0.00	0.00	0.00	0.00	0.00	0.00
睾丸	C62	1	0.05	0.00	0.00	0.00	0.00	0.00	0.00	0.00	0.00	0.00	0.00	0.00
其他的男性生殖器	C63	0	0.00	0.00	0.00	0.00	0.00	0.00	0.00	0.00	0.00	0.00	0.00	0.00
肾	C64	14	0.43	0.00	1.54	0.00	0.00	0.00	0.00	0.00	0.92	0.00	0.00	0.00
肾盂	C65	0	0.00	0.00	0.00	0.00	0.00	0.00	0.00	0.00	0.00	0.00	0.00	0.00
输尿管	C66	2	0.06	0.00	0.00	0.00	0.00	0.00	0.00	0.00	0.00	0.00	0.00	0.00
膀胱	C67	42	1.30	0.00	0.00	0.00	0.00	0.00	0.00	0.00	0.00	0.00	0.64	1.13
其他的泌尿器官	C68	0	0.00	0.00	0.00	0.00	0.00	0.00	0.00	0.00	0.00	0.00	0.00	0.00
眼	C69	5	0.16	0.00	0.00	0.00	0.00	0.00	0.00	0.00	0.00	0.00	0.00	0.00
脑、神经系统	C70-C72	55	1.71	0.00	0.00	1.18	0.00	0.00	1.39	0.68	0.92	1.91	1.91	3.38
甲状腺	C73	17	0.53	0.00	0.00	0.00	0.00	0.00	0.00	0.68	0.00	0.96	0.64	0.56
肾上腺	C74	1	0.03	0.00	0.00	0.00	0.00	0.00	0.00	0.00	0.00	0.00	0.00	0.00
其他的内分泌腺	C75	3	0.09	0.00	0.00	0.00	0.00	0.00	0.00	0.68	0.00	0.00	0.00	0.00
霍奇金病	C81	0	0.00	0.00	0.00	0.00	0.00	0.00	0.00	0.00	0.00	0.00	0.00	0.00
非霍奇金淋巴瘤	C82-C85;C96	15	0.47	0.00	1.54	0.00	0.00	0.00	0.00	0.00	0.00	0.96	0.64	0.56
免疫增生性疾病	C88	0	0.00	0.00	0.00	0.00	0.00	0.00	0.00	0.00	0.00	0.00	0.00	0.00
多发性骨髓瘤	C90	2	0.06	0.00	0.00	0.00	0.00	0.00	0.00	0.00	0.00	0.00	0.00	0.00
淋巴样白血病	C91	6	0.19	0.00	0.00	0.00	2.46	0.00	0.00	0.00	0.00	0.00	0.00	0.00
髓样白血病	C92-C94	5	0.16	0.00	0.00	1.18	0.00	0.00	0.00	0.68	0.00	0.00	0.64	0.00
白血病,未特指	C95	9	0.28	0.00	0.00	0.00	0.00	2.14	0.00	0.68	0.92	0.00	0.64	0.00
其他的或未指明部位的	O&U	78	2.42	0.00	0.00	1.18	0.00	2.14	0.00	0.68	2.77	0.00	1.27	3.38
骨髓增殖性疾病	MPD	0	0.00	0.00	0.00	0.00	0.00	0.00	0.00	0.00	0.00	0.00	0.00	0.00
骨髓增生异常综合征	MDS	1	0.03	0.00	0.00	0.00	0.00	0.00	0.00	0.00	0.00	0.00	0.00	0.00
合计	ALL	3219	100.00	0.00	7.70	4.73	4.92	5.35	4.87	6.81	20.35	22.94	46.43	75.94
所有部位除外C44	ALLbutC44	3206	99.60	0.00	7.70	4.73	4.92	5.35	4.87	6.81	20.35	22.94	46.43	75.38

续表 7-1-13

50-	55-	60-	65-	70-	75-	80-	85-	粗率(1/10万)	中调率(1/10万)	世调率(1/10万)	0-64	0-74
0.00	0.00	0.00	0.00	0.00	4.24	0.00	0.00	0.06	0.05	0.04	0.00	0.00
0.00	0.00	0.00	0.00	0.00	21.18	0.00	0.00	0.38	0.37	0.27	0.00	0.00
0.00	0.00	1.27	0.00	0.00	4.24	0.00	0.00	0.13	0.10	0.09	0.01	0.01
0.00	0.00	0.00	0.00	0.00	8.47	26.71	26.15	0.38	0.36	0.35	0.00	0.00
0.00	0.00	0.00	0.00	0.00	0.00	0.00	0.00	0.00	0.00	0.00	0.00	0.00
0.00	0.00	0.00	0.00	2.67	0.00	8.90	0.00	0.13	0.11	0.10	0.00	0.01
0.90	1.18	3.80	3.74	0.00	4.24	17.81	0.00	0.63	0.49	0.49	0.03	0.05
0.00	1.18	0.00	0.00	0.00	0.00	0.00	0.00	0.06	0.04	0.05	0.01	0.01
0.00	0.00	0.00	0.00	0.00	4.24	0.00	0.00	0.06	0.05	0.04	0.00	0.00
8.97	20.07	64.67	95.43	269.69	749.65	623.22	679.92	32.35	27.77	26.41	0.49	2.32
30.48	70.84	159.78	215.19	491.31	1274.83	961.54	1098.33	65.21	55.00	52.86	1.52	5.05
0.90	0.00	0.00	0.00	0.00	8.47	8.90	0.00	0.32	0.30	0.23	0.01	0.01
2.69	8.27	5.07	9.36	21.36	118.59	133.55	130.75	5.13	4.45	4.14	0.10	0.26
6.28	8.27	21.56	24.33	77.43	177.88	151.35	52.30	8.99	7.36	6.86	0.20	0.71
0.00	0.00	0.00	0.00	0.00	0.00	0.00	0.00	0.00	0.00	0.00	0.00	0.00
34.97	35.42	72.28	74.85	117.49	190.59	204.77	183.05	21.72	17.13	16.82	0.90	1.86
4.48	2.36	3.80	3.74	29.37	76.24	35.61	26.15	3.17	2.62	2.40	0.07	0.23
3.59	5.90	8.88	11.23	10.68	50.82	26.71	26.15	3.04	2.43	2.37	0.11	0.22
0.90	0.00	2.54	0.00	2.67	4.24	0.00	0.00	0.32	0.24	0.24	0.02	0.03
0.90	1.18	2.54	1.87	5.34	4.24	17.81	0.00	0.63	0.51	0.49	0.02	0.06
29.59	37.78	106.52	112.28	184.24	351.53	222.58	209.21	27.16	21.59	21.27	0.98	2.46
0.90	0.00	0.00	5.61	2.67	12.71	17.81	0.00	0.82	0.68	0.71	0.02	0.06
0.90	4.72	7.61	1.87	13.35	12.71	17.81	0.00	1.77	1.56	1.43	0.09	0.17
0.00	1.18	1.27	1.87	2.67	4.24	0.00	52.30	0.44	0.42	0.51	0.01	0.03
0.90	1.18	1.27	0.00	0.00	12.71	35.61	52.30	0.82	0.73	0.74	0.02	0.02
0.00	0.00	0.00	0.00	0.00	0.00	0.00	0.00	0.00	0.00	0.00	0.00	0.00
0.00	0.00	0.00	0.00	0.00	0.00	0.00	0.00	0.00	0.00	0.00	0.00	0.00
0.00	0.00	1.27	3.74	2.67	0.00	0.00	0.00	0.38	0.37	0.37	0.02	0.05
15.90	13.87	12.59	30.22	63.05	190.71	139.23	53.25	12.01	9.38	8.52	0.35	0.81
0.00	0.00	0.00	0.00	5.25	0.00	0.00	53.25	0.26	0.28	0.37	0.00	0.03
0.00	0.00	0.00	0.00	0.00	0.00	0.00	0.00	0.00	0.00	0.00	0.00	0.00
7.07	13.87	10.07	11.33	36.78	49.75	69.61	53.25	5.48	4.10	3.99	0.20	0.44
5.30	2.31	5.04	15.11	26.27	16.58	17.40	0.00	2.74	2.04	1.99	0.08	0.29
0.00	0.00	0.00	0.00	0.00	8.29	0.00	0.00	0.26	0.18	0.15	0.01	0.01
7.07	0.00	17.62	11.33	21.02	41.46	34.81	53.25	3.79	2.86	2.87	0.14	0.30
0.00	0.00	2.52	0.00	0.00	0.00	0.00	0.00	0.13	0.08	0.10	0.01	0.01
0.00	0.00	0.00	0.00	0.00	0.00	0.00	0.00	0.00	0.00	0.00	0.00	0.00
0.00	0.00	0.00	0.00	5.43	0.00	0.00	0.00	0.25	0.19	0.18	0.01	0.03
0.00	0.00	2.55	3.71	10.86	69.26	91.14	205.55	2.58	2.55	2.61	0.01	0.09
0.00	0.00	0.00	0.00	0.00	8.66	0.00	0.00	0.12	0.11	0.09	0.00	0.00
0.90	1.18	0.00	0.00	8.01	21.18	17.81	0.00	0.89	0.81	0.76	0.02	0.06
0.00	0.00	1.27	0.00	0.00	4.24	0.00	0.00	0.13	0.10	0.09	0.01	0.01
0.00	0.00	1.27	3.74	16.02	72.00	71.23	130.75	2.66	2.40	2.32	0.02	0.11
0.00	0.00	0.00	0.00	0.00	0.00	0.00	0.00	0.00	0.00	0.00	0.00	0.00
0.00	0.00	1.27	1.87	0.00	4.24	8.90	26.15	0.32	0.29	0.32	0.01	0.02
2.69	8.27	12.68	13.10	10.68	21.18	17.81	26.15	3.48	2.80	2.78	0.18	0.29
1.79	0.00	3.80	0.00	8.01	16.94	8.90	0.00	1.08	0.89	0.80	0.04	0.08
0.00	1.18	0.00	0.00	0.00	0.00	0.00	0.00	0.06	0.04	0.05	0.01	0.01
0.90	0.00	0.00	0.00	0.00	0.00	8.90	0.00	0.19	0.17	0.14	0.01	0.01
0.90	1.18	3.80	0.00	5.34	12.71	0.00	26.15	0.95	0.81	0.89	0.05	0.07
0.00	0.00	0.00	0.00	0.00	0.00	0.00	0.00	0.00	0.00	0.00	0.00	0.00
0.00	1.18	0.00	0.00	2.67	0.00	0.00	0.00	0.13	0.10	0.10	0.01	0.02
0.00	0.00	0.00	1.87	5.34	0.00	8.90	0.00	0.38	0.47	0.43	0.01	0.05
0.90	0.00	0.00	0.00	0.00	4.24	0.00	0.00	0.32	0.29	0.30	0.02	0.02
0.00	1.18	1.27	1.87	2.67	0.00	0.00	0.00	0.57	0.57	0.55	0.03	0.06
2.69	11.81	8.88	16.84	32.04	55.06	44.52	104.60	4.94	4.26	4.21	0.17	0.42
0.00	0.00	0.00	0.00	0.00	0.00	0.00	0.00	0.00	0.00	0.00	0.00	0.00
0.00	0.00	1.27	0.00	0.00	0.00	0.00	0.00	0.06	0.04	0.05	0.01	0.01
156.90	240.87	524.98	639.97	1409.84	3502.60	2875.71	3059.62	203.81	169.79	163.63	5.61	15.86
156.01	239.69	523.71	639.97	1409.84	3489.90	2840.10	3007.32	202.98	169.06	162.88	5.59	15.84

表 7-1-14 2015年甘肃省城市肿瘤登记地区男性恶性肿瘤死亡主要指标(1/10万)

部位		病例数	构成(%)	年龄组										
				0-	1-	5-	10-	15-	20-	25-	30-	35-	40-	45-
唇	C00	0	0.00	0.00	0.00	0.00	0.00	0.00	0.00	0.00	0.00	0.00	0.00	0.00
舌	C01-C02	5	0.24	0.00	0.00	0.00	0.00	0.00	0.00	0.00	1.78	0.00	0.00	0.00
口	C03-C06	2	0.10	0.00	0.00	0.00	0.00	0.00	0.00	0.00	0.00	0.00	0.00	0.00
唾液腺	C07-C08	5	0.24	0.00	0.00	0.00	0.00	0.00	0.00	0.00	0.00	0.00	0.00	0.00
扁桃体	C09	0	0.00	0.00	0.00	0.00	0.00	0.00	0.00	0.00	0.00	0.00	0.00	0.00
其他的口咽	C10	1	0.05	0.00	0.00	0.00	0.00	0.00	0.00	0.00	0.00	0.00	0.00	0.00
鼻咽	C11	6	0.29	0.00	0.00	0.00	0.00	0.00	0.00	0.00	0.00	0.00	0.00	0.00
喉咽	C12-C13	1	0.05	0.00	0.00	0.00	0.00	0.00	0.00	0.00	0.00	0.00	0.00	0.00
咽,部位不明	C14	1	0.05	0.00	0.00	0.00	0.00	0.00	0.00	0.00	0.00	0.00	0.00	0.00
食管	C15	376	18.04	0.00	0.00	0.00	0.00	0.00	0.00	0.00	0.00	0.00	0.00	2.26
胃	C16	743	35.65	0.00	2.80	2.17	0.00	0.00	1.38	0.00	8.90	9.11	8.67	19.23
小肠	C17	3	0.14	0.00	0.00	0.00	0.00	0.00	0.00	0.00	0.00	0.00	0.00	0.00
结肠	C18	49	2.35	0.00	0.00	0.00	0.00	0.00	0.00	0.00	0.00	1.82	2.48	1.13
直肠	C19-C20	86	4.13	0.00	0.00	0.00	0.00	0.00	0.00	0.00	0.00	0.00	1.24	1.13
肛门	C21	0	0.00	0.00	0.00	0.00	0.00	0.00	0.00	0.00	0.00	0.00	0.00	0.00
肝脏	C22	226	10.84	0.00	0.00	0.00	0.00	0.00	1.38	1.39	1.78	7.29	14.86	20.36
胆囊及其他	C23-C24	29	1.39	0.00	0.00	0.00	0.00	0.00	0.00	1.39	0.00	0.00	0.00	2.26
胰腺	C25	33	1.58	0.00	0.00	0.00	0.00	0.00	1.89	2.77	0.00	0.00	2.48	1.13
鼻、鼻窦及其他	C30-C31	4	0.19	0.00	0.00	0.00	0.00	0.00	0.00	0.00	0.00	0.00	0.00	0.00
喉	C32	10	0.48	0.00	0.00	0.00	0.00	0.00	0.00	0.00	0.00	0.00	0.00	0.00
气管、支气管、肺	C33-C34	283	13.58	0.00	0.00	0.00	0.00	0.00	0.00	0.00	5.34	0.00	4.95	11.31
其他的胸腔器官	C37-C38	6	0.29	0.00	2.80	0.00	0.00	0.00	0.00	0.00	0.00	0.00	0.00	1.13
骨	C40-C41	17	0.82	0.00	0.00	0.00	0.00	2.10	0.00	0.00	0.00	3.56	1.82	0.00
皮肤的黑色素瘤	C43	1	0.05	0.00	0.00	0.00	0.00	0.00	0.00	0.00	0.00	0.00	0.00	0.00
其他的皮肤	C44	7	0.34	0.00	0.00	0.00	0.00	0.00	0.00	0.00	0.00	0.00	0.00	0.00
间皮瘤	C45	0	0.00	0.00	0.00	0.00	0.00	0.00	0.00	0.00	0.00	0.00	0.00	0.00
卡波西肉瘤	C46	0	0.00	0.00	0.00	0.00	0.00	0.00	0.00	0.00	0.00	0.00	0.00	0.00
周围神经、其他结缔组织、软组织	C47;C49	5	0.24	0.00	0.00	0.00	2.10	0.00	0.00	0.00	0.00	0.00	1.24	0.00
乳房	C50	–	–	–	–	–	–	–	–	–	–	–	–	–
外阴	C51	–	–	–	–	–	–	–	–	–	–	–	–	–
阴道	C52	–	–	–	–	–	–	–	–	–	–	–	–	–
子宫颈	C53	–	–	–	–	–	–	–	–	–	–	–	–	–
子宫体	C54	–	–	–	–	–	–	–	–	–	–	–	–	–
子宫,部位不明	C55	–	–	–	–	–	–	–	–	–	–	–	–	–
卵巢	C56	–	–	–	–	–	–	–	–	–	–	–	–	–
其他的女性生殖器	C57	–	–	–	–	–	–	–	–	–	–	–	–	–
胎盘	C58	–	–	–	–	–	–	–	–	–	–	–	–	–
阴茎	C60	2	0.10	0.00	0.00	0.00	0.00	0.00	0.00	0.00	0.00	0.00	0.00	1.13
前列腺	C61	21	1.01	0.00	0.00	0.00	0.00	0.00	0.00	0.00	0.00	0.00	0.00	0.00
睾丸	C62	1	0.05	0.00	0.00	0.00	0.00	0.00	0.00	0.00	0.00	0.00	0.00	0.00
其他的男性生殖器	C63	0	0.00	0.00	0.00	0.00	0.00	0.00	0.00	0.00	0.00	0.00	0.00	0.00
肾	C64	12	0.58	0.00	2.80	0.00	0.00	0.00	0.00	0.00	0.00	0.00	0.00	0.00
肾盂	C65	0	0.00	0.00	0.00	0.00	0.00	0.00	0.00	0.00	0.00	0.00	0.00	0.00
输尿管	C66	1	0.05	0.00	0.00	0.00	0.00	0.00	0.00	0.00	0.00	0.00	0.00	0.00
膀胱	C67	34	1.63	0.00	0.00	0.00	0.00	0.00	0.00	0.00	0.00	0.00	1.24	1.13
其他的泌尿器官	C68	0	0.00	0.00	0.00	0.00	0.00	0.00	0.00	0.00	0.00	0.00	0.00	0.00
眼	C69	4	0.19	0.00	0.00	0.00	0.00	0.00	0.00	0.00	0.00	0.00	0.00	0.00
脑、神经系统	C70-C72	26	1.25	0.00	0.00	2.17	0.00	0.00	0.00	1.39	1.78	0.00	1.24	3.39
甲状腺	C73	10	0.48	0.00	0.00	0.00	0.00	0.00	0.00	0.00	0.00	1.82	1.24	0.00
肾上腺	C74	1	0.05	0.00	0.00	0.00	0.00	0.00	0.00	0.00	0.00	0.00	0.00	0.00
其他的内分泌腺	C75	0	0.00	0.00	0.00	0.00	0.00	0.00	0.00	0.00	0.00	0.00	0.00	0.00
霍奇金病	C81	0	0.00	0.00	0.00	0.00	0.00	0.00	0.00	0.00	0.00	0.00	0.00	0.00
非霍奇金淋巴瘤	C82-C85;C96	12	0.58	0.00	2.80	0.00	0.00	0.00	0.00	0.00	0.00	1.82	1.24	0.00
免疫增生性疾病	C88	0	0.00	0.00	0.00	0.00	0.00	0.00	0.00	0.00	0.00	0.00	0.00	0.00
多发性骨髓瘤	C90	1	0.05	0.00	0.00	0.00	0.00	0.00	0.00	0.00	0.00	0.00	0.00	0.00
淋巴样白血病	C91	4	0.19	0.00	0.00	0.00	2.10	0.00	0.00	0.00	0.00	0.00	0.00	0.00
髓样白血病	C92-C94	2	0.10	0.00	0.00	2.17	0.00	0.00	0.00	1.39	0.00	0.00	0.00	0.00
白血病,未特指	C95	7	0.34	0.00	0.00	0.00	0.00	3.77	0.00	1.39	1.78	0.00	1.24	0.00
其他的或未指明部位的	O&U	46	2.21	0.00	0.00	2.17	0.00	1.89	0.00	1.39	5.34	0.00	1.24	3.39
骨髓增殖性疾病	MPD	0	0.00	0.00	0.00	0.00	0.00	0.00	0.00	0.00	0.00	0.00	0.00	0.00
骨髓增生异常综合征	MDS	1	0.05	0.00	0.00	0.00	0.00	0.00	0.00	0.00	0.00	0.00	0.00	0.00
合计	ALL	2084	100.00	0.00	11.19	8.69	6.31	7.54	2.77	8.33	30.26	23.70	43.34	69.01
所有部位除外C44	ALLbutC44	2077	99.66	0.00	11.19	8.69	6.31	7.54	2.77	8.33	30.26	23.70	43.34	69.01

续表 7-1-14

年龄组								粗率	中调率	世调率	累积率(%)	
50-	55-	60-	65-	70-	75-	80-	85-	(1/10万)	(1/10万)	(1/10万)	0-64	0-74
0.00	0.00	0.00	0.00	0.00	0.00	0.00	0.00	0.00	0.00	0.00	0.00	0.00
0.00	0.00	0.00	0.00	0.00	34.63	0.00	0.00	0.61	0.63	0.45	0.01	0.01
0.00	0.00	2.55	0.00	0.00	8.66	0.00	0.00	0.25	0.20	0.19	0.01	0.01
0.00	0.00	0.00	0.00	0.00	8.66	54.68	51.39	0.61	0.63	0.62	0.00	0.00
0.00	0.00	0.00	0.00	0.00	0.00	0.00	0.00	0.00	0.00	0.00	0.00	0.00
0.00	0.00	0.00	0.00	0.00	0.00	18.23	0.00	0.12	0.12	0.09	0.00	0.00
1.82	0.00	5.11	3.71	0.00	8.66	18.23	0.00	0.74	0.60	0.58	0.03	0.05
0.00	2.41	0.00	0.00	0.00	0.00	0.00	0.00	0.12	0.09	0.10	0.01	0.01
0.00	0.00	0.00	0.00	0.00	8.66	0.00	0.00	0.12	0.11	0.09	0.00	0.00
14.56	26.54	97.09	114.95	412.66	1212.02	911.41	1027.75	46.22	41.56	39.33	0.70	3.34
43.68	110.99	245.28	292.93	684.15	1895.94	1585.85	1490.24	91.34	80.18	76.61	2.26	7.14
1.82	0.00	0.00	0.00	0.00	8.66	18.23	0.00	0.37	0.32	0.27	0.01	0.01
1.82	7.24	5.11	11.12	32.58	147.17	164.05	205.55	6.02	5.52	5.22	0.10	0.32
3.64	12.06	15.33	29.66	114.03	259.72	200.51	51.39	10.57	9.27	8.45	0.17	0.89
0.00	0.00	0.00	0.00	0.00	0.00	0.00	0.00	0.00	0.00	0.00	0.00	0.00
36.40	55.49	107.31	100.11	157.46	251.06	273.42	205.55	27.78	22.64	22.27	1.23	2.52
3.64	2.41	5.11	7.42	27.15	86.57	54.68	51.39	3.56	3.13	2.89	0.07	0.25
3.64	7.24	15.33	11.12	10.86	77.92	54.68	51.39	4.06	3.42	3.33	0.16	0.27
1.82	0.00	5.11	0.00	0.00	8.66	0.00	0.00	0.49	0.38	0.38	0.03	0.03
1.82	2.41	5.11	3.71	10.86	8.66	36.46	0.00	1.23	0.99	0.99	0.05	0.12
27.30	45.84	130.30	155.73	260.63	536.75	401.02	359.71	34.79	29.46	28.76	1.13	3.21
1.82	0.00	0.00	3.71	5.43	8.66	0.00	0.00	0.74	0.63	0.75	0.03	0.07
1.82	7.24	7.66	3.71	10.86	17.31	18.23	0.00	2.09	2.02	1.79	0.12	0.19
0.00	0.00	0.00	0.00	0.00	8.66	0.00	0.00	0.12	0.11	0.09	0.00	0.00
0.00	2.41	2.55	0.00	0.00	25.97	18.23	51.39	0.86	0.79	0.81	0.02	0.02
0.00	0.00	0.00	0.00	0.00	0.00	0.00	0.00	0.00	0.00	0.00	0.00	0.00
0.00	0.00	0.00	0.00	0.00	0.00	0.00	0.00	0.00	0.00	0.00	0.00	0.00
0.00	0.00	0.00	7.42	5.43	0.00	0.00	0.00	0.61	0.61	0.59	0.02	0.08
–	–	–	–	–	–	–	–	–	–	–	–	–
–	–	–	–	–	–	–	–	–	–	–	–	–
–	–	–	–	–	–	–	–	–	–	–	–	–
–	–	–	–	–	–	–	–	–	–	–	–	–
–	–	–	–	–	–	–	–	–	–	–	–	–
–	–	–	–	–	–	–	–	–	–	–	–	–
–	–	–	–	–	–	–	–	–	–	–	–	–
–	–	–	–	–	–	–	–	–	–	–	–	–
0.00	0.00	0.00	0.00	5.43	0.00	0.00	0.00	0.25	0.19	0.18	0.01	0.03
0.00	0.00	2.55	3.71	10.86	69.26	91.14	205.55	2.58	2.55	2.61	0.01	0.09
0.00	0.00	0.00	0.00	0.00	8.66	0.00	0.00	0.12	0.11	0.09	0.00	0.00
0.00	0.00	0.00	0.00	0.00	0.00	0.00	0.00	0.00	0.00	0.00	0.00	0.00
1.82	2.41	0.00	0.00	16.29	43.29	18.23	0.00	1.48	1.32	1.32	0.03	0.11
0.00	0.00	2.55	0.00	0.00	0.00	0.00	0.00	0.12	0.09	0.10	0.01	0.01
0.00	0.00	2.55	3.71	32.58	112.54	109.37	256.94	4.18	3.99	3.96	0.02	0.21
0.00	0.00	0.00	0.00	0.00	0.00	0.00	0.00	0.00	0.00	0.00	0.00	0.00
0.00	0.00	2.55	0.00	0.00	8.66	18.23	51.39	0.49	0.48	0.54	0.01	0.01
3.64	7.24	7.66	3.71	16.29	34.63	36.46	51.39	3.20	2.78	2.71	0.14	0.24
1.82	0.00	5.11	0.00	10.86	17.31	18.23	0.00	1.23	1.07	0.96	0.05	0.10
0.00	2.41	0.00	0.00	0.00	0.00	0.00	0.00	0.12	0.09	0.10	0.01	0.01
0.00	0.00	0.00	0.00	0.00	0.00	0.00	0.00	0.00	0.00	0.00	0.00	0.00
0.00	2.41	5.11	0.00	10.86	25.97	0.00	51.39	1.48	1.36	1.50	0.06	0.12
0.00	0.00	0.00	0.00	0.00	0.00	0.00	0.00	0.00	0.00	0.00	0.00	0.00
0.00	2.41	0.00	0.00	0.00	0.00	0.00	0.00	0.12	0.09	0.10	0.01	0.01
0.00	0.00	0.00	0.00	10.86	0.00	18.23	0.00	0.49	0.55	0.50	0.01	0.06
0.00	0.00	0.00	0.00	0.00	0.00	0.00	0.00	0.25	0.29	0.33	0.02	0.02
0.00	0.00	2.55	0.00	5.43	0.00	0.00	0.00	0.86	0.90	0.84	0.05	0.08
3.64	16.89	7.66	18.54	54.30	51.94	36.46	51.39	5.65	5.08	4.86	0.22	0.58
0.00	0.00	0.00	0.00	0.00	0.00	0.00	0.00	0.00	0.00	0.00	0.00	0.00
0.00	0.00	2.55	0.00	0.00	0.00	0.00	0.00	0.12	0.09	0.10	0.01	0.01
156.52	316.07	689.85	774.96	1905.85	4995.24	4174.26	4213.77	256.19	224.46	215.43	6.86	20.26
156.52	313.66	687.29	774.96	1905.85	4969.27	4156.03	4162.38	255.33	223.67	214.63	6.83	20.24

表 7-1-15 2015年甘肃省城市肿瘤登记地区女性恶性肿瘤死亡主要指标(1/10万)

部位		病例数	构成(%)	年龄组										
				0-	1-	5-	10-	15-	20-	25-	30-	35-	40-	45-
唇	C00	1	0.09	0.00	0.00	0.00	0.00	0.00	0.00	0.00	0.00	0.00	0.00	0.00
舌	C01-C02	1	0.09	0.00	0.00	0.00	0.00	0.00	0.00	0.00	0.00	0.00	0.00	0.00
口	C03-C06	0	0.00	0.00	0.00	0.00	0.00	0.00	0.00	0.00	0.00	0.00	0.00	0.00
唾液腺	C07-C08	1	0.09	0.00	0.00	0.00	0.00	0.00	0.00	0.00	0.00	0.00	0.00	0.00
扁桃体	C09	0	0.00	0.00	0.00	0.00	0.00	0.00	0.00	0.00	0.00	0.00	0.00	0.00
其他的口咽	C10	1	0.09	0.00	0.00	0.00	0.00	0.00	0.00	0.00	0.00	0.00	0.00	0.00
鼻咽	C11	4	0.35	0.00	0.00	0.00	0.00	0.00	0.00	0.00	0.00	0.00	0.00	0.00
喉咽	C12-C13	0	0.00	0.00	0.00	0.00	0.00	0.00	0.00	0.00	0.00	0.00	0.00	0.00
咽,部位不明	C14	0	0.00	0.00	0.00	0.00	0.00	0.00	0.00	0.00	0.00	0.00	0.00	0.00
食管	C15	135	11.89	0.00	0.00	0.00	0.00	0.00	0.00	0.00	0.00	2.01	2.62	3.36
胃	C16	287	25.29	0.00	3.43	0.00	0.00	0.00	0.00	0.00	3.85	6.03	10.46	10.07
小肠	C17	2	0.18	0.00	0.00	0.00	0.00	0.00	0.00	0.00	0.00	0.00	0.00	0.00
结肠	C18	32	2.82	0.00	0.00	0.00	0.00	0.00	0.00	0.00	0.00	2.01	0.00	1.12
直肠	C19-C20	56	4.93	0.00	0.00	0.00	0.00	0.00	0.00	0.00	0.00	0.00	1.31	5.59
肛门	C21	0	0.00	0.00	0.00	0.00	0.00	0.00	0.00	0.00	0.00	0.00	0.00	0.00
肝脏	C22	117	10.31	0.00	0.00	0.00	0.00	0.00	4.20	1.34	1.93	2.01	6.54	11.19
胆囊及其他	C23-C24	21	1.85	0.00	0.00	0.00	0.00	0.00	0.00	0.00	0.00	0.00	0.00	1.12
胰腺	C25	15	1.32	0.00	0.00	0.00	0.00	0.00	0.00	0.00	0.00	0.00	1.31	1.12
鼻、鼻窦及其他	C30-C31	1	0.09	0.00	0.00	0.00	0.00	0.00	0.00	0.00	0.00	0.00	0.00	0.00
喉	C32	0	0.00	0.00	0.00	0.00	0.00	0.00	0.00	0.00	0.00	0.00	0.00	0.00
气管、支气管、肺	C33-C34	146	12.86	0.00	0.00	0.00	0.00	0.00	0.00	0.00	0.00	0.00	7.85	13.43
其他的胸腔器官	C37-C38	7	0.62	0.00	0.00	0.00	0.00	0.00	0.00	0.00	0.00	0.00	0.00	1.12
骨	C40-C41	11	0.97	0.00	0.00	0.00	0.00	0.00	0.00	0.00	0.00	0.00	1.31	1.12
皮肤的黑色素瘤	C43	6	0.53	0.00	0.00	0.00	0.00	0.00	0.00	0.00	0.00	0.00	0.00	0.00
其他的皮肤	C44	6	0.53	0.00	0.00	0.00	0.00	0.00	0.00	0.00	0.00	0.00	0.00	1.12
间皮瘤	C45	0	0.00	0.00	0.00	0.00	0.00	0.00	0.00	0.00	0.00	0.00	0.00	0.00
卡波西肉瘤	C46	0	0.00	0.00	0.00	0.00	0.00	0.00	0.00	0.00	0.00	0.00	0.00	0.00
周围神经、其他结缔组织、软组织	C47;C49	1	0.09	0.00	0.00	0.00	0.00	0.00	0.00	0.00	0.00	0.00	0.00	0.00
乳房	C50	92	8.11	0.00	0.00	0.00	0.00	0.00	0.00	1.34	1.93	4.02	10.46	8.95
外阴	C51	2	0.18	0.00	0.00	0.00	0.00	0.00	0.00	0.00	0.00	0.00	0.00	0.00
阴道	C52	0	0.00	0.00	0.00	0.00	0.00	0.00	0.00	0.00	0.00	0.00	0.00	0.00
子宫颈	C53	42	3.70	0.00	0.00	0.00	0.00	0.00	0.00	0.00	0.00	0.00	2.62	5.59
子宫体	C54	21	1.85	0.00	0.00	0.00	0.00	0.00	0.00	0.00	0.00	0.00	0.00	3.36
子宫,部位不明	C55	2	0.18	0.00	0.00	0.00	0.00	0.00	0.00	0.00	0.00	0.00	0.00	1.12
卵巢	C56	29	2.56	0.00	0.00	0.00	0.00	0.00	0.00	0.00	0.00	0.00	0.00	3.36
其他的女性生殖器	C57	1	0.09	0.00	0.00	0.00	0.00	0.00	0.00	0.00	0.00	0.00	0.00	0.00
胎盘	C58	0	0.00	0.00	0.00	0.00	0.00	0.00	0.00	0.00	0.00	0.00	0.00	0.00
阴茎	C60	–	–	–	–	–	–	–	–	–	–	–	–	–
前列腺	C61	–	–	–	–	–	–	–	–	–	–	–	–	–
睾丸	C62	–	–	–	–	–	–	–	–	–	–	–	–	–
其他的男性生殖器	C63	–	–	–	–	–	–	–	–	–	–	–	–	–
肾	C64	2	0.18	0.00	0.00	0.00	0.00	0.00	0.00	0.00	1.93	0.00	0.00	0.00
肾盂	C65	0	0.00	0.00	0.00	0.00	0.00	0.00	0.00	0.00	0.00	0.00	0.00	0.00
输尿管	C66	1	0.09	0.00	0.00	0.00	0.00	0.00	0.00	0.00	0.00	0.00	0.00	0.00
膀胱	C67	8	0.70	0.00	0.00	0.00	0.00	0.00	0.00	0.00	0.00	0.00	0.00	1.12
其他的泌尿器官	C68	0	0.00	0.00	0.00	0.00	0.00	0.00	0.00	0.00	0.00	0.00	0.00	0.00
眼	C69	1	0.09	0.00	0.00	0.00	0.00	0.00	0.00	0.00	0.00	0.00	0.00	0.00
脑、神经系统	C70-C72	29	2.56	0.00	0.00	0.00	0.00	0.00	2.80	0.00	0.00	4.02	2.62	3.36
甲状腺	C73	7	0.62	0.00	0.00	0.00	0.00	0.00	0.00	1.34	0.00	0.00	0.00	1.12
肾上腺	C74	0	0.00	0.00	0.00	0.00	0.00	0.00	0.00	0.00	0.00	0.00	0.00	0.00
其他的内分泌腺	C75	3	0.26	0.00	0.00	0.00	0.00	0.00	0.00	1.34	0.00	0.00	0.00	0.00
霍奇金病	C81	0	0.00	0.00	0.00	0.00	0.00	0.00	0.00	0.00	0.00	0.00	0.00	0.00
非霍奇金淋巴瘤	C82-C85;C96	3	0.26	0.00	0.00	0.00	0.00	0.00	0.00	0.00	0.00	0.00	0.00	1.12
免疫增生性疾病	C88	0	0.00	0.00	0.00	0.00	0.00	0.00	0.00	0.00	0.00	0.00	0.00	0.00
多发性骨髓瘤	C90	1	0.09	0.00	0.00	0.00	0.00	0.00	0.00	0.00	0.00	0.00	0.00	0.00
淋巴样白血病	C91	2	0.18	0.00	0.00	0.00	2.96	0.00	0.00	0.00	0.00	0.00	0.00	0.00
髓样白血病	C92-C94	3	0.26	0.00	0.00	0.00	0.00	0.00	0.00	0.00	0.00	0.00	1.31	0.00
白血病,未特指	C95	2	0.18	0.00	0.00	0.00	0.00	0.00	0.00	0.00	0.00	0.00	0.00	0.00
其他的或未指明部位的	O&U	32	2.82	0.00	0.00	0.00	0.00	2.48	0.00	0.00	0.00	0.00	1.31	3.36
骨髓增殖性疾病	MPD	0	0.00	0.00	0.00	0.00	0.00	0.00	0.00	0.00	0.00	0.00	0.00	0.00
骨髓增生异常综合征	MDS	0	0.00	0.00	0.00	0.00	0.00	0.00	0.00	0.00	0.00	0.00	0.00	0.00
合计	ALL	1135	100.00	0.00	3.43	0.00	2.96	2.48	7.00	5.34	9.63	22.11	49.69	82.79
所有部位除外C44	ALLbutC44	1129	99.47	0.00	3.43	0.00	2.96	2.48	7.00	5.34	9.63	22.11	49.69	81.67

续表 7-1-15

年龄组								粗率	中调率	世调率	累积率(%)	
50-	55-	60-	65-	70-	75-	80-	85-	(1/10万)	(1/10万)	(1/10万)	0-64	0-74
0.00	0.00	0.00	0.00	0.00	8.29	0.00	0.00	0.13	0.11	0.08	0.00	0.00
0.00	0.00	0.00	0.00	0.00	8.29	0.00	0.00	0.13	0.11	0.08	0.00	0.00
0.00	0.00	0.00	0.00	0.00	0.00	0.00	0.00	0.00	0.00	0.00	0.00	0.00
0.00	0.00	0.00	0.00	0.00	8.29	0.00	0.00	0.13	0.11	0.08	0.00	0.00
0.00	0.00	0.00	0.00	0.00	0.00	0.00	0.00	0.00	0.00	0.00	0.00	0.00
0.00	0.00	0.00	0.00	5.25	0.00	0.00	0.00	0.13	0.11	0.11	0.00	0.03
0.00	2.31	2.52	3.78	0.00	0.00	17.40	0.00	0.52	0.39	0.39	0.02	0.04
0.00	0.00	0.00	0.00	0.00	0.00	0.00	0.00	0.00	0.00	0.00	0.00	0.00
3.53	13.87	32.73	75.55	131.34	306.80	348.07	319.49	17.62	14.39	13.82	0.29	1.33
17.67	32.37	75.53	136.00	304.72	679.93	365.47	692.23	37.47	30.48	29.63	0.79	3.00
0.00	0.00	0.00	0.00	0.00	8.29	0.00	0.00	0.26	0.28	0.20	0.01	0.01
3.53	9.25	5.04	7.56	10.51	91.21	104.42	53.25	4.18	3.39	3.07	0.10	0.20
8.84	4.62	27.69	18.89	42.03	99.50	104.42	53.25	7.31	5.53	5.34	0.24	0.54
33.58	16.19	37.76	49.11	78.81	132.67	139.23	159.74	15.27	11.71	11.45	0.57	1.21
5.30	2.31	2.52	0.00	31.52	66.33	17.40	0.00	2.74	2.13	1.91	0.06	0.21
3.53	4.62	2.52	11.33	10.51	24.88	0.00	0.00	1.96	1.45	1.41	0.07	0.17
0.00	0.00	0.00	0.00	5.25	0.00	0.00	0.00	0.13	0.11	0.11	0.00	0.03
0.00	0.00	0.00	0.00	0.00	0.00	0.00	0.00	0.00	0.00	0.00	0.00	0.00
31.81	30.06	83.08	68.00	110.33	174.13	52.21	53.25	19.06	13.88	13.91	0.83	1.72
0.00	0.00	0.00	7.56	0.00	16.58	34.81	0.00	0.91	0.72	0.63	0.01	0.04
0.00	2.31	7.55	0.00	15.76	8.29	17.40	0.00	1.44	1.04	1.03	0.06	0.14
0.00	2.31	2.52	3.78	5.25	0.00	0.00	106.50	0.78	0.73	0.94	0.02	0.07
1.77	0.00	0.00	0.00	0.00	0.00	52.21	53.25	0.78	0.67	0.68	0.01	0.01
0.00	0.00	0.00	0.00	0.00	0.00	0.00	0.00	0.00	0.00	0.00	0.00	0.00
0.00	0.00	2.52	0.00	0.00	0.00	0.00	0.00	0.13	0.08	0.10	0.01	0.01
15.90	13.87	12.59	30.22	63.05	190.71	139.23	53.25	12.01	9.38	8.52	0.35	0.81
0.00	0.00	0.00	0.00	5.25	0.00	0.00	53.25	0.26	0.28	0.37	0.00	0.03
0.00	0.00	0.00	0.00	0.00	0.00	0.00	0.00	0.00	0.00	0.00	0.00	0.00
7.07	13.87	10.07	11.33	36.78	49.75	69.61	53.25	5.48	4.10	3.99	0.20	0.44
5.30	2.31	5.04	15.11	26.27	16.58	17.40	0.00	2.74	2.04	1.99	0.08	0.29
0.00	0.00	0.00	0.00	0.00	8.29	0.00	0.00	0.26	0.18	0.15	0.01	0.01
7.07	0.00	17.62	11.33	21.02	41.46	34.81	53.25	3.79	2.86	2.87	0.14	0.30
0.00	0.00	2.52	0.00	0.00	0.00	0.00	0.00	0.13	0.08	0.10	0.01	0.01
0.00	0.00	0.00	0.00	0.00	0.00	0.00	0.00	0.00	0.00	0.00	0.00	0.00
–	–	–	–	–	–	–	–	–	–	–	–	–
–	–	–	–	–	–	–	–	–	–	–	–	–
–	–	–	–	–	–	–	–	–	–	–	–	–
–	–	–	–	–	–	–	–	–	–	–	–	–
0.00	0.00	0.00	0.00	0.00	0.00	17.40	0.00	0.26	0.31	0.20	0.01	0.01
0.00	0.00	0.00	0.00	0.00	0.00	0.00	0.00	0.00	0.00	0.00	0.00	0.00
0.00	0.00	0.00	0.00	0.00	8.29	0.00	0.00	0.13	0.11	0.08	0.00	0.00
0.00	0.00	0.00	3.78	0.00	33.17	34.81	0.00	1.04	0.83	0.69	0.01	0.02
0.00	0.00	0.00	3.78	0.00	0.00	0.00	0.00	0.13	0.11	0.11	0.00	0.02
1.77	9.25	17.62	22.67	5.25	8.29	0.00	0.00	3.79	2.84	2.85	0.21	0.35
1.77	0.00	2.52	0.00	5.25	16.58	0.00	0.00	0.91	0.70	0.63	0.03	0.06
0.00	0.00	0.00	0.00	0.00	0.00	0.00	0.00	0.00	0.00	0.00	0.00	0.00
1.77	0.00	0.00	0.00	0.00	0.00	17.40	0.00	0.39	0.33	0.28	0.02	0.02
0.00	0.00	0.00	0.00	0.00	0.00	0.00	0.00	0.00	0.00	0.00	0.00	0.00
1.77	0.00	2.52	0.00	0.00	0.00	0.00	0.00	0.39	0.25	0.26	0.03	0.03
0.00	0.00	0.00	0.00	0.00	0.00	0.00	0.00	0.00	0.00	0.00	0.00	0.00
0.00	0.00	0.00	0.00	5.25	0.00	0.00	0.00	0.13	0.11	0.11	0.00	0.03
0.00	0.00	0.00	3.78	0.00	0.00	0.00	0.00	0.26	0.40	0.38	0.01	0.03
1.77	0.00	0.00	0.00	0.00	8.29	0.00	0.00	0.39	0.28	0.25	0.02	0.02
0.00	2.31	0.00	3.78	0.00	0.00	0.00	0.00	0.26	0.19	0.21	0.01	0.03
1.77	6.94	10.07	15.11	10.51	58.04	52.21	159.74	4.18	3.44	3.58	0.13	0.26
0.00	0.00	0.00	0.00	0.00	0.00	0.00	0.00	0.00	0.00	0.00	0.00	0.00
0.00	0.00	0.00	0.00	0.00	0.00	0.00	0.00	0.00	0.00	0.00	0.00	0.00
157.28	168.80	362.53	502.44	929.91	2072.97	1635.92	1863.68	148.18	116.35	112.69	4.37	11.53
155.51	168.80	362.53	502.44	929.91	2072.97	1583.71	1810.44	147.40	115.68	112.01	4.35	11.51

表 7-1-16 2015年甘肃省农村肿瘤登记地区合计恶性肿瘤死亡主要指标(1/10万)

部位		病例数	构成(%)	年龄组										
				0-	1-	5-	10-	15-	20-	25-	30-	35-	40-	45-
唇	C00	0	0.00	0.00	0.00	0.00	0.00	0.00	0.00	0.00	0.00	0.00	0.00	0.00
舌	C01-C02	1	0.16	0.00	0.00	0.00	0.00	0.00	0.00	0.00	0.00	0.00	0.00	0.00
口	C03-C06	3	0.47	0.00	0.00	0.00	0.00	0.00	0.00	0.00	0.00	0.00	0.00	3.67
唾液腺	C07-C08	2	0.31	0.00	0.00	0.00	0.00	0.00	0.00	0.00	0.00	0.00	0.00	0.00
扁桃体	C09	0	0.00	0.00	0.00	0.00	0.00	0.00	0.00	0.00	0.00	0.00	0.00	0.00
其他的口咽	C10	0	0.00	0.00	0.00	0.00	0.00	0.00	0.00	0.00	0.00	0.00	0.00	0.00
鼻咽	C11	5	0.78	0.00	0.00	0.00	0.00	0.00	0.00	0.00	0.00	0.00	2.98	0.00
喉咽	C12-C13	0	0.00	0.00	0.00	0.00	0.00	0.00	0.00	0.00	0.00	0.00	0.00	0.00
咽,部位不明	C14	3	0.47	0.00	0.00	0.00	0.00	0.00	0.00	3.69	0.00	0.00	0.00	7.34
食管	C15	41	6.37	0.00	0.00	0.00	0.00	0.00	0.00	0.00	0.00	0.00	5.96	7.34
胃	C16	137	21.27	0.00	0.00	0.00	0.00	0.00	0.00	6.66	0.00	9.21	0.00	55.01
小肠	C17	1	0.16	0.00	0.00	0.00	0.00	0.00	0.00	0.00	0.00	0.00	0.00	0.00
结肠	C18	6	0.93	0.00	0.00	0.00	0.00	0.00	0.00	0.00	0.00	0.00	0.00	7.34
直肠	C19-C20	21	3.26	0.00	0.00	0.00	0.00	0.00	0.00	0.00	3.69	0.00	0.00	3.67
肛门	C21	0	0.00	0.00	0.00	0.00	0.00	0.00	0.00	0.00	0.00	0.00	0.00	0.00
肝脏	C22	123	19.10	0.00	0.00	0.00	0.00	0.00	3.52	0.00	0.00	6.14	23.84	40.34
胆囊及其他	C23-C24	7	1.09	0.00	0.00	0.00	0.00	0.00	0.00	0.00	0.00	0.00	0.00	0.00
胰腺	C25	18	2.80	0.00	0.00	0.00	0.00	0.00	0.00	0.00	0.00	0.00	0.00	3.67
鼻、鼻窦及其他	C30-C31	0	0.00	0.00	0.00	0.00	0.00	0.00	0.00	0.00	0.00	0.00	0.00	0.00
喉	C32	2	0.31	0.00	0.00	0.00	0.00	0.00	0.00	0.00	0.00	0.00	0.00	0.00
气管、支气管、肺	C33-C34	97	15.06	0.00	0.00	0.00	0.00	0.00	0.00	3.69	3.07	20.86	22.01	
其他的胸腔器官	C37-C38	3	0.47	0.00	0.00	0.00	0.00	0.00	0.00	0.00	0.00	0.00	0.00	0.00
骨	C40-C41	7	1.09	0.00	0.00	0.00	0.00	2.76	0.00	0.00	3.07	0.00	0.00	0.00
皮肤的黑色素瘤	C43	1	0.16	0.00	0.00	0.00	0.00	0.00	0.00	0.00	0.00	0.00	0.00	0.00
其他的皮肤	C44	4	0.62	0.00	0.00	0.00	0.00	0.00	0.00	0.00	0.00	0.00	2.98	3.67
间皮瘤	C45	0	0.00	0.00	0.00	0.00	0.00	0.00	0.00	0.00	0.00	0.00	0.00	0.00
卡波西肉瘤	C46	0	0.00	0.00	0.00	0.00	0.00	0.00	0.00	0.00	0.00	0.00	0.00	0.00
周围神经、其他结缔组织、软组织	C47;C49	1	0.16	0.00	0.00	0.00	0.00	0.00	0.00	0.00	3.07	0.00	0.00	
乳房	C50	34	13.65	0.00	0.00	0.00	0.00	0.00	0.00	0.00	0.00	6.19	18.03	60.10
外阴	C51	0	0.00	0.00	0.00	0.00	0.00	0.00	0.00	0.00	0.00	0.00	0.00	0.00
阴道	C52	0	0.00	0.00	0.00	0.00	0.00	0.00	0.00	0.00	0.00	0.00	0.00	0.00
子宫颈	C53	24	9.64	0.00	0.00	0.00	0.00	0.00	0.00	0.00	0.00	6.19	6.01	0.00
子宫体	C54	6	2.41	0.00	0.00	0.00	0.00	0.00	0.00	0.00	0.00	0.00	6.01	7.51
子宫,部位不明	C55	2	0.80	0.00	0.00	0.00	0.00	0.00	0.00	0.00	0.00	0.00	0.00	0.00
卵巢	C56	8	3.21	0.00	0.00	0.00	0.00	0.00	0.00	0.00	0.00	0.00	6.01	7.51
其他的女性生殖器	C57	0	0.00	0.00	0.00	0.00	0.00	0.00	0.00	0.00	0.00	0.00	0.00	0.00
胎盘	C58	0	0.00	0.00	0.00	0.00	0.00	0.00	0.00	0.00	0.00	0.00	0.00	0.00
阴茎	C60	1	0.25	0.00	0.00	0.00	0.00	0.00	0.00	0.00	0.00	0.00	0.00	0.00
前列腺	C61	8	2.03	0.00	0.00	0.00	0.00	0.00	0.00	0.00	0.00	0.00	0.00	0.00
睾丸	C62	0	0.00	0.00	0.00	0.00	0.00	0.00	0.00	0.00	0.00	0.00	0.00	0.00
其他的男性生殖器	C63	0	0.00	0.00	0.00	0.00	0.00	0.00	0.00	0.00	0.00	0.00	0.00	0.00
肾	C64	4	0.62	0.00	0.00	0.00	0.00	0.00	0.00	0.00	3.69	0.00	0.00	0.00
肾盂	C65	0	0.00	0.00	0.00	0.00	0.00	0.00	0.00	0.00	0.00	0.00	0.00	0.00
输尿管	C66	0	0.00	0.00	0.00	0.00	0.00	0.00	0.00	0.00	0.00	0.00	0.00	0.00
膀胱	C67	2	0.31	0.00	0.00	0.00	0.00	0.00	0.00	0.00	3.07	0.00	0.00	0.00
其他的泌尿器官	C68	0	0.00	0.00	0.00	0.00	0.00	0.00	0.00	0.00	0.00	0.00	0.00	0.00
眼	C69	0	0.00	0.00	0.00	0.00	0.00	0.00	0.00	0.00	0.00	0.00	0.00	0.00
脑、神经系统	C70-C72	27	4.19	0.00	0.00	0.00	0.00	5.51	0.00	9.99	0.00	0.00	8.94	7.34
甲状腺	C73	5	0.78	0.00	0.00	0.00	0.00	0.00	0.00	0.00	0.00	0.00	0.00	0.00
肾上腺	C74	0	0.00	0.00	0.00	0.00	0.00	0.00	0.00	0.00	0.00	0.00	0.00	0.00
其他的内分泌腺	C75	2	0.31	0.00	0.00	0.00	0.00	2.76	0.00	3.69	0.00	0.00	0.00	0.00
霍奇金病	C81	0	0.00	0.00	0.00	0.00	0.00	0.00	0.00	0.00	0.00	0.00	0.00	0.00
非霍奇金淋巴瘤	C82-C85;C96	2	0.31	0.00	0.00	0.00	0.00	0.00	0.00	0.00	0.00	3.07	0.00	0.00
免疫增生性疾病	C88	0	0.00	0.00	0.00	0.00	0.00	0.00	0.00	0.00	0.00	0.00	0.00	0.00
多发性骨髓瘤	C90	1	0.16	0.00	0.00	0.00	0.00	0.00	0.00	0.00	0.00	0.00	0.00	0.00
淋巴样白血病	C91	2	0.31	0.00	5.14	0.00	0.00	0.00	0.00	0.00	0.00	0.00	0.00	0.00
髓样白血病	C92-C94	2	0.31	0.00	0.00	0.00	0.00	0.00	0.00	0.00	3.69	0.00	0.00	0.00
白血病,未特指	C95	5	0.78	0.00	5.14	0.00	0.00	0.00	0.00	0.00	0.00	0.00	0.00	0.00
其他的或未指明部位的	O&U	26	4.04	0.00	0.00	0.00	6.25	2.76	10.57	9.99	3.69	0.00	5.96	3.67
骨髓增殖性疾病	MPD	0	0.00	0.00	0.00	0.00	0.00	0.00	0.00	0.00	0.00	0.00	0.00	0.00
骨髓增生异常综合征	MDS	0	0.00	0.00	0.00	0.00	0.00	0.00	0.00	0.00	0.00	0.00	0.00	0.00
合计	ALL	644	100.00	0.00	10.28	0.00	6.25	13.78	14.09	26.64	25.82	36.86	89.39	201.72
所有部位除外C44	ALLbutC44	640	99.38	0.00	10.28	0.00	6.25	13.78	14.09	26.64	25.82	36.86	86.41	198.05

续表7-1-16

			年龄组					粗率	中调率	世调率	累积率(%)	
50-	55-	60-	65-	70-	75-	80-	85-	(1/10万)	(1/10万)	(1/10万)	0-64	0-74
0.00	0.00	0.00	0.00	0.00	0.00	0.00	0.00	0.00	0.00	0.00	0.00	0.00
0.00	0.00	0.00	0.00	0.00	24.84	0.00	0.00	0.27	0.32	0.25	0.00	0.00
0.00	0.00	6.82	9.24	0.00	0.00	0.00	0.00	0.80	0.74	0.77	0.05	0.10
4.78	0.00	0.00	9.24	0.00	0.00	0.00	0.00	0.53	0.50	0.52	0.02	0.07
0.00	0.00	0.00	0.00	0.00	0.00	0.00	0.00	0.00	0.00	0.00	0.00	0.00
0.00	16.64	6.82	0.00	0.00	0.00	0.00	0.00	1.33	1.04	1.12	0.13	0.13
0.00	0.00	0.00	0.00	0.00	0.00	0.00	0.00	0.80	0.88	0.66	0.06	0.06
4.78	16.64	27.29	46.22	131.93	198.71	342.94	268.82	10.93	12.30	11.86	0.31	1.20
47.82	94.29	170.54	212.63	234.54	422.26	411.52	403.23	36.52	37.04	36.74	1.92	4.15
0.00	0.00	0.00	9.24	0.00	0.00	0.00	0.00	0.27	0.26	0.28	0.00	0.05
0.00	5.55	0.00	0.00	14.66	24.84	68.59	0.00	1.60	1.77	1.55	0.06	0.14
23.91	5.55	6.82	36.98	14.66	124.19	68.59	134.41	5.60	6.09	5.79	0.22	0.48
0.00	0.00	0.00	0.00	0.00	0.00	0.00	0.00	0.00	0.00	0.00	0.00	0.00
71.74	72.10	122.79	147.92	278.51	298.06	274.35	537.63	32.79	32.80	32.93	1.70	3.83
4.78	0.00	13.64	9.24	0.00	49.68	68.59	0.00	1.87	2.04	1.90	0.09	0.14
9.56	16.64	6.82	46.22	29.32	24.84	205.76	0.00	4.80	5.13	4.89	0.18	0.56
0.00	0.00	0.00	0.00	0.00	0.00	0.00	0.00	0.00	0.00	0.00	0.00	0.00
0.00	5.55	0.00	9.24	0.00	0.00	0.00	0.00	0.53	0.47	0.50	0.03	0.07
43.04	38.82	75.04	110.94	293.17	298.06	617.28	268.82	25.86	27.48	26.29	1.03	3.05
0.00	0.00	13.64	9.24	0.00	0.00	0.00	0.00	0.80	0.72	0.82	0.07	0.11
4.78	5.55	0.00	9.24	0.00	24.84	68.59	0.00	1.87	1.97	1.76	0.08	0.13
0.00	0.00	0.00	0.00	0.00	24.84	0.00	0.00	0.27	0.32	0.25	0.00	0.00
0.00	0.00	0.00	0.00	0.00	24.84	68.59	0.00	1.07	1.21	0.99	0.03	0.03
0.00	0.00	0.00	0.00	0.00	0.00	0.00	0.00	0.00	0.00	0.00	0.00	0.00
0.00	0.00	0.00	0.00	0.00	0.00	0.00	0.00	0.27	0.27	0.18	0.02	0.02
68.01	55.13	53.71	53.14	0.00	44.94	244.50	0.00	18.59	16.82	16.08	1.31	1.57
0.00	0.00	0.00	0.00	0.00	0.00	0.00	0.00	0.00	0.00	0.00	0.00	0.00
29.15	55.13	80.56	70.86	57.22	44.94	122.25	0.00	13.12	11.71	11.95	0.89	1.53
0.00	11.03	13.43	0.00	0.00	44.94	0.00	238.66	3.28	3.12	3.43	0.19	0.19
9.72	0.00	0.00	17.71	0.00	0.00	0.00	0.00	1.09	0.99	1.02	0.05	0.14
9.72	0.00	13.43	53.14	28.61	0.00	0.00	0.00	4.37	3.93	4.00	0.18	0.59
0.00	0.00	0.00	0.00	0.00	0.00	0.00	0.00	0.00	0.00	0.00	0.00	0.00
0.00	0.00	0.00	0.00	0.00	55.52	0.00	0.00	0.52	0.71	0.56	0.00	0.00
0.00	11.16	0.00	0.00	60.11	0.00	468.75	615.38	4.16	6.65	7.07	0.06	0.36
0.00	0.00	0.00	0.00	0.00	0.00	0.00	0.00	0.00	0.00	0.00	0.00	0.00
0.00	0.00	0.00	9.24	0.00	24.84	0.00	134.41	1.07	1.39	1.42	0.02	0.06
0.00	0.00	0.00	0.00	0.00	0.00	0.00	0.00	0.00	0.00	0.00	0.00	0.00
0.00	0.00	0.00	0.00	0.00	24.84	0.00	0.00	0.53	0.59	0.43	0.02	0.02
0.00	0.00	0.00	0.00	0.00	0.00	0.00	0.00	0.00	0.00	0.00	0.00	0.00
4.78	22.19	27.29	9.24	58.63	74.52	0.00	0.00	7.20	6.90	6.68	0.43	0.77
4.78	11.09	6.82	0.00	0.00	0.00	68.59	0.00	1.33	1.33	1.30	0.11	0.11
0.00	0.00	0.00	0.00	0.00	0.00	0.00	0.00	0.00	0.00	0.00	0.00	0.00
0.00	0.00	0.00	0.00	0.00	0.00	0.00	0.00	0.53	0.61	0.47	0.03	0.03
0.00	16.00	0.00	0.00	0.00	0.00	0.00	0.00	0.00	0.00	0.00	0.00	0.00
0.00	0.00	0.00	9.24	0.00	0.00	0.00	0.00	0.53	0.53	0.46	0.02	0.06
0.00	0.00	0.00	0.00	14.66	0.00	0.00	0.00	0.27	0.30	0.29	0.00	0.07
0.00	0.00	0.00	0.00	14.66	0.00	0.00	0.00	0.53	0.53	0.80	0.00	0.09
0.00	0.00	6.82	0.00	0.00	0.00	0.00	0.00	0.53	0.61	0.49	0.05	0.05
0.00	5.55	6.82	9.24	0.00	0.00	68.59	0.00	1.33	1.37	1.62	0.08	0.13
0.00	16.64	0.00	27.73	29.32	24.84	205.76	134.41	6.93	7.70	7.29	0.30	0.58
0.00	0.00	0.00	0.00	0.00	0.00	0.00	0.00	0.00	0.00	0.00	0.00	0.00
0.00	0.00	0.00	0.00	0.00	0.00	0.00	0.00	0.00	0.00	0.00	0.00	0.00
282.16	399.33	579.85	832.02	1187.34	1788.38	2949.25	2284.95	171.68	177.15	173.33	8.42	18.52
282.16	399.33	579.85	832.02	1187.34	1763.54	2880.66	2284.95	170.61	175.94	172.34	8.39	18.48

表 7-1-17 2015年甘肃省农村肿瘤登记地区男性恶性肿瘤死亡主要指标(1/10万)

部位		病例数	构成(%)	年龄组										
				0-	1-	5-	10-	15-	20-	25-	30-	35-	40-	45-
唇	C00	0	0.00	0.00	0.00	0.00	0.00	0.00	0.00	0.00	0.00	0.00	0.00	0.00
舌	C01-C02	0	0.00	0.00	0.00	0.00	0.00	0.00	0.00	0.00	0.00	0.00	0.00	0.00
口	C03-C06	1	0.25	0.00	0.00	0.00	0.00	0.00	0.00	0.00	0.00	0.00	0.00	7.17
唾液腺	C07-C08	1	0.25	0.00	0.00	0.00	0.00	0.00	0.00	0.00	0.00	0.00	0.00	0.00
扁桃体	C09	0	0.00	0.00	0.00	0.00	0.00	0.00	0.00	0.00	0.00	0.00	0.00	0.00
其他的口咽	C10	0	0.00	0.00	0.00	0.00	0.00	0.00	0.00	0.00	0.00	0.00	0.00	0.00
鼻咽	C11	3	0.76	0.00	0.00	0.00	0.00	0.00	0.00	0.00	0.00	0.00	5.91	0.00
喉咽	C12-C13	0	0.00	0.00	0.00	0.00	0.00	0.00	0.00	0.00	0.00	0.00	0.00	0.00
咽,部位不明	C14	1	0.25	0.00	0.00	0.00	0.00	0.00	0.00	7.17	0.00	0.00	0.00	0.00
食管	C15	30	7.59	0.00	0.00	0.00	0.00	0.00	0.00	0.00	0.00	0.00	11.82	14.33
胃	C16	106	26.84	0.00	0.00	0.00	0.00	0.00	0.00	6.56	0.00	18.30	0.00	78.83
小肠	C17	0	0.00	0.00	0.00	0.00	0.00	0.00	0.00	0.00	0.00	0.00	0.00	0.00
结肠	C18	2	0.51	0.00	0.00	0.00	0.00	0.00	0.00	0.00	0.00	0.00	0.00	0.00
直肠	C19-C20	13	3.29	0.00	0.00	0.00	0.00	0.00	0.00	0.00	7.17	0.00	0.00	7.17
肛门	C21	0	0.00	0.00	0.00	0.00	0.00	0.00	0.00	0.00	0.00	0.00	0.00	0.00
肝脏	C22	85	21.52	0.00	0.00	0.00	0.00	0.00	7.09	0.00	0.00	12.20	23.64	50.16
胆囊及其他	C23-C24	5	1.27	0.00	0.00	0.00	0.00	0.00	0.00	0.00	0.00	0.00	0.00	0.00
胰腺	C25	10	2.53	0.00	0.00	0.00	0.00	0.00	0.00	0.00	0.00	0.00	0.00	0.00
鼻、鼻窦及其他	C30-C31	0	0.00	0.00	0.00	0.00	0.00	0.00	0.00	0.00	0.00	0.00	0.00	0.00
喉	C32	2	0.51	0.00	0.00	0.00	0.00	0.00	0.00	0.00	0.00	0.00	0.00	0.00
气管、支气管、肺	C33-C34	68	17.22	0.00	0.00	0.00	0.00	0.00	0.00	7.17	6.10	17.73	21.50
其他的胸腔器官	C37-C38	2	0.51	0.00	0.00	0.00	0.00	0.00	0.00	0.00	0.00	0.00	0.00	0.00
骨	C40-C41	6	1.52	0.00	0.00	0.00	0.00	5.35	0.00	0.00	0.00	0.00	0.00	0.00
皮肤的黑色素瘤	C43	1	0.25	0.00	0.00	0.00	0.00	0.00	0.00	0.00	0.00	0.00	0.00	0.00
其他的皮肤	C44	3	0.76	0.00	0.00	0.00	0.00	0.00	0.00	0.00	0.00	0.00	0.00	7.17
间皮瘤	C45	0	0.00	0.00	0.00	0.00	0.00	0.00	0.00	0.00	0.00	0.00	0.00	0.00
卡波西肉瘤	C46	0	0.00	0.00	0.00	0.00	0.00	0.00	0.00	0.00	0.00	0.00	0.00	0.00
周围神经、其他结缔组织、软组织	C47;C49	0	0.00	0.00	0.00	0.00	0.00	0.00	0.00	0.00	0.00	0.00	0.00	0.00
乳房	C50	-	-	-	-	-	-	-	-	-	-	-	-	-
外阴	C51	-	-	-	-	-	-	-	-	-	-	-	-	-
阴道	C52	-	-	-	-	-	-	-	-	-	-	-	-	-
子宫颈	C53	-	-	-	-	-	-	-	-	-	-	-	-	-
子宫体	C54	-	-	-	-	-	-	-	-	-	-	-	-	-
子宫,部位不明	C55	-	-	-	-	-	-	-	-	-	-	-	-	-
卵巢	C56	-	-	-	-	-	-	-	-	-	-	-	-	-
其他的女性生殖器	C57	-	-	-	-	-	-	-	-	-	-	-	-	-
胎盘	C58	-	-	-	-	-	-	-	-	-	-	-	-	-
阴茎	C60	1	0.25	0.00	0.00	0.00	0.00	0.00	0.00	0.00	0.00	0.00	0.00	0.00
前列腺	C61	8	2.03	0.00	0.00	0.00	0.00	0.00	0.00	0.00	0.00	0.00	0.00	0.00
睾丸	C62	0	0.00	0.00	0.00	0.00	0.00	0.00	0.00	0.00	0.00	0.00	0.00	0.00
其他的男性生殖器	C63	0	0.00	0.00	0.00	0.00	0.00	0.00	0.00	0.00	0.00	0.00	0.00	0.00
肾	C64	4	1.01	0.00	0.00	0.00	0.00	0.00	0.00	0.00	7.17	0.00	0.00	0.00
肾盂	C65	0	0.00	0.00	0.00	0.00	0.00	0.00	0.00	0.00	0.00	0.00	0.00	0.00
输尿管	C66	0	0.00	0.00	0.00	0.00	0.00	0.00	0.00	0.00	0.00	0.00	0.00	0.00
膀胱	C67	2	0.51	0.00	0.00	0.00	0.00	0.00	0.00	0.00	0.00	6.10	0.00	0.00
其他的泌尿器官	C68	0	0.00	0.00	0.00	0.00	0.00	0.00	0.00	0.00	0.00	0.00	0.00	0.00
眼	C69	0	0.00	0.00	0.00	0.00	0.00	0.00	0.00	0.00	0.00	0.00	0.00	0.00
脑、神经系统	C70-C72	18	4.56	0.00	0.00	0.00	0.00	10.71	0.00	13.11	0.00	0.00	11.82	14.33
甲状腺	C73	1	0.25	0.00	0.00	0.00	0.00	0.00	0.00	0.00	0.00	0.00	0.00	0.00
肾上腺	C74	0	0.00	0.00	0.00	0.00	0.00	0.00	0.00	0.00	0.00	0.00	0.00	0.00
其他的内分泌腺	C75	0	0.00	0.00	0.00	0.00	0.00	0.00	0.00	0.00	0.00	0.00	0.00	0.00
霍奇金病	C81	0	0.00	0.00	0.00	0.00	0.00	0.00	0.00	0.00	0.00	0.00	0.00	0.00
非霍奇金淋巴瘤	C82-C85;C96	1	0.25	0.00	0.00	0.00	0.00	0.00	0.00	0.00	0.00	0.00	0.00	0.00
免疫增生性疾病	C88	0	0.00	0.00	0.00	0.00	0.00	0.00	0.00	0.00	0.00	0.00	0.00	0.00
多发性骨髓瘤	C90	1	0.25	0.00	0.00	0.00	0.00	0.00	0.00	0.00	0.00	0.00	0.00	0.00
淋巴样白血病	C91	1	0.25	0.00	0.00	0.00	0.00	0.00	0.00	0.00	0.00	0.00	0.00	0.00
髓样白血病	C92-C94	1	0.25	0.00	0.00	0.00	0.00	0.00	0.00	0.00	7.17	0.00	0.00	0.00
白血病,未特指	C95	3	0.76	0.00	0.00	0.00	0.00	0.00	0.00	0.00	0.00	0.00	0.00	0.00
其他的或未指明部位的	O&U	15	3.80	0.00	0.00	0.00	5.79	0.00	7.09	0.00	7.17	0.00	5.91	7.17
骨髓增殖性疾病	MPD	0	0.00	0.00	0.00	0.00	0.00	0.00	0.00	0.00	0.00	0.00	0.00	0.00
骨髓增生异常综合征	MDS	0	0.00	0.00	0.00	0.00	0.00	0.00	0.00	0.00	0.00	0.00	0.00	0.00
合计	ALL	395	100.00	0.00	0.00	0.00	5.79	16.06	14.18	19.67	43.01	42.70	76.81	207.83
所有部位除外 C44	ALLbutC44	392	99.24	0.00	0.00	0.00	5.79	16.06	14.18	19.67	43.01	42.70	76.81	200.66

续表7-1-17

50-	55-	60-	65-	70-	75-	80-	85-	粗率(1/10万)	中调率(1/10万)	世调率(1/10万)	累积率(%) 0-64	累积率(%) 0-74
0.00	0.00	0.00	0.00	0.00	0.00	0.00	0.00					
0.00	0.00	0.00	0.00	0.00	0.00	0.00	0.00	0.00	0.00	0.00	0.00	0.00
0.00	0.00	0.00	0.00	0.00	0.00	0.00	0.00	0.52	0.49	0.43	0.04	0.04
0.00	0.00	0.00	19.33	0.00	0.00	0.00	0.00	0.52	0.54	0.58	0.00	0.10
0.00	0.00	0.00	0.00	0.00	0.00	0.00	0.00	0.00	0.00	0.00	0.00	0.00
0.00	11.16	13.87	0.00	0.00	0.00	0.00	0.00	1.56	1.27	1.36	0.15	0.15
0.00	0.00	0.00	0.00	0.00	0.00	0.00	0.00	0.52	0.73	0.43	0.04	0.04
9.42	22.32	55.47	58.00	210.40	277.62	625.00	0.00	15.61	18.46	17.00	0.57	1.91
94.19	133.93	235.75	328.69	420.80	888.40	468.75	615.38	55.14	59.61	58.43	2.84	6.59
0.00	0.00	0.00	0.00	0.00	0.00	0.00	0.00	0.00	0.00	0.00	0.00	0.00
0.00	0.00	0.00	0.00	30.06	55.52	0.00	0.00	1.04	1.33	1.16	0.00	0.15
28.26	11.16	0.00	38.67	30.06	166.57	0.00	307.69	6.76	7.91	7.68	0.27	0.61
0.00	0.00	0.00	0.00	0.00	0.00	0.00	0.00	0.00	0.00	0.00	0.00	0.00
131.86	100.45	194.15	174.01	390.74	333.15	468.75	923.08	44.22	46.76	47.43	2.60	5.42
9.42	0.00	0.00	19.33	0.00	111.05	156.25	0.00	2.60	3.45	2.94	0.05	0.14
9.42	22.32	13.87	77.34	0.00	55.52	156.25	0.00	5.20	5.66	5.58	0.23	0.61
0.00	11.16	0.00	19.33	0.00	0.00	0.00	0.00	1.04	0.96	1.03	0.06	0.15
65.93	66.96	138.68	174.01	390.74	555.25	468.75	615.38	35.38	39.45	38.68	1.62	4.44
0.00	0.00	27.74	0.00	0.00	0.00	0.00	0.00	1.04	0.93	1.11	0.14	0.14
9.42	11.16	0.00	19.33	0.00	55.52	156.25	0.00	3.12	3.60	3.32	0.13	0.23
0.00	0.00	0.00	0.00	0.00	55.52	0.00	0.00	0.52	0.71	0.56	0.00	0.00
0.00	0.00	0.00	0.00	0.00	55.52	156.25	0.00	1.56	2.21	1.77	0.04	0.04
0.00	0.00	0.00	0.00	0.00	0.00	0.00	0.00	0.00	0.00	0.00	0.00	0.00
0.00	0.00	0.00	0.00	0.00	0.00	0.00	0.00	0.00	0.00	0.00	0.00	0.00
–	–	–	–	–	–	–	–	–	–	–	–	–
–	–	–	–	–	–	–	–	–	–	–	–	–
–	–	–	–	–	–	–	–	–	–	–	–	–
–	–	–	–	–	–	–	–	–	–	–	–	–
–	–	–	–	–	–	–	–	–	–	–	–	–
–	–	–	–	–	–	–	–	–	–	–	–	–
–	–	–	–	–	–	–	–	–	–	–	–	–
0.00	0.00	0.00	0.00	0.00	55.52	0.00	0.00	0.52	0.71	0.56	0.00	0.00
0.00	11.16	0.00	0.00	60.11	0.00	468.75	615.38	4.16	6.65	7.07	0.06	0.36
0.00	0.00	0.00	0.00	0.00	0.00	0.00	0.00	0.00	0.00	0.00	0.00	0.00
0.00	0.00	0.00	19.33	0.00	55.52	0.00	307.69	2.08	2.98	3.10	0.04	0.13
0.00	0.00	0.00	0.00	0.00	0.00	0.00	0.00	0.00	0.00	0.00	0.00	0.00
0.00	0.00	0.00	0.00	0.00	55.52	0.00	0.00	1.04	1.25	0.92	0.03	0.03
0.00	0.00	0.00	0.00	0.00	0.00	0.00	0.00	0.00	0.00	0.00	0.00	0.00
9.42	33.48	27.74	0.00	90.17	55.52	0.00	0.00	9.36	9.12	8.86	0.60	1.05
0.00	0.00	0.00	0.00	0.00	0.00	156.25	0.00	0.52	1.00	0.78	0.00	0.00
0.00	0.00	0.00	0.00	0.00	0.00	0.00	0.00	0.00	0.00	0.00	0.00	0.00
0.00	0.00	0.00	0.00	0.00	0.00	0.00	0.00	0.00	0.00	0.00	0.00	0.00
0.00	0.00	0.00	19.33	0.00	0.00	0.00	0.00	0.52	0.54	0.58	0.00	0.10
0.00	0.00	0.00	0.00	0.00	0.00	0.00	0.00	0.00	0.00	0.00	0.00	0.00
0.00	0.00	0.00	0.00	30.06	0.00	0.00	0.00	0.52	0.62	0.60	0.00	0.15
0.00	0.00	0.00	0.00	30.06	0.00	0.00	0.00	0.52	0.62	0.60	0.00	0.15
0.00	0.00	13.87	19.33	0.00	0.00	156.25	0.00	1.56	2.01	1.92	0.07	0.17
0.00	33.48	0.00	38.67	60.11	55.52	156.25	307.69	7.80	9.01	8.88	0.33	0.83
0.00	0.00	0.00	0.00	0.00	0.00	0.00	0.00	0.00	0.00	0.00	0.00	0.00
367.34	468.75	721.12	1024.75	1743.31	2887.28	3593.75	3692.31	205.49	229.32	223.77	9.92	23.76
367.34	468.75	721.12	1024.75	1743.31	2831.76	3437.50	3692.31	203.93	227.11	222.00	9.88	23.72

表 7-1-18 2015年甘肃省农村肿瘤登记地区女性恶性肿瘤死亡主要指标(1/10万)

部位		病例数	构成(%)	年龄组										
				0-	1-	5-	10-	15-	20-	25-	30-	35-	40-	45-
唇	C00	0	0.00	0.00	0.00	0.00	0.00	0.00	0.00	0.00	0.00	0.00	0.00	0.00
舌	C01-C02	1	0.40	0.00	0.00	0.00	0.00	0.00	0.00	0.00	0.00	0.00	0.00	0.00
口	C03-C06	2	0.80	0.00	0.00	0.00	0.00	0.00	0.00	0.00	0.00	0.00	0.00	0.00
唾液腺	C07-C08	1	0.40	0.00	0.00	0.00	0.00	0.00	0.00	0.00	0.00	0.00	0.00	0.00
扁桃体	C09	0	0.00	0.00	0.00	0.00	0.00	0.00	0.00	0.00	0.00	0.00	0.00	0.00
其他的口咽	C10	0	0.00	0.00	0.00	0.00	0.00	0.00	0.00	0.00	0.00	0.00	0.00	0.00
鼻咽	C11	2	0.80	0.00	0.00	0.00	0.00	0.00	0.00	0.00	0.00	0.00	0.00	0.00
喉咽	C12-C13	0	0.00	0.00	0.00	0.00	0.00	0.00	0.00	0.00	0.00	0.00	0.00	0.00
咽,部位不明	C14	2	0.80	0.00	0.00	0.00	0.00	0.00	0.00	0.00	0.00	0.00	0.00	15.02
食管	C15	11	4.42	0.00	0.00	0.00	0.00	0.00	0.00	0.00	0.00	0.00	0.00	0.00
胃	C16	31	12.45	0.00	0.00	0.00	0.00	0.00	0.00	6.77	0.00	0.00	0.00	30.05
小肠	C17	1	0.40	0.00	0.00	0.00	0.00	0.00	0.00	0.00	0.00	0.00	0.00	0.00
结肠	C18	4	1.61	0.00	0.00	0.00	0.00	0.00	0.00	0.00	0.00	0.00	0.00	15.02
直肠	C19-C20	8	3.21	0.00	0.00	0.00	0.00	0.00	0.00	0.00	0.00	0.00	0.00	0.00
肛门	C21	0	0.00	0.00	0.00	0.00	0.00	0.00	0.00	0.00	0.00	0.00	0.00	0.00
肝脏	C22	38	15.26	0.00	0.00	0.00	0.00	0.00	0.00	0.00	0.00	0.00	24.05	30.05
胆囊及其他	C23-C24	2	0.80	0.00	0.00	0.00	0.00	0.00	0.00	0.00	0.00	0.00	0.00	0.00
胰腺	C25	8	3.21	0.00	0.00	0.00	0.00	0.00	0.00	0.00	0.00	0.00	0.00	7.51
鼻、鼻窦及其他	C30-C31	0	0.00	0.00	0.00	0.00	0.00	0.00	0.00	0.00	0.00	0.00	0.00	0.00
喉	C32	0	0.00	0.00	0.00	0.00	0.00	0.00	0.00	0.00	0.00	0.00	0.00	0.00
气管、支气管、肺	C33-C34	29	11.65	0.00	0.00	0.00	0.00	0.00	0.00	0.00	0.00	0.00	24.05	22.54
其他的胸腔器官	C37-C38	1	0.40	0.00	0.00	0.00	0.00	0.00	0.00	0.00	0.00	0.00	0.00	0.00
骨	C40-C41	1	0.40	0.00	0.00	0.00	0.00	0.00	0.00	0.00	0.00	6.19	0.00	0.00
皮肤的黑色素瘤	C43	0	0.00	0.00	0.00	0.00	0.00	0.00	0.00	0.00	0.00	0.00	0.00	0.00
其他的皮肤	C44	1	0.40	0.00	0.00	0.00	0.00	0.00	0.00	0.00	0.00	0.00	6.01	0.00
间皮瘤	C45	0	0.00	0.00	0.00	0.00	0.00	0.00	0.00	0.00	0.00	0.00	0.00	0.00
卡波西肉瘤	C46	0	0.00	0.00	0.00	0.00	0.00	0.00	0.00	0.00	0.00	0.00	0.00	0.00
周围神经、其他结缔组织、软组织	C47;C49	1	0.40	0.00	0.00	0.00	0.00	0.00	0.00	0.00	0.00	6.19	0.00	0.00
乳房	C50	34	13.65	0.00	0.00	0.00	0.00	0.00	0.00	0.00	0.00	6.19	18.03	60.10
外阴	C51	0	0.00	0.00	0.00	0.00	0.00	0.00	0.00	0.00	0.00	0.00	0.00	0.00
阴道	C52	0	0.00	0.00	0.00	0.00	0.00	0.00	0.00	0.00	0.00	0.00	0.00	0.00
子宫颈	C53	24	9.64	0.00	0.00	0.00	0.00	0.00	0.00	0.00	0.00	6.19	6.01	0.00
子宫体	C54	6	2.41	0.00	0.00	0.00	0.00	0.00	0.00	0.00	0.00	0.00	6.01	7.51
子宫,部位不明	C55	2	0.80	0.00	0.00	0.00	0.00	0.00	0.00	0.00	0.00	0.00	0.00	0.00
卵巢	C56	8	3.21	0.00	0.00	0.00	0.00	0.00	0.00	0.00	0.00	0.00	6.01	7.51
其他的女性生殖器	C57	0	0.00	0.00	0.00	0.00	0.00	0.00	0.00	0.00	0.00	0.00	0.00	0.00
胎盘	C58	0	0.00	0.00	0.00	0.00	0.00	0.00	0.00	0.00	0.00	0.00	0.00	0.00
阴茎	C60	-	-	-	-	-	-	-	-	-	-	-	-	-
前列腺	C61	-	-	-	-	-	-	-	-	-	-	-	-	-
睾丸	C62	-	-	-	-	-	-	-	-	-	-	-	-	-
其他的男性生殖器	C63	-	-	-	-	-	-	-	-	-	-	-	-	-
肾	C64	0	0.00	0.00	0.00	0.00	0.00	0.00	0.00	0.00	0.00	0.00	0.00	0.00
肾盂	C65	0	0.00	0.00	0.00	0.00	0.00	0.00	0.00	0.00	0.00	0.00	0.00	0.00
输尿管	C66	0	0.00	0.00	0.00	0.00	0.00	0.00	0.00	0.00	0.00	0.00	0.00	0.00
膀胱	C67	0	0.00	0.00	0.00	0.00	0.00	0.00	0.00	0.00	0.00	0.00	0.00	0.00
其他的泌尿器官	C68	0	0.00	0.00	0.00	0.00	0.00	0.00	0.00	0.00	0.00	0.00	0.00	0.00
眼	C69	0	0.00	0.00	0.00	0.00	0.00	0.00	0.00	0.00	0.00	0.00	0.00	0.00
脑、神经系统	C70-C72	9	3.61	0.00	0.00	0.00	0.00	0.00	0.00	6.77	0.00	0.00	6.01	0.00
甲状腺	C73	4	1.61	0.00	0.00	0.00	0.00	0.00	0.00	0.00	0.00	0.00	0.00	0.00
肾上腺	C74	0	0.00	0.00	0.00	0.00	0.00	0.00	0.00	0.00	0.00	0.00	0.00	0.00
其他的内分泌腺	C75	2	0.80	0.00	0.00	0.00	0.00	5.68	0.00	0.00	7.60	0.00	0.00	0.00
霍奇金病	C81	0	0.00	0.00	0.00	0.00	0.00	0.00	0.00	0.00	0.00	0.00	0.00	0.00
非霍奇金淋巴瘤	C82-C85;C96	1	0.40	0.00	0.00	0.00	0.00	0.00	0.00	0.00	0.00	6.19	0.00	0.00
免疫增生性疾病	C88	0	0.00	0.00	0.00	0.00	0.00	0.00	0.00	0.00	0.00	0.00	0.00	0.00
多发性骨髓瘤	C90	0	0.00	0.00	0.00	0.00	0.00	0.00	0.00	0.00	0.00	0.00	0.00	0.00
淋巴样白血病	C91	1	0.40	0.00	11.51	0.00	0.00	0.00	0.00	0.00	0.00	0.00	0.00	0.00
髓样白血病	C92-C94	1	0.40	0.00	0.00	0.00	0.00	0.00	0.00	0.00	0.00	0.00	0.00	0.00
白血病,未特指	C95	2	0.80	0.00	11.51	0.00	0.00	0.00	0.00	0.00	0.00	0.00	0.00	0.00
其他的或未指明部位的	O&U	11	4.42	0.00	0.00	0.00	6.78	5.68	14.01	20.30	0.00	0.00	6.01	0.00
骨髓增殖性疾病	MPD	0	0.00	0.00	0.00	0.00	0.00	0.00	0.00	0.00	0.00	0.00	0.00	0.00
骨髓增生异常综合征	MDS	0	0.00	0.00	0.00	0.00	0.00	0.00	0.00	0.00	0.00	0.00	0.00	0.00
合计	ALL	249	100.00	0.00	23.03	0.00	6.78	11.36	14.01	33.84	7.60	30.93	102.19	195.31
所有部位除外C44	ALLbutC44	248	99.60	0.00	23.03	0.00	6.78	11.36	14.01	33.84	7.60	30.93	96.18	195.31

续表 7-1-18

年龄组								粗率(1/10万)	中调率(1/10万)	世调率(1/10万)	累积率(%)	
50-	55-	60-	65-	70-	75-	80-	85-				0-64	0-74
0.00	0.00	0.00	0.00	0.00	0.00	0.00	0.00	0.00	0.00	0.00	0.00	0.00
0.00	0.00	0.00	0.00	0.00	44.94	0.00	0.00	0.55	0.58	0.45	0.00	0.00
0.00	0.00	13.43	17.71	0.00	0.00	0.00	0.00	1.09	0.95	1.07	0.07	0.16
9.72	0.00	0.00	0.00	0.00	0.00	0.00	0.00	0.55	0.49	0.49	0.05	0.05
0.00	0.00	0.00	0.00	0.00	0.00	0.00	0.00	0.00	0.00	0.00	0.00	0.00
0.00	0.00	0.00	0.00	0.00	0.00	0.00	0.00	0.00	0.00	0.00	0.00	0.00
0.00	22.05	0.00	0.00	0.00	0.00	0.00	0.00	1.09	0.82	0.88	0.11	0.11
0.00	0.00	0.00	0.00	0.00	0.00	0.00	0.00	1.09	1.03	0.90	0.08	0.08
0.00	11.03	0.00	35.43	57.22	134.83	122.25	477.33	6.01	6.63	6.99	0.06	0.52
0.00	55.13	107.41	106.29	57.22	44.94	366.75	238.66	16.95	16.23	16.66	1.00	1.81
0.00	0.00	0.00	17.71	57.22	0.00	0.00	0.00	0.55	0.50	0.53	0.00	0.09
0.00	11.03	0.00	0.00	0.00	0.00	122.25	0.00	2.19	2.23	1.95	0.13	0.13
19.43	0.00	13.43	35.43	0.00	89.89	122.25	0.00	4.37	4.37	4.08	0.16	0.34
0.00	0.00	0.00	0.00	0.00	0.00	0.00	0.00	0.00	0.00	0.00	0.00	0.00
9.72	44.10	53.71	124.00	171.67	269.66	122.25	238.66	20.78	19.60	19.30	0.81	2.29
0.00	0.00	26.85	0.00	0.00	0.00	0.00	0.00	1.09	0.90	1.07	0.13	0.13
9.72	11.03	0.00	17.71	57.22	0.00	244.50	0.00	4.37	4.67	4.28	0.14	0.52
0.00	0.00	0.00	0.00	0.00	0.00	0.00	0.00	0.00	0.00	0.00	0.00	0.00
19.43	11.03	13.43	53.14	200.29	89.89	733.50	0.00	15.86	16.45	14.91	0.45	1.72
0.00	0.00	0.00	17.71	0.00	0.00	0.00	0.00	0.55	0.50	0.53	0.00	0.09
0.00	0.00	0.00	0.00	0.00	0.00	0.00	0.00	0.55	0.54	0.37	0.03	0.03
0.00	0.00	0.00	0.00	0.00	0.00	0.00	0.00	0.00	0.00	0.00	0.00	0.00
0.00	0.00	0.00	0.00	0.00	0.00	0.00	0.00	0.55	0.39	0.36	0.03	0.03
0.00	0.00	0.00	0.00	0.00	0.00	0.00	0.00	0.00	0.00	0.00	0.00	0.00
0.00	0.00	0.00	0.00	0.00	0.00	0.00	0.00	0.55	0.54	0.37	0.03	0.03
68.01	55.13	53.71	53.14	0.00	44.94	244.50	0.00	18.59	16.82	16.08	1.31	1.57
0.00	0.00	0.00	0.00	0.00	0.00	0.00	0.00	0.00	0.00	0.00	0.00	0.00
29.15	55.13	80.56	70.86	57.22	44.94	122.25	0.00	13.12	11.71	11.95	0.89	1.53
0.00	11.03	13.43	0.00	0.00	44.94	0.00	238.66	3.28	3.12	3.43	0.19	0.19
9.72	0.00	0.00	17.71	0.00	0.00	0.00	0.00	1.09	0.99	1.02	0.05	0.14
9.72	0.00	13.43	53.14	28.61	0.00	0.00	0.00	4.37	3.93	4.00	0.18	0.59
0.00	0.00	0.00	0.00	0.00	0.00	0.00	0.00	0.00	0.00	0.00	0.00	0.00
0.00	0.00	0.00	0.00	0.00	0.00	0.00	0.00	0.00	0.00	0.00	0.00	0.00
-	-	-	-	-	-	-	-	-	-	-	-	-
-	-	-	-	-	-	-	-	-	-	-	-	-
-	-	-	-	-	-	-	-	-	-	-	-	-
-	-	-	-	-	-	-	-	-	-	-	-	-
0.00	0.00	0.00	0.00	0.00	0.00	0.00	0.00	0.00	0.00	0.00	0.00	0.00
0.00	0.00	0.00	0.00	0.00	0.00	0.00	0.00	0.00	0.00	0.00	0.00	0.00
0.00	0.00	0.00	0.00	0.00	0.00	0.00	0.00	0.00	0.00	0.00	0.00	0.00
0.00	0.00	0.00	0.00	0.00	0.00	0.00	0.00	0.00	0.00	0.00	0.00	0.00
0.00	0.00	0.00	0.00	0.00	0.00	0.00	0.00	0.00	0.00	0.00	0.00	0.00
0.00	11.03	26.85	17.71	28.61	89.89	0.00	0.00	4.92	4.58	4.42	0.25	0.48
9.72	22.05	13.43	0.00	0.00	0.00	0.00	0.00	2.19	1.77	1.90	0.23	0.23
0.00	0.00	0.00	0.00	0.00	0.00	0.00	0.00	1.09	1.25	0.97	0.07	0.07
0.00	0.00	0.00	0.00	0.00	0.00	0.00	0.00	0.55	0.54	0.37	0.03	0.03
0.00	0.00	0.00	0.00	0.00	0.00	0.00	0.00	0.00	0.00	0.00	0.00	0.00
0.00	0.00	0.00	0.00	0.00	0.00	0.00	0.00	0.00	0.00	0.00	0.00	0.00
0.00	0.00	0.00	0.00	0.00	0.00	0.00	0.00	0.55	0.52	1.12	0.05	0.05
0.00	0.00	13.43	0.00	0.00	0.00	0.00	0.00	0.55	0.45	0.54	0.07	0.07
0.00	11.03	0.00	0.00	0.00	0.00	0.00	0.00	1.09	0.93	1.56	0.10	0.10
0.00	0.00	0.00	17.71	0.00	0.00	244.50	0.00	6.01	6.60	5.98	0.26	0.35
0.00	0.00	0.00	0.00	0.00	0.00	0.00	0.00	0.00	0.00	0.00	0.00	0.00
194.31	330.76	443.07	655.45	658.08	898.88	2444.99	1193.32	136.15	130.64	128.54	6.94	13.51
194.31	330.76	443.07	655.45	658.08	898.88	2444.99	1193.32	135.60	130.25	128.18	6.91	13.48

附录二:甘肃省各肿瘤登记地区发病和死亡主要结果

表 7-2-1a 2015年甘肃省敦煌市恶性肿瘤发病主要指标

部位		男性					女性				
		病例数	构成(%)	粗率(1/10万)	世调率(1/10万)	累积率(%) 0-64	累积率(%) 0-74	病例数	构成(%)	粗率(1/10万)	世调率(1/10万)	累积率(%) 0-64	累积率(%) 0-74
唇	C00	0	0.00	0.00	0.00	0.00	0.00	0	0.00	0.00	0.00	0.00	0.00
舌	C01-C02	0	0.00	0.00	0.00	0.00	0.00	0	0.00	0.00	0.00	0.00	0.00
口	C03-C06	0	0.00	0.00	0.00	0.00	0.00	0	0.00	0.00	0.00	0.00	0.00
唾液腺	C07-C08	0	0.00	0.00	0.00	0.00	0.00	1	0.55	1.39	1.13	0.00	0.28
扁桃体	C09	1	0.58	1.38	0.75	0.06	0.06	0	0.00	0.00	0.00	0.00	0.00
其他的口咽	C10	1	0.58	1.38	1.04	0.10	0.10	1	0.55	1.39	1.13	0.00	0.28
鼻咽	C11	0	0.00	0.00	0.00	0.00	0.00	0	0.00	0.00	0.00	0.00	0.00
喉咽	C12-C13	0	0.00	0.00	0.00	0.00	0.00	0	0.00	0.00	0.00	0.00	0.00
咽,部位不明	C14	0	0.00	0.00	0.00	0.00	0.00	0	0.00	0.00	0.00	0.00	0.00
食管	C15	14	8.19	19.33	15.57	0.61	1.77	5	2.73	6.94	5.77	0.14	0.80
胃	C16	35	20.47	48.34	43.16	1.33	4.32	11	6.01	15.26	12.32	0.21	2.00
小肠	C17	0	0.00	0.00	0.00	0.00	0.00	1	0.55	1.39	1.13	0.00	0.19
结肠	C18	11	6.43	15.19	11.26	0.49	2.01	13	7.10	18.03	14.09	0.79	1.55
直肠	C19-C20	14	8.19	19.33	16.91	0.83	1.67	11	6.01	15.26	11.61	0.88	1.07
肛门	C21	1	0.58	1.38	0.75	0.06	0.06	0	0.00	0.00	0.00	0.00	0.00
肝脏	C22	22	12.87	30.38	23.07	1.81	2.29	8	4.37	11.10	8.92	0.56	0.56
胆囊及其他	C23-C24	2	1.17	2.76	2.05	0.11	0.11	2	1.09	2.77	3.83	0.14	0.14
胰腺	C25	5	2.92	6.91	5.48	0.36	0.56	4	2.19	5.55	4.02	0.13	0.13
鼻、鼻窦及其他	C30-C31	0	0.00	0.00	0.00	0.00	0.00	0	0.00	0.00	0.00	0.00	0.00
喉	C32	1	0.58	1.38	0.75	0.06	0.06	0	0.00	0.00	0.00	0.00	0.00
气管、支气管、肺	C33-C34	25	14.62	34.53	27.92	1.40	2.92	10	5.46	13.87	10.32	0.45	1.39
其他的胸腔器官	C37-C38	0	0.00	0.00	0.00	0.00	0.00	1	0.55	1.39	1.06	0.11	0.11
骨	C40-C41	3	1.75	4.14	3.58	0.15	0.55	2	1.09	2.77	1.94	0.21	0.21
皮肤的黑色素瘤	C43	1	0.58	1.38	1.42	0.15	0.15	0	0.00	0.00	0.00	0.00	0.00
其他的皮肤	C44	1	0.58	1.38	1.19	0.15	0.15	4	2.19	5.55	4.10	0.45	0.45
间皮瘤	C45	0	0.00	0.00	0.00	0.00	0.00	0	0.00	0.00	0.00	0.00	0.00
卡波西肉瘤	C46	0	0.00	0.00	0.00	0.00	0.00	0	0.00	0.00	0.00	0.00	0.00
周围神经、其他结缔组织、软组织	C47;C49	0	0.00	0.00	0.00	0.00	0.00	3	1.64	4.16	3.13	0.23	0.23
乳房	C50	–	–	–	–	–	–	37	20.22	51.33	33.82	2.98	3.54
外阴	C51	–	–	–	–	–	–	0	0.00	0.00	0.00	0.00	0.00
阴道	C52	–	–	–	–	–	–	0	0.00	0.00	0.00	0.00	0.00
子宫颈	C53	–	–	–	–	–	–	21	11.48	29.13	19.41	1.65	2.12
子宫体	C54	–	–	–	–	–	–	9	4.92	12.48	7.43	0.64	0.64
子宫,部位不明	C55	–	–	–	–	–	–	0	0.00	0.00	0.00	0.00	0.00
卵巢	C56	–	–	–	–	–	–	9	4.92	12.48	10.27	0.68	1.16
其他的女性生殖器	C57	–	–	–	–	–	–	0	0.00	0.00	0.00	0.00	0.00
胎盘	C58	–	–	–	–	–	–	0	0.00	0.00	0.00	0.00	0.00
阴茎	C60	1	0.58	1.38	1.12	0.00	0.28	–	–	–	–	–	–
前列腺	C61	2	1.17	2.76	2.42	0.00	0.00	–	–	–	–	–	–
睾丸	C62	0	0.00	0.00	0.00	0.00	0.00	–	–	–	–	–	–
其他的男性生殖器	C63	1	0.58	1.38	1.21	0.00	0.00	–	–	–	–	–	–
肾	C64	5	2.92	6.91	5.08	0.24	0.64	1	0.55	1.39	1.37	0.00	0.00
肾盂	C65	0	0.00	0.00	0.00	0.00	0.00	0	0.00	0.00	0.00	0.00	0.00
输尿管	C66	0	0.00	0.00	0.00	0.00	0.00	0	0.00	0.00	0.00	0.00	0.00
膀胱	C67	6	3.51	8.29	6.98	0.37	0.97	1	0.55	1.39	0.75	0.06	0.06
其他的泌尿器官	C68	0	0.00	0.00	0.00	0.00	0.00	0	0.00	0.00	0.00	0.00	0.00
眼	C69	0	0.00	0.00	0.00	0.00	0.00	0	0.00	0.00	0.00	0.00	0.00
脑、神经系统	C70-C72	9	5.26	12.43	10.53	0.63	1.19	6	3.28	8.32	5.44	0.30	0.77
甲状腺	C73	3	1.75	4.14	4.09	0.39	0.39	8	4.37	11.10	8.43	0.58	0.77
肾上腺	C74	0	0.00	0.00	0.00	0.00	0.00	1	0.55	1.39	1.13	0.00	0.19
其他的内分泌腺	C75	0	0.00	0.00	0.00	0.00	0.00	0	0.00	0.00	0.00	0.00	0.00
霍奇金病	C81	0	0.00	0.00	0.00	0.00	0.00	1	0.55	1.39	1.27	0.11	0.11
非霍奇金淋巴瘤	C82-C85;C96	2	1.17	2.76	1.69	0.21	0.21	1	0.55	1.39	0.75	0.06	0.06
免疫增生性疾病	C88	0	0.00	0.00	0.00	0.00	0.00	0	0.00	0.00	0.00	0.00	0.00
多发性骨髓瘤	C90	1	0.58	1.38	0.82	0.07	0.07	1	0.55	1.39	1.23	0.08	0.08
淋巴样白血病	C91	0	0.00	0.00	0.00	0.00	0.00	2	1.09	2.77	2.59	0.17	0.17
髓样白血病	C92-C94	2	1.17	2.76	2.03	0.25	0.25	1	0.55	1.39	1.13	0.00	0.19
白血病,未特指	C95	0	0.00	0.00	0.00	0.00	0.00	1	0.55	1.39	1.13	0.00	0.19
其他的或未指明部位的	O&U	1	0.58	1.38	0.82	0.07	0.07	6	3.28	8.32	5.88	0.43	0.71
骨髓增殖性疾病	MPD	1	0.58	1.38	1.19	0.15	0.15	0	0.00	0.00	0.00	0.00	0.00
骨髓增生异常综合征	MDS	0	0.00	0.00	0.00	0.00	0.00	0	0.00	0.00	0.00	0.00	0.00
合计	ALL	171	100.00	236.15	192.88	9.91	20.85	183	100.00	253.86	186.52	12.05	20.15
所有部位除外 C44	ALLbutC44	170	99.42	234.77	191.70	9.76	20.70	179	97.81	248.31	182.42	11.60	19.70

表 7-2-1b 2015年甘肃省敦煌市恶性肿瘤死亡主要指标

部位		男性						女性				
		病例数	构成(%)	粗率(1/10万)	世调率(1/10万)	累积率(%) 0-64	累积率(%) 0-74	病例数	构成(%)	粗率(1/10万)	世调率(1/10万)	累积率(%) 0-64	累积率(%) 0-74
唇	C00	0	0.00	0.00	0.00	0.00	0.00	0	0.00	0.00	0.00	0.00	0.00
舌	C01-C02	0	0.00	0.00	0.00	0.00	0.00	1	1.59	1.39	1.24	0.00	0.00
口	C03-C06	1	0.91	1.38	0.75	0.06	0.06	0	0.00	0.00	0.00	0.00	0.00
唾液腺	C07-C08	0	0.00	0.00	0.00	0.00	0.00	0	0.00	0.00	0.00	0.00	0.00
扁桃体	C09	0	0.00	0.00	0.00	0.00	0.00	0	0.00	0.00	0.00	0.00	0.00
其他的口咽	C10	0	0.00	0.00	0.00	0.00	0.00	0	0.00	0.00	0.00	0.00	0.00
鼻咽	C11	0	0.00	0.00	0.00	0.00	0.00	0	0.00	0.00	0.00	0.00	0.00
喉咽	C12-C13	0	0.00	0.00	0.00	0.00	0.00	0	0.00	0.00	0.00	0.00	0.00
咽,部位不明	C14	0	0.00	0.00	0.00	0.00	0.00	0	0.00	0.00	0.00	0.00	0.00
食管	C15	8	7.27	11.05	9.60	0.10	0.78	7	11.11	9.71	7.59	0.35	1.01
胃	C16	23	20.91	31.76	29.65	0.53	2.53	5	7.94	6.94	5.51	0.06	0.63
小肠	C17	0	0.00	0.00	0.00	0.00	0.00	0	0.00	0.00	0.00	0.00	0.00
结肠	C18	3	2.73	4.14	3.05	0.32	0.32	5	7.94	6.94	5.23	0.32	0.88
直肠	C19-C20	3	2.73	4.14	3.17	0.11	0.38	3	4.76	4.16	3.76	0.14	0.14
肛门	C21	2	1.82	2.76	1.78	0.15	0.15	1	1.59	1.39	2.69	0.00	0.00
肝脏	C22	17	15.45	23.48	18.54	1.50	1.70	8	12.70	11.10	10.05	0.34	0.62
胆囊及其他	C23-C24	3	2.73	4.14	3.09	0.21	0.21	1	1.59	1.39	1.24	0.00	0.00
胰腺	C25	4	3.64	5.52	4.03	0.44	0.44	3	4.76	4.16	3.44	0.25	0.25
鼻、鼻窦及其他	C30-C31	1	0.91	1.38	1.19	0.15	0.15	0	0.00	0.00	0.00	0.00	0.00
喉	C32	0	0.00	0.00	0.00	0.00	0.00	0	0.00	0.00	0.00	0.00	0.00
气管、支气管、肺	C33-C34	23	20.91	31.76	26.07	1.04	2.79	9	14.29	12.48	9.35	0.34	0.91
其他的胸腔器官	C37-C38	0	0.00	0.00	0.00	0.00	0.00	0	0.00	0.00	0.00	0.00	0.00
骨	C40-C41	0	0.00	0.00	0.00	0.00	0.00	0	0.00	0.00	0.00	0.00	0.00
皮肤的黑色素瘤	C43	1	0.91	1.38	1.42	0.00	0.00	0	0.00	0.00	0.00	0.00	0.00
其他的皮肤	C44	1	0.91	1.38	1.19	0.15	0.15	1	1.59	1.39	1.63	0.10	0.10
间皮瘤	C45	0	0.00	0.00	0.00	0.00	0.00	0	0.00	0.00	0.00	0.00	0.00
卡波西肉瘤	C46	0	0.00	0.00	0.00	0.00	0.00	0	0.00	0.00	0.00	0.00	0.00
周围神经、其他结缔组织、软组织	C47;C49	0	0.00	0.00	0.00	0.00	0.00	0	0.00	0.00	0.00	0.00	0.00
乳房	C50	0	0.00	0.00	0.00	0.00	0.00	4	6.35	5.55	4.07	0.17	0.64
外阴	C51	0	0.00	0.00	0.00	0.00	0.00	0	0.00	0.00	0.00	0.00	0.00
阴道	C52	0	0.00	0.00	0.00	0.00	0.00	1	1.59	1.39	1.13	0.00	0.19
子宫颈	C53	0	0.00	0.00	0.00	0.00	0.00	4	6.35	5.55	4.22	0.17	0.36
子宫体	C54	0	0.00	0.00	0.00	0.00	0.00	0	0.00	0.00	0.00	0.00	0.00
子宫,部位不明	C55	0	0.00	0.00	0.00	0.00	0.00	0	0.00	0.00	0.00	0.00	0.00
卵巢	C56	0	0.00	0.00	0.00	0.00	0.00	3	4.76	4.16	2.99	0.17	0.36
其他的女性生殖器	C57	0	0.00	0.00	0.00	0.00	0.00	0	0.00	0.00	0.00	0.00	0.00
胎盘	C58	0	0.00	0.00	0.00	0.00	0.00	0	0.00	0.00	0.00	0.00	0.00
阴茎	C60	1	0.91	1.38	0.84	0.11	0.11						
前列腺	C61	1	0.91	1.38	1.21	0.00	0.00						
睾丸	C62	0	0.00	0.00	0.00	0.00	0.00						
其他的男性生殖器	C63	1	0.91	1.38	1.21	0.00	0.00						
肾	C64	2	1.82	2.76	2.32	0.00	0.48	0	0.00	0.00	0.00	0.00	0.00
肾盂	C65	0	0.00	0.00	0.00	0.00	0.00	0	0.00	0.00	0.00	0.00	0.00
输尿管	C66	1	0.91	1.38	1.12	0.00	0.28	0	0.00	0.00	0.00	0.00	0.00
膀胱	C67	4	3.64	5.52	4.79	0.15	0.55	1	1.59	1.39	1.14	0.14	0.14
其他的泌尿器官	C68	0	0.00	0.00	0.00	0.00	0.00	0	0.00	0.00	0.00	0.00	0.00
眼	C69	0	0.00	0.00	0.00	0.00	0.00	0	0.00	0.00	0.00	0.00	0.00
脑、神经系统	C70-C72	4	3.64	5.52	5.28	0.38	0.38	1	1.59	1.39	0.75	0.06	0.06
甲状腺	C73	4	3.64	5.52	4.66	0.10	0.30	1	1.59	1.39	1.24	0.00	0.00
肾上腺	C74	0	0.00	0.00	0.00	0.00	0.00	0	0.00	0.00	0.00	0.00	0.00
其他的内分泌腺	C75	0	0.00	0.00	0.00	0.00	0.00	0	0.00	0.00	0.00	0.00	0.00
霍奇金病	C81	0	0.00	0.00	0.00	0.00	0.00	0	0.00	0.00	0.00	0.00	0.00
非霍奇金淋巴瘤	C82-C85;C96	0	0.00	0.00	0.00	0.00	0.00	0	0.00	0.00	0.00	0.00	0.00
免疫增生性疾病	C88	0	0.00	0.00	0.00	0.00	0.00	0	0.00	0.00	0.00	0.00	0.00
多发性骨髓瘤	C90	0	0.00	0.00	0.00	0.00	0.00	1	1.59	1.39	1.23	0.08	0.08
淋巴样白血病	C91	0	0.00	0.00	0.00	0.00	0.00	0	0.00	0.00	0.00	0.00	0.00
髓样白血病	C92-C94	0	0.00	0.00	0.00	0.00	0.00	0	0.00	0.00	0.00	0.00	0.00
白血病,未特指	C95	0	0.00	0.00	0.00	0.00	0.00	0	0.00	0.00	0.00	0.00	0.00
其他的或未指明部位的	O&U	2	1.82	2.76	2.03	0.07	0.07	3	4.76	4.16	2.73	0.17	0.45
骨髓增殖性疾病	MPD	0	0.00	0.00	0.00	0.00	0.00	0	0.00	0.00	0.00	0.00	0.00
骨髓增生异常综合征	MDS	0	0.00	0.00	0.00	0.00	0.00	0	0.00	0.00	0.00	0.00	0.00
合计	ALL	110	100.00	151.91	126.98	5.56	11.83	63	100.00	87.39	71.22	2.87	6.83
所有部位除外C44	ALLbutC44	109	99.09	150.53	125.80	5.41	11.68	62	98.41	86.01	69.59	2.77	6.72

表 7-2-2a 2015年甘肃省景泰县恶性肿瘤发病主要指标

部位		男性						女性					
		病例数	构成(%)	粗率 (1/10万)	世调率 (1/10万)	累积率(%) 0-64	0-74	病例数	构成(%)	粗率 (1/10万)	世调率 (1/10万)	累积率(%) 0-64	0-74
唇	C00	2	0.57	1.64	1.45	0.07	0.26	1	0.37	0.85	0.75	0.00	0.19
舌	C01-C02	0	0.00	0.00	0.00	0.00	0.00	1	0.37	0.85	0.60	0.00	0.00
口	C03-C06	1	0.28	0.82	0.61	0.05	0.05	1	0.37	0.85	0.70	0.07	0.07
唾液腺	C07-C08	0	0.00	0.00	0.00	0.00	0.00	1	0.37	0.85	0.83	0.10	0.10
扁桃体	C09	0	0.00	0.00	0.00	0.00	0.00	0	0.00	0.00	0.00	0.00	0.00
其他的口咽	C10	0	0.00	0.00	0.00	0.00	0.00	0	0.00	0.00	0.00	0.00	0.00
鼻咽	C11	2	0.57	1.64	1.35	0.05	0.24	0	0.00	0.00	0.00	0.00	0.00
喉咽	C12-C13	0	0.00	0.00	0.00	0.00	0.00	0	0.00	0.00	0.00	0.00	0.00
咽,部位不明	C14	0	0.00	0.00	0.00	0.00	0.00	0	0.00	0.00	0.00	0.00	0.00
食管	C15	20	5.67	16.39	14.75	0.27	1.87	6	2.20	5.13	4.71	0.10	0.66
胃	C16	70	19.83	57.36	52.22	2.77	6.79	21	7.69	17.95	15.08	1.12	1.99
小肠	C17	2	0.57	1.64	1.34	0.15	0.15	2	0.73	1.71	1.58	0.10	0.29
结肠	C18	6	1.70	4.92	4.74	0.32	0.63	4	1.47	3.42	2.79	0.11	0.23
直肠	C19-C20	21	5.95	17.21	14.53	0.80	1.25	11	4.03	9.40	7.83	0.51	1.20
肛门	C21	0	0.00	0.00	0.00	0.00	0.00	0	0.00	0.00	0.00	0.00	0.00
肝脏	C22	72	20.40	59.00	51.55	3.60	6.37	18	6.59	15.38	13.04	0.61	1.98
胆囊及其他	C23-C24	8	2.27	6.56	6.07	0.36	0.36	6	2.20	5.13	4.29	0.15	0.53
胰腺	C25	10	2.83	8.19	7.25	0.65	0.96	4	1.47	3.42	2.69	0.04	0.16
鼻、鼻窦及其他	C30-C31	1	0.28	0.82	0.61	0.05	0.05	1	0.37	0.85	0.62	0.08	0.08
喉	C32	1	0.28	0.82	0.64	0.08	0.08	0	0.00	0.00	0.00	0.00	0.00
气管、支气管、肺	C33-C34	58	16.43	47.52	44.55	2.33	5.52	28	10.26	23.93	20.07	0.78	2.59
其他的胸腔器官	C37-C38	4	1.13	3.28	2.99	0.19	0.32	2	0.73	1.71	1.27	0.04	0.17
骨	C40-C41	6	1.70	4.92	4.35	0.32	0.45	4	1.47	3.42	2.41	0.24	0.24
皮肤的黑色素瘤	C43	0	0.00	0.00	0.00	0.00	0.00	1	0.37	0.85	0.70	0.07	0.07
其他的皮肤	C44	3	0.85	2.46	2.01	0.08	0.08	3	1.10	2.56	2.05	0.15	0.15
间皮瘤	C45	0	0.00	0.00	0.00	0.00	0.00	0	0.00	0.00	0.00	0.00	0.00
卡波西肉瘤	C46	0	0.00	0.00	0.00	0.00	0.00	0	0.00	0.00	0.00	0.00	0.00
周围神经、其他结缔组织、软组织	C47;C49	4	1.13	3.28	2.67	0.14	0.27	3	1.10	2.56	2.02	0.04	0.36
乳房	C50	–	–	–	–	–	–	52	19.05	44.44	35.88	2.90	3.84
外阴	C51	–	–	–	–	–	–	1	0.37	0.85	0.60	0.00	0.00
阴道	C52	–	–	–	–	–	–	0	0.00	0.00	0.00	0.00	0.00
子宫颈	C53	–	–	–	–	–	–	22	8.06	18.80	14.74	0.91	1.84
子宫体	C54	–	–	–	–	–	–	8	2.93	6.84	5.45	0.55	0.67
子宫,部位不明	C55	–	–	–	–	–	–	5	1.83	4.27	3.30	0.25	0.37
卵巢	C56	–	–	–	–	–	–	16	5.86	13.67	10.34	0.80	0.98
其他的女性生殖器	C57	–	–	–	–	–	–	1	0.37	0.85	0.83	0.10	0.10
胎盘	C58	–	–	–	–	–	–	0	0.00	0.00	0.00	0.00	0.00
阴茎	C60	1	0.28	0.82	0.45	0.04	0.04	–	–	–	–	–	–
前列腺	C61	10	2.83	8.19	8.46	0.32	0.82	–	–	–	–	–	–
睾丸	C62	1	0.28	0.82	1.05	0.07	0.07	–	–	–	–	–	–
其他的男性生殖器	C63	0	0.00	0.00	0.00	0.00	0.00	–	–	–	–	–	–
肾	C64	6	1.70	4.92	4.46	0.18	0.36	2	0.73	1.71	1.19	0.04	0.16
肾盂	C65	0	0.00	0.00	0.00	0.00	0.00	0	0.00	0.00	0.00	0.00	0.00
输尿管	C66	0	0.00	0.00	0.00	0.00	0.00	0	0.00	0.00	0.00	0.00	0.00
膀胱	C67	7	1.98	5.74	5.06	0.19	0.19	2	0.73	1.71	1.53	0.17	0.17
其他的泌尿器官	C68	0	0.00	0.00	0.00	0.00	0.00	0	0.00	0.00	0.00	0.00	0.00
眼	C69	0	0.00	0.00	0.00	0.00	0.00	1	0.37	0.85	0.45	0.04	0.04
脑、神经系统	C70-C72	12	3.40	9.83	7.90	0.60	0.79	14	5.13	11.96	9.98	0.79	1.47
甲状腺	C73	3	0.85	2.46	2.07	0.15	0.15	12	4.40	10.26	9.11	0.84	0.84
肾上腺	C74	1	0.28	0.82	0.61	0.05	0.05	0	0.00	0.00	0.00	0.00	0.00
其他的内分泌腺	C75	1	0.28	0.82	0.78	0.00	0.13	0	0.00	0.00	0.00	0.00	0.00
霍奇金病	C81	0	0.00	0.00	0.00	0.00	0.00	1	0.37	0.85	0.83	0.05	0.05
非霍奇金淋巴瘤	C82-C85;C96	3	0.85	2.46	2.06	0.21	0.21	2	0.73	1.71	1.50	0.00	0.25
免疫增生性疾病	C88	0	0.00	0.00	0.00	0.00	0.00	0	0.00	0.00	0.00	0.00	0.00
多发性骨髓瘤	C90	0	0.00	0.00	0.00	0.00	0.00	1	0.37	0.85	0.70	0.07	0.07
淋巴样白血病	C91	1	0.28	0.82	0.74	0.00	0.19	2	0.73	1.71	3.46	0.18	0.18
髓样白血病	C92-C94	1	0.28	0.82	0.64	0.08	0.08	0	0.00	0.00	0.00	0.00	0.00
白血病,未特指	C95	3	0.85	2.46	2.71	0.22	0.22	4	1.47	3.42	5.05	0.22	0.35
其他的或未指明部位的	O&U	12	3.40	9.83	10.08	0.37	0.87	9	3.30	7.69	6.60	0.10	0.91
骨髓增殖性疾病	MPD	0	0.00	0.00	0.00	0.00	0.00	0	0.00	0.00	0.00	0.00	0.00
骨髓增生异常综合征	MDS	0	0.00	0.00	0.00	0.00	0.00	0	0.00	0.00	0.00	0.00	0.00
合计	ALL	353	100.00	289.24	260.74	14.75	29.86	273	100.00	233.31	195.58	12.32	23.37
所有部位除外C44	ALLbutC44	350	99.15	286.78	258.73	14.67	29.78	270	98.90	230.75	193.53	12.17	23.22

表 7-2-2b 2015年甘肃省景泰县恶性肿瘤死亡主要指标

部位		男性						女性					
		病例数	构成(%)	粗率(1/10万)	世调率(1/10万)	累积率(%) 0-64	累积率(%) 0-74	病例数	构成(%)	粗率(1/10万)	世调率(1/10万)	累积率(%) 0-64	累积率(%) 0-74
唇	C00	0	0.00	0.00	0.00	0.00	0.00	0	0.00	0.00	0.00	0.00	0.00
舌	C01-C02	0	0.00	0.00	0.00	0.00	0.00	1	0.79	0.85	0.60	0.00	0.00
口	C03-C06	1	0.41	0.82	0.61	0.05	0.05	1	0.79	0.85	0.75	0.00	0.12
唾液腺	C07-C08	0	0.00	0.00	0.00	0.00	0.00	1	0.79	0.85	0.70	0.07	0.07
扁桃体	C09	0	0.00	0.00	0.00	0.00	0.00	0	0.00	0.00	0.00	0.00	0.00
其他的口咽	C10	0	0.00	0.00	0.00	0.00	0.00	0	0.00	0.00	0.00	0.00	0.00
鼻咽	C11	2	0.82	1.64	1.48	0.19	0.19	0	0.00	0.00	0.00	0.00	0.00
喉咽	C12-C13	0	0.00	0.00	0.00	0.00	0.00	0	0.00	0.00	0.00	0.00	0.00
咽,部位不明	C14	0	0.00	0.00	0.00	0.00	0.00	0	0.00	0.00	0.00	0.00	0.00
食管	C15	17	6.97	13.93	12.63	0.34	1.29	4	3.17	3.42	3.82	0.00	0.25
胃	C16	46	18.85	37.69	35.78	1.34	3.80	8	6.35	6.84	6.25	0.39	0.83
小肠	C17	0	0.00	0.00	0.00	0.00	0.00	0	0.00	0.00	0.00	0.00	0.00
结肠	C18	1	0.41	0.82	0.68	0.00	0.00	3	2.38	2.56	2.13	0.13	0.13
直肠	C19-C20	9	3.69	7.37	6.52	0.37	0.50	5	3.97	4.27	3.63	0.17	0.17
肛门	C21	0	0.00	0.00	0.00	0.00	0.00	0	0.00	0.00	0.00	0.00	0.00
肝脏	C22	63	25.82	51.62	48.16	2.97	6.17	25	19.84	21.37	18.01	0.70	2.20
胆囊及其他	C23-C24	5	2.05	4.10	3.84	0.07	0.20	2	1.59	1.71	1.66	0.21	0.21
胰腺	C25	8	3.28	6.56	5.85	0.34	0.73	5	3.97	4.27	3.71	0.12	0.43
鼻、鼻窦及其他	C30-C31	0	0.00	0.00	0.00	0.00	0.00	0	0.00	0.00	0.00	0.00	0.00
喉	C32	0	0.00	0.00	0.00	0.00	0.00	0	0.00	0.00	0.00	0.00	0.00
气管、支气管、肺	C33-C34	50	20.49	40.97	39.12	1.55	4.57	21	16.67	17.95	14.59	0.50	1.69
其他的胸腔器官	C37-C38	2	0.82	1.64	1.68	0.21	0.21	1	0.79	0.85	0.75	0.00	0.12
骨	C40-C41	5	2.05	4.10	3.75	0.19	0.32	1	0.79	0.85	0.52	0.04	0.04
皮肤的黑色素瘤	C43	1	0.41	0.82	0.68	0.00	0.00	0	0.00	0.00	0.00	0.00	0.00
其他的皮肤	C44	2	0.82	1.64	1.68	0.00	0.00	0	0.00	0.00	0.00	0.00	0.00
间皮瘤	C45	0	0.00	0.00	0.00	0.00	0.00	0	0.00	0.00	0.00	0.00	0.00
卡波西肉瘤	C46	0	0.00	0.00	0.00	0.00	0.00	0	0.00	0.00	0.00	0.00	0.00
周围神经、其他结缔组织、软组织	C47;C49	0	0.00	0.00	0.00	0.00	0.00	1	0.79	0.85	0.52	0.04	0.04
乳房	C50	0	0.00	0.00	0.00	0.00	0.00	18	14.29	15.38	12.02	0.90	1.27
外阴	C51	0	0.00	0.00	0.00	0.00	0.00	0	0.00	0.00	0.00	0.00	0.00
阴道	C52	0	0.00	0.00	0.00	0.00	0.00	0	0.00	0.00	0.00	0.00	0.00
子宫颈	C53	0	0.00	0.00	0.00	0.00	0.00	10	7.94	8.55	7.03	0.50	1.00
子宫体	C54	0	0.00	0.00	0.00	0.00	0.00	0	0.00	0.00	0.00	0.00	0.00
子宫,部位不明	C55	0	0.00	0.00	0.00	0.00	0.00	1	0.79	0.85	0.75	0.00	0.12
卵巢	C56	0	0.00	0.00	0.00	0.00	0.00	7	5.56	5.98	4.88	0.19	0.75
其他的女性生殖器	C57	0	0.00	0.00	0.00	0.00	0.00	0	0.00	0.00	0.00	0.00	0.00
胎盘	C58	0	0.00	0.00	0.00	0.00	0.00	0	0.00	0.00	0.00	0.00	0.00
阴茎	C60	1	0.41	0.82	0.68	0.00	0.00						
前列腺	C61	5	2.05	4.10	6.42	0.00	0.19						
睾丸	C62	0	0.00	0.00	0.00	0.00	0.00						
其他的男性生殖器	C63	0	0.00	0.00	0.00	0.00	0.00						
肾	C64	2	0.82	1.64	2.53	0.00	0.00	0	0.00	0.00	0.00	0.00	0.00
肾盂	C65	0	0.00	0.00	0.00	0.00	0.00	0	0.00	0.00	0.00	0.00	0.00
输尿管	C66	0	0.00	0.00	0.00	0.00	0.00	0	0.00	0.00	0.00	0.00	0.00
膀胱	C67	1	0.41	0.82	0.68	0.00	0.00	0	0.00	0.00	0.00	0.00	0.00
其他的泌尿器官	C68	0	0.00	0.00	0.00	0.00	0.00	0	0.00	0.00	0.00	0.00	0.00
眼	C69	0	0.00	0.00	0.00	0.00	0.00	0	0.00	0.00	0.00	0.00	0.00
脑、神经系统	C70-C72	7	2.87	5.74	4.70	0.37	0.56	4	3.17	3.42	2.80	0.18	0.37
甲状腺	C73	1	0.41	0.82	0.99	0.00	0.00	0	0.00	0.00	0.00	0.00	0.00
肾上腺	C74	0	0.00	0.00	0.00	0.00	0.00	0	0.00	0.00	0.00	0.00	0.00
其他的内分泌腺	C75	0	0.00	0.00	0.00	0.00	0.00	0	0.00	0.00	0.00	0.00	0.00
霍奇金病	C81	0	0.00	0.00	0.00	0.00	0.00	0	0.00	0.00	0.00	0.00	0.00
非霍奇金淋巴瘤	C82-C85;C96	1	0.41	0.82	0.78	0.00	0.13	1	0.79	0.85	0.52	0.04	0.04
免疫增生性疾病	C88	0	0.00	0.00	0.00	0.00	0.00	0	0.00	0.00	0.00	0.00	0.00
多发性骨髓瘤	C90	1	0.41	0.82	0.74	0.00	0.19	0	0.00	0.00	0.00	0.00	0.00
淋巴样白血病	C91	1	0.41	0.82	0.74	0.00	0.19	1	0.79	0.85	2.51	0.10	0.10
髓样白血病	C92-C94	1	0.41	0.82	0.94	0.08	0.08	1	0.79	0.85	0.83	0.10	0.10
白血病,未特指	C95	3	1.23	2.46	2.62	0.11	0.24	2	1.59	1.71	3.13	0.18	0.18
其他的或未指明部位的	O&U	8	3.28	6.56	7.07	0.16	0.66	2	1.59	1.71	1.64	0.00	0.12
骨髓增殖性疾病	MPD	0	0.00	0.00	0.00	0.00	0.00	0	0.00	0.00	0.00	0.00	0.00
骨髓增生异常综合征	MDS	0	0.00	0.00	0.00	0.00	0.00	0	0.00	0.00	0.00	0.00	0.00
合计	ALL	244	100.00	199.93	191.38	8.33	20.23	126	100.00	107.68	93.77	4.59	10.39
所有部位除外 C44	ALLbutC44	242	99.18	198.29	189.70	8.33	20.23	126	100.00	107.68	93.77	4.59	10.39

表 7-2-3a 2015 年甘肃省临潭县恶性肿瘤发病主要指标

部位		男性						女性					
		病例数	构成(%)	粗率(1/10万)	世调率(1/10万)	累积率(%)0-64	累积率(%)0-74	病例数	构成(%)	粗率(1/10万)	世调率(1/10万)	累积率(%)0-64	累积率(%)0-74
唇	C00	0	0.00	0.00	0.00	0.00	0.00	0	0.00	0.00	0.00	0.00	0.00
舌	C01-C02	0	0.00	0.00	0.00	0.00	0.00	0	0.00	0.00	0.00	0.00	0.00
口	C03-C06	0	0.00	0.00	0.00	0.00	0.00	1	0.65	1.52	0.88	0.07	0.07
唾液腺	C07-C08	5	2.07	7.12	10.80	0.09	1.22	0	0.00	0.00	0.00	0.00	0.00
扁桃体	C09	0	0.00	0.00	0.00	0.00	0.00	0	0.00	0.00	0.00	0.00	0.00
其他的口咽	C10	0	0.00	0.00	0.00	0.00	0.00	0	0.00	0.00	0.00	0.00	0.00
鼻咽	C11	0	0.00	0.00	0.00	0.00	0.00	0	0.00	0.00	0.00	0.00	0.00
喉咽	C12-C13	0	0.00	0.00	0.00	0.00	0.00	0	0.00	0.00	0.00	0.00	0.00
咽,部位不明	C14	0	0.00	0.00	0.00	0.00	0.00	0	0.00	0.00	0.00	0.00	0.00
食管	C15	25	10.33	35.62	63.60	1.36	6.81	9	5.84	13.66	23.05	0.31	2.74
胃	C16	101	41.74	143.91	191.82	11.36	20.90	27	17.53	40.98	43.58	3.37	4.89
小肠	C17	0	0.00	0.00	0.00	0.00	0.00	0	0.00	0.00	0.00	0.00	0.00
结肠	C18	2	0.83	2.85	4.23	0.09	0.87	3	1.95	4.55	3.45	0.29	0.29
直肠	C19-C20	11	4.55	15.67	21.41	1.28	2.82	8	5.19	12.14	13.20	1.20	1.20
肛门	C21	0	0.00	0.00	0.00	0.00	0.00	0	0.00	0.00	0.00	0.00	0.00
肝脏	C22	40	16.53	56.99	79.27	4.52	8.81	25	16.23	37.95	41.88	3.15	4.36
胆囊及其他	C23-C24	1	0.41	1.42	1.66	0.14	0.14	2	1.30	3.04	3.44	0.14	0.14
胰腺	C25	14	5.79	19.95	34.49	1.02	3.34	6	3.90	9.11	12.10	0.00	1.51
鼻、鼻窦及其他	C30-C31	1	0.41	1.42	1.10	0.09	0.09	1	0.65	1.52	1.57	0.16	0.16
喉	C32	2	0.83	2.85	3.25	0.41	0.41	0	0.00	0.00	0.00	0.00	0.00
气管、支气管、肺	C33-C34	18	7.44	25.65	36.71	1.74	4.06	8	5.19	12.14	13.59	0.68	0.99
其他的胸腔器官	C37-C38	0	0.00	0.00	0.00	0.00	0.00	0	0.00	0.00	0.00	0.00	0.00
骨	C40-C41	3	1.24	4.27	5.47	0.25	0.25	2	1.30	3.04	4.68	0.26	0.26
皮肤的黑色素瘤	C43	0	0.00	0.00	0.00	0.00	0.00	0	0.00	0.00	0.00	0.00	0.00
其他的皮肤	C44	0	0.00	0.00	0.00	0.00	0.00	0	0.00	0.00	0.00	0.00	0.00
间皮瘤	C45	0	0.00	0.00	0.00	0.00	0.00	0	0.00	0.00	0.00	0.00	0.00
卡波西肉瘤	C46	0	0.00	0.00	0.00	0.00	0.00	0	0.00	0.00	0.00	0.00	0.00
周围神经、其他结缔组织、软组织	C47;C49	0	0.00	0.00	0.00	0.00	0.00	0	0.00	0.00	0.00	0.00	0.00
乳房	C50	-	-	-	-	-	-	9	5.84	13.66	15.52	1.43	1.43
外阴	C51	-	-	-	-	-	-	0	0.00	0.00	0.00	0.00	0.00
阴道	C52	-	-	-	-	-	-	0	0.00	0.00	0.00	0.00	0.00
子宫颈	C53	-	-	-	-	-	-	18	11.69	27.32	28.93	2.15	2.76
子宫体	C54	-	-	-	-	-	-	12	7.79	18.21	19.91	1.56	1.86
子宫,部位不明	C55	-	-	-	-	-	-	1	0.65	1.52	1.86	0.16	0.16
卵巢	C56	-	-	-	-	-	-	6	3.90	9.11	9.68	0.71	0.71
其他的女性生殖器	C57	-	-	-	-	-	-	0	0.00	0.00	0.00	0.00	0.00
胎盘	C58	-	-	-	-	-	-	0	0.00	0.00	0.00	0.00	0.00
阴茎	C60	1	0.41	1.42	1.48	0.18	0.18	-	-	-	-	-	-
前列腺	C61	3	1.24	4.27	6.63	0.37	0.37	-	-	-	-	-	-
睾丸	C62	0	0.00	0.00	0.00	0.00	0.00	-	-	-	-	-	-
其他的男性生殖器	C63	0	0.00	0.00	0.00	0.00	0.00	-	-	-	-	-	-
肾	C64	2	0.83	2.85	2.86	0.29	0.29	0	0.00	0.00	0.00	0.00	0.00
肾盂	C65	0	0.00	0.00	0.00	0.00	0.00	1	0.65	1.52	1.69	0.14	0.14
输尿管	C66	0	0.00	0.00	0.00	0.00	0.00	0	0.00	0.00	0.00	0.00	0.00
膀胱	C67	0	0.00	0.00	0.00	0.00	0.00	0	0.00	0.00	0.00	0.00	0.00
其他的泌尿器官	C68	1	0.41	1.42	2.25	0.00	0.38	0	0.00	0.00	0.00	0.00	0.00
眼	C69	0	0.00	0.00	0.00	0.00	0.00	0	0.00	0.00	0.00	0.00	0.00
脑、神经系统	C70-C72	9	3.72	12.82	16.79	0.80	2.37	7	4.55	10.63	10.64	0.58	1.18
甲状腺	C73	2	0.83	2.85	2.69	0.25	0.25	2	1.30	3.04	3.22	0.33	0.33
肾上腺	C74	0	0.00	0.00	0.00	0.00	0.00	1	0.65	1.52	2.34	0.13	0.13
其他的内分泌腺	C75	0	0.00	0.00	0.00	0.00	0.00	0	0.00	0.00	0.00	0.00	0.00
霍奇金病	C81	0	0.00	0.00	0.00	0.00	0.00	0	0.00	0.00	0.00	0.00	0.00
非霍奇金淋巴瘤	C82-C85;C96	0	0.00	0.00	0.00	0.00	0.00	0	0.00	0.00	0.00	0.00	0.00
免疫增生性疾病	C88	0	0.00	0.00	0.00	0.00	0.00	0	0.00	0.00	0.00	0.00	0.00
多发性骨髓瘤	C90	0	0.00	0.00	0.00	0.00	0.00	0	0.00	0.00	0.00	0.00	0.00
淋巴样白血病	C91	0	0.00	0.00	0.00	0.00	0.00	0	0.00	0.00	0.00	0.00	0.00
髓样白血病	C92-C94	0	0.00	0.00	0.00	0.00	0.00	0	0.00	0.00	0.00	0.00	0.00
白血病,未特指	C95	0	0.00	0.00	0.00	0.00	0.00	0	0.00	0.00	0.00	0.00	0.00
其他的或未指明部位的	O&U	1	0.41	1.42	1.66	0.14	0.14	5	3.25	7.59	7.40	0.58	0.58
骨髓增殖性疾病	MPD	0	0.00	0.00	0.00	0.00	0.00	0	0.00	0.00	0.00	0.00	0.00
骨髓增生异常综合征	MDS	0	0.00	0.00	0.00	0.00	0.00	0	0.00	0.00	0.00	0.00	0.00
合计	ALL	242	100.00	344.81	488.20	24.39	53.68	154	100.00	233.75	262.61	17.40	25.89
所有部位除外C44	ALLbutC44	242	100.00	344.81	488.20	24.39	53.68	154	100.00	233.75	262.61	17.40	25.89

表 7-2-3b 2015年甘肃省临潭县恶性肿瘤死亡主要指标

部位		男性						女性					
		病例数	构成(%)	粗率(1/10万)	世调率(1/10万)	累积率(%) 0-64	0-74	病例数	构成(%)	粗率(1/10万)	世调率(1/10万)	累积率(%) 0-64	0-74
唇	C00	0	0.00	0.00	0.00	0.00	0.00	0	0.00	0.00	0.00	0.00	0.00
舌	C01-C02	0	0.00	0.00	0.00	0.00	0.00	0	0.00	0.00	0.00	0.00	0.00
口	C03-C06	0	0.00	0.00	0.00	0.00	0.00	1	0.81	1.52	1.52	0.19	0.19
唾液腺	C07-C08	1	0.66	1.42	2.25	0.00	0.38	0	0.00	0.00	0.00	0.00	0.00
扁桃体	C09	0	0.00	0.00	0.00	0.00	0.00	0	0.00	0.00	0.00	0.00	0.00
其他的口咽	C10	0	0.00	0.00	0.00	0.00	0.00	0	0.00	0.00	0.00	0.00	0.00
鼻咽	C11	1	0.66	1.42	1.66	0.14	0.14	2	1.63	3.04	3.05	0.38	0.38
喉咽	C12-C13	0	0.00	0.00	0.00	0.00	0.00	0	0.00	0.00	0.00	0.00	0.00
咽,部位不明	C14	1	0.66	1.42	0.79	0.07	0.07	2	1.63	3.04	3.38	0.28	0.28
食管	C15	13	8.61	18.52	31.32	1.00	4.13	7	5.69	10.63	18.85	0.19	1.40
胃	C16	60	39.74	85.49	116.73	5.95	13.99	23	18.70	34.91	44.24	2.35	4.18
小肠	C17	0	0.00	0.00	0.00	0.00	0.00	1	0.81	1.52	1.84	0.00	0.31
结肠	C18	1	0.66	1.42	3.13	0.00	0.78	1	0.81	1.52	1.69	0.14	0.14
直肠	C19-C20	4	2.65	5.70	16.11	0.12	1.28	3	2.44	4.55	5.25	0.16	0.77
肛门	C21	0	0.00	0.00	0.00	0.00	0.00	0	0.00	0.00	0.00	0.00	0.00
肝脏	C22	22	14.57	31.35	52.40	2.02	3.15	13	10.57	19.73	23.43	1.15	2.66
胆囊及其他	C23-C24	0	0.00	0.00	0.00	0.00	0.00	0	0.00	0.00	0.00	0.00	0.00
胰腺	C25	2	1.32	2.85	5.93	0.00	0.38	3	2.44	4.55	5.87	0.19	0.79
鼻、鼻窦及其他	C30-C31	0	0.00	0.00	0.00	0.00	0.00	0	0.00	0.00	0.00	0.00	0.00
喉	C32	2	1.32	2.85	3.73	0.18	0.56	0	0.00	0.00	0.00	0.00	0.00
气管、支气管、肺	C33-C34	18	11.92	25.65	35.86	1.86	3.77	8	6.50	12.14	15.55	0.30	1.81
其他的胸腔器官	C37-C38	0	0.00	0.00	0.00	0.00	0.00	0	0.00	0.00	0.00	0.00	0.00
骨	C40-C41	1	0.66	1.42	2.94	0.00	0.00	0	0.00	0.00	0.00	0.00	0.00
皮肤的黑色素瘤	C43	0	0.00	0.00	0.00	0.00	0.00	0	0.00	0.00	0.00	0.00	0.00
其他的皮肤	C44	1	0.66	1.42	1.47	0.12	0.12	1	0.81	1.52	1.86	0.16	0.16
间皮瘤	C45	0	0.00	0.00	0.00	0.00	0.00	0	0.00	0.00	0.00	0.00	0.00
卡波西肉瘤	C46	0	0.00	0.00	0.00	0.00	0.00	0	0.00	0.00	0.00	0.00	0.00
周围神经、其他结缔组织、软组织	C47;C49	0	0.00	0.00	0.00	0.00	0.00	0	0.00	0.00	0.00	0.00	0.00
乳房	C50	0	0.00	0.00	0.00	0.00	0.00	16	13.01	24.29	26.49	2.34	2.34
外阴	C51	0	0.00	0.00	0.00	0.00	0.00	0	0.00	0.00	0.00	0.00	0.00
阴道	C52	0	0.00	0.00	0.00	0.00	0.00	0	0.00	0.00	0.00	0.00	0.00
子宫颈	C53	0	0.00	0.00	0.00	0.00	0.00	14	11.38	21.25	22.59	1.72	2.64
子宫体	C54	0	0.00	0.00	0.00	0.00	0.00	6	4.88	9.11	15.60	0.68	0.68
子宫,部位不明	C55	0	0.00	0.00	0.00	0.00	0.00	1	0.81	1.52	1.57	0.16	0.16
卵巢	C56	0	0.00	0.00	0.00	0.00	0.00	1	0.81	1.52	1.57	0.16	0.16
其他的女性生殖器	C57	0	0.00	0.00	0.00	0.00	0.00	0	0.00	0.00	0.00	0.00	0.00
胎盘	C58	0	0.00	0.00	0.00	0.00	0.00	0	0.00	0.00	0.00	0.00	0.00
阴茎	C60	0	0.00	0.00	0.00	0.00	0.00	0	0.00	0.00	0.00	0.00	0.00
前列腺	C61	3	1.99	4.27	8.28	0.18	0.97	0	0.00	0.00	0.00	0.00	0.00
睾丸	C62	0	0.00	0.00	0.00	0.00	0.00	0	0.00	0.00	0.00	0.00	0.00
其他的男性生殖器	C63	0	0.00	0.00	0.00	0.00	0.00	0	0.00	0.00	0.00	0.00	0.00
肾	C64	2	1.32	2.85	3.04	0.07	0.44	0	0.00	0.00	0.00	0.00	0.00
肾盂	C65	0	0.00	0.00	0.00	0.00	0.00	0	0.00	0.00	0.00	0.00	0.00
输尿管	C66	0	0.00	0.00	0.00	0.00	0.00	0	0.00	0.00	0.00	0.00	0.00
膀胱	C67	1	0.66	1.42	1.10	0.09	0.09	0	0.00	0.00	0.00	0.00	0.00
其他的泌尿器官	C68	0	0.00	0.00	0.00	0.00	0.00	0	0.00	0.00	0.00	0.00	0.00
眼	C69	0	0.00	0.00	0.00	0.00	0.00	0	0.00	0.00	0.00	0.00	0.00
脑、神经系统	C70-C72	11	7.28	15.67	20.09	1.13	2.69	5	4.07	7.59	8.10	0.42	0.72
甲状腺	C73	0	0.00	0.00	0.00	0.00	0.00	4	3.25	6.07	6.14	0.73	0.73
肾上腺	C74	0	0.00	0.00	0.00	0.00	0.00	0	0.00	0.00	0.00	0.00	0.00
其他的内分泌腺	C75	0	0.00	0.00	0.00	0.00	0.00	2	1.63	3.04	3.22	0.20	0.20
霍奇金病	C81	0	0.00	0.00	0.00	0.00	0.00	0	0.00	0.00	0.00	0.00	0.00
非霍奇金淋巴瘤	C82-C85;C96	0	0.00	0.00	0.00	0.00	0.00	0	0.00	0.00	0.00	0.00	0.00
免疫增生性疾病	C88	0	0.00	0.00	0.00	0.00	0.00	0	0.00	0.00	0.00	0.00	0.00
多发性骨髓瘤	C90	0	0.00	0.00	0.00	0.00	0.00	0	0.00	0.00	0.00	0.00	0.00
淋巴样白血病	C91	0	0.00	0.00	0.00	0.00	0.00	0	0.00	0.00	0.00	0.00	0.00
髓样白血病	C92-C94	0	0.00	0.00	0.00	0.00	0.00	0	0.00	0.00	0.00	0.00	0.00
白血病,未特指	C95	0	0.00	0.00	0.00	0.00	0.00	0	0.00	0.00	0.00	0.00	0.00
其他的或未指明部位的	O&U	7	4.64	9.97	10.67	0.69	1.07	9	7.32	13.66	14.23	0.78	0.78
骨髓增殖性疾病	MPD	0	0.00	0.00	0.00	0.00	0.00	0	0.00	0.00	0.00	0.00	0.00
骨髓增生异常综合征	MDS	0	0.00	0.00	0.00	0.00	0.00	0	0.00	0.00	0.00	0.00	0.00
合计	ALL	151	100.00	215.15	317.50	13.63	34.00	123	100.00	186.70	226.06	12.67	21.48
所有部位除外C44	ALLbutC44	150	99.34	213.73	316.04	13.50	33.87	122	99.19	185.18	224.20	12.51	21.32

表 7-2-4a 2015年甘肃省武威凉州区恶性肿瘤发病主要指标

部位		男性						女性					
		病例数	构成(%)	粗率(1/10万)	世调率(1/10万)	累积率(%) 0-64	0-74	病例数	构成(%)	粗率(1/10万)	世调率(1/10万)	累积率(%) 0-64	0-74
唇	C00	1	0.04	0.18	0.16	0.02	0.02	2	0.14	0.39	0.22	0.00	0.00
舌	C01-C02	1	0.04	0.18	0.15	0.02	0.02	3	0.22	0.58	0.40	0.04	0.04
口	C03-C06	10	0.44	1.83	1.52	0.09	0.24	1	0.07	0.19	0.13	0.01	0.01
唾液腺	C07-C08	2	0.09	0.37	0.28	0.01	0.05	2	0.14	0.39	0.29	0.04	0.04
扁桃体	C09	1	0.04	0.18	0.16	0.00	0.04	0	0.00	0.00	0.00	0.00	0.00
其他的口咽	C10	2	0.09	0.37	0.28	0.00	0.04	1	0.07	0.19	0.15	0.00	0.04
鼻咽	C11	8	0.35	1.47	1.26	0.12	0.12	9	0.65	1.75	1.31	0.07	0.20
喉咽	C12-C13	1	0.04	0.18	0.16	0.02	0.02	1	0.07	0.19	0.15	0.02	0.02
咽,部位不明	C14	4	0.18	0.73	0.60	0.04	0.07	2	0.14	0.39	0.53	0.03	0.03
食管	C15	361	15.98	66.21	54.15	3.40	7.50	116	8.35	22.57	17.48	0.86	2.39
胃	C16	941	41.66	172.58	139.17	8.97	18.69	278	20.01	54.10	39.95	2.28	5.30
小肠	C17	5	0.22	0.92	0.67	0.08	0.08	9	0.65	1.75	1.08	0.06	0.06
结肠	C18	43	1.90	7.89	6.73	0.39	0.84	30	2.16	5.84	4.33	0.20	0.52
直肠	C19-C20	81	3.59	14.86	12.20	0.70	1.58	62	4.46	12.07	9.12	0.52	1.28
肛门	C21	0	0.00	0.00	0.00	0.00	0.00	2	0.14	0.39	0.21	0.01	0.01
肝脏	C22	201	8.90	36.86	29.09	2.04	3.57	91	6.55	17.71	12.66	0.72	1.73
胆囊及其他	C23-C24	27	1.20	4.95	4.05	0.26	0.41	37	2.66	7.20	4.94	0.25	0.70
胰腺	C25	29	1.28	5.32	4.13	0.34	0.50	18	1.30	3.50	2.45	0.14	0.34
鼻、鼻窦及其他	C30-C31	6	0.27	1.10	0.85	0.07	0.10	6	0.43	1.17	0.84	0.07	0.11
喉	C32	9	0.40	1.65	1.23	0.07	0.14	1	0.07	0.19	0.11	0.01	0.01
气管、支气管、肺	C33-C34	190	8.41	34.85	28.03	1.41	3.83	101	7.27	19.65	14.07	0.97	1.52
其他的胸腔器官	C37-C38	12	0.53	2.20	2.03	0.15	0.18	11	0.79	2.14	1.95	0.14	0.22
骨	C40-C41	28	1.24	5.14	4.22	0.25	0.49	15	1.08	2.92	2.78	0.19	0.25
皮肤的黑色素瘤	C43	0	0.00	0.00	0.00	0.00	0.00	5	0.36	0.97	0.98	0.06	0.06
其他的皮肤	C44	12	0.53	2.20	2.02	0.09	0.23	9	0.65	1.75	1.13	0.05	0.11
间皮瘤	C45	0	0.00	0.00	0.00	0.00	0.00	1	0.07	0.19	0.17	0.00	0.03
卡波西肉瘤	C46	0	0.00	0.00	0.00	0.00	0.00	0	0.00	0.00	0.00	0.00	0.00
周围神经、其他结缔组织、软组织	C47;C49	11	0.49	2.02	1.53	0.15	0.15	6	0.43	1.17	1.20	0.08	0.12
乳房	C50	–	–	–	–	–	–	178	12.81	34.64	23.57	2.08	2.36
外阴	C51	–	–	–	–	–	–	5	0.36	0.97	0.67	0.03	0.10
阴道	C52	–	–	–	–	–	–	1	0.07	0.19	0.17	0.00	0.03
子宫颈	C53	–	–	–	–	–	–	85	6.12	16.54	11.62	0.88	1.26
子宫体	C54	–	–	–	–	–	–	49	3.53	9.54	6.44	0.56	0.60
子宫,部位不明	C55	–	–	–	–	–	–	4	0.29	0.78	0.55	0.05	0.05
卵巢	C56	–	–	–	–	–	–	49	3.53	9.54	6.63	0.56	0.76
其他的女性生殖器	C57	–	–	–	–	–	–	3	0.22	0.58	0.40	0.02	0.06
胎盘	C58	–	–	–	–	–	–	1	0.07	0.19	0.18	0.01	0.01
阴茎	C60	5	0.22	0.92	0.69	0.06	0.06	–	–	–	–	–	–
前列腺	C61	25	1.11	4.59	3.74	0.10	0.63	–	–	–	–	–	–
睾丸	C62	0	0.00	0.00	0.00	0.00	0.00	–	–	–	–	–	–
其他的男性生殖器	C63	0	0.00	0.00	0.00	0.00	0.00	–	–	–	–	–	–
肾	C64	22	0.97	4.03	3.59	0.23	0.36	9	0.65	1.75	1.16	0.10	0.14
肾盂	C65	4	0.18	0.73	0.64	0.06	0.09	2	0.14	0.39	0.32	0.02	0.05
输尿管	C66	3	0.13	0.55	0.45	0.00	0.07	4	0.29	0.78	0.55	0.04	0.07
膀胱	C67	43	1.90	7.89	6.21	0.38	0.71	9	0.65	1.75	1.26	0.10	0.16
其他的泌尿器官	C68	1	0.04	0.18	0.16	0.00	0.04	1	0.07	0.19	0.16	0.01	0.01
眼	C69	1	0.04	0.18	0.30	0.02	0.02	0	0.00	0.00	0.00	0.00	0.00
脑、神经系统	C70-C72	37	1.64	6.79	5.85	0.43	0.67	36	2.59	7.01	5.69	0.48	0.60
甲状腺	C73	18	0.80	3.30	2.61	0.16	0.35	32	2.30	6.23	4.48	0.33	0.45
肾上腺	C74	0	0.00	0.00	0.00	0.00	0.00	2	0.14	0.39	0.24	0.02	0.02
其他的内分泌腺	C75	1	0.04	0.18	0.11	0.01	0.01	2	0.14	0.39	0.26	0.02	0.02
霍奇金病	C81	2	0.09	0.37	0.57	0.03	0.03	0	0.00	0.00	0.00	0.00	0.00
非霍奇金淋巴瘤	C82-C85;C96	30	1.33	5.50	5.42	0.40	0.46	15	1.08	2.92	2.42	0.15	0.29
免疫增生性疾病	C88	0	0.00	0.00	0.00	0.00	0.00	0	0.00	0.00	0.00	0.00	0.00
多发性骨髓瘤	C90	9	0.40	1.65	1.27	0.06	0.16	8	0.58	1.56	1.03	0.09	0.12
淋巴样白血病	C91	7	0.31	1.28	1.76	0.09	0.12	5	0.36	0.97	1.30	0.07	0.10
髓样白血病	C92-C94	9	0.40	1.65	1.93	0.11	0.14	10	0.72	1.95	1.15	0.10	0.14
白血病,未特指	C95	12	0.53	2.20	2.69	0.16	0.16	15	1.08	2.92	3.52	0.21	0.28
其他的或未指明部位的	O&U	42	1.86	7.70	7.13	0.39	0.71	42	3.02	8.17	6.56	0.46	0.63
骨髓增殖性疾病	MPD	2	0.09	0.37	0.26	0.03	0.03	3	0.22	0.58	0.43	0.02	0.05
骨髓增生异常综合征	MDS	0	0.00	0.00	0.00	0.00	0.00	0	0.00	0.00	0.00	0.00	0.00
合计	ALL	2259	100.00	414.31	340.07	21.43	43.73	1389	100.00	270.30	199.37	13.25	23.47
所有部位除外C44	ALLbutC44	2247	99.47	412.11	338.05	21.34	43.50	1380	99.35	268.55	198.24	13.20	23.36

表 7-2-4b 2015年甘肃省武威凉州区恶性肿瘤死亡主要指标

部位		男性						女性				
		病例数	构成(%)	粗率(1/10万)	世调率(1/10万)	累积率(%) 0-64	累积率(%) 0-74	病例数	构成(%)	粗率(1/10万)	世调率(1/10万)	累积率(%) 0-64	累积率(%) 0-74
唇	C00	0	0.00	0.00	0.00	0.00	0.00	1	0.14	0.19	0.11	0.00	0.00
舌	C01-C02	5	0.32	0.92	0.63	0.01	0.01	1	0.14	0.19	0.11	0.00	0.00
口	C03-C06	2	0.13	0.37	0.27	0.02	0.02	0	0.00	0.00	0.00	0.00	0.00
唾液腺	C07-C08	5	0.32	0.92	0.78	0.00	0.00	1	0.14	0.19	0.11	0.00	0.00
扁桃体	C09	0	0.00	0.00	0.00	0.00	0.00	0	0.00	0.00	0.00	0.00	0.00
其他的口咽	C10	1	0.06	0.18	0.12	0.00	0.00	0	0.00	0.00	0.00	0.00	0.00
鼻咽	C11	3	0.19	0.55	0.39	0.02	0.02	2	0.27	0.39	0.26	0.02	0.02
喉咽	C12-C13	0	0.00	0.00	0.00	0.00	0.00	0	0.00	0.00	0.00	0.00	0.00
咽,部位不明	C14	1	0.06	0.18	0.12	0.00	0.00	0	0.00	0.00	0.00	0.00	0.00
食管	C15	297	19.12	54.47	43.20	0.54	3.22	80	10.97	15.57	11.39	0.09	0.91
胃	C16	548	35.29	100.51	79.62	1.87	6.73	188	25.79	36.58	27.04	0.38	2.51
小肠	C17	2	0.13	0.37	0.24	0.00	0.00	1	0.14	0.19	0.11	0.00	0.00
结肠	C18	39	2.51	7.15	5.77	0.09	0.28	23	3.16	4.48	2.96	0.04	0.14
直肠	C19-C20	61	3.93	11.19	8.38	0.07	0.72	36	4.94	7.01	4.83	0.19	0.43
肛门	C21	0	0.00	0.00	0.00	0.00	0.00	0	0.00	0.00	0.00	0.00	0.00
肝脏	C22	171	11.01	31.36	24.86	1.44	2.81	83	11.39	16.15	11.26	0.54	1.22
胆囊及其他	C23-C24	21	1.35	3.85	2.91	0.06	0.17	18	2.47	3.50	2.26	0.08	0.27
胰腺	C25	18	1.16	3.30	2.58	0.10	0.21	10	1.37	1.95	1.30	0.07	0.13
鼻、鼻窦及其他	C30-C31	4	0.26	0.73	0.54	0.05	0.05	1	0.14	0.19	0.15	0.00	0.04
喉	C32	10	0.64	1.83	1.43	0.07	0.18	0	0.00	0.00	0.00	0.00	0.00
气管、支气管、肺	C33-C34	214	13.78	39.25	31.12	1.19	3.46	111	15.23	21.60	15.15	0.94	1.82
其他的胸腔器官	C37-C38	2	0.13	0.37	0.59	0.02	0.06	6	0.82	1.17	0.76	0.01	0.06
骨	C40-C41	12	0.77	2.20	1.91	0.11	0.22	6	0.82	1.17	0.81	0.03	0.14
皮肤的黑色素瘤	C43	1	0.06	0.18	0.12	0.00	0.00	6	0.82	1.17	1.26	0.04	0.10
其他的皮肤	C44	7	0.45	1.28	1.10	0.04	0.04	4	0.55	0.78	0.42	0.01	0.01
间皮瘤	C45	0	0.00	0.00	0.00	0.00	0.00	0	0.00	0.00	0.00	0.00	0.00
卡波西肉瘤	C46	0	0.00	0.00	0.00	0.00	0.00	0	0.00	0.00	0.00	0.00	0.00
周围神经、其他结缔组织、软组织	C47;C49	4	0.26	0.73	0.76	0.03	0.10	0	0.00	0.00	0.00	0.00	0.00
乳房	C50	0	0.00	0.00	0.00	0.00	0.00	44	6.04	8.56	5.76	0.16	0.50
外阴	C51	0	0.00	0.00	0.00	0.00	0.00	2	0.27	0.39	0.47	0.00	0.04
阴道	C52	0	0.00	0.00	0.00	0.00	0.00	0	0.00	0.00	0.00	0.00	0.00
子宫颈	C53	0	0.00	0.00	0.00	0.00	0.00	25	3.43	4.87	3.18	0.13	0.35
子宫体	C54	0	0.00	0.00	0.00	0.00	0.00	5	0.69	0.97	0.65	0.03	0.09
子宫,部位不明	C55	0	0.00	0.00	0.00	0.00	0.00	0	0.00	0.00	0.00	0.00	0.00
卵巢	C56	0	0.00	0.00	0.00	0.00	0.00	16	2.19	3.11	2.21	0.09	0.20
其他的女性生殖器	C57	0	0.00	0.00	0.00	0.00	0.00	0	0.00	0.00	0.00	0.00	0.00
胎盘	C58	0	0.00	0.00	0.00	0.00	0.00	0	0.00	0.00	0.00	0.00	0.00
阴茎	C60	2	0.13	0.37	0.27	0.01	0.05	0	0.00	0.00	0.00	0.00	0.00
前列腺	C61	17	1.09	3.12	2.87	0.00	0.08	0	0.00	0.00	0.00	0.00	0.00
睾丸	C62	0	0.00	0.00	0.00	0.00	0.00	0	0.00	0.00	0.00	0.00	0.00
其他的男性生殖器	C63	0	0.00	0.00	0.00	0.00	0.00	0	0.00	0.00	0.00	0.00	0.00
肾	C64	9	0.58	1.65	1.43	0.03	0.07	2	0.27	0.39	0.26	0.01	0.01
肾盂	C65	0	0.00	0.00	0.00	0.00	0.00	0	0.00	0.00	0.00	0.00	0.00
输尿管	C66	0	0.00	0.00	0.00	0.00	0.00	1	0.14	0.19	0.11	0.00	0.00
膀胱	C67	29	1.87	5.32	4.50	0.00	0.23	3	0.41	0.58	0.33	0.00	0.00
其他的泌尿器官	C68	0	0.00	0.00	0.00	0.00	0.00	0	0.00	0.00	0.00	0.00	0.00
眼	C69	3	0.19	0.55	0.55	0.00	0.00	1	0.14	0.19	0.17	0.00	0.03
脑、神经系统	C70-C72	8	0.52	1.47	1.25	0.07	0.07	16	2.19	3.11	2.52	0.21	0.26
甲状腺	C73	6	0.39	1.10	0.79	0.03	0.07	4	0.55	0.78	0.48	0.01	0.05
肾上腺	C74	0	0.00	0.00	0.00	0.00	0.00	0	0.00	0.00	0.00	0.00	0.00
其他的内分泌腺	C75	0	0.00	0.00	0.00	0.00	0.00	2	0.27	0.39	0.24	0.01	0.01
霍奇金病	C81	0	0.00	0.00	0.00	0.00	0.00	0	0.00	0.00	0.00	0.00	0.00
非霍奇金淋巴瘤	C82-C85;C96	12	0.77	2.20	2.20	0.10	0.18	3	0.41	0.58	0.36	0.04	0.04
免疫增生性疾病	C88	0	0.00	0.00	0.00	0.00	0.00	0	0.00	0.00	0.00	0.00	0.00
多发性骨髓瘤	C90	1	0.06	0.18	0.16	0.02	0.02	1	0.14	0.19	0.15	0.00	0.04
淋巴样白血病	C91	4	0.26	0.73	0.73	0.02	0.10	2	0.27	0.39	0.58	0.02	0.05
髓样白血病	C92 C94	2	0.13	0.37	0.47	0.03	0.03	3	0.41	0.58	0.35	0.02	0.02
白血病,未指明	C95	7	0.45	1.28	1.22	0.08	0.12	2	0.27	0.39	0.32	0.02	0.05
其他的或未指明部位的	O&U	24	1.55	4.40	3.68	0.15	0.48	19	2.61	3.70	2.93	0.07	0.17
骨髓增殖性疾病	MPD	0	0.00	0.00	0.00	0.00	0.00	0	0.00	0.00	0.00	0.00	0.00
骨髓增生异常综合征	MDS	1	0.06	0.18	0.15	0.02	0.02	0	0.00	0.00	0.00	0.00	0.00
合计	ALL	1553	100.00	284.83	227.68	6.26	19.81	729	100.00	141.86	101.37	3.24	9.71
所有部位除外C44	ALLbutC44	1546	99.55	283.54	226.58	6.22	19.77	725	99.45	141.09	100.96	3.23	9.70

表 7-2-5a 2015年甘肃省张掖甘州区恶性肿瘤发病主要指标

部位		男性					女性				
		病例数	构成(%)	粗率 (1/10万)	世调率 (1/10万)	累积率(%) 0-64 / 0-74	病例数	构成(%)	粗率 (1/10万)	世调率 (1/10万)	累积率(%) 0-64 / 0-74
唇	C00	1	0.11	0.37	0.34	0.00 0.08	1	0.18	0.40	0.32	0.04 0.04
舌	C01-C02	1	0.11	0.37	0.34	0.00 0.08	1	0.18	0.40	0.24	0.03 0.03
口	C03-C06	2	0.21	0.75	0.61	0.04 0.09	1	0.18	0.40	0.54	0.05 0.05
唾液腺	C07-C08	4	0.42	1.49	1.25	0.09 0.09	1	0.18	0.40	0.54	0.05 0.05
扁桃体	C09	0	0.00	0.00	0.00	0.00 0.00	0	0.00	0.00	0.00	0.00 0.00
其他的口咽	C10	3	0.32	1.12	0.88	0.03 0.12	0	0.00	0.00	0.00	0.00 0.00
鼻咽	C11	2	0.21	0.75	0.63	0.00 0.13	7	1.26	2.78	2.10	0.17 0.23
喉咽	C12-C13	0	0.00	0.00	0.00	0.00 0.00	1	0.18	0.40	0.35	0.07 0.06
咽,部位不明	C14	1	0.11	0.37	0.29	0.00 0.05	1	0.18	0.40	0.32	0.04 0.04
食管	C15	142	14.92	52.94	47.90	2.13 6.34	61	10.97	24.20	22.88	0.82 3.23
胃	C16	378	39.71	140.92	122.95	7.05 15.68	88	15.83	34.91	29.16	1.55 4.20
小肠	C17	3	0.32	1.12	2.15	0.03 0.12	1	0.18	0.40	0.35	0.00 0.06
结肠	C18	24	2.52	8.95	6.95	0.44 1.02	14	2.52	5.55	3.81	0.22 0.48
直肠	C19-C20	33	3.47	12.30	10.95	0.62 1.23	33	5.94	13.09	12.51	0.60 1.76
肛门	C21	1	0.11	0.37	0.29	0.00 0.05	2	0.36	0.79	0.58	0.03 0.12
肝脏	C22	122	12.82	45.48	36.22	2.26 5.14	41	7.37	16.26	13.92	0.85 1.72
胆囊及其他	C23-C24	7	0.74	2.61	2.03	0.16 0.26	7	1.26	2.78	2.16	0.09 0.35
胰腺	C25	17	1.79	6.34	5.23	0.31 0.49	10	1.80	3.97	3.63	0.24 0.47
鼻、鼻窦及其他	C30-C31	0	0.00	0.00	0.00	0.00 0.00	0	0.00	0.00	0.00	0.00 0.00
喉	C32	1	0.11	0.37	0.34	0.00 0.08	0	0.00	0.00	0.00	0.00 0.00
气管、支气管、肺	C33-C34	108	11.34	40.26	34.81	1.55 5.00	43	7.73	17.06	14.67	0.92 2.14
其他的胸腔器官	C37-C38	1	0.11	0.37	0.18	0.01 0.01	3	0.54	1.19	0.88	0.11 0.11
骨	C40-C41	6	0.63	2.24	1.94	0.15 0.23	9	1.62	3.57	2.68	0.17 0.26
皮肤的黑色素瘤	C43	1	0.11	0.37	0.18	0.02 0.02	0	0.00	0.00	0.00	0.00 0.00
其他的皮肤	C44	11	1.16	4.10	3.74	0.31 0.44	3	0.54	1.19	1.05	0.00 0.23
间皮瘤	C45	0	0.00	0.00	0.00	0.00 0.00	1	0.18	0.40	0.32	0.04 0.04
卡波西肉瘤	C46	0	0.00	0.00	0.00	0.00 0.00	0	0.00	0.00	0.00	0.00 0.00
周围神经、其他结缔组织、软组织	C47;C49	2	0.21	0.75	0.61	0.04 0.04	2	0.36	0.79	0.52	0.01 0.10
乳房	C50	–	–	–	–	– –	87	15.65	34.51	27.34	2.28 2.86
外阴	C51	–	–	–	–	– –	0	0.00	0.00	0.00	0.00 0.00
阴道	C52	–	–	–	–	– –	1	0.18	0.40	0.35	0.00 0.06
子宫颈	C53	–	–	–	–	– –	28	5.04	11.11	9.16	0.88 0.97
子宫体	C54	–	–	–	–	– –	18	3.24	7.14	5.76	0.49 0.57
子宫,部位不明	C55	–	–	–	–	– –	2	0.36	0.79	0.41	0.04 0.04
卵巢	C56	–	–	–	–	– –	30	5.40	11.90	11.07	0.82 1.11
其他的女性生殖器	C57	–	–	–	–	– –	1	0.18	0.40	0.24	0.03 0.03
胎盘	C58	–	–	–	–	– –	0	0.00	0.00	0.00	0.00 0.00
阴茎	C60	2	0.21	0.75	0.79	0.05 0.13	–	–	–	–	– –
前列腺	C61	9	0.95	3.36	2.93	0.05 0.40	–	–	–	–	– –
睾丸	C62	2	0.21	0.75	0.79	0.05 0.13	–	–	–	–	– –
其他的男性生殖器	C63	0	0.00	0.00	0.00	0.00 0.00	–	–	–	–	– –
肾	C64	4	0.42	1.49	1.40	0.09 0.17	5	0.90	1.98	1.65	0.11 0.11
肾盂	C65	0	0.00	0.00	0.00	0.00 0.00	0	0.00	0.00	0.00	0.00 0.00
输尿管	C66	0	0.00	0.00	0.00	0.00 0.00	3	0.54	1.19	1.09	0.02 0.10
膀胱	C67	14	1.47	5.22	6.10	0.23 0.32	3	0.54	1.19	1.00	0.00 0.15
其他的泌尿器官	C68	1	0.11	0.37	0.29	0.00 0.00	0	0.00	0.00	0.00	0.00 0.00
眼	C69	1	0.11	0.37	0.83	0.03 0.03	0	0.00	0.00	0.00	0.00 0.00
脑、神经系统	C70-C72	28	2.94	10.44	8.48	0.74 1.02	16	2.88	6.35	5.59	0.41 0.55
甲状腺	C73	1	0.11	0.37	0.18	0.02 0.02	9	1.62	3.57	3.24	0.27 0.35
肾上腺	C74	0	0.00	0.00	0.00	0.00 0.00	0	0.00	0.00	0.00	0.00 0.00
其他的内分泌腺	C75	0	0.00	0.00	0.00	0.00 0.00	1	0.18	0.40	0.47	0.03 0.03
霍奇金病	C81	0	0.00	0.00	0.00	0.00 0.00	1	0.18	0.40	0.45	0.04 0.04
非霍奇金淋巴瘤	C82-C85;C96	3	0.32	1.12	0.83	0.06 0.15	3	0.54	1.19	0.94	0.03 0.15
免疫增生性疾病	C88	0	0.00	0.00	0.00	0.00 0.00	0	0.00	0.00	0.00	0.00 0.00
多发性骨髓瘤	C90	1	0.11	0.37	0.45	0.05 0.05	3	0.54	1.19	0.63	0.06 0.06
淋巴样白血病	C91	0	0.00	0.00	0.00	0.00 0.00	0	0.00	0.00	0.00	0.00 0.00
髓样白血病	C92-C94	0	0.00	0.00	0.00	0.00 0.00	0	0.00	0.00	0.00	0.00 0.00
白血病,未特指	C95	2	0.21	0.75	0.79	0.05 0.13	0	0.00	0.00	0.00	0.00 0.00
其他的或未指明部位的	O&U	13	1.37	4.85	4.01	0.22 0.62	14	2.52	5.55	4.23	0.32 0.58
骨髓增殖性疾病	MPD	0	0.00	0.00	0.00	0.00 0.00	0	0.00	0.00	0.00	0.00 0.00
骨髓增生异常综合征	MDS	0	0.00	0.00	0.00	0.00 0.00	0	0.00	0.00	0.00	0.00 0.00
合计	ALL	952	100.00	354.92	308.70	16.84 39.96	556	100.00	220.55	187.18	11.85 23.56
所有部位除外C44	ALLbutC44	941	98.84	350.82	304.96	16.53 39.52	553	99.46	219.36	186.13	11.85 23.33

表 7-2-5b 2015年甘肃省张掖甘州区恶性肿瘤死亡主要指标

部位		男性						女性					
		病例数	构成(%)	粗率(1/10万)	世调率(1/10万)	累积率(%) 0-64	0-74	病例数	构成(%)	粗率(1/10万)	世调率(1/10万)	累积率(%) 0-64	0-74
唇	C00	0	0.00	0.00	0.00	0.00	0.00	0	0.00	0.00	0.00	0.00	0.00
舌	C01-C02	0	0.00	0.00	0.00	0.00	0.00	0	0.00	0.00	0.00	0.00	0.00
口	C03-C06	0	0.00	0.00	0.00	0.00	0.00	0	0.00	0.00	0.00	0.00	0.00
唾液腺	C07-C08	0	0.00	0.00	0.00	0.00	0.00	0	0.00	0.00	0.00	0.00	0.00
扁桃体	C09	0	0.00	0.00	0.00	0.00	0.00	0	0.00	0.00	0.00	0.00	0.00
其他的口咽	C10	0	0.00	0.00	0.00	0.00	0.00	1	0.25	0.40	0.35	0.00	0.09
鼻咽	C11	3	0.56	1.12	1.07	0.09	0.13	2	0.49	0.79	0.67	0.04	0.10
喉咽	C12-C13	1	0.19	0.37	0.24	0.03	0.03	0	0.00	0.00	0.00	0.00	0.00
咽,部位不明	C14	0	0.00	0.00	0.00	0.00	0.00	0	0.00	0.00	0.00	0.00	0.00
食管	C15	79	14.88	29.45	26.72	1.11	3.56	55	13.55	21.82	18.07	0.72	2.23
胃	C16	195	36.72	72.70	63.09	3.17	7.92	99	24.38	39.27	34.60	1.73	4.08
小肠	C17	1	0.19	0.37	0.45	0.05	0.05	1	0.25	0.40	0.26	0.02	0.02
结肠	C18	10	1.88	3.73	2.99	0.11	0.37	9	2.22	3.57	2.91	0.27	0.33
直肠	C19-C20	25	4.71	9.32	7.98	0.40	1.23	20	4.93	7.93	7.15	0.42	0.86
肛门	C21	0	0.00	0.00	0.00	0.00	0.00	0	0.00	0.00	0.00	0.00	0.00
肝脏	C22	55	10.36	20.50	16.65	0.78	1.93	34	8.37	13.49	13.49	0.79	1.32
胆囊及其他	C23-C24	8	1.51	2.98	2.38	0.09	0.39	3	0.74	1.19	0.95	0.00	0.09
胰腺	C25	15	2.82	5.59	4.76	0.28	0.37	5	1.23	1.98	1.47	0.04	0.25
鼻、鼻窦及其他	C30-C31	0	0.00	0.00	0.00	0.00	0.00	0	0.00	0.00	0.00	0.00	0.00
喉	C32	0	0.00	0.00	0.00	0.00	0.00	0	0.00	0.00	0.00	0.00	0.00
气管、支气管、肺	C33-C34	69	12.99	25.72	25.13	1.00	2.69	35	8.62	13.88	10.92	0.61	1.54
其他的胸腔器官	C37-C38	4	0.75	1.49	1.22	0.06	0.11	1	0.25	0.40	0.30	0.00	0.00
骨	C40-C41	5	0.94	1.86	1.58	0.13	0.13	5	1.23	1.98	1.38	0.13	0.13
皮肤的黑色素瘤	C43	0	0.00	0.00	0.00	0.00	0.00	0	0.00	0.00	0.00	0.00	0.00
其他的皮肤	C44	0	0.00	0.00	0.00	0.00	0.00	2	0.49	0.79	1.73	0.01	0.01
间皮瘤	C45	0	0.00	0.00	0.00	0.00	0.00	0	0.00	0.00	0.00	0.00	0.00
卡波西肉瘤	C46	0	0.00	0.00	0.00	0.00	0.00	0	0.00	0.00	0.00	0.00	0.00
周围神经、其他结缔组织、软组织	C47;C49	1	0.19	0.37	0.29	0.00	0.05	1	0.25	0.40	0.32	0.04	0.04
乳房	C50	0	0.00	0.00	0.00	0.00	0.00	48	11.82	19.04	14.91	0.84	1.56
外阴	C51	0	0.00	0.00	0.00	0.00	0.00	0	0.00	0.00	0.00	0.00	0.00
阴道	C52	0	0.00	0.00	0.00	0.00	0.00	0	0.00	0.00	0.00	0.00	0.00
子宫颈	C53	0	0.00	0.00	0.00	0.00	0.00	17	4.19	6.74	7.10	0.39	0.68
子宫体	C54	0	0.00	0.00	0.00	0.00	0.00	16	3.94	6.35	5.37	0.19	0.75
子宫,部位不明	C55	0	0.00	0.00	0.00	0.00	0.00	2	0.49	0.79	0.48	0.01	0.01
卵巢	C56	0	0.00	0.00	0.00	0.00	0.00	13	3.20	5.16	4.69	0.30	0.56
其他的女性生殖器	C57	0	0.00	0.00	0.00	0.00	0.00	1	0.25	0.40	0.32	0.04	0.04
胎盘	C58	0	0.00	0.00	0.00	0.00	0.00	0	0.00	0.00	0.00	0.00	0.00
阴茎	C60	0	0.00	0.00	0.00	0.00	0.00	0	0.00	0.00	0.00	0.00	0.00
前列腺	C61	4	0.75	1.49	1.34	0.04	0.09	0	0.00	0.00	0.00	0.00	0.00
睾丸	C62	1	0.19	0.37	0.29	0.00	0.05	0	0.00	0.00	0.00	0.00	0.00
其他的男性生殖器	C63	0	0.00	0.00	0.00	0.00	0.00	0	0.00	0.00	0.00	0.00	0.00
肾	C64	3	0.56	1.12	0.92	0.03	0.20	0	0.00	0.00	0.00	0.00	0.00
肾盂	C65	0	0.00	0.00	0.00	0.00	0.00	0	0.00	0.00	0.00	0.00	0.00
输尿管	C66	1	0.19	0.37	0.32	0.04	0.04	0	0.00	0.00	0.00	0.00	0.00
膀胱	C67	5	0.94	1.86	2.59	0.07	0.15	5	1.23	1.98	1.68	0.01	0.07
其他的泌尿器官	C68	0	0.00	0.00	0.00	0.00	0.00	0	0.00	0.00	0.00	0.00	0.00
眼	C69	1	0.19	0.37	0.32	0.04	0.04	0	0.00	0.00	0.00	0.00	0.00
脑、神经系统	C70-C72	18	3.39	6.71	6.92	0.31	0.62	13	3.20	5.16	4.16	0.26	0.58
甲状腺	C73	4	0.75	1.49	1.10	0.08	0.16	3	0.74	1.19	0.97	0.08	0.08
肾上腺	C74	1	0.19	0.37	0.24	0.03	0.03	0	0.00	0.00	0.00	0.00	0.00
其他的内分泌腺	C75	0	0.00	0.00	0.00	0.00	0.00	1	0.25	0.40	0.54	0.05	0.05
霍奇金病	C81	0	0.00	0.00	0.00	0.00	0.00	0	0.00	0.00	0.00	0.00	0.00
非霍奇金淋巴瘤	C82-C85;C96	0	0.00	0.00	0.00	0.00	0.00	0	0.00	0.00	0.00	0.00	0.00
免疫增生性疾病	C88	0	0.00	0.00	0.00	0.00	0.00	0	0.00	0.00	0.00	0.00	0.00
多发性骨髓瘤	C90	0	0.00	0.00	0.00	0.00	0.00	0	0.00	0.00	0.00	0.00	0.00
淋巴样白血病	C91	0	0.00	0.00	0.00	0.00	0.00	0	0.00	0.00	0.00	0.00	0.00
髓样白血病	C92-C94	0	0.00	0.00	0.00	0.00	0.00	0	0.00	0.00	0.00	0.00	0.00
白血病,未特指	C95	0	0.00	0.00	0.00	0.00	0.00	0	0.00	0.00	0.00	0.00	0.00
其他的或未指明部位的	O&U	22	4.14	8.20	7.95	0.40	0.83	13	3.20	5.16	4.08	0.25	0.42
骨髓增殖性疾病	MPD	0	0.00	0.00	0.00	0.00	0.00	0	0.00	0.00	0.00	0.00	0.00
骨髓增生异常综合征	MDS	0	0.00	0.00	0.00	0.00	0.00	0	0.00	0.00	0.00	0.00	0.00
合计	ALL	531	100.00	197.97	176.55	8.33	21.14	406	100.00	161.05	139.44	7.33	15.97
所有部位除外C44	ALLbutC44	531	100.00	197.97	176.55	8.33	21.14	404	99.51	160.26	137.71	7.31	15.96

附录三:2015年全国肿瘤登记地区恶性肿瘤发病与死亡主要结果

表 7-3-1 2015年全国肿瘤登记地区男女合计恶性肿瘤发病主要指标(1/10万)

部位		病例数	构成(%)	年龄组										
				0-	1-	5-	10-	15-	20-	25-	30-	35-	40-	45-
唇	C00	552	0.06	0.10	0.01	0.02	0.00	0.01	0.00	0.02	0.03	0.04	0.06	0.08
舌	C01-C02	2437	0.26	.0.00	0.02	0.00	0.01	0.01	0.06	0.10	0.17	0.20	0.45	0.81
口	C03-C06	3560	0.39	0.00	0.03	0.03	0.05	0.01	0.11	0.17	0.37	0.52	0.63	0.83
唾液腺	C07-C08	1912	0.21	0.00	0.01	0.04	0.09	0.11	0.11	0.21	0.25	0.37	0.53	0.65
扁桃体	C09	462	0.05	0.00	0.00	0.00	0.01	0.01	0.01	0.02	0.01	0.02	0.08	0.22
其他的口咽	C10	746	0.08	0.03	0.00	0.01	0.00	0.00	0.01	0.02	0.03	0.06	0.07	0.17
鼻咽	C11	11701	1.27	0.03	0.02	0.04	0.19	0.27	0.42	0.93	1.69	2.73	4.63	5.68
喉咽	C12-C13	1552	0.17	0.00	0.00	0.00	0.00	0.00	0.01	0.01	0.00	0.05	0.18	0.38
咽,部位不明	C14	676	0.07	0.03	0.00	0.01	0.01	0.01	0.00	0.02	0.00	0.04	0.06	0.15
食管	C15	61734	6.69	0.03	0.01	0.01	0.01	0.02	0.05	0.12	0.24	0.62	2.05	6.55
胃	C16	97948	10.61	0.07	0.02	0.05	0.03	0.17	0.43	1.28	2.27	3.89	7.76	15.55
小肠	C17	3884	0.42	0.00	0.00	0.00	0.01	0.01	0.04	0.12	0.20	0.33	0.53	0.86
结肠	C18	44618	4.83	0.00	0.00	0.02	0.04	0.14	0.33	0.96	1.62	2.56	4.89	7.70
直肠	C19-C20	44288	4.80	0.07	0.00	0.00	0.00	0.03	0.24	0.72	1.33	2.24	5.20	8.64
肛门	C21	1087	0.12	0.00	0.01	0.00	0.00	0.00	0.02	0.00	0.04	0.07	0.18	0.25
肝脏	C22	89222	9.67	1.13	0.36	0.12	0.13	0.32	0.63	1.64	3.92	8.16	17.10	27.90
胆囊及其他	C23-C24	12910	1.40	0.03	0.01	0.00	0.00	0.00	0.04	0.09	0.10	0.31	0.74	1.65
胰腺	C25	22434	2.43	0.00	0.00	0.02	0.03	0.02	0.05	0.16	0.35	0.68	1.71	3.12
鼻、鼻窦及其他	C30-C31	1362	0.15	0.00	0.00	0.02	0.05	0.05	0.07	0.10	0.11	0.22	0.26	0.47
喉	C32	5903	0.64	0.03	0.01	0.01	0.01	0.00	0.02	0.03	0.05	0.12	0.47	1.02
气管、支气管、肺	C33-C34	189052	20.48	0.07	0.04	0.06	0.04	0.21	0.57	1.25	2.46	5.95	13.41	27.45
其他的胸腔器官	C37-C38	2891	0.31	0.26	0.12	0.07	0.08	0.18	0.19	0.25	0.28	0.28	0.52	0.79
骨	C40-C41	5851	0.63	0.13	0.18	0.41	1.04	0.90	0.41	0.58	0.48	0.62	0.94	1.40
皮肤的黑色素瘤	C43	1701	0.18	0.03	0.05	0.06	0.04	0.06	0.02	0.09	0.14	0.23	0.26	0.36
其他的皮肤	C44	7800	0.84	0.03	0.07	0.05	0.11	0.18	0.15	0.32	0.39	0.60	0.93	1.31
间皮瘤	C45	516	0.06	0.00	0.00	0.00	0.00	0.00	0.01	0.00	0.02	0.02	0.03	0.07	0.09
卡波西肉瘤	C46	79	0.01	0.00	0.00	0.01	0.00	0.01	0.00	0.01	0.00	0.01	0.02	0.01
周围神经、其他结缔组织、软组织	C47;C49	2889	0.31	0.46	0.39	0.17	0.22	0.30	0.23	0.35	0.40	0.45	0.66	0.83
乳房	C50	67328	7.38	0.00	0.05	0.03	0.03	0.24	1.43	5.95	15.70	30.40	59.47	80.25
外阴	C51	694	0.08	0.00	0.00	0.00	0.00	0.00	0.03	0.05	0.14	0.09	0.29	0.29
阴道	C52	364	0.04	0.00	0.00	0.00	0.00	0.00	0.01	0.01	0.04	0.07	0.13	0.28
子宫颈	C53	25707	2.78	0.07	0.00	0.00	0.00	0.06	0.41	2.88	6.84	13.91	23.00	33.64
子宫体	C54	13155	1.43	0.00	0.02	0.00	0.00	0.05	0.27	0.69	1.54	3.28	7.06	14.16
子宫,部位不明	C55	2591	0.28	0.07	0.00	0.00	0.00	0.02	0.07	0.24	0.41	0.69	1.73	2.89
卵巢	C56	12020	1.30	0.00	0.06	0.13	0.45	1.07	1.61	2.52	2.61	3.67	7.10	10.84
其他的女性生殖器	C57	807	0.09	0.00	0.00	0.00	0.03	0.01	0.04	0.10	0.10	0.19	0.36	0.68
胎盘	C58	123	0.01	0.00	0.00	0.00	0.00	0.06	0.15	0.21	0.17	0.13	0.08	0.09
阴茎	C60	1128	0.12	0.00	0.00	0.00	0.00	0.00	0.03	0.01	0.06	0.13	0.34	0.57
前列腺	C61	16906	1.83	0.00	0.00	0.01	0.01	0.01	0.03	0.07	0.04	0.08	0.24	0.54
睾丸	C62	767	0.08	0.75	0.25	0.03	0.04	0.22	0.41	0.65	0.76	0.62	0.57	0.60
其他的男性生殖器	C63	289	0.03	0.00	0.03	0.02	0.01	0.01	0.02	0.02	0.02	0.05	0.10	0.04
肾	C64	12914	1.40	1.09	0.60	0.12	0.07	0.13	0.19	0.44	0.82	1.21	2.44	3.52
肾盂	C65	1545	0.17	0.00	0.01	0.00	0.00	0.00	0.01	0.03	0.02	0.05	0.09	0.21
输尿管	C66	1742	0.19	0.00	0.00	0.00	0.00	0.00	0.00	0.01	0.01	0.01	0.11	0.15
膀胱	C67	18722	2.03	0.00	0.07	0.01	0.03	0.03	0.11	0.24	0.46	0.65	1.34	2.16
其他的泌尿器官	C68	337	0.04	0.00	0.00	0.00	0.01	0.01	0.01	0.02	0.00	0.03	0.04	0.04
眼	C69	459	0.05	0.86	0.54	0.04	0.01	0.01	0.02	0.01	0.03	0.04	0.06	0.10
脑、神经系统	C70-C72	24746	2.68	2.28	1.84	1.68	1.54	1.38	1.41	2.09	2.85	3.94	5.61	7.37
甲状腺	C73	42249	4.58	0.00	0.00	0.04	0.34	1.39	4.34	10.75	16.31	18.08	19.83	20.02
肾上腺	C74	761	0.08	0.53	0.22	0.06	0.01	0.02	0.02	0.04	0.07	0.09	0.15	0.22
其他的内分泌腺	C75	1124	0.12	0.00	0.02	0.03	0.11	0.10	0.10	0.16	0.23	0.28	0.35	0.37
霍奇金病	C81	1115	0.12	0.03	0.04	0.08	0.15	0.19	0.24	0.34	0.35	0.14	0.22	0.33
非霍奇金淋巴瘤	C82-C85;C96	14808	1.60	0.36	0.49	0.60	0.60	0.65	0.64	1.13	1.42	1.78	2.46	3.73
免疫增生性疾病	C88	121	0.01	0.00	0.02	0.00	0.01	0.01	0.01	0.02	0.01	0.00	0.01	0.00
多发性骨髓瘤	C90	4611	0.50	0.07	0.00	0.06	0.04	0.01	0.06	0.06	0.12	0.16[J]	0.38	0.74
淋巴样白血病	C91	4004	0.43	1.29	3.14	1.67	1.12	0.75	0.55	0.55	0.48	0.42	0.55	.0.73
髓样白血病	C92-C94	9149	0.99	1.13	0.68	0.58	0.79	0.84	0.98	1.25	1.46	1.57	1.94	2.31
白血病,未特指	C95	6937	0.75	2.55	2.00	1.34	1.21	0.99	0.95	1.07	0.91	0.99	1.30	1.54
其他的或未指明部位的	O&U	15328	1.66	1.06	0.92	0.41	0.54	0.45	0.50	0.68	1.14	1.37	2.20	3.27
合计	ALL	923091	100.00	14.27	12.27	8.03	9.04	10.86	16.58	35.15	57.83	88.70	153.43	233.83
所有部位除外C44	ALLbutC44	915291	99.16	14.24	12.21	7.98	8.93	10.68	16.44	34.83	57.43	88.10	152.50	232.52

续表 7-3-1

年龄组								粗率 （1/10万）	中调率 （1/10万）	世调率 （1/10万）	累积率（%）	
50-	55-	60-	65-	70-	75-	80-	85-				0-64	0-74
0.16	0.23	0.42	0.57	0.78	0.88	1.09	1.36	0.17	0.11	0.11	0.01	0.01
1.26	1.56	2.19	2.21	2.23	2.74	2.84	1.72	0.76	0.50	0.49	0.03	0.06
1.37	1.98	2.82	3.33	4.08	4.50	5.16	5.05	1.11	0.74	0.71	0.04	0.08
0.85	1.10	1.19	1.65	1.66	1.82	1.75	1.75	0.60	0.43	0.41	0.03	0.04
0.25	0.29	0.49	0.39	0.36	0.34	0.45	0.36	0.14	0.10	0.09	0.01	0.01
0.39	0.50	0.69	0.81	1.06	0.67	0.88	0.64	0.23	0.15	0.15	0.01	0.02
6.82	6.76	8.40	8.50	7.29	6.47	5.98	3.42	3.65	2.67	2.50	0.19	0.27
0.80	1.47	1.41	1.81	1.57	1.71	1.29	0.88	0.48	0.30	0.31	0.02	0.04
0.30	0.34	0.56	0.78		1.06	1.34	0.97	0.30	0.13	0.13	0.01	0.02
15.26	31.55	57.69	83.79	99.44	111.98	121.89	98.34	19.24	11.50	11.64	0.57	1.49
28.88	50.17	81.76	120.92	146.77	176.09	185.64	142.44	30.52	18.73	18.62	0.96	2.30
1.40	2.20	3.20	4.10	4.89	6.02	5.98	5.63	1.21	0.77	0.75	0.04	0.09
13.83	22.47	34.01	48.39	60.11	80.47	93.76	81.85	13.90	8.55	8.41	0.44	0.99
15.50	24.10	38.71	49.86	58.44	72.44	76.57	61.86	13.80	8.56	8.50	0.48	1.03
0.39	0.47	0.78	1.11	1.46	1.73	2.32	2.06	0.34	0.21	0.21	0.01	0.02
39.78	54.78	72.03	85.79	95.26	111.21	124.60	112.89	27.80	17.88	17.56	1.14	2.04
3.16	5.86	9.39	14.31	18.58	26.16	34.95	32.52	4.02	2.35	2.35	0.11	0.27
6.21	10.96	16.58	24.75	34.15	43.44	51.13	50.21	6.99	4.17	4.15	0.20	0.49
0.57	0.66	1.13	1.10	1.41	1.56	1.71	1.51	0.42	0.29	0.28	0.02	0.03
2.41	4.06	5.73	7.27	7.89	8.67	7.99	5.44	1.84	1.14	1.15	0.07	0.15
56.13	96.98	159.89	222.37	280.98	348.69	384.96	323.66	58.91	35.57	35.54	1.82	4.34
1.46	1.57	2.27	2.45	2.74	3.14	3.72	2.96	0.90	0.62	0.61	0.04	0.07
1.94	2.56	3.60	5.47	6.59	8.04	9.20	6.29	1.82	1.35	1.32	0.08	0.14
0.62	0.81	1.24	1.69	1.95	2.61	2.77	2.63	0.53	0.35	0.34	0.02	0.04
1.93	3.08	4.64	6.76	9.86	14.27	19.70	28.13	2.43	1.48	1.46	0.07	0.15
0.20	0.35	0.47	0.54	0.62	0.71	0.80	0.57	0.16	0.10	0.10	0.01	0.01
0.03	0.03	0.06	0.10	0.07	0.11	0.08	0.06	0.02	0.02	0.02	0.00	0.00
1.28	1.60	1.75	2.18	2.38	2.49	3.57	2.90	0.90	0.67	0.67	0.04	0.07
90.12	87.97	92.44	79.90	66.42	61.05	51.08	39.42	42.57	30.21	28.28	2.32	3.05
0.55	0.74	0.88	1.23	1.66	2.09	2.73	1.73	0.44	0.27	0.26	0.02	0.03
0.40	0.51	0.44	0.74	0.95	0.80	0.67	0.36	0.23	0.15	0.14	0.01	0.02
38.05	31.74	29.40	26.99	23.24	20.41	16.93	11.52	16.25	11.80	10.88	0.90	1.15
22.54	21.86	21.49	17.83	12.78	10.35	8.95	4.57	8.32	5.62	5.47	0.46	0.62
3.41	3.09	3.45	3.66	3.62	3.23	4.57	3.10	1.64	1.11	1.06	0.08	0.12
15.07	15.48	17.93	16.98	16.71	14.58	13.93	9.23	7.60	5.38	5.13	0.39	0.56
0.95	0.93	1.41	1.46	1.48	1.24	1.09	0.96	0.51	0.34	0.33	0.02	0.04
0.05	0.01	0.04	0.02	0.00	0.03	0.00	0.06	0.08	0.08	0.07	0.01	0.01
0.82	1.37	1.74	2.43	3.06	3.19	4.41	4.12	0.69	0.45	0.44	0.03	0.05
1.83	6.04	17.69	37.72	68.61	106.87	139.86	133.71	10.39	6.15	6.05	0.13	0.66
0.53	0.38	0.48	0.40	0.43	0.72	0.68	0.37	0.47	0.44	0.40	0.03	0.03
0.08	0.28	0.53	0.80	0.90	0.95	1.23	0.60	0.18	0.12	0.12	0.01	0.01
6.77	8.50	10.75	12.59	12.67	14.12	14.30	11.77	4.02	2.66	2.66	0.18	0.30
0.48	0.73	1.17	1.54	2.45	3.10	3.80	2.87	0.48	0.29	0.29	0.01	0.03
0.30	0.73	1.34	2.14	2.92	4.29	4.27	3.09	0.54	0.32	0.32	0.01	0.04
4.72	8.61	13.37	18.98	27.81	38.28	48.79	47.40	5.83	3.45	3.42	0.16	0.39
0.13	0.10	0.18	0.34	0.45	0.71	0.74	1.36	0.11	0.06	0.06	0.00	0.01
0.14	0.16	0.30	0.36	0.28	0.57	0.55	0.45	0.14	0.11	0.15	0.01	0.01
11.25	13.52	18.39	20.48	20.99	25.52	26.34	20.60	7.71	5.58	5.49	0.36	0.57
27.21	23.38	19.34	13.68	9.62	6.44	5.22	4.36	13.17	11.05	9.61	0.81	0.92
0.30	0.33	0.52	0.63	0.83	0.82	1.03	1.00	0.24	0.17	0.18	0.01	0.02
0.56	0.68	0.73	0.72	0.70	0.83	0.60	0.64	0.35	0.27	0.25	0.02	0.03
0.32	0.41	0.57	0.95	0.77	1.07	1.13	0.73	0.35	0.29	0.27	0.02	0.03
5.83	7.55	11.45	14.88	16.40	19.57	18.22	14.85	4.61	3.19	3.12	0.19	0.35
0.02	0.09	0.10	0.19	0.19	0.26	0.08	0.12	0.04	0.02	0.03	0.00	0.00
1.56	2.64	4.32	5.92	6.72	7.11	6.96	4.30	1.44	0.90	0.91	0.05	0.11
1.00	1.37	1.92	2.69	3.12	3.98	3.80	3.09	1.25	1.11	1.28	0.07	0.10
3.31	4.17	5.85	7.66	8.72	9.84	12.00	8.20	2.85	2.14	2.08	0.13	0.21
1.98	2.66	3.90	5.15	6.61	7.69	8.30	6.53	2.16	1.75	1.83	0.10	0.16
4.97	7.31	10.84	14.12	17.60	23.44	29.81	31.31	4.78	3.12	3.11	0.17	0.33
360.39	496.30	712.73	922.07	1093.43	1321.13	1459.75	1239.84	287.64	186.95	182.90	10.98	21.06
358.46	493.22	708.09	915.31	1083.57	1306.86	1440.05	1211.71	285.21	185.47	181.44	10.91	20.90

表 7-3-2 2015年全国肿瘤登记地区男性恶性肿瘤发病主要指标(1/10万)

部位		病例数	构成(%)	年龄组										
				0-	1-	5-	10-	15-	20-	25-	30-	35-	40-	45-
唇	C00	314	0.06	0.06	0.01	0.01	0.00	0.01	0.01	0.01	0.02	0.03	0.09	0.09
舌	C01-C02	1514	0.30	0.00	0.03	0.00	0.01	0.01	0.08	0.10	0.20	0.30	0.63	1.13
口	C03-C06	2119	0.42	0.00	0.04	0.05	0.06	0.02	0.07	0.07	0.16	0.23	0.57	0.90
唾液腺	C07-C08	1097	0.22	0.00	0.00	0.03	0.11	0.14	0.12	0.21	0.21	0.32	0.59	0.63
扁桃体	C09	342	0.07	0.00	0.00	0.00	0.01	0.01	0.01	0.02	0.02	0.02	0.11	0.32
其他的口咽	C10	608	0.12	0.06	0.00	0.01	0.00	0.00	0.03	0.02	0.03	0.07	0.10	0.29
鼻咽	C11	8232	1.61	0.00	0.01	0.07	0.21	0.38	0.52	1.20	2.21	3.71	6.57	7.74
喉咽	C12-C13	1437	0.28	0.00	0.00	0.00	0.00	0.00	0.01	0.01	0.01	0.10	0.31	0.70
咽,部位不明	C14	528	0.10	0.06	0.00	0.00	0.00	0.00	0.03	0.03	0.00	0.04	0.07	0.25
食管	C15	44067	8.64	0.00	0.01	0.00	0.01	0.02	0.06	0.16	0.29	0.83	3.08	10.36
胃	C16	68296	13.39	0.12	0.03	0.06	0.04	0.19	0.46	1.14	1.87	3.78	8.90	19.71
小肠	C17	2195	0.43	0.00	0.00	0.00	0.00	0.03	0.15	0.22	0.35	0.54	0.87
结肠	C18	24904	4.88	0.00	0.00	0.01	0.04	0.13	0.29	0.98	1.85	2.80	5.31	8.73
直肠	C19-C20	26563	5.21	0.06	0.00	0.01	0.04	0.06	0.27	0.73	1.49	2.45	5.77	9.67
肛门	C21	619	0.12	0.00	0.01	0.00	0.00	0.00	0.02	0.00	0.01	0.08	0.18	0.27
肝脏	C22	65571	12.85	1.12	0.35	0.16	0.13	0.43	0.83	2.59	6.39	13.60	28.38	45.67
胆囊及其他	C23-C24	6180	1.21	0.06	0.01	0.00	0.00	0.00	0.04	0.09	0.12	0.31	0.76	1.56
胰腺	C25	12693	2.49	0.00	0.00	0.01	0.01	0.03	0.06	0.16	0.33	0.86	2.10	4.03
鼻、鼻窦及其他	C30-C31	848	0.17	0.00	0.00	0.02	0.05	0.06	0.08	0.11	0.13	0.23	0.34	0.63
喉	C32	5225	1.02	0.06	0.00	0.02	0.03	0.00	0.03	0.05	0.06	0.13	0.75	1.68
气管、支气管、肺	C33-C34	125475	24.59	0.06	0.01	0.06	0.05	0.23	0.67	1.22	2.56	6.18	14.50	32.18
其他的胸腔器官	C37-C38	1766	0.35	0.31	0.12	0.08	0.10	0.25	0.26	0.35	0.33	0.31	0.60	0.95
骨	C40-C41	3373	0.66	0.12	0.20	0.44	1.01	1.15	0.55	0.71	0.54	0.62	1.05	1.60
皮肤的黑色素瘤	C43	879	0.17	0.06	0.04	0.05	0.06	0.07	0.03	0.07	0.11	0.18	0.27	0.42
其他的皮肤	C44	3999	0.78	0.06	0.10	0.07	0.08	0.20	0.13	0.28	0.39	0.62	1.05	1.37
间皮瘤	C45	285	0.06	0.00	0.00	0.00	0.00	0.01	0.01	0.01	0.02	0.04	0.07	0.07
卡波西肉瘤	C46	57	0.01	0.00	0.00	0.01	0.00	0.01	0.01	0.01	0.02	0.00	0.04	0.02
周围神经、其他结缔组织、软组织	C47;C49	1554	0.30	0.25	0.40	0.19	0.19	0.27	0.21	0.29	0.46	0.42	0.67	0.78
乳房	C50	773	0.15	0.00	0.00	0.00	0.01	0.00	0.02	0.06	0.11	0.23	0.36	0.50
外阴	C51	–	–	–	–	–	–	–	–	–	–	–	–	–
阴道	C52	–	–	–	–	–	–	–	–	–	–	–	–	–
子宫颈	C53	–	–	–	–	–	–	–	–	–	–	–	–	–
子宫体	C54	–	–	–	–	–	–	–	–	–	–	–	–	–
子宫,部位不明	C55	–	–	–	–	–	–	–	–	–	–	–	–	–
卵巢	C56	–	–	–	–	–	–	–	–	–	–	–	–	–
其他的女性生殖器	C57	–	–	–	–	–	–	–	–	–	–	–	–	–
胎盘	C58	–	–	–	–	–	–	–	–	–	–	–	–	–
阴茎	C60	1128	0.22	0.00	0.00	0.00	0.00	0.00	0.03	0.01	0.06	0.13	0.34	0.57
前列腺	C61	16906	3.31	0.00	0.00	0.01	0.01	0.01	0.03	0.07	0.04	0.08	0.24	0.54
睾丸	C62	767	0.15	0.75	0.25	0.03	0.04	0.22	0.41	0.65	0.76	0.62	0.57	0.60
其他的男性生殖器	C63	289	0.06	0.00	0.03	0.02	0.01	0.01	0.02	0.02	0.02	0.05	0.10	0.04
肾	C64	8302	1.63	0.94	0.60	0.16	0.10	0.10	0.19	0.48	1.09	1.51	3.14	4.56
肾盂	C65	878	0.17	0.00	0.01	0.00	0.00	0.00	0.01	0.04	0.02	0.07	0.12	0.27
输尿管	C66	968	0.19	0.00	0.00	0.00	0.00	0.00	0.01	0.01	0.02	0.02	0.14	0.17
膀胱	C67	14586	2.86	0.00	0.05	0.00	0.03	0.02	0.13	0.36	0.76	0.98	2.00	3.27
其他的泌尿器官	C68	203	0.04	0.00	0.00	0.00	0.00	0.01	0.01	0.01	0.01	0.00	0.04	0.02
眼	C69	231	0.05	0.56	0.53	0.02	0.01	0.00	0.02	0.01	0.03	0.03	0.07	0.12
脑、神经系统	C70-C72	11583	2.27	2.62	2.29	1.85	1.69	1.72	1.48	2.19	3.11	4.11	5.55	6.60
甲状腺	C73	10178	1.99	0.00	0.00	0.02	0.15	0.66	2.10	5.72	9.04	9.91	9.36	8.77
肾上腺	C74	420	0.08	0.62	0.26	0.07	0.01	0.03	0.02	0.04	0.01	0.11	0.15	0.17
其他的内分泌腺	C75	583	0.11	0.00	0.03	0.06	0.16	0.12	0.08	0.15	0.24	0.26	0.29	0.35
霍奇金病	C81	666	0.13	0.00	0.05	0.10	0.21	0.21	0.24	0.41	0.38	0.14	0.31	0.28
非霍奇金淋巴瘤	C82-C85;C96	8594	1.68	0.37	0.63	0.85	0.69	0.78	0.74	1.26	1.55	1.88	2.80	4.15
免疫增生性疾病	C88	82	0.02	0.00	0.00	0.00	0.00	0.01	0.00	0.00	0.00	0.01	0.01	0.01
多发性骨髓瘤	C90	2700	0.53	0.12	0.12	0.07	0.04	0.01	0.09	0.07	0.15	0.18	0.43	0.70
淋巴样白血病	C91	2305	0.45	1.43	3.60	1.76	1.24	0.83	0.69	0.64	0.43	0.50	0.60	0.82
髓样白血病	C92-C94	5141	1.01	1.12	0.70	0.82	0.79	0.94	1.06	1.44	1.49	1.70	2.12	2.50
白血病,未特指	C95	3947	0.77	2.49	2.18	1.52	1.33	1.16	1.15	1.20	1.02	1.07	1.38	1.68
其他的或未指明部位的	O&U	8231	1.61	0.94	0.90	0.43	0.61	0.53	0.46	0.67	1.01	1.31	2.24	3.37
合计	ALL	510201	100.00	14.47	13.61	9.16	9.34	11.07	13.89	26.31	41.45	63.56	115.73	192.78
所有部位除外C44	ALLbutC44	506202	99.22	14.40	13.52	9.09	9.27	10.87	13.77	26.03	41.06	62.94	114.67	191.41

续表 7-3-2

年龄组								粗率	中调率	世调率	累积率(%)	
50-	55-	60-	65-	70-	75-	80-	85-	(1/10万)	(1/10万)	(1/10万)	0-64	0-74
0.20	0.32	0.58	0.63	0.92	0.86	1.14	1.72	0.19	0.12	0.13	0.01	0.01
1.71	2.12	2.77	2.64	2.57	2.81	3.32	1.65	0.93	0.63	0.62	0.05	0.07
1.81	2.83	3.87	4.42	5.27	5.31	6.37	6.44	1.30	0.85	0.85	0.05	0.10
0.94	1.43	1.34	2.15	2.14	2.38	2.09	2.47	0.67	0.49	0.47	0.03	0.05
0.40	0.44	0.79	0.61	0.56	0.40	0.64	0.52	0.21	0.14	0.14	0.01	0.02
0.67	0.90	1.11	1.38	1.69	1.09	1.18	1.27	0.37	0.25	0.25	0.02	0.03
9.81	9.97	12.30	12.39	9.99	8.55	8.10	4.12	5.06	3.74	3.51	0.27	0.39
1.50	2.79	2.62	3.42	2.98	3.27	2.23	1.95	0.88	0.57.	0.58	0.04	0.07
0.50	0.58	0.97	1.18	1.20	1.49	2.32	1.42	0.32	0.21	0.21	0.01	0.02
25.04	50.17	88.03	122.36	141.31	155.10	164.71	128.84	27.07	16.94	17.19	0.89	2.21
39.36	74.33	121.83	180.70	214.37	255.97	265.47	196.11	41.96	26.59	26.61	1.36	3.33
1.59	2.74	3.74	4.74	5.70	7.49	6.83	5.84	1.35	0.88	0.87	0.05	0.10
15.53	25.46	39.62	57.78	68.99	90.28	106.91	102.10	15.30	9.80	9.68	0.50	1.14
18.00	29.70	48.37	63.42	73.21	91.37	93.48	80.30	16.32	10.47	10.42	0.58	1.27
0.44	0.61	0.97	1.21	1.76	2.10	2.73	2.92	0.38	0.24	0.24	0.01	0.03
64.37	86.68	109.55	124.13	130.20	143.96	161.79	151.16	40.29	26.96	26.44	1.80	3.07
3.10	6.00	9.53	14.58	18.39	25.23	33.63	32.88	3.80	2.34	2.35	0.11	0.27
7.57	13.49	20.20	29.50	39.33	48.00	54.75	56.48	7.80	4.90	4.90	0.24	0.59
0.74	0.75	1.45	1.46	1.89	2.24	1.77	1.87	0.52	0.37	0.35	0.02	0.04
4.40	7.58	10.60	13.23	14.02	15.59	13.93	10.04	3.21	2.04	2.07	0.13	0.26
71.40	133.22	222.50	315.83	396.46	483.06	530.12	459.93	77.09	48.32	48.49	2.42	5.99
1.56	1.93	2.81	2.99	3.82	4.45	4.41	4.12	1.09	0.77	0.76	0.05	0.08
2.17	3.03	4.16	6.45	7.99	9.99	10.74	7.64	2.07	1.57	1.53	0.09	0.16
0.65	0.90	1.24	1.80	1.89	3.01	3.37	2.92	0.54	0.37	0.36	0.02	0.04
2.04	3.35	4.96	7.71	11.14	15.50	19.71	28.31	2.46	1.58	1.56	0.07	0.17
0.24	0.35	0.52	0.51	0.73	1.03	1.09	0.75	0.18	0.11	0.11	0.01	0.01
0.06	0.04	0.09	0.09	0.11	0.20	0.18	0.15	0.04	0.02	0.02	0.00	0.00
1.37	1.71	1.79	2.81	2.83	2.99	4.69	3.90	0.95	0.71	0.70	0.04	0.07
0.83	0.87	1.37	1.43	1.39	1.46	1.91	1.87	0.47	0.32	0.31	0.02	0.04
—	—	—	—	—	—	—	—	—	—	—	—	—
—	—	—	—	—	—	—	—	—	—	—	—	—
—	—	—	—	—	—	—	—	—	—	—	—	—
—	—	—	—	—	—	—	—	—	—	—	—	—
—	—	—	—	—	—	—	—	—	—	—	—	—
—	—	—	—	—	—	—	—	—	—	—	—	—
0.82	1.37	1.74	2.43	3.06	3.19	4.41	4.12	0.69	0.45	0.44	0.03	0.05
1.83	6.04	17.69	37.72	68.61	106.87	139.86	133.71	10.39	6.15	6.05	0.13	0.66
0.53	0.38	0.48	0.40	0.43	0.72	0.68	0.37	0.47	0.44	0.40	0.03	0.03
0.08	0.28	0.53	0.80	0.90	0.95	1.23	0.60	0.18	0.12	0.12	0.01	0.01
8.91	11.42	14.29	16.43	16.80	17.74	17.52	16.03	5.10	3.45	3.43	0.23	0.40
0.65	1.01	1.69	1.75	2.55	2.87	3.73	3.15	0.54	0.34	0.34	0.02	0.04
0.38	0.98	1.65	2.58	2.87	4.48	4.41	4.19	0.59	0.37	0.37	0.02	0.04
7.43	13.98	21.48	30.04	45.07	60.54	81.28	88.76	8.96	5.55	5.52	0.25	0.63
0.15	0.09	0.25	0.38	0.58	0.83	1.23	2.25	0.12	0.08	0.08	0.00	0.01
0.16	0.16	0.34	0.38	0.36	0.46	0.36	0.52	0.14	0.11	0.14	0.01	0.01
9.55	11.57	16.33	19.11	20.90	24.92	25.49	21.20	7.12	5.38	5.30	0.34	0.54
11.07	9.89	8.83	6.55	5.96	4.36	4.28	3.82	6.25	5.42	4.63	0.38	0.44
0.30	0.37	0.62	0.72	1.01	1.18	1.37	0.97	0.26	0.18	0.20	0.01	0.02
0.53	0.68	0.87	0.80	0.84	0.98	0.59	0.90	0.36	0.28	0.27	0.02	0.03
0.40	0.53	0.71	1.12	0.92	1.35	1.27	0.75	0.41	0.35	0.32	0.02	0.03
6.86	8.46	13.47	17.61	19.50	24.17	22.71	21.12	5.28	3.73	3.67	0.22	0.41
0.02	0.11	0.15	0.29	0.19	0.46	0.09	0.22	0.05	0.03	0.03	0.00	0.00
1.76	2.89	5.01	7.17	7.91	9.27	9.51	7.12	11.66	1.07	1.08	0.06	0.13
0.97	1.60	2.09	3.33	3.69	5.02	4.78	4.19	1.42	1.25	1.45	0.08	0.11
3.66	4.68	6.30	8.60	10.29	11.91	16.11	11.09	3.16	2.41	2.34	0.14	0.24
2.07	3.02	4.54	6.00	7.59	9.24	10.33	9.51	2.42	1.98	2.07	0.12	0.18
5.15	8.11	12.34	15.77	20.45	26.38	34.18	37.00	5.06	3.40	3.40	0.19	0.37
341.25	551.93	851.12	1161.54	1403.32	1703.10	1895.05	1671.31	313.46	204.84	203.39	11.21	24.03
339.22	548.58	846.16	1153.83	1392.18	1687.60	1875.35	1643.00	311.01	203.25	201.83	11.13	23.86

表 7-3-3 2015年全国肿瘤登记地区女性恶性肿瘤发病主要指标(1/10万)

部位		病例数	构成(%)	年龄组										
				0-	1-	5-	10-	15-	20-	25-	30-	35-	40-	45-
唇	C00	238	0.06	0.14	0.02	0.03	0.00	0.01	0.00	0.02	0.03	0.05	0.04	0.07
舌	C01-C02	923	0.22	0.00	0.02	0.00	0.00	0.01	0.04	0.11	0.14	0.11	0.27	0.49
口	C03-C06	1441	0.35	0.00	0.02	0.01	0.03	0.00	0.15	0.27	0.58	0.82	0.69	0.75
唾液腺	C07-C08	815	0.20	0.00	0.03	0.04	0.06	0.07	0.11	0.21	0.28	0.41	0.48	0.68
扁桃体	C09	120	0.03	0.00	0.00	0.00	0.01	0.01	0.01	0.01	0.01	0.03	0.05	0.11
其他的口咽	C10	138	0.03	0.00	0.00	0.00	0.00	0.00	0.00	0.01	0.03	0.04	0.04	0.05
鼻咽	C11	3469	0.84	0.07	0.03	0.00	0.16	0.16	0.32	0.65	1.15	1.73	2.66	3.59
喉咽	C12-C13	115	0.03	0.00	0.00	0.00	0.00	0.00	0.01	0.00	0.00	0.01	0.05	0.06
咽,部位不明	C14	148	0.04	0.00	0.00	0.01	0.01	0.00	0.00	0.01	0.00	0.03	0.04	0.04
食管	C15	17667	4.28	0.07	0.00	0.01	0.01	0.01	0.04	0.09	0.19	0.40	1.00	2.66
胃	C16	29652	7.18	0.00	0.02	0.04	0.03	0.16	0.39	1.43	2.68	3.99	6.60	11.33
小肠	C17	1689	0.41	0.00	0.00	0.01	0.01	0.01	0.04	0.10	0.17	0.31	0.51	0.85
结肠	C18	19714	4.77	0.00	0.00	0.03	0.04	0.15	0.36	0.94	1.38	2.32	4.48	6.65
直肠	C19-C20	17725	4.29	0.07	0.00	0.00	0.01	0.01	0.21	0.72	1.17	2.01	4.62	7.59
肛门	C21	468	0.11	0.00	0.00	0.00	0.00	0.00	0.02	0.01	0.07	0.05	0.19	0.24
肝脏	C22	23651	5.73	1.13	0.38	0.08	0.14	0.19	0.42	0.67	1.42	2.62	5.61	9.83
胆囊及其他	C23-C24	6730	1.63	0.00	0.00	0.00	0.00	0.00	0.04	0.08	0.07	0.31	0.71	1.74
胰腺	C25	9741	2.36	0.00	0.00	0.04	0.04	0.01	0.04	0.16	0.36	0.49	1.31	2.18
鼻、鼻窦及其他	C30-C31	514	0.12	0.00	0.00	0.03	0.06	0.05	0.06	0.09	0.09	0.20	0.19	0.29
喉	C32	678	0.16	0.00	0.03	0.00	0.00	0.00	0.01	0.02	0.03	0.10	0.18	0.34
气管、支气管、肺	C33-C34	63577	15.40	0.07	0.08	0.05	0.03	0.19	0.45	1.29	2.36	5.71	12.29	22.64
其他的胸腔器官	C37-C38	1125	0.27	0.21	0.11	0.07	0.06	0.10	0.11	0.15	0.23	0.24	0.44	0.62
骨	C40-C41	2478	0.60	0.14	0.16	0.38	1.07	0.62	0.27	0.45	0.42	0.62	0.83	1.19
皮肤的黑色素瘤	C43	822	0.20	0.00	0.06	0.07	0.01	0.06	0.02	0.11	0.17	0.27	0.25	0.31
其他的皮肤	C44	3801	0.92	0.00	0.03	0.03	0.14	0.16	0.17	0.36	0.40	0.57	0.80	1.25
间皮瘤	C45	231	0.06	0.00	0.00	0.00	0.00	0.01	0.00	0.02	0.02	0.02	0.06	0.11
卡波西肉瘤	C46	22	0.01	0.00	0.02	0.00	0.00	0.00	0.00	0.02	0.00	0.00	0.01	0.01
周围神经、其他结缔组织、软组织	C47;C49	1335	0.32	0.71	0.39	0.14	0.26	0.34	0.26	0.42	0.35	0.49	0.66	0.88
乳房	C50	67328	16.31	0.00	0.05	0.03	0.03	0.24	1.43	5.95	15.70	30.40	59.47	80.25
外阴	C51	694	0.17	0.00	0.00	0.00	0.00	0.01	0.03	0.05	0.14	0.09	0.29	0.29
阴道	C52	364	0.09	0.00	0.00	0.00	0.00	0.00	0.01	0.01	0.04	0.07	0.13	0.28
子宫颈	C53	25707	6.23	0.07	0.00	0.00	0.00	0.06	0.41	2.88	6.84	13.91	23.00	33.64
子宫体	C54	13155	3.19	0.00	0.02	0.00	0.00	0.05	0.27	0.69	1.54	3.28	7.06	14.16
子宫,部位不明	C55	2591	0.63	0.07	0.00	0.00	0.00	0.02	0.07	0.24	0.41	0.69	1.73	2.89
卵巢	C56	12020	2.91	0.00	0.06	0.13	0.45	1.07	1.61	2.52	2.61	3.67	7.10	10.84
其他的女性生殖器	C57	807	0.20	0.00	0.()0	0.00	0.03	0.01	0.06	0.10	0.10	0.19	0.36	0.68
胎盘	C58	123	0.03	0.00	0.00	0.00	0.00	0.06	0.15	0.21	0.17	0.13	0.08	0.09
阴茎	C60	—	—	—	—	—	—	—	—	—	—	—	—	—
前列腺	C61	—	—	—	—	—	—	—	—	—	—	—	—	—
睾丸	C62	—	—	—	—	—	—	—	—	—	—	—	—	—
其他的男性生殖器	C63	—	—	—	—	—	—	—	—	—	—	—	—	—
肾	C64	4612	1.12	1.27	0.61	0.08	0.03	0.17	0.19	0.39	0.55	0.91	1.72	2.46
肾盂	C65	667	0.16	0.00	0.00	0.00	0.00	0.00	0.01	0.02	0.02	0.03	0.05	0.14
输尿管	C66	774	0.19	0.00	0.00	0.00	0.00	0.00	0.00	0.00	0.01	0.07	0.13
膀胱	C67	4136	1.00	0.00	0.09	0.01	0.03	0.04	0.08	0.12	0.16	0.32	0.68	1.04
其他的泌尿器官	C68	134	0.03	0.00	0.00	0.00	0.01	0.00	0.00	0.02	( )01	0.01	0.01	0.06
眼	C69	228	0.06	1.20	0.55	0.05	0.01	0.02	0.02	0.00	0.03	0.05	0.04	0.08
脑、神经系统	C70-C72	13163	3.19	1.91	1.32	1.48	1.36	1.00	1.34	2.00	2.58	3.77	5.68	8.15
甲状腺	C73	32071	7.77	0.00	0.02	0.07	0.55	2.19	6.69	15.89	23.68	26.40	30.51	31.46
肾上腺	C74	341	0.08	0.42	0.17	0.04	0.01	0.00	0.04	0.09	0.08	0.16	0.26
其他的内分泌腺	C75	541	0.13	0.00	0.02	0.01	0.04	0.09	0.12	0.17	0.22	0.30	0.42	0.39
霍奇金病	C81	449	0.11	0.07	0.02	0.05	0.09	0.17	0.22	0.31	0.13	0.13	0.27
非霍奇金淋巴瘤	C82-C85;C96	6214	1.51	0.35	0.33	0.33	0.49	0.50	0.53	0.99	1.29	1.67	2.12	3.30
免疫增生性疾病	C88	39	( )01	0.00	0.05	0.00	0.00	0.00	0.00	0.01	0.00	0.01	0.00
多发性骨髓瘤	C90	1911	0.46	0.00	0.06	0.04	0.04	0.01	0.04	0.05	0.08	0.14	0.34	0.77
淋巴样白血病	C91	1699	0.41	1.13	2.62	1.57	0.98	0.66	0.40	0.46	0.53	0.33	0.49	0.64
髓样白血病	C92-C94	4008	0.97	1.13	0.66	0.31	0.80	0.73	0.89	1.06	1.43	1.43	1.77	2.11
白血病,未特指	C95	2990	0.72	2.61	1.79	1.14	1.07	0.79	0.74	0.95	0.80	0.91	1.23	1.40
其他的或未指明部位的	O&U	7097	1.72	1.20	0.94	0.38	0.45	0.37	0.53	0.68	1.28	1.43	2.16	3.18
合计	ALL	412890	100.00	14.05	10.73	6.77	8.69	10.63	19.41	44.19	74.44	114.31	191.85	275.58
所有部位除外 C44	ALLbutC44	409089	99.08	14.05	10.70	6.74	8.55	10.47	19.24	43.82	74.04	113.74	191.05	274.33

续表 7-3-3

年龄组								粗率	中调率	世调率	累积率(%)	
50-	55-	60-	65-	70-	75-	80-	85-	(1/10万)	(1/10万)	(1/10万)	0-64	0-74
0.13	0.14	0.27	0.52	0.64	0.90	1.05	1.12	0.15	0.09	0.09	0.00	0.01
0.81	0.99	1.61	1.79	1.91	2.68	2.43	1.78	0.58	0.37	0.36	0.02	0.04
0.93	1.11	1.76	2.25	2.94	3.77	4.16	4.11	0.91	0.63	0.58	0.04	0.06
0.76	0.77	1.04	1.15	1.19	1.32	1.46	1.27	0.52	0.38	0.35	0.02	0.04
0.11	0.14	0.19	0.17	0.16	0.28	0.30	0.25	0.08	0.05	0.05	0.00	0.01
0.10	0.09	0.27	0.24	0.45	0.28	0.64	0.20	0.09	0.06	0.05	0.00	0.01
3.73	3.49	4.49	4.66	4.71	4.59	4.23	2.94	2.19	1.60	1.48	0.11	0.16
0.09	0.12	0.20	0.21	0.23	0.31	0.52	0.15	0.07	0.04	0.04	0.00	0.00
0.09	0.10	0.15	0.35	0.37	0.67	0.52	0.66	0.09	0.06	0.06	0.00	0.01
5.18	12.56	27.31	45.66	59.31	73.23	86.66	77.68	11.17	6.21	6.24	0.25	0.77
18.07	25.53	41.66	61.82	81.95	104.29	119.95	106.09	18.75	11.16	10.90	0.56	1.28
1.19	1.65	2.65	3.46	4.11	4.70	5.28	5.48	1.07	0.66	0.64	0.04	0.08
12.09	19.43	28.40	39.10	51.60	71.65	82.95	68.14	12.47	7.35	7.21	0.38	0.83
12.93	18.39	29.04	36.46	44.26	55.42	62.65	49.37	11.21	6.73	6.64	0.38	0.79
0.35	0.33	0.60	1.00	1.17	1.39	1.98	1.47	0.30	0.18	0.17	0.01	0.02
14.42	22.24	34.47	47.89	61.75	81.77	94.00	86.97	14.95	8.84	8.74	0.46	1.01
3.21	5.71	9.26	14.04	18.76	26.99	36.03	32.27	4.26	2.36	2.35	0.11	0.27
4.82	8.38	12.95	20.05	29.18	39.35	48.16	45.97	6.16	3.46	3.43	0.15	0.40
0.41	0.56	0.80	0.74	0.95	0.95	1.65	1.27	0.33	0.22	0.21	0.01	0.02
0.37	0.47	0.85	1.37	2.01	2.45	3.11	2.33	0.43	0.25	0.25	0.01	0.03
40.38	60.02	97.22	129.96	170.26	227.91	265.51	231.37	40.20	23.36	23.13	1.21	2.71
1.35	1.21	1.74	1.91	1.71	1.96	3.15	2.18	0.71	0.48	0.47	0.03	0.05
1.69	2.09	3.04	4.51	5.24	6.30	7.94	5.38	1.57	1.14	1.11	0.06	0.11
0.59	0.73	1.24	1.58	2.01	2.24	2.28	2.44	0.52	0.34	0.33	0.02	0.04
1.82	2.81	4.32	5.83	8.63	13.16	19.70	28.01	2.40	1.38	1.35	0.06	0.14
0.16	0.34	0.43	0.58	0.51	0.41	0.56	0.46	0.15	0.09	0.09	0.01	0.01
0.01	0.03	0.03	0.11	0.04	0.03	0.00	0.00	0.01	0.01	0.01	0.00	0.00
1.18	1.48	1.71	1.55	1.95	2.04	2.66	2.23	0.84	0.64	0.64	0.04	0.06
90.12	87.97	92.44	79.90	66.42	61.05	51.08	39.42	42.57	30.21	28.28	2.32	3.05
0.55	0.74	0.88	1.23	1.66	2.09	2.73	1.73	0.44	0.27	0.26	0.02	0.03
0.40	0.51	0.44	0.74	0.95	0.80	0.67	0.36	0.23	0.15	0.14	0.01	0.02
38.05	31.74	29.40	26.99	23.24	20.41	16.93	11.52	16.25	11.80	10.88	0.90	1.15
22.54	21.86	21.49	17.83	12.78	10.35	8.95	4.57	8.32	5.62	5.47	0.46	0.62
3.41	3.09	3.45	3.66	3.62	3.23	4.57	3.10	1.64	1.11	1.06	0.08	0.12
15.07	15.48	17.93	16.98	16.71	14.58	13.93	9.23	7.60	5.38	5.13	0.39	0.56
0.95	0.93	1.41	1.46	1.48	1.24	1.09	0.96	0.51	0.34	0.33	0.02	0.04
0.05	0.01	0.04	0.02	0.00	0.03	0.00	0.00	0.08	0.08	0.07	0.01	0.01
–	–	–	–	–	–	–	–	–	–	–	–	–
–	–	–	–	–	–	–	–	–	–	–	–	–
–	–	–	–	–	–	–	–	–	–	–	–	–
4.57	5.53	7.20	8.79	8.71	10.86	11.65	8.88	2.92	1.88	1.89	0.12	0.21
0.30	0.44	0.66	1.34	2.36	3.30	3.86	2.69	0.42	0.24	0.23	0.01	0.03
0.23	0.47	1.02	1.70	2.96	4.13	4.16	2.33	0.49	0.27	0.27	0.01	0.03
1.93	3.13	5.24	8.04	11.26	18.27	22.06	19.38	2.62	1.47	1.45	0.06	0.16
0.12	0.11	0.11	0.29	0.33	0.59	0.34	0.76	0.08	0.05	0.05	0.00	0.01
0.12	0.15	0.27	0.33	0.21	0.67	0.71	0.41	0.14	0.11	0.15	0.01	0.01
13.00	15.50	20.45	21.84	21.08	26.06	27.04	20.19	8.32	5.77	5.67	0.39	0.60
43.85	37.13	29.85	20.72	13.13	8.31	5.99	4.72	20.28	16.79	14.68	1.24	1.41
0.31	0.30	0.43	0.53	0.66	0.49	0.75	1.01	0.22	0.15	0.16	0.01	0.02
0.59	0.68	0.59	0.64	0.58	0.70	0.60	0.46	0.34	0.26	0.24	0.01	0.02
0.23	0.29	0.43	0.77	0.62	0.83	1.01	0.71	0.28	0.23	0.22	0.01	0.02
4.77	6.62	9.43	12.19	13.42	15.43	14.53	10.60	3.93	2.66	2.58	0.16	0.29
0.02	0.06	0.04	0.09	0.18	0.08	0.07	0.05	0.02	0.02	0.02	0.00	0.00
1.35	2.38	3.63	4.69	5.59	5.16	4.87	2.38	Bl	0.75	0.75	0.04	0.10
1.03	1.13	1.74	2.05	2.57	3.04	3.00	2.33	1.07	0.96	1.11	0.06	0.08
2.95	3.64	5.39	6.72	7.21	7.97	8.61	6.24	2.53	1.89	1.83	0.12	0.19
1.88	2.29	3.25	4.31	5.67	6.30	6.63	4.52	1.89	1.51	1.59	0.09	0.14
4.79	6.48	9.34	12.49	14.88	20.80	26.21	27.45	4.49	2.86	2.83	0.16	0.30
380.12	439.57	574.22	685.29	796.29	977.80	1101.56	947.59	261.07	171.00	164.31	10.76	18.16
378.30	436.76	569.90	679.47	787.66	964.64	1081.86	919.58	258.67	169.62	162.96	10.69	18.03

表 7-3-4 2015年全国城市肿瘤登记地区年男女合计恶性肿瘤发病主要指标(1/10万)

部位		病例数	构成(%)	年龄组										
				0-	1-	5-	10-	15-	20-	25-	30-	35-	40-	45-
唇	C00	237	0.05	0.15	0.00	0.00	0.00	0.01	0.00	0.02	0.02	0.03	0.06	0.08
舌	C01-C02	1469	0.31	0.00	0.03	0.00	0.00	0.01	0.06	0.15	0.21	0.18	0.59	0.99
口	C03-C06	2134	0.45	0.00	0.03	0.03	0.03	0.01	0.16	0.30	0.59	0.85	0.89	1.05
唾液腺	C07-C08	1060	0.22	0.00	0.02	0.03	0.11	0.14	0.12	0.26	0.28	0.47	0.48	0.65
扁桃体	C09	274	0.06	0.00	0.00	0.00	0.00	0.00	0.00	0.01	0.00	0.03	0.10	0.27
其他的口咽	C10	394	0.08	0.00	0.00	0.01	0.00	0.00	0.02	0.00	0.02	0.04	0.08	0.16
鼻咽	C11	6137	1.28	0.00	0.00	0.00	0.13	0.25	0.49	0.97	1.98	3.00	5.03	5.87
喉咽	C12-C13	941	0.20	0.00	0.00	0.00	0.00	0.00	0.00	0.01	0.01	0.06	0.20	0.47
咽,部位不明	C14	341	0.07	0.00	0.00	0.01	0.00	0.00	0.02	0.02	0.00	0.03	0.06	0.20
食管	C15	20224	4.23	0.07	0.02	0.00	0.00	0.03	0.04	0.05	0.14	0.37	1.44	4.81
胃	C16	42382	8.86	0.00	0.02	0.01	0.03	0.13	0.31	1.35	2.12	3.71	6.86	13.40
小肠	C17	2255	0.47	0.00	0.00	0.00	0.02	0.00	0.06	0.14	0.19	0.37	0.55	0.94
结肠	C18	28777	6.01	0.00	0.00	0.00	0.03	0.06	0.17	0.28	1.14	1.66	2.85	5.20	8.62
直肠	C19-C20	24113	5.04	0.15	0.00	0.00	0.00	0.03	0.17	0.66	1.37	2.06	5.38	8.56
肛门	C21	469	0.10	0.00	0.00	0.00	0.00	0.00	0.01	0.01	0.03	0.05	0.14	0.20
肝脏	C22	39682	8.29	1.55	0.41	0.06	0.10	0.22	0.47	1.45	3.00	6.73	14.72	24.19
胆囊及其他	C23-C24	7096	1.48	0.00	0.02	0.00	0.00	0.00	0.04	0.09	0.13	0.33	0.77	1.65
胰腺	C25	12523	2.62	0.00	0.00	0.03	0.00	0.03	0.05	0.19	0.31	0.63	1.75	3.24
鼻、鼻窦及其他	C30-C31	713	0.15	0.00	0.00	0.00	0.02	0.08	0.05	0.10	0.14	0.25	0.24	0.46
喉	C32	3280	0.69	0.00	0.00	0.01	0.02	0.00	0.03	0.04	0.04	0.15	0.52	1.02
气管、支气管、肺	C33-C34	96292	20.12	0.00	0.08	0.10	0.08	0.14	0.47	1.26	2.46	5.99	12.96	25.94
其他的胸腔器官	C37-C38	1706	0.36	0.44	0.18	0.06	0.08	0.22	0.21	0.26	0.30	0.34	0.52	0.85
骨	C40-C41	2560	0.53	0.15	0.13	0.43	1.05	0.85	0.34	0.50	0.43	0.53	0.89	1.22
皮肤的黑色素瘤	C43	866	0.18	0.00	0.03	0.01	0.02	0.05	0.02	0.11	0.13	0.17	0.25	0.33
其他的皮肤	C44	4428	0.93	0.00	0.05	0.06	0.15	0.22	0.14	0.37	0.46	0.72	1.05	1.46
间皮瘤	C45	324	0.07	0.00	0.00	0.00	0.00	0.01	0.01	0.02	0.03	0.05	0.08	0.12
卡波西肉瘤	C46	41	0.01	0.00	0.00	0.00	0.00	0.00	0.00	0.01	0.02	0.00	0.00	0.03
周围神经、其他结缔组织、软组织	C47;C49	1692	0.35	0.74	0.38	0.27	0.34	0.30	0.29	0.39	0.49	0.56	0.65	0.83
乳房	C50	39713	8.38	0.00	0.04	0.00	0.03	0.11	1.20	5.83	16.54	32.21	65.73	88.24
外阴	C51	383	0.08	0.00	0.00	0.00	0.00	0.03	0.04	0.05	0.13	0.12	0.22	0.32
阴道	C52	197	0.04	0.00	0.00	0.00	0.00	0.00	0.00	0.03	0.12	0.15	0.23
子宫颈	C53	12080	2.52	0.16	0.00	0.00	0.00	0.05	0.34	2.77	7.10	13.75	21.78	31.64
子宫体	C54	7352	1.54	0.00	0.00	0.00	0.00	0.08	0.26	0.81	1.59	3.44	7.51	14.76
子宫,部位不明	C55	1057	0.22	0.16	0.0()	0.00	0.00	0.00	0.06	0.11	0.33	0.47	1.19	2.13
卵巢	C56	6790	1.42	0.00	0.11	0.16	0.48	1.22	1.61	2.68	3.03	4.45	7.92	11.80
其他的女性生殖器	C57	463	0.10	0.00	0.00	0.00	0.00	0.03	0.06	0.09	0.13	0.23	0.39	0.67
胎盘	C58	47	0.01	0.00	0.00	0.00	0.00	0.03	0.17	0.11	0.11	0.15	0.06	0.06
阴茎	C60	500	0.10	0.00	0.00	0.00	0.00	0.00	0.02	0.02	0.08	0.12	0.31	0.53
前列腺	C61	11460	2.39	0.00	0.00	0.00	0.00	0.03	0.03	0.00	0.06	0.05	0.08	0.31	0.79
睾丸	C62	430	0.09	1.40	0.47	0.03	0.03	0.28	0.52	0.50	0.79	0.94	0.77	0.67	0.68
其他的男性生殖器	C63	194	0.04	0.00	0.06	0.00	0.00	0.00	0.04	0.02	0.02	0.00	0.09	0.05
肾	C64	8349	1.74	1.03	0.71	0.12	0.08	0.09	0.22	0.47	1.13	1.41	3.17	4.50
肾盂	C65	999	0.21	0.00	0.02	0.00	0.00	0.00	0.00	0.02	0.03	0.07	0.08	0.23
输尿管	C66	1177	0.25	0.00	0.00	0.00	0.00	0.00	0.00	0.01	0.01	0.02	0.12	0.20
膀胱	C67	10936	2.29	0.00	0.08	0.01	0.03	0.03	0.10	0.23	0.45	0.69	1.55	2.50
其他的泌尿器官	C68	192	0.04	0.00	0.00	0.00	0.00	0.00	0.00	0.01	0.01	0.00	0.03	0.02
眼	C69	224	0.05	1.33	0.65	0.01	0.03	0.00	0.01	0.02	0.06	0.01	0.07	0.11
脑、神经系统	C70-C72	12358	2.58	2.66	1.96	1.58	1.44	1.17	1.42	1.98	2.80	3.96	5.33	6.96
甲状腺	C73	28656	5.99	0.00	0.00	0.07	0.36	1.77	6.08	16.00	23.71	25.70	27.61	27.31
肾上腺	C74	368	0.08	0.52	0.20	0.06	0.02	0.01	0.02	0.05	0.03	0.05	0.16	0.20
其他的内分泌腺	C75	670	0.14	0.00	0.05	0.03	0.13	0.16	0.13	0.20	0.29	0.33	0.42	0.40
霍奇金病	C81	570	0.12	0.00	0.07	0.09	0.13	0.23	0.31	0.41	0.44	0.11	0.22	0.29
非霍奇金淋巴瘤	C82-C85;C96	8363	1.75	0.22	0.50	0.68	0.73	0.60	0.71	1.23	1.65	2.08	2.86	3.91
免疫增生性疾病	C88	73	0.02	0.00	0.03	0.00	0.00	0.00	0.00	0.01	0.01	0.00	0.00
多发性骨髓瘤	C90	2713	0.57	0.00	0.02	0.03	0.00	0.01	0.04	0.06	0.10	0.19	0.38	0.83
淋巴样白血病	C91	2088	0.44	1.85	3.96	1.88	1.39	0.96	0.55	0.54	0.49	0.42	0.58	0.75
髓样白血病	C92-C94	5341	1.12	1.40	0.88	0.56	0.83	0.99	1.00	1.36	1.62	1.73	2.13	2.52
白血病,未特指	C95	2726	0.57	2.22	1.43	0.98	0.92	0.63	0.67	0.72	0.77	0.68	1.05	1.05
其他的或未指明部位的	O&U	9301	1.94	1.63	0.94	0.41	0.65	0.48	0.51	0.72	1.32	1.56	2.77	3.62
合计	ALL	478594	100.00	17.00	13.25	7.80	9.26	10.96	17.74	40.58	66.63	97.68	163.42	238.94
所有部位除外C44	ALLbutC44	474166	99.07	17.00	13.20	7.74	9.12	10.74	17.60	40.21	66.17	96.96	162.37	237.48

续表 7-3-4

年龄组								粗率 (1/10万)	中调率 (1/10万)	世调率 (1/10万)	累积率(%)	
50-	55-	60-	65-	70-	75-	80-	85-				0-64	0-74
0.12	0.17	0.36	0.52	0.63	0.82	1.04	1.12	0.15	0.09	0.09	0.00	0.01
1.60	1.94	2.58	2.61	2.24	3.44	3.80	2.02	0.95	0.60	0.59	0.04	0.07
1.66	2.34	2.95	3.64	4.46	5.21	6.29	6.02	1.38	0.91	0.86	0.05	0.09
0.99	1.18	1.37	1.89	1.75	2.14	2.03	2.36	0.69	0.48	0.46	0.03	0.05
0.35	0.37	0.60	0.42	0.37	0.40	0.54	0.51	0.18	0.11	0.11	0.01	0.01
0.48	0.62	0.70	0.73	1.08	0.77	0.81	0.67	0.26	0.16	0.16	0.01	0.02
7.03	7.13	9.24	8.99	7.65	6.82	5.68	3.54	3.98	2.84	2.65	0.21	0.29
1.07	2.04	1.64	1.98	1.98	1.85	1.38	0.73	0.61	0.37	0.37	0.03	0.05
0.30	0.33	0.64	0.75	0.69	1.03	1.11	1.07	0.22	0.13	0.13	0.01	0.02
12.01	22.39	36.62	51.38	60.39	70.00	78.33	68.45	13.12	7.46	7.56	0.39	0.95
25.85	44.86	68.94	97.72	126.00	149.54	163.80	128.29	27.50	16.10	15.97	0.84	1.96
1.59	2.50	3.82	4.72	5.65	7.01	7.67	6.41	1.46	0.88	0.87	0.05	0.10
17.20	28.24	43.66	62.25	80.21	106.32	124.13	112.54	18.67	10.82	10.69	0.55	1.26
17.27	26.79	42.59	54.61	62.18	77.56	82.97	71.77	15.65	9.22	9.19	0.52	1.11
0.38	0.41	0.57	0.92	1.12	1.64	2.34	1.97	0.30	0.18	0.17	0.01	0.02
35.60	50.51	62.52	74.11	83.70	100.37	115.73	110.58	25.75	15.75	15.52	1.00	1.79
3.41	6.06	10.01	15.24	20.27	27.70	38.94	40.33	4.60	2.53	2.53	0.11	0.29
6.55	12.16	17.79	27.68	37.69	48.98	58.35	58.44	8.13	4.58	4.56	0.21	0.54
0.53	0.69	1.26	1.16	1.44	1.80	1.76	1.97	0.46	0.30	0.29	0.02	0.03
2.84	4.74	6.24	8.01	8.62	9.49	8.59	5.79	2.13	1.26	1.27	0.08	0.16
56.70	98.18	161.09	218.81	283.20	353.35	401.98	352.09	62.48	35.76	35.76	1.83	4.34
1.74	1.85	2.76	2.75	3.30	3.97	4.99	3.82	1.11	0.73	0.72	0.05	0.08
1.68	2.22	2.90	4.22	6.19	7.61	8.71	6.02	1.66	1.20	1.17	0.07	0.12
0.60	0.78	1.21	1.92	2.13	2.96	2.99	2.53	0.56	0.35	0.34	0.02	0.04
2.24	3.68	5.35	7.74	11.47	15.44	20.60	30.15	2.87	1.68	1.65	0.08	0.18
0.21	0.44	0.49	0.77	0.86	0.90	0.96	0.90	0.21	0.13	0.13	0.01	0.02
0.02	0.06	0.09	0.09	0.09	0.05	0.12	0.11	0.03	0.02	0.02	0.00	0.00
1.49	1.99	1.96	2.69	2.65	3.07	4.80	4.22	1.10	0.79	0.79	0.05	0.08
105.03	107.42	114.42	102.76	89.51	84.41	68.84	55.04	51.79	35.17	33.20	2.68	3.65
0.52	0.76	0.85	1.42	1.96	2.58	3.39	2.14	0.50	0.29	0.28	0.02	0.03
0.35	0.48	0.68	0.80	0.96	0.84	0.99	0.39	0.26	0.16	0.15	0.01	0.02
37.49	31.24	26.82	23.75	20.62	17.23	13.84	10.23	15.75	11.24	10.33	0.87	1.09
25.19	24.50	25.08	20.85	15.16	12.66	10.94	4.87	9.59	6.26	6.11	0.52	0.70
2.96	2.90	3.18	2.83	3.25	2.14	3.95	2.63	1.38	0.89	0.86	0.07	0.10
17.26	17.65	20.10	18.39	18.74	18.42	17.16	11.50	8.85	6.07	5.78	0.44	0.63
1.12	1.11	1.67	1.54	1.92	1.49	1.13	1.36	0.60	0.39	0.38	0.03	0.04
0.05	0.00	0.04	0.00	0.00	0.05	0.00	0.00	0.06	0.06	0.05	0.00	0.00
0.83	1.23	1.51	1.74	2.55	3.05	4.03	3.86	0.65	0.39	0.39	0.02	0.04
2.24	7.78	24.48	51.51	94.94	143.14	178.42	168.47	14.80	8.24	8.10	0.18	0.91
0.58	0.40	0.47	0.44	0.22	0.73	0.59	0.13	0.56	0.52	0.49	0.03	0.04
0.10	0.38	0.65	1.14	1.43	1.47	1.51	0.80	0.25	0.16	0.16	0.01	0.02
8.47	11.01	14.15	16.22	16.62	19.11	19.26	15.97	5.42	3.42	3.40	0.23	0.39
0.47	0.91	1.48	2.00	3.32	4.23	5.14	4.05	0.65	0.36	0.36	0.02	0.04
0.40	0.93	1.76	2.70	3.79	5.84	6.06	4.89	0.76	0.42	0.42	0.02	0.05
5.45	10.17	14.80	21.75	32.10	44.67	56.74	56.69	7.10	3.96	3.93	0.18	0.45
0.11	0.09	0.16	0.34	0.63	0.85	0.92	2.19	0.12	0.07	0.07	0.00	0.01
0.15	0.14	0.27	0.31	0.28	0.48	0.50	0.45	0.15	0.12	0.16	0.01	0.01
11.62	13.95	18.18	20.41	22.01	25.72	27.24	24.07	8.02	5.56	5.49	0.36	0.57
35.94	31.56	26.07	17.89	12.46	8.01	5.83	5.57	18.59	15.33	13.25	1.11	1.26
0.31	0.33	0.49	0.64	0.78	0.90	1.11	0.96	0.24	0.16	0.17	0.01	0.02
0.66	0.86	0.90	0.84	0.93	0.90	0.58	1.01	0.43	0.33	0.31	0.02	0.03
0.29	0.33	0.62	1.00	0.67	1.08	1.23	0.84	0.37	0.31	0.29	0.02	0.03
6.48	8.36	13.03	16.30	18.67	23.53	21.98	18.05	5.43	3.60	3.50	0.21	0.39
0.02	0.09	0.12	0.19	0.24	0.37	0.08	0.22	0.05	0.03	0.03	0.00	0.00
1.77	3.02	4.74	7.06	7.91	9.30	9.05	6.13	1.76	1.04	1.04	0.06	0.13
1.09	1.41	1.93	2.59	3.36	4.36	3.91	3.77	1.35	1.23	1.46	0.08	0.11
3.81	4.89	6.76	9.43	10.91	11.71	15.80	11.70	3.47	2.48	2.42	0.15	0.25
1.57	2.01	2.85	4.37	5.61	6.87	8.13	7.37	1.77	1.36	1.41	0.08	0.13
5.90	8.49	12.79	16.86	21.11	29.79	38.32	42.41	6.03	3.72	3.70	0.20	0.39
381.85	521.24	722.41	914.40	1106.72	1352.50	1522.99	1355.75	310.52	193.93	189.27	11.46	21.57
379.61	517.57	717.06	906.66	1095.25	1337.06	1502.39	1325.61	307.65	192.25	187.62	11.38	21.39

表 7-3-5 2015年全国城市肿瘤登记地区男性恶性肿瘤发病主要指标（1/10万）

部位		病例数	构成(%)	年龄组										
				0-	1-	5-	10-	15-	20-	25-	30-	35-	40-	45-
唇	C00	133	0.05	0.00	0.00	0.00	0.00	0.03	0.00	0.02	0.03	0.03	0.09	0.09
舌	C01-C02	887	0.34	0.00	0.06	0.00	0.00	0.03	0.09	0.17	0.27	0.23	0.85	1.41
口	C03-C06	1189	0.46	0.00	0.03	0.06	0.03	0.03	0.09	0.12	0.18	0.28	0.65	0.98
唾液腺	C07-C08	619	0.24	0.00	0.00	0.03	0.12	0.15	0.11	0.26	0.30	0.42	0.51	0.60
扁桃体	C09	209	0.08	0.00	0.00	0.00	0.00	0.00	0.00	0.02	0.00	0.03	0.14	0.39
其他的口咽	C10	335	0.13	0.00	0.00	0.03	0.00	0.00	0.04	0.00	0.05	0.03	0.11	0.29
鼻咽	C11	4369	1.70	0.00	0.00	0.00	0.12	0.30	0.52	1.28	2.71	4.18	7.30	8.28
喉咽	C12-C13	885	0.34	0.00	0.00	0.00	0.00	0.00	0.00	0.02	0.02	0.12	0.37	0.91
咽,部位不明	C14	271	0.11	0.00	0.00	0.00	0.00	0.00	0.04	0.02	0.00	0.05	0.06	0.33
食管	C15	15465	6.00	0.00	0.03	0.00	0.00	0.03	0.05	0.08	0.18	0.47	2.37	8.42
胃	C16	29438	11.43	0.00	0.03	0.00	0.06	0.13	0.34	1.18	1.64	3.58	7.95	16.44
小肠	C17	1310	0.51	0.00	0.00	0.00	0.00	0.05	0.19	0.24	0.43	0.68	0.68
结肠	C18	15979	6.20	0.00	0.00	0.00	0.06	0.18	0.29	1.03	2.01	3.09	5.72	9.94
直肠	C19-C20	14673	5.70	0.14	0.00	0.00	0.05	0.21	0.76	1.45	2.29	5.66	9.94
肛门	C21	273	0.11	0.00	0.00	0.00	0.00	0.00	0.00	0.00	0.07	0.15	0.21
肝脏	C22	29497	11.45	1.83	0.38	0.11	0.03	0.33	0.56	2.29	4.79	11.42	25.26	40.98
胆囊及其他	C23-C24	3384	1.31	0.00	0.03	0.00	0.00	0.00	0.05	0.08	0.16	0.30	0.79	1.56
胰腺	C25	6983	2.71	0.00	0.00	0.00	0.00	0.05	0.05	0.20	0.30	0.84	2.15	4.22
鼻、鼻窦及其他	C30-C31	432	0.17	0.00	0.00	0.00	0.00	0.08	0.05	0.08	0.14	0.27	0.32	0.63
喉	C32	2931	1.14	0.00	0.00	0.03	0.03	0.00	0.04	0.06	0.02	0.17	0.87	1.77
气管、支气管、肺	C33-C34	62816	24.39	0.00	0.03	0.11	0.09	0.15	0.50	1.17	2.47	5.93	13.23	29.01
其他的胸腔器官	C37-C38	1032	0.40	0.42	0.22	0.06	0.09	0.33	0.29	0.36	0.37	0.40	0.57	1.03
骨	C40-C41	1490	0.58	0.14	0.13	0.34	1.13	1.16	0.47	0.58	0.48	0.55	0.94	1.42
皮肤的黑色素瘤	C43	457	0.18	0.00	0.00	0.03	0.03	0.08	0.02	0.06	0.11	0.10	0.28	0.39
其他的皮肤	C44	2222	0.86	0.00	0.06	0.06	0.09	0.25	0.11	0.31	0.43	0.67	1.24	1.50
间皮瘤	C45	191	0.07	0.00	0.00	0.00	0.00	0.03	0.02	0.02	0.03	0.07	0.08	0.09
卡波西肉瘤	C46	29	0.01	0.00	0.00	0.00	0.00	0.00	0.00	0.00	0.00	0.00	0.00	0.05
周围神经、其他结缔组织、软组织	C47;C49	913	0.35	0.28	0.44	0.31	0.31	0.23	0.32	0.31	0.62	0.48	0.62	0.79
乳房	C50	414	0.16	0.00	0.00	0.00	0.00	0.00	0.02	0.06	0.11	0.20	0.31	0.63
外阴	C51	–	–	–	–	–	–	–	–	–	–	–	–	–
阴道	C52	–	–	–	–	–	–	–	–	–	–	–	–	–
子宫颈	C53	–	–	–	–	–	–	–	–	–	–	–	–	–
子宫体	C54	–	–	–	–	–	–	–	–	–	–	–	–	–
子宫,部位不明	C55	–	–	–	–	–	–	–	–	–	–	–	–	–
卵巢	C56	–	–	–	–	–	–	–	–	–	–	–	–	–
其他的女性生殖器	C57	–	–	–	–	–	–	–	–	–	–	–	–	–
胎盘	C58	–	–	–	–	–	–	–	–	–	–	–	–	–
阴茎	C60	500	0.19	0.00	0.00	0.00	0.00	0.00	0.02	0.02	0.08	0.12	0.31	0.53
前列腺	C61	11460	4.45	0.00	0.00	0.00	0.03	0.03	0.00	0.06	0.05	0.08	0.31	0.79
睾丸	C62	430	0.17	1.40	0.47	0.03	0.03	0.28	0.50	0.79	0.94	0.77	0.67	0.68
其他的男性生殖器	C63	194	0.08	0.00	0.06	0.03	0.00	0.00	0.04	0.02	0.05	0.09	0.05
肾	C64	5437	2.11	1.12	0.72	0.17	0.12	0.05	0.18	0.59	1.53	1.87	4.38	6.06
肾盂	C65	543	0.21	0.00	0.03	0.00	0.00	0.00	0.00	0.03	0.08	0.11	0.32
输尿管	C66	634	0.25	0.00	0.00	0.00	0.00	0.00	0.02	0.02	0.02	0.17	0.24
膀胱	C67	8502	3.30	0.00	0.09	0.00	0.03	0.03	0.11	0.34	0.78	1.04	2.49	3.85
其他的泌尿器官	C68	111	0.04	0.00	0.00	0.00	0.00	0.00	0.02	0.00	0.00	0.05	0.00
眼	C69	113	0.04	0.98	0.66	0.00	0.03	0.00	0.02	0.03	0.06	0.02	0.08	0.11
脑、神经系统	C70-C72	5578	2.17	2.81	2.42	1.63	1.53	1.46	1.56	1.95	2.98	4.05	5.09	6.12
甲状腺	C73	7181	2.79	0.00	0.00	0.06	0.12	0.83	2.92	9.08	13.99	14.86	13.77	12.51
肾上腺	C74	197	0.08	0.70	0.19	0.00	0.00	0.03	0.00	0.02	0.03	0.07	0.17	0.11
其他的内分泌腺	C75	346	0.13	0.00	0.06	0.06	0.21	0.23	0.11	0.16	0.32	0.27	0.32	0.39
霍奇金病	C81	336	0.13	0.00	0.13	0.14	0.25	0.23	0.36	0.44	0.46	0.13	0.29	0.39
非霍奇金淋巴瘤	C82-C85;C96	4803	1.86	0.14	0.72	0.93	0.95	0.63	0.68	1.34	1.74	2.12	3.20	4.35
免疫增生性疾病	C88	51	0.02	0.00	0.00	0.00	0.00	0.00	0.00	0.00	0.00	0.00	0.00	0.00
多发性骨髓瘤	C90	1594	0.62	0.00	0.03	0.031	0.00	0.00	0.04	0.08	0.13	0.18	0.36	0.73
淋巴样白血病	C91	1245	0.48	1.83	4.71	1.91	1.69	1.11	0.70	0.65	0.49	0.55	0.68	0.88
髓样白血病	C92-C94	3018	1.17	1.54	0.94	0.82	0.83	1.16	1.07	1.45	1.62	1.84	2.46	2.70
白血病,未特指	C95	1536	0.60	1.40	1.70	1.01	1.01	0.80	0.82	0.73	0.94	0.80	0.99	1.22
其他的或未指明部位的	O&U	4905	1.90	1.54	0.94	0.45	0.77	0.65	0.50	0.64	1.15	1.35	2.97	3.52
合计	ALL	257540	100.00	16.29	15.34	8.46	9.80	11.08	13.93	29.11	46.47	67.00	118.24	188.84
所有部位除外C44	ALLbutC44	255318	99.14	16.29	15.28	8.41	9.71	10.83	13.82	28.80	46.04	66.33	117.00	187.34

续表7-3-5

年龄组								粗率	中调率	世调率	累积率(%)	
50-	55-	60-	65-	70-	75-	80-	85-	(1/10万)	(1/10万)	(1/10万)	0~64	0~74
0.16	0.22	0.47	0.60	0.76	0.79	0.92	1.33	0.17	0.11	0.11	0.01	0.01
2.09	2.64	3.31	2.88	2.15	3.45	3.95	2.00	1.15	0.75	0.73	0.06	0.08
2.20	3.40	4.04	4.81	5.59	6.16	7.39	6.92	1.54	0.96	0.95	0.06	0.11
1.23	1.67	1.48	2.60	2.15	2.83	2.35	3.19	0.80	0.56	0.53	0.03	0.06
0.57	0.53	1.01	0.73	0.67	0.40	0.76	0.80	0.27	0.17	0.17	0.01	0.02
0.89	1.19	1.18	1.33	1.79	1.30	1.09	1.06	0.43	0.27	0.27	0.02	0.03
10.24	10.52	13.96	13.36	10.77	9.27	7.22	4.39	5.64	4.05	3.79	0.30	0.42
1.99	3.90	3.10	3.89	3.84	3.67	2.18	1.60	1.14	0.71	0.71	0.05	0.09
0.52	0.60	1.08	1.14	1.25	1.58	1.85	1.33	0.35	0.21	0.21	0.01	0.03
21.27	38.82	60.37	80.25	93.15	104.07	110.46	91.95	19.97	11.87	12.06	0.66	1.53
34.82	66.42	103.56	146.86	185.99	218.49	234.96	181.11	38.01	22.85	22.85	1.18	2.84
1.86	3.29	4.63	5.57	6.30	8.93	8.74	7.45	1.69	1.05	1.03	0.06	0.12
19.21	32.19	51.70	74.02	91.14	119.90	140.54	137.06	20.63	12.42	12.32	0.63	1.45
20.68	33.66	55.57	70.72	79.74	98.65	101.14	91.95	18.95	11.50	11.52	0.65	1.40
0.47	0.46	0.73	1.11	1.30	2.26	2.69	2.79	0.35	0.21	0.21	0.01	0.02
59.91	81.72	97.63	108.97	115.41	131.43	149.78	148.11	38.09	24.23	23.85	1.63	2.75
3.47	6.41	10.07	15.64	19.94	27.19	37.63	38.86	4.37	2.53	2.54	0.11	0.29
8.31	15.43	21.81	33.46	41.79	52.91	60.65	60.95	9.02	5.35	5.36	0.27	0.64
0.70	0.77	1.63	1.55	1.83	2.54	1.68	2.26	0.56	0.37	0.36	0.02	0.04
5.22	9.02	11.83	14.59	15.69	17.02	15.04	10.91	3.78	2.29	2.33	0.15	0.30
71.29	133.82	223.95	309.68	395.62	482.83	538.29	493.42	81.12	48.01	48.27	2.41	5.94
1.83	2.23	3.27	3.39	4.78	5.82	6.05	4.92	1.33	0.90	0.89	0.06	0.10
1.99	2.82	3.59	5.29	7.15	9.33	10.00	7.19	1.92	1.42	1.38	0.08	0.14
0.68	0.93	1.16	2.25	2.19	3.34	3.70	2.66	0.59	0.38	0.37	0.02	0.04
2.41	4.12	5.36	8.42	12.65	16.79	20.24	29.67	2.87	1.75	1.73	0.08	0.19
0.28	0.51	0.65	0.73	1.03	1.36	1.51	1.06	0.25	0.15	0.15	0.01	0.02
0.05	0.05	0.13	0.09	0.13	0.06	0.25	0.27	0.04	0.02	0.02	0.00	0.0( )
1.62	2.01	2.07	3.36	3.13	3.90	6.55	5.32	1.18	0.84	0.83	0.05	0.08
0.86	0.92	1.48	1.61	1.56	1.53	2.35	2.00	0.53	0.35	0.34	0.02	0.04
—	—	—	—	—	—	—	—	—	—	—	—	—
—	—	—	—	—	—	—	—	—	—	—	—	—
—	—	—	—	—	—	—	—	—	—	—	—	—
—	—	—	—	—	—	—	—	—	—	—	—	—
—	—	—	—	—	—	—	—	—	—	—	—	—
—	—	—	—	—	—	—	—	—	—	—	—	—
—	—	—	—	—	—	—	—	—	—	—	—	—
0.83	1.23	1.51	1.74	2.55	3.05	4.03	3.86	0.65	0.39	0.39	0.02	0.04
2.24	7.78	24.48	51.51	94.94	143.14	178.42	168.47	14.80	8.24	8.10	0.18	0.91
0.58	0.40	0.47	0.44	0.22	0.73	0.59	0.13	0.56	0.52	0.49	0.03	0.04
0.10	0.38	0.65	1.14	1.43	1.47	1.51	0.80	0.25	0.16	0.16.	0.01	0.02
11.37	15.04	19.10	21.97	21.50	24.53	23.35	20.63	7.02	4.54	4.51	0.31	0.52
0.62	1.24	2.17	2.41	3.22	3.56	5.04	3.86	0.70	0.42	0.42	0.02	0.05
0.49	1.30	2.26	3.20	3.44	5.43	6.22	6.65	0.82	0.47	0.48	0.02	0.06
8.62	16.82	23.84	34.86	52.34	70.21	94.00	99.80	10.98	6.39	6.36	0.29	0.73
0.11	0.05	0.26	0.35	0.76	0.90	1.34	3.33	0.14	0.08	0.08	0.00	0.01
0.16	0.15	0.32	0.35	0.36	0.40	0.25	0.27	0.15	0.12	0.16	0.01	0.01
9.94	11.60	15.73	18.58	20.87	24.42	25.45	22.89	7.20	5.22	5.16	0.33	0.53
15.63	13.38	12.61	8.61	7.33	5.43	4.96	4.92	9.27	7.89	6.69	0.55	0.63
0.39	0.37	0.52	0.73	0.89	1.41	1.26	0.93	0.25	0.17	0.19	0.01	0.02
0.71	0.88	1.03	0.89	1.12	0.90	0.59	1.46	0.45	0.35	0.33	0.02	0.03
0.37	0.38	0.80	1.23	0.76	1.19	1.34	0.80	0.43	0.37	0.35	0.02	0.03
7.40	9.30	15.36	19.98	21.54	29.17	28.56	24.88	6.20	4.18	4.10	0.24	0.45
0.03	0.15	0.15	0.32	0.31	0.62	0.08	0.40	0.07	0.04	0.04	0.00	0.01
2.02	3.33	5.61	8.67	9.43	12.61	12.68	9.05	1.06	1.24	1.24	0.06	0.15
1.00	1.87	2.15	3.39	3.84	6.22	5.46	4.79	1.61	1.45	1.71	0.09	0.13
4.23	5.56	7.70	10.70	12.87	13.96	21.76	15.57	3.90	2.81	2.75	0.16	0.28
1.78	2.32	3.27	5.03	6.53	7.63	10.00	10.38	1.98	1.54	1.60	0.09	0.14
6.14	9.39	14.54	18.81	24.23	32.79	42.84	47.37	6.33	4.02	4.02	0.22	0.43
351.57	563.19	845.36	1133.81	1399.99	1727.58	1949.70	1793.79	332.57	206.88	205.19	11.34	24.01
349.15	559.07	840.00	1125.39	1387.34	1710.79	1929.46	1764.11	329.70	205.12	203.46	11.26	23.82

表 7-3-6 2015年全国城市肿瘤登记地区女性恶性肿瘤发病主要指标(1/10万)

部位		病例数	构成(%)	年龄组										
				0-	1-	5-	10-	15-	20-	25-	30-	35-	40-	45-
唇	C00	104	0.05	0.31	0.00	0.00	0.00	0.00	0.00	0.02	0.02	0.02	0.03	0.06
舌	C01-C02	582	0.26	0.00	0.00	0.00	0.00	0.00	0.04	0.12	0.16	0.12	0.34	0.58
口	C03-C06	945	0.43	0.00	0.04	0.00	0.03	0.00	0.22	0.47	1.01	1.41	1.13	1.13
唾液腺	C07-C08	441	0.20	0.00	0.04	0.03	0.10	0.14	0.13	0.26	0.25	0.52	0.45	0.69
扁桃体	C09	65	0.03	0.00	0.00	0.00	0.00	0.00	0.00	0.00	0.00	0.03	0.06	0.14
其他的口咽	C10	59	0.03	0.00	0.00	0.00	0.00	0.00	0.00	0.00	0.00	0.05	0.06	0.03
鼻咽	C11	1768	0.80	0.00	0.00	0.00	0.14	0.19	0.47	0.67	1.26	1.83	2.76	3.43
喉咽	C12-C13	56	0.03	0.00	0.00	0.00	0.00	0.00	0.00	0.00	0.00	0.00	0.03	0.03
咽,部位不明	C14	70	0.03	0.00	0.00	0.00	0.03	0.00	0.00	0.02	0.00	0.00	0.06	0.06
食管	C15	4759	2.15	0.16	0.00	0.00	0.00	0.03	0.02	0.03	0.11	0.27	0.51	1.17
胃	C16	12944	5.86	0.00	0.00	0.03	0.00	0.14	0.28	1.53	2.60	3.84	5.76	10.32
小肠	C17	945	0.43	0.00	0.00	0.00	0.03	0.00	0.07	0.09	0.14	0.30	0.42	0.90
结肠	C18	12798	5.79	0.00	0.00	0.06	0.07	0.16	0.28	1.25	1.31	2.61	4.69	7.29
直肠	C19-C20	9440	4.27	0.16	0.00	0.00	0.00	0.00	0.13	0.56	1.29	1.83	5.10	7.17
肛门	C21	196	0.09	0.00	0.00	0.00	0.00	0.00	0.02	0.02	0.06	0.03	0.12	0.18
肝脏	C22	10185	4.61	1.25	0.46	0.00	0.17	0.11	0.37	0.61	1.23	2.08	4.22	7.24
胆囊及其他	C23-C24	3712	1.68	0.00	0.00	0.00	0.00	0.00	0.02	0.09	0.09	0.35	0.76	1.74
胰腺	C25	5540	2.51	0.00	0.00	0.06	0.00	0.00	0.06	0.17	0.32	0.43	1.36	2.26
鼻、鼻窦及其他	C30-C31	281	0.13	0.00	0.00	0.00	0.03	0.08	0.06	0.12	0.14	0.23	0.15	0.27
喉	C32	349	0.16	0.00	0.00	0.00	0.00	0.00	0.02	0.02	0.06	0.13	0.17	0.27
气管、支气管、肺	C33-C34	33476	15.14	0.00	0.14	0.09	0.07	0.14	0.43	1.36	2.45	6.05	12.70	22.84
其他的胸腔器官	C37-C38	674	0.30	0.47	0.14	0.06	0.07	0.11	0.13	0.16	0.24	0.28	0.46	0.67
骨	C40-C41	1070	0.48	0.16	0.14	0.53	0.96	0.51	0.21	0.42	0.38	0.50	0.83	1.02
皮肤的黑色素瘤	C43	409	0.19	0.00	0.07	0.00	0.00	0.03	0.02	0.16	0.16	0.23	0.23	0.27
其他的皮肤	C44	2206	1.00	0.00	0.04	0.06	0.21	0.19	0.17	0.44	0.49	0.76	0.86	1.43
间皮瘤	C45	133	0.06	0.00	0.00	0.00	0.00	0.00	0.00	0.02	0.03	0.03	0.09	0.15
卡波西肉瘤	C46	12	0.01	0.00	0.00	0.00	0.00	0.00	0.00	0.02	0.00	0.00	0.00	0.02
周围神经、其他结缔组织、软组织	C47;C49	779	0.35	1.25	0.32	0.22	0.38	0.38	0.26	0.47	0.36	0.63	0.68	0.87
乳房	C50	39713	17.97	0.00	0.04	0.00	0.03	0.11	1.20	5.83	16.54	32.21	65.73	88.24
外阴	C51	383	0.17	0.00	0.00	0.00	0.00	0.03	0.04	0.05	0.12	0.12	0.22	0.32
阴道	C52	197	0.09	0.00	0.00	0.00	0.00	0.00	0.00	0.00	0.03	0.12	0.15	0.23
子宫颈	C53	12080	5.46	0.16	0.00	0.00	0.00	0.05	0.34	2.77	7.10	13.75	21.78	31.64
子宫体	C54	7352	3.33	0.00	0.00	0.00	0.00	0.08	0.26	0.81	1.59	3.44	7.51	14.76
子宫,部位不明	C55	1057	0.48	0.16	0.00	0.00	0.00	0.00	0.06	0.11	0.33	0.47	1.19	2.13
卵巢	C56	6790	3.07	0.00	0.11	0.16	0.48	1.22	1.61	2.68	3.03	4.45	7.92	11.80
其他的女性生殖器	C57	463	0.21	0.00	0.00	0.00	0.00	0.03	0.06	0.09	0.13	0.23	0.39	0.67
胎盘	C58	47	0.02	0.00	0.00	0.00	0.00	0.03	0.17	0.11	0.11	0.15	0.06	0.06
阴茎	C60	-		-	-	-	-	-	-	-	-	-	-	-
前列腺	C61	-		-	-	-	-	-	-	-	-	-	-	-
睾丸	C62	-		-	-	-	-	-	-	-	-	-	-	-
其他的男性生殖器	C63	-		-	-	-	-	-	-	-	-	-	-	-
肾	C64	2912	1.32	0.94	0.70	0.06	0.03	0.14	0.26	0.36	0.73	0.95	1.96	2.93
肾盂	C65	456	0.21	0.00	0.00	0.00	0.00	0.00	0.00	0.03	0.03	0.06	0.06	0.14
输尿管	C66	543	0.25	0.00	0.00	0.00	0.00	0.00	0.00	0.00	0.00	0.02	0.08	0.17
膀胱	C67	2434	1.10	0.00	0.07	0.03	0.03	0.03	0.09	0.11	0.13	0.35	0.62	1.14
其他的泌尿器官	C68	81	0.04	0.00	0.00	0.00	0.00	0.00	0.00	0.02	0.00	0.02	0.00	0.03
眼	C69	111	0.05	1.72	0.63	0.03	0.03	0.00	0.00	0.00	0.05	0.00	0.06	0.11
脑、神经系统	C70-C72	6780	3.07	2.50	1.44	1.53	1.34	0.87	1.27	2.01	2.62	3.87	5.58	7.81
甲状腺	C73	21475	9.71	0.00	0.00	0.09	0.62	2.79	9.39	22.93	33.33	36.47	41.40	42.23
肾上腺	C74	171	0.08	0.31	0.21	0.06	0.00	0.00	0.04	0.08	0.03	0.03	0.15	0.30
其他的内分泌腺	C75	324	0.15	0.00	0.04	0.00	0.03	0.08	0.15	0.25	0.25	0.40	0.51	0.41
霍奇金病	C81	234	0.11	0.00	0.00	0.03	0.00	0.24	0.26	0.39	0.43	0.08	0.14	0.18
非霍奇金淋巴瘤	C82-C85;C96	3560	1.61	0.31	0.25	0.41	0.48	0.57	0.75	1.12	1.56	2.04	2.53	3.46
免疫增生性疾病	C88	22	0.01	0.00	0.07	0.00	0.03	0.00	0.00	0.00	0.02	0.00	0.00	0.00
多发性骨髓瘤	C90	1119	0.51	0.00	0.00	0.03	0.00	0.00	0.04	0.05	0.06	0.20	0.40	0.93
淋巴样白血病	C91	843	0.38	1.87	3.12	1.85	1.06	0.81	0.39	0.42	0.49	0.28	0.48	0.63
髓样白血病	C92-C94	2323	1.05	1.25	0.81	0.28	0.82	0.81	0.92	1.28	1.61	1.61	1.80	2.32
白血病,未特指	C95	1190	0.54	3.12	1.12	0.94	0.82	0.43	0.51	0.72	0.60	0.55	1.11	0.88
其他的或未指明部位的	O&U	4396	1.99	1.72	0.95	0.38	0.52	0.30	0.52	0.81	1.50	1.76	2.57	3.72
合计	ALL	221054	100.00	17.80	10.91	7.07	8.66	10.83	21.72	52.06	86.62	128.17	208.42	289.50
所有部位除外C44	ALLbutC44	218848	99.00	17.80	10.87	7.01	8.45	10.64	21.55	51.62	86.13	127.41	207.56	288.06

续表 7-3-6

年龄组								粗率	中调率	世调率	累积率(%)	
50-	55-	60-	65-	70-	75-	80-	85-	(1/10万)	(1/10万)	(1/10万)	0-64	0-74
0.08	0.13	0.25	0.43	0.50	0.84	1.13	0.97	0.14	0.08	0.08	0.00	0.01
1.10	1.24	1.86	2.34	2.33	3.43	3.67	2.05	0.76	0.46	0.44	0.03	0.05
1.10	1.27	1.86	2.50	3.42	4.37	5.37	5.36	1.23	0.86	0.76	0.05	0.08
0.74	0.68	1.25	1.20	1.37	1.54	1.77	1.75	0.58	0.41	0.38	0.03	0.04
0.13	0.20	0.19	0.12	0.08	0.40	0.35	0.29	0.08	0.05	0.05	0.00	0.00
0.05	0.06	0.23	0.15	0.42	0.30	0.56	0.39	0.08	0.04 .	0.04	0.00	0.01
3.73	3.71	4.60	4.74	4.75	4.67	4.38	2.92	2.31	1.65	1.52	0.11	0.16
0.12	0.17	0.21	0.12	0.25	0.25	0.71	0.10	0.07	0.04	0.04	0.00	0.00
0.07	0.06	0.21	0.37	0.17	0.55	0.49	0.88	0.09	0.05	0.05	0.00	0.01
2.47	5.82	13.24	23.29	29.86	40.07	51.33	51.24	6.21	3.22	3.23	0.12	0.38
16.59	23.12	34.85	49.90	70.10	88.98	104.00	89.63	16.88	9.69	9.42	0.50	1.10
1.30	1.70	3.03	3.88	5.04	5.31	6.78	5.65	1.23	0.72	0.71	0.04	0.08
15.12	24.26	35.74	50.80	70.02	94.39	110.35	94.59	16.69	9.30	9.15	0.46	1.07
13.75	19.87	29.81	38.94	45.82	59.04	67.71	56.99	12.31	7.04	6.96	0.40	0.82
0.28	0.37	0.40	0.74	0.96	1.09	2.05	1.36	0.26	0.15	0.14	0.01	0.02
10.52	19.04	27.94	40.20	54.15	73.09	87.12	83.10	13.28	7.42	7.34	0.37	0.84
3.36	5.71	9.96	14.85	20.58	28.15	40.03	41.40	4.84	2.53	2.53	0.11	0.29
4.73	8.86	13.83	22.06	33.86	45.53	56.41	56.60	7.22	3.82	3.79	0.16	0.44
0.37	0.61	0.89	0.77	1.08	1.14	1.84	1.75	0.37	0.24	0.23	0.01	0.02
0.38	0.42	0.74	1.60	2.04	2.88	3.18	2.05	0.46	0.26	0.25	0.01	0.03
41.65	62.22	99.19	130.39	178.44	239.63	287.42	248.61	43.65	24.19	23.92	1.25	2.79
1.65	1.46	2.27	2.13	1.92	2.33	4.09	3.02	0.88	0.56	0.56	0.04	0.06
1.35	1.62	2.22	3.17	5.29	6.11	7.62	5.16	1.40	0.99	0.96	0.05	0.10
0.52	0.63	1.25	1.60	2.08	2.63	2.40	2.44	0.53	0.33	0.32	0.02	0.04
2.07	3.23	5.34	7.08	10.37	14.25	20.90	30.49	2.88	1.60	1.57	0.08	0.16
0.13	0.37	0.34	0.80	0.71	0.50	0.49	0.78	0.17	0.11	0.10	0.01	0.01
0.00	0.06	0.04	0.09	0.04	0.05	0.00	0.00	0.02	0.01	0.01	0.00	0.00
1.35	1.98	1.86	2.03	2.21	2.33	3.32	3.41	1.02	0.74	0.74	0.05	0.07
105.03	107.42	114.42	102.76	89.51	84.41	68.84	55.04	51.79	35.17	3 .20	2.68	3.65
0.52	0.76	0.85	1.42	1.96	2.58	3.39	2.14	0.50	0.29	0.28	0.02	0.03
0.35	0.48	0.68	0.80	0.96	0.84	0.99	0.39	0.26	0.16	0.15	0.01	0.02
37.49	31.24	26.82	23.75	20.62	17.23	13.84	10.23	15.75	11.24	10.33	0.87	1.09
25.19	24.50	25.08	20.85	15.16	12.66	10.94	4.87	9.59	6.26	6.11	0.52	0.70
2.96	2.90	3.18	2.83	3.25	2.14	3.95	2.63	1.38	0.89	0.86	0.07	0.10
17.26	17.65	20.10	18.39	18.74	18.42	17.16	11.50	8.85	6.07	5.78	0.44	0.63
1.12	1.11	1.67	1.54	1.92	1.49	1.13	1.36	0.60	0.39	0.38	0.03	0.04
0.05	0.00	0.04	0.00	0.00	0.05	0.00	0.00	0.06	0.06	0.05	0.00	0.00
-	-	-	-	-	-	-	-	-	-	-	-	-
-	-	-	-	-	-	-	-	-	-	-	-	-
-	-	-	-	-	-	-	-	-	-	-	-	-
5.48	6.94	9.28	10.63	12.08	14.35	15.81	12.57	3.80	2.32	2.32	0.15	0.26
0.32	0.57	0.81	1.60	3.42	4.82	5.22	4.19	0.59	0.31	0.30	0.01	0.04
0.32	0.55	1.27	2.22	4.12	6.21	5.93	3.60	0.71	0.37	0.36	0.01	0.04
2.19	3.45	5.91	8.99	13.25	22.24	25.42	25.13	3.17	1.68	1.66	0.07	0.18
0.10	0.13	0.06	0.34	0.50	0.79	0.56	1.36	0.11	0.05	0.05	0.00	0.01
0.13	0.13	0.21	0.28	0.21	0.55	0.71	0.58	0.14	0.11	0.17	0.01	0.01
13.35	16.32	20.59	22.18	23.07	26.86	28.73	24.94	8.84	5.89	5.81	0.39	0.62
56.90	49.91	39.32	26.92	17.24	10.28	6.57	6.04	28.00	22.80	19.84	1.68	1.90
0.23	0.30	0.47	0.55	0.67	0.45	0.99	0.97	0.22	0.15	0.16	0.01	0.02
0.60	0.85	0.76	0.80	0.75	0.89	0.56	0.68	0.42	0.31	0.29	0.02	0.03
0.20	0.28	0.44	0.77	0.58	0.99	1.13	0.88	0.31	0.24	0.22	0.01	0.02
5.53	7.42	10.74	12.72	15.99	18.57	16.45	13.05	4.64	3.04	2.93	0.18	0.33
0.02	0.04	0.08	0.06	0.17	0.15	0.07	0.10	0.03	0 02	0.02	0.00	0.00
1.50	2.71	3.88	5.48	6.50	6.41	6.00	3.99	1.46	0.85	0.86	0.05	0.11
1.17	0.94	1.72	1.82	2.92	2.73	2.61	3.02	1.10	1.01	1.21	0.07	0.09
3.37	4.21	5.83	8.19	9.08	9.73	10.80	8.87	3.03	2.16	2.09	0.13	0.22
1.35	1.70	2.44	3.73	4.75	6.21	6.57	5.16	1.55	1.18	1.24	0.07	0.11
5.65	7.59	11.06	14.97	18.20	27.16	34.52	38.77	5.73	3.44	3.40	0.19	0.35
413.09	478.93	601.33	700.92	833.45	1023.05	1164.36	1035.08	288.26	183.03	175.39	11.59	19. 27
411.02	475.70	595.99	693.83	823.08	1008.80	1143.46	1004.58	285.39	181.43	173.82	11.52	19.10

表 7-3-7 2015年全国农村肿瘤登记地区男女合计恶性肿瘤发病主要指标（1/10万）

部位		病例数	构成(%)	年龄组										
				0-	1-	5-	10-	15-	20-	25-	30-	35-	40-	45-
唇	C00	315	0.07	0.06	0.03	0.03	0.00	0.01	0.01	0.01	0.03	0.06	0.06	0.09
舌	C01-C02	968	0.22	0.00	0.01	0.00	0.01	0.01	0.06	0.06	0.12	0.23	0.32	0.65
口	C03-C06	1426	0.32	0.00	0.03	0.03	0.06	0.01	0.07	0.05	0.12	0.19	0.39	0.63
唾液腺	C07-C08	852	0.19	0.00	0.01	0.04	0.07	0.08	0.11	0.16	0.21	0.27	0.58	0.66
扁桃体	C09	188	0.04	0.00	0.00	0.00	0.02	0.02	0.02	0.02	0.03	0.01	0.06	0.18
其他的口咽	C10	352	0.08	0.06	0.00	0.00	0.00	0.00	0.01	0.03	0.04	0.08	0.05	0.18
鼻咽	C11	5564	1.25	0.06	0.04	0.06	0.23	0.29	0.36	0.88	1.37	2.45	4.27	5.52
喉咽	C12-C13	611	0.14	0.00	0.00	0.00	0.00	0.00	0.02	0.01	0.00	0.05	0.16	0.31
咽,部位不明	C14	335	0.08	0.06	0.00	0.00	0.01	0.00	0.01	0.02	0.00	0.05	0.06	0.10
食管	C15	41510	9.34	0.00	0.00	0.01	0.02	0.01	0.04	0.19	0.35	0.87	2.61	8.07
胃	C16	55566	12.50	0.12	0.03	0.07	0.03	0.21	0.53	1.22	2.43	4.06	8.59	17.45
小肠	C17	1629	0.37	0.00	0.00	0.00	0.00	0.01	0.02	0.11	0.21	0.29	0.51	0.79
结肠	C18	15841	3.56	0.00	0.00	0.00	0.00	0.11	0.37	0.80	1.57	2.27	4.61	6.88
直肠	C19-C20	200175	4.54	0.00	0.00	0.00	0.00	0.04	0.30	0.78	1.29	2.41	5.04	8.71
肛门	C21	618	0.14	0.00	0.01	0.00	0.00	0.00	0.02	0.00	0.05	0.08	0.22	0.30
肝脏	C22	49540	11.15	0.78	0.33	0.17	0.16	0.40	0.78	1.82	4.91	9.59	19.28	31.17
胆囊及其他	C23-C24	5814	1.31	0.06	0.00	0.00	0.00	0.00	0.04	0.09	0.07	0.30	0.70	1.65
胰腺	C25	9911	2.23	0.00	0.00	0.02	0.05	0.02	0.05	0.14	0.39	0.72	1.67	3.01
鼻、鼻窦及其他	C30-C31	649	0.15	0.00	0.00	0.04	0.08	0.03	0.09	0.10	0.08	0.18	0.28	0.47
喉	C32	2623	0.59	0.06	0.03	0.01	0.01	0.00	0.01	0.03	0.05	0.08	0.43	1.01
气管、支气管、肺	C33-C34	92760	20.87	0.12	0.01	0.02	0.01	0.27	0.65	1.25	2.47	5.90	13.81	28.78
其他的胸腔器官	C37-C38	1185	0.27	0.12	0.07	0.08	0.08	0.15	0.16	0.25	0.26	0.21	0.52	0.73
骨	C40-C41	3291	0.74	0.12	0.22	0.40	1.03	0.94	0.48	0.66	0.54	0.72	0.98	1.55
皮肤的黑色素瘤	C43	835	0.19	0.06	0.07	0.08	0.06	0.07	0.02	0.08	0.15	0.28	0.26	0.39
其他的皮肤	C44	3372	0.76	0.06	0.08	0.04	0.08	0.15	0.16	0.28	0.32	0.48	0.81	1.17
间皮瘤	C45	192	0.04	0.00	0.00	0.00	0.00	0.01	0.00	0.02	0.02	0.01	0.05	0.07
卡波西肉瘤	C46	38	0.01	0.00	0.01	0.01	0.00	0.01	0.01	0.01	0.00	0.00	0.04	0.00
周围神经、其他结缔组织、软组织	C47;C49	1197	0.27	0.24	0.40	0.09	0.14	0.30	0.18	0.32	0.31	0.35	0.67	0.83
乳房	C50	27615	6.29	0.00	0.06	0.05	0.02	0.35	1.63	6.06	14.77	28.55	53.60	73.18
外阴	C51	311	0.07	0.00	0.00	0.00	0.00	0.00	0.02	0.06	0.16	0.07	0.36	0.27
阴道	C52	167	0.04	0.00	0.00	0.00	0.00	0.00	0.02	0.01	0.05	0.02	0.10	0.32
子宫颈	C53	13627	3.07	0.00	0.00	0.00	0.00	0.07	0.47	2.99	6.56	14.08	24.15	35.41
子宫体	C54	5803	1.31	0.00	0.03	0.00	0.00	0.02	0.27	0.58	1.48	3.12	6.63	13.63
子宫,部位不明	C55	1534	0.35	0.00	0.00	0.00	0.00	0.04	0.08	0.37	0.51	0.92	2.24	3.57
卵巢	C56	5230	1.18	0.00	0.03	0.11	0.42	0.95	1.61	2.37	2.14	2.87	6.33	9.98
其他的女性生殖器	C57	344	0.08	0.00	0.00	0.00	0.05	0.00	0.07	0.10	0.07	0.14	0.33	0.69
胎盘	C58	76	0.02	0.00	0.00	0.00	0.00	0.09	0.13	0.31	0.23	0.12	0.10	0.12
阴茎	C60	628	0.14	0.00	0.00	0.00	0.00	0.00	0.00	0.03	0.00	0.03	0.15	0.36	0.61
前列腺	C61	5446	1.23	0.00	0.00	0.00	0.00	0.00	0.00	0.05	0.07	0.03	0.18	0.32
睾丸	C62	337	0.08	0.22	0.00	0.04	0.04	0.18	0.33	0.53	0.57	0.47	0.49	0.53
其他的男性生殖器	C63	95	0.02	0.00	0.00	0.02	0.02	0.02	0.00	0.03	0.02	0.05	0.10	0.03
肾	C64	4565	1.03	1.14	0.52	0.13	0.06	0.17	0.17	0.41	0.49	1.02	1.77	2.66
肾盂	C65	546	0.12	0.00	0.00	0.00	0.00	0.00	0.02	0.04	0.01	0.03	0.09	0.19
输尿管	C66	565	0.13	0.00	0.00	0.00	0.00	0.00	0.01	0.01	0.01	0.01	0.09	0.10
膀胱	C67	7786	1.75	0.00	0.07	0.00	0.02	0.03	0.11	0.26	0.47	0.62	1.15	1.86
其他的泌尿器官	C68	145	0.03	0.00	0.00	0.00	0.01	0.01	0.01	0.03	0.01	0.01	0.03	0.06
眼	C69	235	0.05	0.48	0.46	0.05	0.00	0.02	0.02	0.00	0.01	0.08	0.04	0.09
脑、神经系统	C70-C72	12388	2.79	1.98	1.74	1.74	1.60	1.54	1.41	2.20	2.90	3.92	5.87	7.73
甲状腺	C73	13593	3.06	0.00	0.01	0.02	0.32	1.09	2.78	5.87	8.33	10.46	12.70	13.61
肾上腺	C74	393	0.09	0.54	0.23	0.05	0.01	0.02	0.02	0.03	0.10	0.13	0.14	0.23
其他的内分泌腺	C75	454	0.10	0.00	0.00	0.03	0.09	0.06	0.08	0.12	0.18	0.23	0.30	0.35
霍奇金病	C81	545	0.12	0.06	0.01	0.07	0.17	0.16	0.17	0.28	0.24	0.17	0.23	0.36
非霍奇金淋巴瘤	C82-C85;C96	6445	1.45	0.48	0.48	0.55	0.50	0.69	0.57	1.04	1.18	1.47	2.10	3.58
免疫增生性疾病	C88	48	0.01	0.00	0.01	0.00	0.00	0.00	0.00	0.00	0.00	0.00	0.01	0.01
多发性骨髓瘤	C90	1898	0.43	0.12	0.16	0.07	0.07	0.01	0.09	0.07	0.14	0.13	0.39	0.66
淋巴样白血病	C91	1916	0.43	0.84	2.50	1.52	0.93	0.57	0.55	0.57	0.47	0.42	0.52	0.71
髓样白血病	C92-C94	3808	0.86	0.90	0.52	0.60	0.77	0.72	0.96	1.15	1.30	1.41	1.77	2.12
白血病,未特指	C95	4211	0.95	2.82	2.44	1.60	1.41	1.27	1.21	1.40	1.06	1.31	1.54	1.97
其他的或未指明部位的	O&U	6027	1.36	0.60	0.90	0.40	0.46	0.43	0.48	0.63	0.95	1.19	1.68	2.97
合计	ALL	444497	100.00	12.06	11.51	8.20	8.88	10.78	15.55	30.10	48.33	79.71	144.26	229.33
所有部位除外C44	ALLbutC44	441125	99.24	12.00	11.43	8.15	8.80	10.63	15.40	29.83	48.00	79.23	143.45	228.16

续表 7-3-7

年龄组								粗率	中调率	世调率	累积率(%)	
50-	55-	60-	65-	70-	75-	80-	85-	(1/10万)	(1/10万)	(1/10万)	0-64	0-74
0.20	0.29	0.48	0.63	0.92	0.95	1.15	1.64	0.19	0.12	0.13	0.01	0.01
0.93	1.16	1.80	1.84	2.23	2.01	1.73	1.37	0.58	0.40	0.39	0.03	0.05
1.09	1.59	2.69	3.03	3.72	3.75	3.85	3.93	0.85	0.57	0.57	0.03	0.07
0.71	1.03	1.01	1.42	1.57	1.48	1.42	1.05	0.51	0.38	0.36	0.02	0.04
0.16	0.21	0.38	0.36	0.35	0.28	0.35	0.20	0.11	0.08	0.08	0.01	0.01
0.30	0.36	0.67	0.88	1.04	0.56	0.97	0.59	0.21	0.14	0.14	0.01	0.02
6.60	6.37	7.55	8.03	6.95	6.10	6.33	3.27	3.34	2.51	2.35	0.18	0.25
0.54	0.87	1.18	1.64	1.19	1.57	1.19	1.05	0.37	0.24	0.24	0.02	0.03
0.30	0.35	0.48	0.78	0.86	1.09	1.09	1.59	0.23	0.15	0.15	0.01	0.02
18.49	41.29	78.74	114.79	136.46	156.39	172.11	133.12	24.89	15.55	15.73	0.75	2.01
31.90	55.81	94.57	143.11	166.45	204.18	210.82	158.91	33.31	21.35	21.25	1.08	2.63
1.20	1.89	2.57	3.51	4.17	4.98	4.03	4.71	0.98	0.65	0.64	0.04	0.08
10.49	16.34	24.37	35.13	41.07	53.13	58.74	46.14	9.50	6.25	6.11	0.34	0.72
13.75	21.24	34.84	45.32	54.89	67.02	69.18	50.33	12.10	7.90	7.79	0.44	0.94
0.41	0.54	1.00	1.28	1.78	1.82	2.30	2.16	0.37	0.24	0.24	0.01	0.03
43.94	59.31	81.54	96.96	106.21	122.67	134.83	115.58	29.70	19.97	19.56	1.27	2.28
2.90	5.65	8.77	13.42	16.98	24.52	30.34	23.43	3.49	2.17	2.15	0.10	0.25
5.88	9.68	15.36	21.95	30.79	37.58	42.82	40.64	5.94	3.76	3.73	0.18	0.45
0.61	0.63	0.99	1.05	1.37	1.31	1.64	0.98	0.39	0.28	0.27	0.02	0.03
1.99	3.33	5.22	6.55	7.19	7.80	7.30	5.04	1.57	1.01	1.03	0.06	0.13
55.56	95.71	158.69	225.77	278.88	343.76	365.33	290.59	55.61	35.33	35.26	1.82	4.34
1.17	1.28	1.78	2.17	2.21	2.26	2.26	1.96	0.71	0.52	0.51	0.03	0.06
2.20	2.92	4.30	6.67	6.97	8.50	9.78	6.61	1.97	1.50	1.47	0.08	0.15
0.65	0.85	1.27	1.46	1.78	2.24	2.52	2.75	0.50	0.35	0.35	0.02	0.04
1.61	2.45	3.94	5.82	8.34	13.03	18.67	25.79	2.02	1.28	1.27	0.06	0.13
0.20	0.24	0.46	0.33	0.39	0.50	0.62	0.20	0.12	0.08	0.08	0.01	0.01
0.04	0.01	0.03	0.10	0.06	0.17	0.04	0.00	0.02	0.02	0.02	0.00	0.00
1.06	1.17	1.54	1.69	2.13	1.87	2.17	1.37	0.72	0.56	0.55	0.04	0.06
75.29	67.08	70.10	57.69	43.93	35.77	31.02	22.45	33.90	25.24	23.35	1.95	2.46
0.58	0.71	0.90	1.05	1.38	1.56	1.99	1.27	0.38	0.25	0.24	0.02	0.03
0.45	0.54	0.19	0.69	0.93	0.75	0.32	0.32	0.20	0.14	0.13	0.01	0.02
38.61	32.27	32.03	30.13	25.80	23.85	20.42	12.92	16.73	12.35	11.42	0.93	1.21
19.89	19.03	17.84	14.90	10.47	7.84	6.70	4.24	7.12	4.99	4.82	0.41	0.54
3.86	3.29	3.72	4.46	3.98	4.40	5.26	3.60	1.88	1.32	1.25	0.09	0.14
12.89	13.16	15.71	15.62	14.72	10.42	10.29	6.78	6.42	4.69	4.49	0.34	0.49
0.78	0.73	1.14	1.38	1.05	0.97	1.04	0.53	0.42	0.29	0.29	0.02	0.03
0.05	0.02	0.04	0.03	0.00	0.00	0.00	0.00	0.09	0.10	0.08	0.01	0.01
0.81	1.52	1.97	3.07	3.54	3.32	4.87	4.46	0.74	0.50	0.49	0.03	0.06
1.42	4.21	11.00	24.74	44.35	69.46	94.26	88.94	6.38	4.04	3.97	0.09	0.43
0.48	0.37	0.49	0.36	0.62	0.70	0.79	0.69	0.39	0.36	0.32	0.02	0.03
0.06	0.17	0.42	0.48	0.41	0.41	0.89	0.34	0.11	0.08	0.08 ’	0.00	0.01
5.08	5.84	7.34	9.11	8.93	8.84	8.58	6.87	2.74	1.91	1.91	0.13	0.22
0.48	0.54	0.86	1.10	1.63	1.90	2.26	1.51	0.33	0.21	0.21	0.01	0.03
0.20	0.52	0.92	1.60	2.08	2.66	2.21	0.98	0.34	0.22	0.21	0.01	0.03
3.99	6.95	11.93	16.33	23.74	31.51	39.63	36.59	4.67	2.93	2.90	0.14	0.34
0.16	0.12	0.19	0.33	0.29	0.56	0.53	0.39	0.09	0.06	0.06	0.00	0.01
0.13	0.18	0.34	0.40	0.29	0.67	0.62	0.46	0.14	0.11	0.13	0.01	0.01
10.88	13.06	18.60	20.56	20.03	25.31	25.30	16.56	7.43	5.58	5.48	0.37	0.57
18.50	14.68	12.61	9.65	6.93	4.78	4.51	2.95	8.15	6.86	6.06	0.50	0.59
0.29	0.33	0.55	0.61	0.88	0.73	0.93	1.05	0.24	0.17	0.19	0.01	0.02
0.47	0.49	0.57	0.60	0.49	0.75	0.62	0.20	0.27	0.22	0.20	0.01	0.02
0.34	0.49	0.52	0.90	0.86	1.06	1.02	0.59	0.33	0.27	0.27	0.02	0.02
5.19	6.68	9.87	13.53	14.24	15.38	13.89	11.13	3.86	2.79	2.74	0.17	0.31
0.02	0.08	0.07	0.19	0.14	0.14	0.09	0.00	0.03	0.02	0.02	0.00	0.00
1.35	2.23	3.91	4.84	5.60	4.78	4.56	2.16	1.14	0.76	0.78	0.05	0.10
0.92	1.33	1.90	2.78	2.88	3.58	3.67	2.29	1.15	1.01	1.14	0.06	0.09
2.82	3.40	4.94	5.96	6.64	7.86	7.61	4.12	2.28	1.82	1.75	0.11	0.18
2.38	3.34	4.94	5.90	7.56	8.56	8.49	5.56	2.52	2.10	2.20	0.13	0.20
4.05	6.05	8.90	11.50	14.28	16.72	19.99	18.39	3.61	2.52	2.51	0.15	0.27
339.01	469.80	703.06	929.40	1080.83	1287.94	1386.82	1104.96	266.50	179.87	176.44	10.49	20.54
337.39	467.35	699.12	923.58	1072.49	1274.91	1368.16	1079.18	264.48	178.59	175.17	10.44	20.42

表 7-3-8 2015年全国农村肿瘤登记地区男性恶性肿瘤发病主要指标(1/10万)

部位		病例数	构成 (%)	年龄组										
				0-	1-	5-	10-	15-	20-	25-	30-	35-	40-	45-
唇	C00	181	0.07	0.11	0.02	0.02	0.00	0.00	0.02	0.01	0.02	0.03	0.08	0.09
舌	C01-C02	627	0.25	0.00	0.00	0.00	0.02	0.00	0.06	0.03	0.12	0.36	0.43	0.88
口	C03-C06	930	0.37	0.00	0.05	0.04	0.08	0.02	0.05	0.03	0.13	0.18	0.50	0.83
唾液腺	C07-C08	478	0.19	0.00	0.00	0.04	0.11	0.14	0.13	0.16	0.12	0.23	0.65	0.65
扁桃体	C09	133	0.05	0.00	0.00	0.00	0.02	0.02	0.02	0.03	0.03	0.00	0.08	0.26
其他的口咽	C10	273	0.11	0.11	0.00	0.00	0.00	0.00	0.02	0.04	0.02	0.01	0.08	0.29
鼻咽	C11	3863	1.53	0.00	0.02	0.12	0.28	0.43	0.52	1.12	1.69	3.25	5.92	7.28
喉咽	C12-C13	552	0.22	0.00	0.00	0.00	0.00	0.00	0.02	0.00	0.00	0.08	0.25	0.51
咽,部位不明	C14	257	0.10	0.11	0.00	0.00	0.00	0.00	0.02	0.04	0.00	0.03	0.08	0.17
食管	C15	28602	11.32	0.00	0.00	0.00	0.02	0.02	0.06	0.23	0.42	1.18	3.72	12.06
胃	C16	38858	15.38	0.22	0.02	0.10	0.02	0.24	0.57	1.09	2.11	3.99	9.75	22.56
小肠	C17	885	0.35	0.00	0.00	0.00	0.00	0.00	0.02	0.11	0.20	0.26	0.42	0.78
结肠	C18	8925	3.53	0.00	0.00	0.02	0.02	0.10	0.30	0.94	1.69	2.52	4.93	7.67
直肠	C19-C20	11890	4.71	0.00	0.00	0.00	0.00	0.06	0.32	0.70	1.54	2.61	5.86	9.44
肛门	C21	346	0.14	0.00	0.02	0.00	0.00	0.00	0.03	0.00	0.02	0.10	0.19	0.32
肝脏	C22	36074	14.28	0.56	0.34	0.20	0.19	0.51	1.08	2.87	8.06	15.73	31.17	49.75
胆囊及其他	C23-C24	2796	1.11	0.11	0.00	0.00	0.00	0.00	0.03	0.10	0.08	0.33	0.74	1.57
胰腺	C25	5710	2.26	0.00	0.00	0.02	0.02	0.02	0.06	0.13	0.37	0.88	2.06	3.88
鼻、鼻窦及其他	C30-C31	416	0.16	0.00	0.00	0.04	0.08	0.04	0.11	0.14	0.12	0.20	0.35	0.63
喉	C32	2294	0.91	0.11	0.00	0.02	0.02	0.00	0.02	0.00	0.00	0.10	0.65	1.61
气管、支气管、肺	C33-C34	62659	24.80	0.11	0.00	0.02	0.02	0.30	0.83	1.26	2.67	6.42	15.64	34.95
其他的胸腔器官	C37-C38	734	0.29	0.22	0.05	0.10	0.11	0.20	0.24	0.34	0.28	0.21	0.63	0.88
骨	C40-C41	1883	0.75	0.11	0.26	0.51	0.93	1.14	0.62	0.84	0.60	0.69	1.14	1.75
皮肤的黑色素瘤	C43	422	0.17	0.11	0.07	0.06	0.08	0.06	0.03	0.09	0.10	0.26	0.26	0.44
其他的皮肤	C44	1777	0.70	0.11	0.12	0.08	0.06	0.16	0.14	0.26	0.35	0.57	0.89	1.25
间皮瘤	C45	94	0.04	0.00	0.00	0.00	0.00	0.00	0.00	0.01	0.02	0.02	0.07	0.05
卡波西肉瘤	C46	28	0.01	0.00	0.00	0.02	0.00	0.02	0.02	0.01	0.00	0.00	0.07	0.00
周围神经、其他结缔组织、软组织	C47;C49	641	0.25	0.22	0.36	0.10	0.11	0.30	0.11	0.27	0.28	0.36	0.71	0.78
乳房	C50	359	0.14	0.00	0.00	0.00	0.02	0.00	0.02	0.06	0.12	0.26	0.40	0.38
外阴	C51	-	-	-	-	-	-	-	-	-	-	-	-	-
阴道	C52	-	-	-	-	-	-	-	-	-	-	-	-	-
子宫颈	C53	-	-	-	-	-	-	-	-	-	-	-	-	-
子宫体	C54	-	-	-	-	-	-	-	-	-	-	-	-	-
子宫,部位不明	C55	-	-	-	-	-	-	-	-	-	-	-	-	-
卵巢	C56	-	-	-	-	-	-	-	-	-	-	-	-	-
其他的女性生殖器	C57	-	-	-	-	-	-	-	-	-	-	-	-	-
胎盘	C58	-	-	-	-	-	-	-	-	-	-	-	-	-
阴茎	C60	628	0.25	0.00	0.00	0.00	0.00	0.00	0.03	0.00	0.03	0.15	0.36	0.61
前列腺	C61	5446	2.16	0.00	0.00	0.02	0.00	0.00	0.05	0.07	0.03	0.08	0.18	0.32
睾丸	C62	337	0.13	0.22	0.07	0.04	0.04	0.18	0.33	0.53	0.57	0.47	0.49	0.53
其他的男性生殖器	C63	95	0.04	0.00	0.00	0.02	0.04	0.02	0.00	0.03	0.02	0.05	0.10	0.03
肾	C64	2865	1.13	0.79	0.51	0.16	0.08	0.14	0.21	0.38	0.62	1.16	2.03	3.26
肾盂	C65	335	0.13	0.00	0.00	0.00	0.00	0.00	0.02	0.07	0.02	0.07	0.14	0.24
输尿管	C66	334	0.13	0.00	0.00	0.00	0.00	0.00	0.02	0.01	0.02	0.02	0.11	0.11
膀胱	C67	6084	2.41	0.00	0.02	0.00	0.02	0.02	0.16	0.38	0.74	0.93	1.56	2.76
其他的泌尿器官	C68	92	0.04	0.00	0.00	0.00	0.00	0.02	0.02	0.01	0.02	0.00	0.04	0.04
眼	C69	118	0.05	0.22	0.43	0.04	0.00	0.00	0.02	0.00	0.00	0.05	0.06	0.13
脑、神经系统	C70-C72	6005	2.38	2.47	2.19	2.01	1.80	1.93	1.41	2.41	3.25	4.17	5.96	7.03
甲状腺	C73	2997	1.19	0.00	0.00	0.00	0.17	0.53	1.37	2.66	3.82	5.08	5.40	5.50
肾上腺	C74	223	0.09	0.00	0.56	0.31	0.04	0.02	0.04	0.03	0.05	0.15	0.13	0.22
其他的内分泌腺	C75	237	0.09	0.00	0.00	0.04	0.13	0.04	0.06	0.14	0.17	0.26	0.26	0.32
霍奇金病	C81	330	0.13	0.00	0.00	0.08	0.19	0.20	0.14	0.38	0.30	0.15	0.32	0.37
非霍奇金淋巴瘤	C82-C85;C96	3791	1.50	0.56	0.55	0.79	0.51	0.91	0.79	1.19	1.36	1.65	2.45	3.98
免疫增生性疾病	C88	31	0.01	0.00	0.00	0.00	0.00	0.00	0.00	0.00	0.00	0.00	0.01	0.01
多发性骨髓瘤	C90	1106	0.44	0.22	0.19	0.10	0.06	0.02	0.14	0.07	0.17	0.18	0.50	0.69
淋巴样白血病	C91	1060	0.42	1.12	2.74	1.66	0.93	0.61	0.68	0.63	0.37	0.46	0.53	0.76
髓样白血病	C92-C94	2123	0.84	0.79	0.51	0.83	0.76	0.77	1.05	1.43	1.36	1.57	1.81	2..32
白血病,未特指	C95	2411	0.95	3.37	2.55	1.87	1.55	1.44	1.45	1.62	1.11	1.34	1.72	2.08
其他的或未指明部位的	O&U	3326	1.32	0.45	0.87	0.41	0.51	0.43	0.43	0.70	0.87	1.27	1.58	3.23
合计	ALL	252661	100.00	13.01	12.30	9.64	9.02	11.06	13.86	23.75	36.16	60.19	113.47	196.22
所有部位除外C44	ALLbutC44	250884	99.30	12.90	12.18	9.56	8.96	10.91	13.72	23.49	35.81	59.62	112.58	194.97

续表 7-3-8

年龄组								粗率	中调率	世调率	累积率(%)	
50-	55-	60-	65-	70-	75-	80-	85-	(1/10万)	(1/10万)	(1/10万)	0-64	0-74
0.24	0.42	0.68	0.66	1.07	0.93	1.39	2.23	0.21	0.14	0.15	0.01	0.02
1.32	1.58	2.24	2.41	2.96	2.16	2.58	1.20	0.73	0.52	0.51	0.04	0.06
1.42	2.23	3.70	4.05	4.98	4.43	5.16	5.83	1.09	0.75	0.75	0.05	0.09
0.65	1.17	1.21	1.73	2.14	1.92	1.79	1.54	0.56	0.42	0.41	0.03	0.05
0.23	0.35	0.57	0.51	0.45	0.41	0.50	0.17	0.16	0.11	0.11	0.01	0.01
0.45	0.60	1.04	1.43	1.61	0.87	1.29	1.54	0.32	0.22	0.22	0.01	0.03
9.38	9.39	10.66	11.47	9.26	7.82	9.14	3.77	4.53	3.44	3.24	0.25	0.35
1.00	1.63	2.16	2.98	2.18	2.86	2.28	2.40	0.65	0.43	0.44	0.03	0.05
0.48	0.56	0.87	1.22	1.15	1.40	2.88	1.54	0.30	0.20	0.20	0.01	0.02
28.79	62.10	115.25	162.00	185.67	207.74	228.84	176.34	33.52	21.96	22.28	1.12	2.86
43.88	82.65	139.79	212.55	240.51	294.64	301.55	215.42	45.54	30.26	30.29	1.53	3.80
1.32	2.15	2.88	3.96	5.15	6.01	4.57	3.77	1.04	0.72	0.70	0.04	0.09
11.86	18.39	27.74	42.50	48.59	59.72	67.14	57.07	10.46	7.16	7.02	0.38	0.84
15.33	25.54	41.30	56.53	67.20	83.87	84.43	65.29	13.94	9.43	9.32	0.51	1.13
0.40	0.77	1.21	1.31	2.18	1.92	2.78	3.08	0.41	0.27	0.27	0.02	0.03
68.82	91.90	121.28	138.40	143.83	156.88	176.00	155.09	42.28	29.60	28.95	1.96	3.37
2.74	5.58	8.99	13.59	16.96	23.21	28.90	25.19	3.28	2.15	2.15	0.10	0.25
6.83	11.44	18.62	25.78	37.06	42.92	47.77	50.73	6.69	4.44	4.43	0.22	0.54
0.77	0.73	1.27	1.37	1.94	1.92	1.89	1.37	0.49	0.36	0.35	0.02	0.04
3.58	6.06	9.39	11.95	12.48	14.11	12.61	8.91	2.69	1.79	1.81	0.11	0.23
71.50	132.60	221.08	321.62	397.23	483.31	520.46	416.78	73.44	48.55	48.62	2.44	6.03
1.29	1.62	2.35	2.62	2.92	3.03	2.48	3.08	0.86	0.64	0.63	0.04	0.07
2.36	3.25	4.72	7.54	8.77	10.67	11.62	8.23	2.21	1.71	1.68	0.09	0.18
0.63	0.87	1.31	1.37	1.61	2.68	2.98	3.26	0.49	0.36	0.35	0.02	0.04
1.66	2.54	4.57	7.03	9.76	14.17	19.07	26.56	2.08	1.42	1.40	0.06	0.15
0.21	0.17	0.40	0.30	0.45	0.70	0.60	0.34	0.11	0.07	0.07	0.00	0.01
0.06	0.02	0.04	0.09	0.08	0.35	0.10	0.00	0.03	0.02	0.02	0.00	0.00
1.11	1.38	1.52	2.29	2.55	2.04	2.48	2.06	0.75	0.58	0.58	0.04	0.06
0.81	0.83	1.25	1.25	1.24	1.40	1.39	1.71	0.42	0.30	0.29	0.02	0.03
-	-	-	-	-	-	-	-	-	-	-	-	-
-	-	-	-	-	-	-	-	-	-	-	-	-
-	-	-	-	-	-	-	-	-	-	-	-	-
-	-	-	-	-	-	-	-	-	-	-	-	-
-	-	-	-	-	-	-	-	-	-	-	-	-
-	-	-	-	-	-	-	-	-	-	-	-	-
0.81	1.52	1.97	3.07	3.54	3.32	4.87	4.46	0.74	0.50	0.49	0.03	0.06
1.42	4.21	11.00	24.74	44.35	69.46	94.26	88.94	6.38	4.04	3.97	0.09	0.43
0.48	0.37	0.49	0.36	0.62	0.70	0.79	0.69	0.39	0.36	0.32	0.02	0.03
0.06	0.17	0.42	0.48	0.41	0.41	0.89	0.34	0.11	0.08	0.08	0.00	0.01
6.46	7.62	9.56	11.21	12.48	10.73	10.63	10.11	3.36	2.38	2.38	0.16	0.28
0.68	0.77	1.21	1.13	1.94	2.16	2.19	2.23	0.39	0.26	0.26	0.02	0.03
0.27	0.65	1.06	2.00	2.35	3.50	2.28	1.03	0.39	0.26	0.26	0.01	0.03
6.25	11.00	19.17	25.51	38.38	50.56	66.25	74.55	7.13	4.69	4.67	0.21	0.53
0.18	0.13	0.23	0.42	0.41	0.76	1.09	0.86	0.11	0.07	0.07	0.00	0.01
0.16	0.17	0.36	0.42	0.37	0.52	0.50	0.86	0.14	0.10	0.13	0.01	0.01
9.15	11.54	16.93	19.61	20.92	25.43	25.53	19.02	7.04	5.52	5.42	0.35	0.55
6.52	6.23	5.12	4.62	4.69	3.27	3.48	2.40	3.51	3.02	2.65	0.21	0.26
0.21	0.37	0.72	0.72	1.11	0.93	1.49	1.03	0.26	0.20	0.22	0.01	0.02
0.36	0.48	0.72	0.72	0.58	1.05	0.60	0.17	0.28	0.23	0.21	0.01	0.02
0.42	0.67	0.63	1.01	1.07	1.52	1.19	0.69	0.30	0.23	0.22	0.02	0.03
6.33	7.58	11.62	15.38	17.62	19.01	15.79	16.28	4.44	3.29	3.25	0.20	0.36
0.02	0.08	0.15	0.27	0.08	0.29	0.10	0.00	0.04	0.02	0.02	0.00	0.00
1.50	2.42	4.42	5.75	6.51	5.83	5.76	4.63	1.30	0.89	0.91	0.05	0.11
0.94	1.33	2.03	3.28	3.34	3.79	3.97	3.43	1.24	1.09	1.25	0.07	0.10
3.10	3.75	4.93	6.62	7.91	9.80	9.44	5.31	2.49	2.02	1.94	0.12	0.19
2.36	3.75	5.80	6.91	8.56	10.91	10.73	8.40	2.83	2.37	2.49	0.14	0.22
4.16	6.77	10.18	12.90	16.96	19.77	23.94	23.65	3.90	2.79	2.78	0.16	0.31
330.98	540.09	856.79	1187.63	1406.40	1677.84	1830.43	1513.58	296.12	202.54	201.32	11.07	24.04
329.32	537.56	852.22	1180.60	1396.64	1663.67	1811.36	1487.02	294.04	201.13	199.91	11.01	23.89

表 7-3-9 2015年全国农村肿瘤登记地区女性恶性肿瘤发病主要指标（1/10万）

部位		病例数	构成(%)	年龄组										
				0-	1-	5-	10-	15-	20-	25-	30-	35-	40-	45-
唇	C00	134	0.07	0.00	0.03	0.05	0.00	0.02	0.00	0.01	0.05	0.09	0.04	0.08
舌	C01-C02	341	0.18	0.00	0.03	0.00	0.00	0.02	0.05	0.09	0.12	0.10	0.20	0.42
口	C03-C06	496	0.26	0.00	0.00	0.02	0.02	0.00	0.08	0.07	0.10	0.20	0.27	0.42
唾液腺	C07-C08	374	0.19	0.00	0.03	0.05	0.02	0.02	0.08	0.16	0.31	0.31	0.51	0.68
扁桃体	C09	55	0.03	0.00	0.00	0.00	0.02	0.02	0.02	0.01	0.02	0.02	0.04	0.09
其他的口咽	C10	79	0.04	0.00	0.00	0.00	0.00	0.00	0.00	0.01	0.07	0.03	0.01	0.07
鼻咽	C11	1701	0.89	0.13	0.06	0.00	0.17	0.13	0.18	0.64	1.03	1.62	2.56	3.73
喉咽	C12-C13	59	0.03	0.00	0.00	0.00	0.00	0.00	0.02	0.00	0.00	0.02	0.07	0.09
咽,部位不明	C14	78	0.04	0.00	0.00	0.00	0.00	0.02	0.00	0.00	0.00	0.07	0.03	0.03
食管	C15	12908	6.73	0.00	0.00	0.02	0.02	0.00	0.07	0.15	0.28	0.55	1.46	3.98
胃	C16	16708	8.71	0.00	0.03	0.05	0.05	0.18	0.49	1.35	2.75	4.15	7.39	12.22
小肠	C17	744	0.39	0.00	0.00	0.00	0.00	0.02	0.04	0.10	0.21	0.32	0.61	0.81
结肠	C18	6916	3.61	0.00	0.00	0.00	0.02	0.13	0.44	0.65	1.45	2.01	4.28	6.08
直肠	C19-C20	8285	4.32	0.00	0.00	0.00	0.00	0.02	0.29	0.87	1.03	2.20	4.18	7.97
肛门	C21	272	0.14	0.00	0.00	0.00	0.00	0.00	0.02	0.00	0.09	0.07	0.25	0.28
肝脏	C22	13466	7.02	1.03	0.31	0.14	0.12	0.27	0.45	0.72	1.62	3.17	6.91	12.13
胆囊及其他	C23-C24	3018	1.57	0.00	0.00	0.00	0.00	0.00	0.05	0.07	0.05	0.27	0.66	1.74
胰腺	C25	4201	2.19	0.00	0.00	0.02	0.07	0.02	0.03	0.15	0.42	0.55	1.27	2.12
鼻、鼻窦及其他	C30-C31	233	0.12	0.00	0.00	0.05	0.07	0.02	0.07	0.06	0.03	0.17	0.22	0.31
喉	C32	329	0.17	0.00	0.06	0.00	0.00	0.00	0.00	0.01	0.00	0.07	0.19	0.41
气管、支气管、肺	C33-C34	30101	15.69	0.13	0.03	0.02	0.00	0.24	0.47	1.23	2.27	5.36	11.91	22.46
其他的胸腔器官	C37-C38	451	0.24	0.00	0.07	0.05	0.09	0.08	0.15	0.23	0.20	0.42	0.58	
骨	C40-C41	1408	0.73	0.13	0.17	0.27	1.15	0.71	0.34	0.47	0.47	0.75	0.82	1.34
皮肤的黑色素瘤	C43	413	0.22	0.00	0.06	0.11	0.02	0.09	0.02	0.07	0.19	0.31	0.26	0.34
其他的皮肤	C44	1595	0.83	0.00	0.03	0.00	0.10	0.13	0.17	0.30	0.30	0.38	0.74	1.09
间皮瘤	C45	98	0.05	0.00	0.00	0.00	0.00	0.02	0.00	0.03	0.02	0.00	0.03	0.08
卡波西肉瘤	C46	10	0.01	0.00	0.03	0.00	0.00	0.00	0.00	0.01	0.00	0.00	0.01	0.00
周围神经、其他结缔组织、软组织	C47;C49	556	0.29	0.26	0.45	0.09	0.17	0.31	0.25	0.37	0.33	0.34	0.64	0.89
乳房	C50	27615	14.40	0.00	0.06	0.05	0.02	0.35	1.63	6.06	14.77	28.55	53.60	73.18
外阴	C51	311	0.16	0.00	0.00	0.00	0.00	0.00	0.02	0.06	0.16	0.07	0.36	0.27
阴道	C52	167	0.09	0.00	0.00	0.00	0.00	0.00	0.02	0.01	0.05	0.02	0.10	0.32
子宫颈	C53	13627	7.10	0.00	0.00	0.00	0.00	0.07	0.47	2.99	6.56	14.08	24.15	35.41
子宫体	C54	5803	3.02	0.00	0.03	0.00	0.00	0.02	0.27	0.58	1.48	3.12	6.63	13.63
子宫,部位不明	C55	1534	0.80	0.00	0.00	0.00	0.00	0.04	0.08	0.37	0.51	0.92	2.24	3.57
卵巢	C56	5230	2.73	0.00	0.03	0.11	0.42	0.95	1.61	2.37	2.14	2.87	6.33	9.98
其他的女性生殖器	C57	344	0.18	0.00	0.00	0.00	0.05	0.00	0.07	0.10	0.07	0.14	0.33	0.69
胎盘	C58	76	0.04	0.00	0.00	0.00	0.00	0.09	0.13	0.31	0.23	0.12	0.10	0.12
阴茎	C60	-	-	-	-	-	-	-	-	-	-	-	-	-
前列腺	C61	-	-	-	-	-	-	-	-	-	-	-	-	-
睾丸	C62	-	-	-	-	-	-	-	-	-	-	-	-	-
其他的男性生殖器	C63	-	-	-	-	-	-	-	-	-	-	-	-	-
肾	C64	1700	0.89	1.55	0.54	0.09	0.02	0.20	0.13	0.43	0.35	0.87	1.50	2.05
肾盂	C65	211	0.11	0.00	0.00	0.00	0.00	0.00	0.02	0.01	0.00	0.00	0.04	0.15
输尿管	C66	231	0.12	0.00	0.00	0.00	0.00	0.00	0.00	0.00	0.00	0.00	0.07	0.09
膀胱	C67	1702	0.89	0.00	0.11	0.00	0.02	0.04	0.07	0.13	0.19	0.29	0.74	0.95
其他的泌尿器官	C68	53	0.03	0.00	0.00	0.00	0.02	0.00	0.00	0.04	0.00	0.02	0.01	0.08
眼	C69	117	0.06	0.77	0.48	0.07	0.00	0.04	0.03	0.00	0.02	0.10	0.03	0.05
脑、神经系统	C70-C72	6383	3.33	1.42	1.22	1.44	1.37	1.11	1.39	1.98	2.53	3.67	5.77	8.45
甲状腺	C73	10596	5.52	0.00	0.03	0.05	0.50	1.71	4.27	9.21	13.02	16.07	20.29	21.92
肾上腺	C74	170	0.09	0.52	0.14	0.02	0.00	0.00	0.00	0.16	0.12	0.16	0.23	
其他的内分泌腺	C75	217	0.11	0.00	0.00	0.02	0.05	0.00	0.10	0.09	0.19	0.20	0.33	0.38
霍奇金病	C81	215	0.11	0.13	0.03	0.07	0.15	0.11	0.20	0.16	0.17	0.19	0.13	0.35
非霍奇金淋巴瘤	C82-C85;C96	2654	1.38	0.39	0.40	0.27	0.50	0.44	0.34	0.87	0.99	1.28	1.73	3,.16
免疫增生性疾病	C88	17	0.01	0.00	0.03	0.00	0.00	0.00	0.00	0.00	0.00	0.00	0.01	0.00
多发性骨髓瘤	C90	792	0.41	0.00	0.11	0.05	0.07	0.00	0.00	0.03	0.06	0.10	0.27	0.63
淋巴样白血病	C91	856	0.45	0.52	2.21	1.37	0.92	0.53	0.40	0.50	0.58	0.38	0.51	0.66
髓样白血病	C92-C94	1685	0.88	1.03	0.54	0.34	0.77	0.66	0.86	0.86	1.24	1.25	1.73	1.92
白血病,未特指	C95	1800	0.94	2.19	2.32	1.28	1.25	1.09	0.96	1.17	1.01	1.28	1.34	1.86
其他的或未指明部位的	O&U	2701	1.41	0.77	0.93	0.38	0.40	0.42	0.54	0.56	1.03	1.09	1.78	2.70
合计	ALL	191836	100.00	10.96	10.58	6.55	8.72	10.46	17.34	36.72	60.99	100.09	176.30	263.26
所有部位除外C44	ALLbutC44	190241	99.17	10.96	10.55	6.55	8.62	10.33	17.17	36.42	60.69	99.71	175.57	262.17

续表 7-3-9

年龄组								粗率	中调率	世调率	累积率(%)	
50-	55-	60-	65-	70-	75-	80-	85-	(1/10万)	(1/10万)	(1/10万)	0-64	0-74
0.17	0.16	0.28	0.60	0.77	0.97	0.96	1.27	0.16	0.11	0.11	0.00	0.01
0.52	0.73	1.36	1.26	1.50	1.88	1.04	1.48	0.42	0.28	0.28	0.02	0.03
0.75	0.93	1.66	2.00	2.47	3.12	2.79	2.75	0.61	0.40	0.39	0.02	0.05
0.78	0.87	0.82	1.11	1.01	1.07	1.12	0.74	0.46	0.34	0.32	0.02	0.03
0.08	0.08	0.19	0.21	0.24	0.16	0.24	0.21	0.07	0.05	0.05	0.00	0.01
0.15	0.12	0.30	0.33	0.49	0.27	0.72	0.00	0.10	0.07	0.06	0.00	0.01
3.74	3.25	4.39	4.58	4.66	4.51	4.07	2.96	2.09	1.56	1.44	0.11	0.15
0.07	0.08	0.19	0.30	0.20	0.38	0.32	0.21	0.07	0.05	0.05	0.00	0.01
0.12	0.14	0.09	0.33	0.57	0.81	0.56	0.42	0.10	0.06	0.06	0.00	0.01
7.87	19.81	41.60	67.39	87.98	109.09	126.57	106.42	15.84	9.26	9.28	0.38	1.16
19.54	28.12	48.58	73.40	93.50	120.86	137.97	123.99	20.51	12.65	12.40	0.62	1.46
1.08	1.61	2.26	3.05	3.20	4.03	3.59	5.29	0.91	0.59	0.58	0.04	0.07
9.07	14.23	20.94	27.74	33.67	47.05	52.00	39.39	8.49	5.36	5.22	0.30	0.60
12.11	16.81	28.26	34.05	42.75	51.51	56,94	41.08	10.17	6.41	6.31	0.37	0.75
0.42	0.30	0.80	1.26	1.38	1.72	1.91	1.59	0.33	0.21	0.21	0.01	0.02
18.30	25.68	41.11	55.36	69.16	91.15	101.76	91.17	16.53	10.26	10.13	0.56	1.18
3.06	5.72	8.54	13.26	17.00	25.73	31.50	22.34	3.70	2.18	2.16	0.10	0.25
4.91	7.86	12.05	18.10	24.62	32.66	38.84	34.41	5.16	3.09	3.06	0.15	0.36
0.45	0.52	0.71	0.72	0.81	0.75	1.44	0.74	0.29	0.20	0.20	0.01	0.02
0.35	0.52	0.97	1.14	1.99	1.99	3.03	2.65	0.40	0.25	0.25	0.01	0.03
39.12	57.65	95.22	129.54	162.29	215.24	240.77	212.62	36.95	22.50	22.31	1.18	2.64
1.05	0.93	1.21	1.71	1.50	1.56	2.07	1.27	0.55	0.39	0.38	0.03	0.04
2.03	2.58	3.87	5.81	5.19	6.50	8.29	5.61	1.73	1.29	1.25	0.07	0.13
0.67	0.83	1.23	1.56	1.95	1.83	2.15	2.44	0.51	0.35	0.34	0.02	0.04
1.56	2.36	3.29	4.61	6.94	11.98	18.34	25.31	1.96	1.15	1.13	0.05	0.11
0.18	0.32	0.52	0.36	0.32	0.32	0.64	0.11	0.12	0.08	0.08	0.01	0.01
0.02	0.00	0.02	0.12	0.04	0.00	0.00	0.00	0.01	0.01	0.01	0.00	0.00
1.01	0.95	1.55	1.08	1.70	1.72	1.91	0.95	0.68	0.54	0.53	0.04	0.05
75.29	67.08	70.10	57.69	43.93	35.77	31.02	22.45	33.90	25.24	23.35	1.95	2.46
0.58	0.71	0.90	1.05	1.38	1.56	1.99	1.27	0.38	0.25	0.24	0.02	0.03
0.45	0.54	0.19	0.69	0.93	0.75	0.32	0.32	0.20	0.14	0.13	0.01	0.02
38.61	32.27	32.03	30.13	25.80	23.85	20.42	12.92	16.73	12.35	11.42	0.93	1.21
19.89	19.03	17.84	14.90	10.47	7.84	6.70	4.24	7.12	4.99	4.82	0.41	,0.54
3.86	3.29	3.72	4.46	3.98	4.40	5.26	3.60	1.88	1.32	1.25	0.09	0.14
12.89	13.16	15.71	15.62	14.72	10.42	10.29	6.78	6.42	4.69	4.49	0.34	0.49
0.78	0.73	1.14	1.38	1.05	0.97	1.04	0.53	0.42	0.29	0.29	0.02	0.03
0.05	0.02	0.04	0.03	0.00	0.00	0.00	0.00	0.09	0.10	0.08	0.01	0.01
–	–	–	–	–	–	–	–	–	–	–	–	–
–	–	–	–	–	–	–	–	–	–	–	–	–
–	–	–	–	–	–	–	–	–	–	–	–	–
3.66	4.01	5.08	7.00	5.44	7.09	6.94	4.87	2.09	1.43	1.44	0.10	0.16
0.28	0.30	0.52	1.08	1.34	1.67	2.31	1.06	0.26	0.16	0.15	0.01	0.02
0.13	0.38	0.77	1.20	1.83	1.88	2.15	0.95	0.28	0.17	0.17	0.01	0.02
1.66	2.78	4.56	7.12	9.33	13.97	18.26	13.13	2.09	1.26	1.24	0.06	0.14
0.13	0.10	0.15	0.24	0.16	0.38	0.08	0.11	0.07	0.05	0.04	0.00	0.00
0.10	0.18	0.32	0.39	0.20	0.81	0.72	0.21	0.14	0.11	0.14	0.01	0.01
12.66	14.63	20.30	21.51	19.15	25.19	25.12	15.04	7.84	5.64	5.52	0.38	0.59
30.86	23.40	20.23	14.69	9.13	6.18	5.34	3.28	13.01	10.82	9.58	0.81	0.93
0.38	0.30	0.39	0.51	0.65	0.54	0.48	1.06	0.21	0.15	0.16	0.01	0.02
0.58	0.50	0.41	0.48	0.41	0.48	0.64	0.21	0.27	0.21	0.19	0.01	0.02
0.27	0.30	0.41	0.78	0.65	0.64	0.88	0.53	0.26	0.22	0.21	0.01	0.02
4.01	5.76	8.09	11.67	10.91	12.03	12.36	7.94	3.26	2.28	2.23	0.14	0.25
0.02	0.08	0.00	0.12	0.20	0.00	0.08	0.00	0.02	0.01	0.02	0.00	0.00
1.20	2.02	3.38	3.92	4.71	3.81	3.59	0.64	0.97	0.63	0.64	0.04	0.08
0.90	1.33	1.76	2.27	2.23	3.38	3.43	1.59	1.05	0.92	1.03	0.06	0.08
2.53	3.04	4.95	5.30	5.39	6.07	6.14	3.39	2.07	1.62	1.57	0.10	0.16
2.41	2.92	4.07	4.88	6.57	6.39	6.70	3.81	2.21	1.83	1.91	0.11	0.17
3.94	5.30	7.60	10.08	11.64	13.91	16.83	15.14	3.32	2.26	2.25	0.13	0.24
347.28	397.28	546.68	670.12	760.11	928.84	1030.63	852.49	235.47	158.84	153.15	9.91	17.06
345.72	394.92	543.39	665.51	753.17	916.86	1012.29	827.18	233.52	157.68	152.02	9.86	16.95

表 7-3-10 2015年全国肿瘤登记地区年男女合计恶性肿瘤死亡主要指标(1/10万)

部位		病例数	构成(%)	年龄组										
				0-	1-	5-	10-	15-	20-	25-	30-	35-	40-	45-
唇	C00	163	0.03	0.00	0.00	0.00	0.00	0.00	0.00	0.01	0.00	0.00	0.00	0.01
舌	C01-C02	1196	0.21	0.00	0.00	0.00	0.00	0.01	0.01	0.02	0.04	0.06	0.14	0.28
口	C03-C06	1655	0.29	0.00	0.01	0.00	0.00	0.00	0.00	0.03	0.03	0.05	0.12	0.23
唾液腺	C07-C08	630	0.11	0.03	0.00	0.01	0.00	0.01	0.02	0.02	0.05	0.03	0.06	0.12
扁桃体	C09	218	0.04	0.00	0.00	0.00	0.00	0.01	0.00	0.00	0.00	0.01	0.03	0.07
其他的口咽	C10	426	0.08	0.00	0.00	0.00	0.00	0.00	0.01	0.00	0.02	0.02	0.03	0.08
鼻咽	C11	6298	1.12	0.00	0.00	0.01	0.05	0.08	0.09	0.13	0.42	0.72	1.39	2.35
喉咽	C12-C13	819	0.15	0.00	0.00	0.00	0.00	0.00	0.00	0.00	0.03	0.09	0.20
咽,部位不明	C14	475	0.08	0.00	0.00	0.00	0.01	0.00	0.00	0.01	0.00	0.01	0.04	0.06
食管	C15	47373	8.39	0.00	0.00	0.00	0.00	0.01	0.02	0.06	0.09	0.30	1.10	3.75
胃	C16	71864	12.73	0.13	0.04	0.01	0.04	0.08	0.23	0.66	1.26	2.12	4.01	8.07
小肠	C17	2408	0.43	0.00	0.00	0.00	0.01	0.01	0.01	0.03	0.03	0.13	0.19	0.33
结肠	C18	21041	3.73	0.03	0.00	0.01	0.01	0.05	0.10	0.28	0.53	0.88	1.47	2.39
直肠	C19-C20	22506	3.99	0.00	0.01	0.01	0.01	0.01	0.13	0.26	0.47	0.88	1.70	2.98
肛门	C21	814	0.14	0.00	0.00	0.00	0.00	0.00	0.00	0.01	0.01	0.02	0.05	0.16
肝脏	C22	78867	13.97	0.20	0.23	0.15	0.09	0.22	0.44	1.15	2.85	6.41	13.57	21.66
胆囊及其他	C23-C24	9674	1.71	0.00	0.01	0.00	0.00	0.00	0.00	0.06	0.06	0.20	0.35	0.95
胰腺	C25	19947	3.53	0.00	0.01	0.00	0.00	0.00	0.03	0.09	0.22	0.43	1.20	2.32
鼻、鼻窦及其他	C30-C31	720	0.13	0.( )0	0.00	0.00	0.01	0.02	0.02	0.04	0.07	0.08	0.11	0.15
喉	C32	3283	0.58	0.03	0.00	0.00	0.01	0.00	0.00	0.02	0.01	0.05	0.20	0.40
气管、支气管、肺	C33-C34	153363	27.16	0.07	0.07	0.02	0.04	0.13	0.26	0.65	1.41	2.99	8.17	17.01
其他的胸腔器官	C37-C38	1542	0.27	0.03	0.00	0.02	0.05	0.10	0.09	0.12	0.09	0.14	0.20	0.30
骨	C40-C41	4391	0.78	0.00	0.04	0.09	0.38	0.44	0.24	0.17	0.26	0.26	0.41	0.74
皮肤的黑色素瘤	C43	860	0.15	0.00	0.00	0.00	0.00	0.02	0.01	0.03	0.04	0.04	0.10	0.18
其他的皮肤	C44	2390	0.42	0.00	0.02	0.01	0.03	0.02	0.03	0.05	0.03	0.09	0.19	0.26
间皮瘤	C45	376	0.07	0.00	0.00	0.00	0.00	0.01	0.01	0.00	0.00	0.01	0.06	0.06
卡波西肉瘤	C46	81	0.01	0.00	0.01	0.00	0.00	0.01	0.01	0.01	0.01	0.00	0.01	0.01
周围神经、其他结缔组织、软组织	C47;C49	1016	0.18	0.17	0.07	0.08	0.05	0.05	0.09	0.08	0.11	0.08	0.19	0.19
乳房	C50	16178	2.92	0.00	0.00	0.00	0.01	0.04	0.15	0.68	1.91	4.34	8.55	12.15
外阴	C51	265	0.05	0.00	0.00	0.00	0.00	0.00	0.00	0.01	0.00	0.01	0.05	0.08
阴道	C52	136	0.02	0.00	0.00	0.00	0.00	0.00	0.00	0.00	0.02	0.03	0.04	0.02
子宫颈	C53	8027	1.42	0.00	0.00	0.00	0.00	0.00	0.08	0.51	1.04	2.11	4.27	7.46
子宫体	C54	2495	0.44	0.00	0.00	0.00	0.00	0.00	0.05	0.06	0.17	0.33	0.60	1.31
子宫,部位不明	C55	1373	0.24	0.00	0.00	0.00	0.00	0.01	0.01	0.05	0.08	0.24	0.55	1.01
卵巢	C56	5705	1.01	0.00	0.02	0.01	0.04	0.11	0.15	0.27	0.46	0.71	2.05	3.50
其他的女性生殖器	C57	315	0.06	0.00	0.00	0.00	0.01	0.00	0.01	0.02	0.03	0.02	0.06	0.11
胎盘	C58	20	0.00	0.00	0.00	0.00	0.00	0.00	0.01	0.05	0.03	0.00	0.01	0.01
阴茎	C60	376	0.07	0.00	0.00	0.00	0.00	0.00	0.00	0.00	0.02	0.03	0.11	0.14
前列腺	C61	7447	1.32	0.00	0.00	0.00	0.03	0.02	0.01	0.04	0.03	0.02	0.07	0.24
睾丸	C62	185	0.03	0.00	0.03	0.02	0.00	0.05	0.09	0.07	0.09	0.10	0.06
其他的男性生殖器	C63	109	0.01	0.00	0.00	0.00	0.01	0.01	0.02.	0.00	0.02	0.01	0.01	0.01
肾	C64	4643	0.82	0.26	0.15	0.07	0.05	0.( )3	0.03	0.08	0.13	0.11	0.36	0.61
肾盂	C65	683	0.12	0.00	0.00	0.00	0.00	0.00	0.00	0.01	0.00	0.02	0.04	0.05
输尿管	C66	768	0.14	0.00	0.00	0.00	0.00	0.00	0.00	0.00	0.00	0.00	0.03	0.06
膀胱	C67	7926	1.40	0.00	0.02	0.01	0.00	0.02	0.01	0.02	0.04	0.08	0.23	0.31
其他的泌尿器官	C68	163	0.03	0.00	0.01	0.00	0.00	0.00	0.00	0.00	0.00	0.01	0.00
眼	C69	151	0.03	0.03	0.10	0.02	0.01	0.00	0.01	0.01	0.00	0.01	0.01	0.02
脑、神经系统	C70-C72	13429	2.38	1.19	1.15	1.06	0.79	0.81	0.63	0.82	1.12	1.49	2.31	3.22
甲状腺	C73	1865	0.33	0.00	0.00	0.00	0.00	0.03	0.03	0.06	0.13	0.19	0.28	0.36
肾上腺	C74	488	0.09	0.07	0.12	0.05	0.03	0.02	0.01	0.01	0.02	0.02	0.04	0.10
其他的内分泌腺	C75	370	0.07	0.00	0.04	0.03	0.03	0.03	0.00	0.04	0.03	0.03	0.05	0.07
霍奇金病	C81	567	0.10	0.03	0.00	0.02	0.03	0.04	0.01	0.06	0.04	0.05	0.08	0.11
非霍奇金淋巴瘤	C82-C85;C96	8155	1.44	0.17	0.16	0.21	0.23	0.27	0.22	0.35	0.52	0.65	0.90	1.42
免疫增生性疾病	C88	64	0.01	0.00	0.00	0.00	0.00	0.00	0.00	0.00	0.00	0.00	0.00	0.01
多发性骨髓瘤	C90	2935	0.52	0.10	0.07	0.04	0.04	0.04	0.02	0.05	0.03	0.08	0.21	0.31
淋巴样白血病	C91	2747	0.49	0.73	0.58	0.60	0.52	0.51	0.38	0.40	0.39	0.41	0.37	0.61
髓样白血病	C92-C94	4693	0.83	0.56	0.36	0.22	0.30	0.34	0.36	0.43	0.48	0.49	0.72	0.92
白血病,未特指	C95	5410	0.96	1.75	0.90	0.70	0.58	0.70	0.57	0.75	0.50	0.67	0.85	1.10
其他的或未指明部位的	O&U	12354	2.19	0.23	0.35	0.28	0.22	0.20	0.29	0.35	0.50	0.65	1.20	1.84
合计	ALL	564744	100.00	5.93	4.58	3.76	3.69	4.44	4.76	8.25	14.07	24.93	51.11	89.45
所有部位除外C44	ALLbutC44	562354	99.58	5.93	4.55	3.74	3.66	4.42	4.73	8.20	14.03	24.85	50.91	89.20

续表 7-3-10

50-	55-	60-	65-	70-	75-	80-	85-	粗率 (1/10万)	中调率 (1/10万)	世调率 (1/10万)	累积率(%)	
											0-64	0-74
0.04	0.03	0.06	0.11	0.22	0.34	0.72	1.03	0.05	0.03	0.03	0.00	0.00
0.51	0.69	0.88	1.25	1.32	2.09	2.18	1.72	0.37	0.23	0.23	0.01	0.03
0.47	0.74	1.21	1.48	2.47	3.10	4.13	5.17	0.52	0.30	0.30	0.01	0.03
0.18	0.31	0.42	0.53	0.83	1.09	1.62	1.54	0.20	0.12	0.12	0.01	0.01
0.12	0.13	0.15	0.23	0.26	0.29	0.29	0.36	0.07	0.04	0.04	0.00	0.01
0.17	0.27	0.42	0.42	0.49	0.56	0.82	0.85	0.13	0.08	0.08	0.00	0.01
3.08	3.77	5.21	6.26	6.26	6.63	6.55	4.84	1.96	1.31	1.27	0.09	0.15
0.41	0.58	0.74	0.89	0.83	1.13	1.40	0.64	0.26	0.16	0.16	0.01	0.02
0.14	0.19	0.38	0.44	0.84	0.63	0.84	1.24	0.15	0.09	0.09	0.00	0.01
9.34	19.02	35.10	58.09	79.74	104.25	127.39	119.27	14.76	8.54	8.57	0.34	1.03
15.20	27.33	49.29	80.76	114.12	162.45	194.55	176.47	22.39	13.19	13.03	0.54	1.52
0.68	1.02	1.66	2.59	3.39	5.12	5.69	6.20	0.75	0.45	0.44	0.02	0.05
4.37	7.43	12.12	18.48	28.07	45.00	70.63	83.70	6.56	3.73	3.69	0.15	0.38
5.26	8.38	14.44	21.38	30.33	48.52	68.29	73.60	7.01	4.06	4.01	0.17	0.43
0.19	0.34	0.51	0.77	1.06	1.68	2.55	2.51	0.25	0.15	0.14	0.01	0.02
32.45	45.31	61.47	76.79	90.00	111.10	131.40	125.11	24.58	15.51	15.26	0.93	1.76
1.86	3.69	6.15	9.74	14.14	22.08	31.35	32.37	3.01	1.71	1.70	0.07	0.19
4.42	9.01	14.05	21.92	30.39	42.71	52.90	50.79	6.22	3.63	3.62	0.16	0.42
0.23	0.38	0.52	0.68	0.64	1.10	1.48	1.66	0.22	0.14	0.14	0.01	0.01
0.95	1.55	2.52	3.79	4.58	6.73	8.34	6.81	1.02	0.60	0.60	0.03	0.07
34.82	64.55	113.03	171.79	238.68	335.10	403.86	367.28	47.79	27.99	27.85	1.22	3.27
0.56	0.77	1.13	1.27	1.78	2.61	2.59	2.90	0.48	0.32	0.31	0.02	0.03
1.22	1.88	2.78	4.56	6.16	7.51	9.57	8.26	1.37	0.91	0.89	0.04	0.10
0.23	0.40	0.62	0.98	1.05	1.30	1.89	2.30	0.27	0.16	0.16	0.01	0.02
0.38	0.55	0.96	1.66	2.80	3.89	8.42	19.18	0.74	0.40	0.41	0.01	0.04
0.13	0.25	0.35	0.31	0.50	0.63	0.78	0.45	0.12	0.07	0.07	0.00	0.01
0.04	0.04	0.06	0.04	0.06	0.16	0.16	0.09	0.03	0.02	0.02	0.00	0.00
0.31	0.45	0.59	0.82	1.22	1.41	1.95	2.33	0.32	0.22	0.22	0.01	0.02
17.19	20.75	24.69	22.89	24.25	30.65	41.38	48.35	10.23	6.49	6.29	0.45	0.69
0.15	0.19	0.28	0.33	0.74	1.14	1.76	1.62	0.17	0.09	0.09	0.00	0.01
0.11	0.17	0.19	0.26	0.49	0.39	0.37	0.41	0.09	0.05	0.05	0.00	0.01
10.10	9.55	9.70	12.20	12.93	15.38	18.61	16.03	5.08	3.31	3.17	0.22	0.35
2.58	3.28	4.37	5.15	5.34	5.37	6.59	5.78	1.58	0.97	0.97	0.06	0.12
1.29	1.43	1.76	2.53	2.73	3.30	4.53	4.67	0.87	0.53	0.52	0.03	0.06
6.28	7.36	9.14	11.16	12.19	13.08	11.68	10.60	3.61	2.28	2.25	0.15	0.27
0.21	0.47	0.58	0.62	0.92	0.67	0.94	0.86	0.20	0.12	0.12	0.01	0.02
0.02	0.01	0.0( )	0.00	0.00	0.00	0.00	0.05	0.01	0.01	0.01	0.00	0.00
0.11	0.32	0.45	0.89	0.88	1.49	2.28	3.22	0.23	0.14	0.14	0.01	0.01
0.50	1.41	3.73	9.70	20.45	44.12	84.47	138.20	4.58	2.48	2.52	0.03	0.18
0.15	0.12	0.16	0.21	0.30	0.49	0.77	0.60	0.11	0.09	0.08	0.00	0.01
0.02	0.08	0.19	0.17	0.17	0.60	0.73	0.97	0.07	0.04	0.04	0.00	0.00
1.24	2.05	3.19	4.74	6.02	9.39	12.08	12.86	1.45	0.86	0.87	0.04	0.09
0.14	0.19	0.36	0.62	1.02	1.74	2.28	2.75	0.21	0.12	0.12	0.00	0.01
0.08	0.21	0.45	0.71	1.03	2.13	2.71	3.33	0.24	0.13	0.13	0.00	0.01
0.82	1.61	3.06	5.64	10.29	20.91	35.03	50.12	2.47	1.28	1.28	0.03	0.11
0.02	0.04	0.06	0.13	0.29	0.41	0.51	0.97	0.05	0.03	0.03	0.00	0.00
0.05	0.03	0.05	0.11	0.10	0.20	0.53	0.70	0.05	0.03	0.04	0.00	0.00
4.78	6.20	9.13	11.85	14.40	18.79	22.23	21.36	4.18	2.89	2.89	0.17	0.30
0.62	0.74	1.29	1.70	2.20	3.15	4.52	4.51	0.58	0.36	0.35	0.02	0.04
0.13	0.26	0.31	0.38	0.61	0.82	0.95	1.27	0.15	0.10	0.11	0.01	0.01
0.13	0.16	0.22	0.36	0.45	0.54	0.74	0.48	0.12	0.08	0.08	0.00	0.01
0.18	0.20	0.34	0.50	0.69	0.88	1.40	0.91	0.18	0.12	0.11	0.01	0.01
2.45	3.26	5.68	8.08	11.50	14.76	17.01	15.85	2.54	1.64	1.61	0.08	0.18
0.01	0.01	0.04	0.03	0.17	0.18	0.25	0.15	0.02	0.01	0.01	0.00	0.00
0.79	1.22	2.41	3.35	4.79	6.11	5.83	5.08	0.911	0.56	0.56	0.03	0.07
0.73	0.96	1.37	2.02	2.59	3.64	4.07	3.33	0.86	0.69	0.71	0.04	0.06
1.41	1.80	3.21	4.29	5.28	7.11	9.41	6.96	1.46	1.02	1.01	0.06	0.10
1.38	2.15	3.13	4.46	6.06	7.42	8.55	7.77	1.69	1.26	1.30	0.07	0.12
3.22	5.07	8.13	11.95	15.59	23.85	31.12	36.42	3.85	2.35	2.34	0.11	0.25
155.12	247.73	397.05	582.59	786.50	1100.93	1389.86	1384.71	175.98	106.03	105.14	5.05	11.89
154.74	247.17	396.09	580.93	783.70	1097.04	1381.44	1365.53	175.23	105.63	104.73	5.03	11.86

表 7-3-11 2015年全国肿瘤登记地区男性恶性肿瘤死亡主要指标（1/10万）

部位		病例数	构成(%)	年龄组										
				0-	1-	5-	10-	15-	20-	25-	30-	35-	40-	45-
唇	C00	96	0.03	0.00	0.00	0.00	0.00	0.00	0.01	0.01	0.00	0.00	0.00	0.01
舌	C01-C02	776	0.22	0.00	0.00	0.00	0.00	0.00	0.02	0.02	0.07	0.09	0.19	0.41
口	C03-C06	1088	0.30	0.00	0.01	0.00	0.00	0.00	0.00	0.03	0.05	0.06	0.18	0.38
唾液腺	C07-C08	385	0.11	0.00	0.00	0.01	0.00	0.01	0.03	0.01	0.06	0.02	0.05	0.15
扁桃体	C09	177	0.05	0.00	0.00	0.00	0.00	0.01	0.00	0.00	0.00	0.02	0.03	0.11
其他的口咽	C10	371	0.10	0.00	0.00	0.00	0.00	0.00	0.02	0.00	0.01	0.02	0.05	0.14
鼻咽	C11	4657	1.30	0.00	0.00	0.01	0.06	0.10	0.13	0.19	0.55	1.05	2.13	3.52
喉咽	C12-C13	750	0.21	0.00	0.00	0.00	0.00	0.01	0.00	0.01	0.05	0.16	0.37
咽,部位不明	C14	361	0.10	0.00	0.00	0.00	0.00	0.00	0.01	0.01	0.00	0.01	0.07	0.11
食管	C15	34262	9.57	0.00	0.00	0.00	0.00	0.02	0.02	0.07	0.11	0.40	1.81	6.27
胃	C16	49789	13.90	0.19	0.04	0.00	0.00	0.07	0.04	0.29	0.52	1.08	2.06	4.70	10.24
小肠	C17	1411	0.39	0.00	0.00	0.02	0.01	0.00	0.03	0.03	0.03	0.13	0.16	0.39
结肠	C18	11761	3.28	0.00	0.00	0.00	0.01	0.10	0.13	0.33	0.56	0.95	1.53	2.72
直肠	C19-C20	13681	3.82	0.00	0.01	0.01	0.01	0.01	0.13	0.27	0.56	0.94	1.95	3.46
肛门	C21	492	0.14	0.00	0.00	0.00	0.00	0.00	0.01	0.00	0.00	0.01	0.06	0.20
肝脏	C22	58024	16.20	0.25	0.22	0.21	0.10	0.29	0.52	1.86	4.86	10.70	22.91	36.27
胆囊及其他	C23-C24	4567	1.28	0.00	0.00	0.00	0.00	0.00	0.00	0.04	0.07	0.21	0.31	0.89
胰腺	C25	11379	3.18	0.00	0.00	0.00	0.00	0.00	0.03	0.10	0.25	0.53	1.53	3.03
鼻、鼻窦及其他	C30-C31	457	0.13	0.00	0.00	0.00	0.01	0.02	0.03	0.05	0.11	0.07	0.15	0.15
喉	C32	2855	0.80	0.06	0.00	0.00	0.01	0.00	0.01	0.02	0.02	0.09	0.31	0.74
气管、支气管、肺	C33-C34	105476	29.46	0.12	0.07	0.01	0.05	0.12	0.32	0.72	1.62	3.46	9.99	21.72
其他的胸腔器官	C37-C38	986	0.28	0.06	0.03	0.02	0.09	0.17	0.13	0.17	0.10	0.17	0.23	0.35
骨	C40-C41	2603	0.73	0.06	0.04	0.02	0.30	0.60	0.34	0.19	0.30	0.26	0.53	0.82
皮肤的黑色素瘤	C43	491	0.14	0.00	0.00	0.00	0.00	0.00	0.02	0.01	0.03	0.02	0.09	0.21
其他的皮肤	C44	1319	0.37	0.00	0.01	0.01	0.03	0.02	0.04	0.03	0.04	0.10	0.20	0.27
间皮瘤	C45	216	0.06	0.00	0.00	0.00	0.00	0.01	0.01	0.00	0.01	0.02	0.07	0.06
卡波西肉瘤	C46	57	0.02	0.00	0.00	0.00	0.00	0.00	0.02	0.01	0.02	0.00	0.01	0.02
周围神经、其他结缔组织、软组织	C47;C49	589	0.16	0.12	0.11	0.07	0.04	0.06	0.11	0.04	0.13	0.09	0.22	0.20
乳房	C50	306	0.09	0.06	0.00	0.00	0.00	0.00	0.00	0.01	0.01	0.04	0.08	0.12
外阴	C51	-	-	-	-	-	-	-	-	-	-	-	-	-
阴道	C52	-	-	-	-	-	-	-	-	-	-	-	-	-
子宫颈	C53	-	-	-	-	-	-	-	-	-	-	-	-	-
子宫体	C54	-	-	-	-	-	-	-	-	-	-	-	-	-
子宫,部位不明	C55	-	-	-	-	-	-	-	-	-	-	-	-	-
卵巢	C56	-	-	-	-	-	-	-	-	-	-	-	-	-
其他的女性生殖器	C57	-	-	-	-	-	-	-	-	-	-	-	-	-
胎盘	C58	-	-	-	-	-	-	-	-	-	-	-	-	-
阴茎	C60	376	0.11	0.00	0.00	0.00	0.00	0.00	0.00	0.00	0.02	0.03	0.11	0.14
前列腺	C61	7447	2.08	0.00	0.00	0.00	0.03	0.02	0.01	0.04	0.03	0.02	0.07	0.24
睾丸	C62	185	0.05	0.00	0.03	0.02	0.00	0.07	0.05	0.09	0.07	0.09	0.10	0.06
其他的男性生殖器	C63	109	0.03	0.00	0.00	0.00	0.01	0.01	0.02	0.00	0.02	0.01	0.01	0.01
肾	C64	2978	0.83	0.19	0.16	0.10	0.06	0.03	0.03	0.04	0.15	0.11	0.51	0.86
肾盂	C65	421	0.12	0.00	0.00	0.00	0.00	0.00	0.00	0.02	0.01	0.01	0.07	0.06
输尿管	C66	405	0.11	0.00	0.00	0.00	0.00	0.00	0.00	0.00	0.00	0.01	0.02	0.04
膀胱	C67	6148	1.72	0.00	0.03	0.01	0.01	0.02	0.02	0.03	0.04	0.12	0.29	0.48
其他的泌尿器官	C68	102	0.03	0.00	0.00	0.00	0.00	0.00	0.00	0.00	0.00	0.00	0.01	0.01
眼	C69	84	0.02	0.00	0.11	0.02	0.01	0.00	0.02	0.01	0.01	0.01	0.00	0.01
脑、神经系统	C70-C72	7372	2.06	1.25	1.25	1.17	0.74	0.78	0.66	0.92	1.29	1.77	2.70	3.63
甲状腺	C73	712	0.20	0.00	0.00	0.00	0.00	0.01	0.01	0.00	0.06	0.14	0.20	0.22
肾上腺	C74	298	0.08	0.06	0.12	0.03	0.01	0.03	0.00	0.00	0.03	0.04	0.11
其他的内分泌腺	C75	224	0.06	0.00	0.05	0.06	0.01	0.04	0.00	0.04	0.03	0.05	0.04	0.09
霍奇金病	C81	360	0.10	0.00	0.00	0.02	0.04	0.06	0.04	0.07	0.07	0.07	0.10	0.17
非霍奇金淋巴瘤	C82-C85;C96	5067	1.42	0.19	0.22	0.32	0.31	0.31	0.25	0.43	0.51	0.68	1.11	1.77
免疫增生性疾病	C88	42	0.01	0.00	0.00	0.00	0.00	0.00	0.00	0.00	0.00	0.00	0.00	0.01
多发性骨髓瘤	C90	1778	0.50	0.12	0.07	j 0.05	0.05	0.04	0.09	0.04	0.09	0.12	0.29	0.36
淋巴样白血病	C91	1597	0.45	0.69	0.63	0.73	0.56	0.71	0.40	0.51	0.44	0.53	0.38	0.65
髓样白血病	C92-C94	2766	0.77	0.56	0.34	0.22	0.28	0.35	0.40	0.46	0.55	0.66	0.81	1.08
白血病,未特指	C95	3122	0.87	1.50	0.97	0.82	0.59	0.84	0.69	0.91	0.57	0.66	1.00	1.20
其他的或未指明部位的	O&U	7097	1.98	0.25	0.30	0.37	0.25	0.19	0.35	0.43	0.50	0.73	1.36	2.13
合计	ALL	358072	100.00	5.74	4.82	4.37	3.74	5.17	5.40	8.87	15.13	27.39	58.94	106.64
所有部位除外C44	ALLbutC44	356753	99.63	5.74	4.81	4.36	3.72	5.15	5.36	8.84	15.09	27.29	58.73	106.38

续表 7-3-11

年龄组								粗率 (1/10万)	中调率 (1/10万)	世调率 (1/10万)	累积率(%)	
50-	55-	60-	65-	70-	75-	80-	85-				0-64	0-74
0.05	0.04	0.09	0.14	0.30	0.46	0.77	1.27	0.06	0.03	0.04	0.00	0.00
0.70	1.11	1.33	1.70	1.69	2.24	2.18	1.57	0.48	0.31	0.31	0.02	0.04
0.76	1.06	1.77	2.13	3.21	4.05	4.92	5.99	0.67	0.42	0.42	0.02	0.05
0.24	0.39	0.54	0.81	0.96	1.38	2.09	1.95	0.24	0.15	0.15	0.01	0.02
0.23	0.22	0.28	0.38	0.47	0.49	0.23	0.52	0.11	0.07	0.07	0.00	0.01
0.32	0.48	0.74	0.74	0.86	1.09	1.41	1.65	0.23	0.14	0.14	0.01	0.02
4.75	5.66	8.10	9.46	9.39	9.65	8.37	6.89	2.86	1.96	1.91	0.13	0.23
0.73	1.10	1.38	1.67	1.56	2.07	2.59	1.57	0.46	0.29	0.29	0.02	0.04
0.23	0.31	0.64	0.77	0.96	1.32	2.23	1.50	0.22	0.14	0.14	0.01	0.02
15.69	31.81	56.25	88.48	116.68	148.70	176.86	162.55	21.05	12.92	13.00	0.56	1.59
20.85	39.77	73.36	122.01	169.19	237.69	277.53	245.32	30.59	18.91	18.77	0.77	2.22
0.92	1.28	2.14	3.16	3.97	6.52	6.10	7.57	0.87	0.54	0.54	0.03	0.06
5.03	8.67	14.52	22.37	33.11	52.93	81.42	102.62	7.23	4.39	4.35	0.17	0.45
6.34	10.91	18.88	27.94	39.26	62.09	86.43	93.78	8.41	5.15	5.11	0.22	0.55
0.27	0.44	0.63	0.92	1.29	2.33	2.96	3.60	0.30	0.18	0.18	0.01	0.02
53.12	72.52	94.59	112.17	125.66	147.29	170.17	169.06	35.65	23.55	23.14	1.49	2.68
1.82	4.11	6.08	10.09	13.61	21.59	29.13	33.03	2.81	1.69	1.69	0.07	0.19
5.62	11.70	17.48	26.34	35.62	47.77	57.25	55.81	6.99	4.33	4.33	0.20	0.51
0.31	0.58	0.68	0.88	0.90	1.41	1.68	2.25	0.28	0.19	0.18	0.01	0.02
1.75	2.85	4.75	6.83	8.02	11.54	15.11	12.58	1.75	1.08	1.09	0.05	0.13
48.30	94.25	166.82	252.25	346.54	475.31	566.44	522.92	64.80	39.92	39.87	1.74	4.73
0.67	0.98	1.50	1.63	2.46	3.73	3.73	3.45	0.61	0.42	0.41	0.02	0.04
1.54	2.45	3.49	5.56	7.52	9.36	10.83	10.71	1.60	1.09	1.08	0.05	0.12
0.28	0.50	0.81	1.17	1.14	1.78	2.05	2.77	0.30	0.19	0.19	0.01	0.02
0.44	0.68	1.39	2.20	3.69	4.85	9.65	20.07	0.81	0.48	0.49	0.02	0.05
0.15	0.23	0.37	0.37	0.60	0.86	1.05	0.82	0.13	0.08	0.08	0.00	0.01
0.06	0.06	0.07	0.03	0.06	0.32	0.32	0.15	0.04	0.02	0.02	0.00	0.00
0.32	0.61	0.75	0.98	1.59	1.75	2.37	2.55	0.36	0.25	0.25	0.01	0.03
0.24	0.30	0.37	0.72	0.54	1.06	1.68	1.95	0.19	0.12	0.12	0.01	0.01
-	-	-	-	-	-	-	-	-	-	-	-	-
-	-	-	-	-	-	-	-	-	-	-	-	-
-	-	-	-	-	-	-	-	-	-	-	-	-
-	-	-	-	-	-	-	-	-	-	-	-	-
-	-	-	-	-	-	-	-	-	-	-	-	-
-	-	-	-	-	-	-	-	-	-	-	-	-
-	-	-	-	-	-	-	-	-	-	-	-	-
0.11	0.32	0.45	0.89	0.88	1.49	2.28	3.22	0.23	0.14	0.14	0.01	0.01
0.50	1.41	3.73	9.70	20.45	44.12	84.47	138.20	4.58	2.48	2.52	0.03	0.18
0.15	0.12	0.16	0.21	0.30	0.49	0.77	0.60	0.11	0.09	0.08	0.00	0.01
0.02	0.08	0.19	0.17	0.17	0.60	0.73	0.97	0.07	0.04	0.04	0.00	0.00
1.71	2.88	4.35	6.32	7.76	12.40	15.61	17.90	1.83	1.14	1.15	0.06	0.13
0.16	0.30	0.62	0.81	1.33	1.84	2.55	3.97	0.26	0.16	0.16	0.01	0.02
0.10	0.28	0.57	0.84	1.09	2.21	2.64	4.42	0.25	0.15	0.15	0.01	0.01
1.26	2.64	4.89	9.24	16.67	34.16	60.44	91.01	3.78	2.12	2.14	0.05	0.18
0.02	0.05	0.09	0.17	0.45	0.52	0.64	1.50	0.06	0.04	0.04	0.00	0.00
0.08	0.05	0.09	0.14	0.09	0.17	0.68	0.75	0.05	0.04	0.04	0.00	0.00
5.43	6.98	10.26	13.32	16.07	20.35	24.80	24.04	4.53	3.23	3.22	0.19	0.33
0.48	0.70	1.09	1.18	1.82	2.58	3.69	4.04	0.44	0.28	0.27	0.01	0.03
0.13	0.36	0.39	0.61	0.77	1.23	1.14	1.35	0.18	0.12	0.13	0.01	0.01
0.14	0.20	0.27	0.43	0.58	0.69	1.00	0.82	0.14	0.10	0.10	0.01	0.01
0.22	0.31	0.44	0.78	0.84	1.18	1.68	1.27	0.22	0.15	0.15	0.01	0.02
3.21	4.29	7.64	10.22	14.70	18.77	21.39	21.42	3.11	2.07	2.05	0.11	0.23
0.01	0.01	0.04	0.03	0.24	0.32	0.41	0.15	0.03	0.02	0.01	0.00	0.00
0.91	1.47	2.71	4.22	6.11	7.43	8.15	7.94	1.09	0.70	0.70	0.03	0.08
0.78	1.07	1.53	2.33	3.06	4.56	5.28	4.94	0.98	0.81	0.83	0.04	0.07
1.66	2.04	3.66	5.13	6.62	8.73	13.06	10.34	1.70	1.20	1.18	0.06	0.12
1.62	2.42	3.70	5.27	7.05	9.62	10.47	9.81	1.92	1.46	1.50	0.08	0.14
3.67	6.37	10.09	14.88	19.08	27.53	36.09	43.00	4.36	2.80	2.80	0.13	0.30
194.08	329.35	536.74	790.81	1056.99	1462.60	1825.51	1868.17	220.00	138.38	137.77	6.50	15.74
193.64	328.67	535.36	788.61	1053.31	1457.75	1815.86	1848.09	219.19	137.91	137.28	6.49	15.70

表 7-3-12 2015年全国肿瘤登记地区女性恶性肿瘤死亡主要指标(1/10万)

部位		病例数	构成(%)	年龄组										
				0-	1-	5-	10-	15-	20-	25-	30-	35-	40-	45-
唇	C00	67	0.03	0.00	0.00	0.00	0.00	0.00	0.00	0.00	0.00	0.00	0.00	0.01
舌	C01-C02	420	0.20	0.00	0.00	0.00	0.00	0.01	0.01	0.02	0.01	0.03	0.10	0.16
口	C03-C06	567	0.27	0.00	0.02	0.00	0.00	0.00	0.00	0.02	0.02	0.05	0.06	0.09
唾液腺	C07-C08	245	0.12	0.07	0.00	0.00	0.00	0.00	0.01	0.02	0.04	0.04	0.07	0.10
扁桃体	C09	41	0.02	0.00	0.00	0.00	0.00	0.00	0.00	0.00	0.00	0.00	0.02	0.03
其他的口咽	C10	55	0.03	0.00	0.00	0.00	0.00	0.00	0.00	0.00	0.03	0.02	0.00	0.01
鼻咽	C11	1641	0.79	0.00	0.00	0.00	0.03	0.05	0.06	0.07	0.28	0.38	0.64	1.16
喉咽	C12-C13	69	0.03	0.00	0.00	0.00	0.00	0.00	0.00	0.00	0.02	0.02	0.04	
咽,部位不明	C14	114	0.06	0.00	0.00	0.00	0.03	0.00	0.00	0.01	0.00	0.01	0.01	0.02
食管	C15	13111	6.34	0.00	0.00	0.00	0.00	0.00	0.03	0.05	0.07	0.20	0.39	1.20
胃	C16	22075	10.68	0.07	0.03	0.01	0.04	0.10	0.16	0.81	1.45	2.19	3.30	5.86
小肠	C17	997	0.48	0.00	0.00	0.00	0.00	0.01	0.00	0.02	0.02	0.12	0.22	0.43
结肠	C18	9280	4.49	0.07	0.00	0.00	0.00	0.08	0.22	0.51	0.82	1.42	2.05	
直肠	C19-C20	8825	4.27	0.00	0.00	0.00	0.00	0.01	0.12	0.24	0.38	0.81	1.45	2.49
肛门	C21	322	0.16	0.00	0.00	0.00	0.00	0.00	0.00	0.02	0.02	0.03	0.04	0.11
肝脏	C22	20843	10.09	0.14	0.23	0.09	0.07	0.15	0.35	0.42	0.80	2.03	4.05	6.81
胆囊及其他	C23-C24	5107	2.47	0.00	0.02	0.00	0.00	0.00	0.01	0.08	0.05	0.19	0.40	1.00
胰腺	C25	8568	4.15	0.00	0.02	0.00	0.00	0.00	0.04	0.08	0.19	0.34	0.87	1.60
鼻、鼻窦及其他	C30-C31	263	0.13	0.00	0.00	0.00	0.01	0.01	0.01	0.02	0.03	0.08	0.08	0.14
喉	C32	428	0.21	0.00	0.00	0.00	0.00	0.00	0.00	0.02	0.00	0.02	0.09	0.06
气管、支气管、肺	C33-C34	47887	23.17	0.00	0.08	0.04	0.03	0.15	0.19	0.58	1.20	2.50	6.32	12.23
其他的胸腔器官	C37-C38	556	0.27	0.00	0.02	0.01	0.01	0.04	0.05	0.08	0.09	0.11	0.16	0.25
骨	C40-C41	1788	0.87	0.07	0.05	0.17	0.46	0.27	0.14	0.14	0.22	0.26	0.29	0.66
皮肤的黑色素瘤	C43	369	0.18	0.00	0.00	0.00	0.00	0.01	0.00	0.05	0.04	0.07	0.10	0.15
其他的皮肤	C44	1071	0.52	0.00	0.03	0.01	0.04	0.01	0.02	0.06	0.02	0.08	0.18	0.24
间皮瘤	C45	160	0.08	0.00	0.00	0.00	0.00	0.00	0.01	0.01	0.00	0.04	0.06	
卡波西肉瘤	C46	24	0.01	0.00	0.02	0.00	0.00	0.00	0.00	0.01	0.00	0.00	0.01	0.01
周围神经、其他结缔组织、软组织	C47;C49	427	0.21	0.21	0.03	0.09	0.07	0.05	0.06	0.11	0.08	0.07	0.16	0.17
乳房	C50	16178	7.83	0.00	0.00	0.00	0.01	0.04	0.15	0.68	1.91	4.34	8.55	12.15
外阴	C51	265	0.13	0.00	0.00	0.00	0.00	0.00	0.01	0.00	0.01	0.00	0.05	0.08
阴道	C52	136	0.07	0.00	0.00	0.00	0.00	0.00	0.00	0.00	0.02	0.03	0.04	0.02
子宫颈	C53	8027	3.88	0.00	0.00	0.00	0.00	0.00	0.08	0.51	1.04	2.11	4.27	7.46
子宫体	C54	2495	1.21	0.00	0.00	0.00	0.00	0.00	0.05	0.06	0.17	0.33	0.60	1.31
子宫,部位不明	C55	1373	0.66	0.00	0.00	0.00	0.00	0.01	0.01	0.05	0.08	0.24	0.55	1.01
卵巢	C56	5705	2.76	0.00	0.02	0.01	0.04	0.11	0.15	0.27	0.46	0.71	2.05	3.50
其他的女性生殖器	C57	315	0.15	0.00	0.00	0.00	0.01	0.00	0.01	0.02	0.03	0.02	0.06	0.11
胎盘	C58	20	0.01	0.00	0.00	0.00	0.00	0.00	0.01	0.05	0.03	0.00	0.01	0.01
阴茎	C60	–	–	–	–	–	–	–	–	–	–	–	–	–
前列腺	C61	–	–	–	–	–	–	–	–	–	–	–	–	–
睾丸	C62	–	–	–	–	–	–	–	–	–	–	–	–	–
其他的男性生殖器	C63	–	–	–	–	–	–	–	–	–	–	–	–	–
肾	C64	1665	0.81	0.35	0.14	0.04	0.04	0.04	0.04	0.12	0.11	0.12	0.21	0.36
肾盂	C65	262	0.13	0.00	0.00	0.00	0.00	0.00	0.00	0.00	0.00	0.03	0.02	0.04
输尿管	C66	363	0.18	0.00	0.00	0.00	0.01	0.00	0.00	0.00	0.00	0.00	0.04	0.09
膀胱	C67	1778	0.86	0.00	0.02	0.01	0.00	0.01	0.00	0.01	0.04	0.03	0.16	0.14
其他的泌尿器官	C68	61	0.03	0.00	0.02	0.00	0.00	0.00	0.00	0.00	0.01	0.00	0.00	0.00
眼	C69	67	0.03	0.07	0.09	0.01	0.01	0.00	0.00	0.01	0.00	0.01	0.02	0.04
脑、神经系统	C70-C72	6057	2.93	1.13	1.03	0.94	0.84	0.83	0.59	0.71	0.94	1.21	1.90	2.80
甲状腺	C73	1153	0.56	0.00	0.00	0.00	0.00	0.05	0.05	0.08	0.21	0.24	0.36	0.49
肾上腺	C74	190	0.09	0.07	0.11	0.07	0.06	0.01	0.01	0.02	0.03	0.01	0.04	0.09
其他的内分泌腺	C75	146	0.07	0.00	0.03	0.00	0.04	0.01	0.00	0.04	0.03	0.01	0.06	0.06
霍奇金病	C81	207	0.10	0.07	0.00	0.01	0.01	0.02	0.03	0.05	0.02	0.04	0.06	0.04
非霍奇金淋巴瘤	C82-C85;C96	3088	1.49	0.14	0.09	0.08	0.14	0.23	0.19	0.26	0.53	0.62	0.68	1.07
免疫增生性疾病	C88	22	0.01	0.00	0.00	0.00	0.00	0.00	0.00	0.00	0.00	0.00	0.01	0.01
多发性骨髓瘤	C90	1157	0.56	0.07	0.08	0.04	0.03	0.00	0.01	0.03	0.07	0.05	0.13	0.26
淋巴样白血病	C91	1150	0.56	0.78	0.52	0.46	0.46	0.29	0.35	0.29	0.34	0.29	0.36	0.57
髓样白血病	C92-C94	1927	0.93	0.56	0.39	0.22	0.32	0.33	0.32	0.39	0.41	0.32	0.63	0.74
白血病,未特指	C95	2288	1.11	2.05	0.81	0.56	0.58	0.55	0.44	0.58	0.43	0.67	0.71	1.00
其他的或未指明部位的	O&U	5257	2.54	0.21	0.41	0.17	0.19	0.22	0.23	0.26	0.51	0.57	1.03	1.55
合计	ALL	206672	100.00	6.14	4.29	3.06	3.63	3.63	4.08	7.61	12.99	22.43	43.13	71.96
所有部位除外C44	ALLbutC44	205601	99.48	6.14	4.26	3.05	3.59	3.62	4.06	7.55	12.96	22.35	42.95	71.72

续表7-3-12

年龄组								粗率 (1/10万)	中调率 (1/10万)	世调率 (1/10万)	累积率(%)	
50-	55-	60-	65-	70-	75-	80-	85-				0-64	0-74
0.03	0.02	0.04	0.09	0.14	0.23	0.67	0.86	0.04	0.02	0.02	0.00	0.00
0.32	0.27	0.42	0.80	0.97	1.96	2.17	1.83	0.27	0.15	0.15	0.01	0.02
0.18	0.41	0.64	0.83	1.75	2.24	3.48	4.62	0.36	0.19	0.19	0.01	0.02
0.13	0.22	0.30	0.26	0.70	0.83	1.24	1.27	0.15	0.09	0.09	0.00	0.01
0.02	0.04	0.02	0.08	0.06	0.10	0.34	0.25	0.03	0.01	0.01	0.00	0.00
0.01	0.05	0.10	0.11	0.14	0.08	0.34	0.30	0.03	0.02	0.02	0.00	0.00
1.36	1.85	2.33	3.10	3.27	3.92	5.06	3.45	1.04	0.67	0.64	0.04	0.07
0.08	0.05	0.10	0.11	0.12	0.28	0.41	0.00	0.04	0.03	0.02	0.00	0.00
0.03	0.08	0.12	0.15	0.31	0.41	0.75	1.07	0.07	0.04	0.04	0.00	0.00
2.80	5.97	13.94	28.03	44.33	64.30	86.69	89.96	8.29	4.34	4.31	0.12	0.49
9.38	14.63	25.21	39.97	61.32	94.82	126.28	129.84	13.96	7.76	7.58	0.32	0.82
0.43	0.76	1.19	2.02	2.84	3.87	5.36	5.28	0.63	0.35	0.35	0.02	0.04
3.68	6.18	9.72	14.63	23.24	37.88	61.75	70.88	5.87	3.13	3.08	0.12	0.31
4.14	5.81	9.99	14.89	21.76	36.33	53.36	59.92	5.58	3.04	2.99	0.13	0.31
0.11	0.24	0.38	0.62	0.84	1.11	2.21	1.78	0.20	0.11	0.11	0.00	0.01
11.14	17.55	28.31	41.80	55.81	78.57	99.50	95.34	13.18	7.54	7.46	0.36	0.85
1.91	3.27	6.22	9.40	14.65	22.53	33.18	31.91	3.23	1.72	1.71	0.07	0.19
3.18	6.26	10.62	17.55	25.38	38.16	49.32	47.39	5.42	2.95	2.92	0.12	0.33
0.15	0.18	0.35	0.49	0.39	0.83	1.31	1.27	0.17	0.10	0.10	0.01	0.01
0.12	0.22	0.30	0.77	1.29	2.40	2.77	2.89	0.27	0.14	0.14	0.00	0.01
20.91	34.27	59.19	92.24	135.26	209.07	270.08	261.86	30.28	16.64	16.43	0.69	1.83
0.44	0.55	0.76	0.91	1.13	1.60	1.65	2.54	0.35	0.22	0.22	0.01	0.02
0.89	1.30	2.07	3.58	4.85	5.86	8.54	6.60	1.13	0.73	0.72	0.03	0.08
0.18	0.31	0.43	0.80	0.97	0.88	1.76	1.98	0.23	0.14	0.14	0.0!	0.02
0.33	0.42	0.53	1.14	1.95	3.02	7.41	18.57	0.68	0.32	0.33	0.01	0.03
0.11	0.27	0.32	0.24	0.41	0.41	0.56	0.20	0.10	0.06	0.06	0.00	0.01
0.03	0.03	0.05	0.05	0.06	0.03	0.04	0.05	0.02	0.01	0.01	0.00	0.00
0.29	0.30	0.44	0.65	0.86	1.11	1.61	2.18	0.27	0.18	0.18	0.01	0.02
17.19	20.75	24.69	22.89	24.25	30.65	41.38	48.35	10.23	6.49	6.29	0.45	0.69
0.15	0.19	0.28	0.33	0.74	1.14	1.76	1.62	0.17	0.09	0.09	0.00	0.01
0.11	0.17	0.19	0.26	0.49	0.39	0.37	0.41	0.09	0.05	0.05	0.00	0.01
10.10	9.55	9.70	12.20	12.93	15.38	18.61	16.03	5.08	3.31	3.17	0.22	0.35
2.58	3.28	4.37	5.15	5.34	5.37	6.59	5.78	1.58	0.97	0.97	0.06	0.12
1.29	1.43	1.76	2.53	2.73	3.30	4.53	4.67	0.87	0.53	0.52	0.03	0.06
6.28	7.36	9.14	11.16	12.19	13.08	11.68	10.60	3.61	2.28	2.25	0.15	0.27
0.21	0.47	0.58	0.62	0.92	0.67	0.94	0.86	0.20	0.12	0.12	0.01	0.02
0.02	0.01	0.00	0.00	0.00	0.00	0.00	0.05	0.01	0.01	0.01	0.00	0.00
–	–	–	–	–	–	–	–	–	–	–	–	–
–	–	–	–	–	–	–	–	–	–	–	–	–
–	–	–	–	–	–	–	–	–	–	–	–	–
0.76	1.20	2.03	3.17	4.36	6.68	9.18	9.44	1.05	0.60	0.60	.0.03	0.06
0.11	0.09	0.10	0.42	0.72	1.65	2.06	1.93	0.17	0.09	0.08	0.00	0.01
0.06	0.14	0.34	0.58	0.97	2.06	2.77	2.59	0.23	0.12	0.12	0.00	0.01
0.36	0.56	1.23	2.08	4.17	9.00	14.12	22.43	1.12	0.53	0.53	0.01	0.04
0.03	0.03	0.04	0.09	0.14	0.31	0.41	0.61	0.04	0.02	0.02	0.00	0.00
0.02	0.01	0.01	0.08	0.12	0.23	0.41	0.66	0.04	0.03	0.03	0.00	0.00
4.12	5.40	8.01	10.38	12.80	17.39	20.11	19.53	3.83	2.56	2.57	0.15	0.26
0.78	0.78	1.48	2.22	2.57	3.66	5.21	4.82	0.73	0.45	0.43	0.02	0.05
0.13	0.15	0.22	0.15	0.45	0.44	0.79	1.22	0.12	0.08	0.09	0.00	0.01
0.13	0.12	0.17	0.29	0.33	0.41	0.52	0.25	0.09	0.06	0.06	0.00	0.01
0.13	0.10	0.25	0.41	0.55	0.62	1.16	0.66	0.13	0.08	0.08	0.00	0.01
1.67	2.22	3.72	5.97	8.43	11.15	13.41	12.08	1.95	1.21	1.17	0.06	0.13
0.01	0.01	0.03	0.03	0.10	0.05	0.11	0.15	0.01	0.01	0.01	0.00	0.00
0.67	0.96	2.11	2.49	3.53	4.93	3.93	3.15	0.73	0.43	0.44	0.02	0.05
0.68	0.84	1.21	1.72	2.14	2.81	3.07	2.23	0.73	0.57	0.59	0.03	0.05
1.16	1.56	2.77	3.46	3.99	5.65	6.40	4.67	1.22	0.84	0.84	0.05	0.09
1.14	1.87	2.56	3.67	5.12	5.44	6.97	6.39	1.45	1.07	1.10	0.06	0.10
2.75	3.75	6.17	9.06	12.25	20.54	27.04	31.97	3.32	1.92	1.91	0.09	0.20
114.95	164.48	257.24	376.72	527.15	775.84	1031.38	1057.23	130.68	75.25	74.15	3.57	8.09
114.63	164.06	256.71	375.58	525.20	772.82	1023.97	1038.66	130.00	74.93	73.81	3.56	8.06

表 7-3-13 2015年全国城市肿瘤登记地区男女合计恶性肿瘤死亡主要指标(1/10万)

部位		病例数	构成(%)	0-	1-	5-	10-	15-	20-	25-	30-	35-	40-	45-
唇	C00	64	0.02	0.00	0.00	0.00	0.00	0.00	0.00	0.01	0.00	0.00	0.00	0.02
舌	C01-C02	704	0.25	0.00	0.00	0.00	0.00	0.00	0.01	0.02	0.05	0.08	0.19	0.33
口	C03-C06	936	0.33	0.00	0.02	0.00	0.00	0.00	0.00	0.01	0.04	0.05	0.12	0.27
唾液腺	C07-C08	378	0.14	0.07	0.00	0.00	0.00	0.01	0.02	0.02	0.04	0.04	0.07	0.16
扁桃体	C09	129	0.05	0.00	0.00	0.00	0.00	0.00	0.00	0.00	0.00	0.02	0.03	0.11
其他的口咽	C10	232	0.08	0.00	0.00	0.00	0.00	0.00	0.00	0.00	0.01	0.01	0.03	0.07
鼻咽	C11	3370	1.20	0.00	0.00	0.00	0.03	0.04	0.06	0.19	0.59	0.78	1.54	2.64
喉咽	C12-C13	485	0.17	0.00	0.00	0.00	0.00	0.00	0.00	0.00	0.01	0.03	0.12	0.22
咽,部位不明	C14	240	0.09	0.00	0.00	0.00	0.02	0.00	0.00	0.01	0.00	0.01	0.05	0.08
食管	C15	16247	5.81	0.00	0.00	0.00	0.00	0.01	0.03	0.04	0.09	0.18	0.89	2.72
胃	C16	30280	10.83	0.00	0.05	0.00	0.03	0.09	0.16	0.68	1.08	1.74	3.47	6.47
小肠	C17	1383	0.49	0.00	0.00	0.03	0.00	0.00	0.01	0.03	0.05	0.13	0.15	0.31
结肠	C18	13726	4.91	0.00	0.00	0.00	0.02	0.05	0.08	0.32	0.55	0.93	1.65	2.48
直肠	C19-C20	12303	4.40	0.00	0.00	0.01	0.02	0.00	0.12	0.23	0.40	0.69	1.68	2.94
肛门	C21	328	0.12	0.00	0.00	0.00	0.00	0.00	0.00	0.01	0.01	0.00	0.05	0.11
肝脏	C22	35864	12.82	0.30	0.20	0.16	0.05	0.17	0.33	0.86	2.22	5.25	11.77	18.45
胆囊及其他	C23-C24	5439	1.94	0.00	0.02	0.00	0.00	0.00	0.00	0.05	0.09	0.19	0.32	0.92
胰腺	C25	11598	4.15	0.00	0.00	0.00	0.00	0.00	0.05	0.09	0.16	0.38	1.29	2.53
鼻、鼻窦及其他	C30-C31	363	0.13	0.00	0.00	0.00	0.03	0.01	0.02	0.04	0.07	0.08	0.08	0.12
喉	C32	1752	0.63	0.00	0.00	0.00	0.00	0.00	0.00	0.02	0.01	0.05	0.16	0.36
气管、支气管、肺	C33-C34	78056	27.91	0.00	0.10	0.03	0.08	0.16	0.17	0.52	1.09	2.60	7.46	15.59
其他的胸腔器官	C37-C38	949	0.34	0.07	0.03	0.01	0.05	0.12	0.08	0.13	0.13	0.16	0.23	0.36
骨	C40-C41	1930	0.69	0.00	0.03	0.13	0.32	0.42	0.20	0.12	0.24	0.24	0.39	0.63
皮肤的黑色素瘤	C43	517	0.18	0.00	0.00	0.00	0.03	0.00	0.03	0.03	0.05	0.11	0.21
其他的皮肤	C44	1104	0.39	0.00	0.03	0.01	0.08	0.01	0.03	0.02	0.06	0.09	0.15	0.25
间皮瘤	C45	247	0.09	0.00	0.00	0.00	0.00	0.01	0.01	0.00	0.01	0.01	0.07	0.07
卡波西肉瘤	C46	59	0.02	0.00	0.00	0.00	0.00	0.00	0.01	0.01	0.02	0.00	0.01	0.03
周围神经、其他结缔组织、软组织	C47;C49	579	0.21	0.30	0.10	0.07	0.08	0.08	0.12	0.08	0.11	0.07	0.21	0.17
乳房	C50	9310	3.39	0.00	0.00	0.00	0.03	0.03	0.15	0.55	1.64	4.49	8.62	12.58
外阴	C51	151	0.05	0.00	0.00	0.00	0.00	0.00	0.00	0.00	0.02	0.00	0.08	0.08
阴道	C52	84	0.03	0.00	0.00	0.00	0.00	0.00	0.00	0.02	0.03	0.05	0.05
子宫颈	C53	3785	1.35	0.00	0.00	0.00	0.00	0.00	0.02	0.39	0.92	2.09	4.28	7.67
子宫体	C54	1341	0.48	0.00	0.00	0.00	0.00	0.00	0.04	0.05	0.14	0.25	0.51	1.36
子宫,部位不明	C55	531	0.19	0.00	0.00	0.00	0.00	0.00	0.00	0.03	0.05	0.15	0.45	0.70
卵巢	C56	3409	1.22	0.00	0.04	0.00	0.00	0.19	0.19	0.26	0.62	0.83	2.39	4.21
其他的女性生殖器	C57	173	0.06	0.00	0.00	0.00	0.00	0.00	0.00	0.02	0.03	0.03	0.08	0.12
胎盘	C58	8	0.00	0.00	0.00	0.00	0.00	0.00	0.05	0.00	0.00	0.02	0.02
阴茎	C60	166	0.06	0.00	0.00	0.00	0.00	0.00	0.00	0.00	0.03	0.00	0.15	0.09
前列腺	C61	4839	1.73	0.00	0.00	0.00	0.00	0.06	0.00	0.00	0.03	0.03	0.09	0.32
睾丸	C62	96	0.00	0.06	0.03	0.04	0.03	0.02	0.09	0.07	0.08	0.12	0.11
其他的男性生殖器	C63	68	0.02	0.00	0.00	0.00	0.03	0.03	0.01	0.00	0.05	0.02	0.02	0.00
肾	C64	3021	1.08	0.30	0.18	0.07	0.08	0.03	0.01	0.06	0.15	0.11	0.39	0.76
肾盂	C65	443	0.16	0.00	0.00	0.00	0.00	0.00	0.00	0.00	0.00	0.02	0.05	0.05
输尿管	C66	555	0.20	0.00	0.00	0.00	0.00	0.00	0.00	0.00	0.01	0.03	0.07
膀胱	C67	4567	1.63	0.00	0.03	0.03	0.02	0.01	0.01	0.00	0.02	0.05	0.21	0.36
其他的泌尿器官	C68	103	0.04	0.00	0.02	0.00	0.00	0.00	0.00	0.00	0.00	0.00	0.00	0.01
眼	C69	64	0.02	0.07	0.13	0.00	0.02	0.00	0.01	0.01	0.00	0.01	0.02	0.02
脑、神经系统	C70-C72	6344	2.27	1.55	1.28	1.11	0.74	0.63	0.56	0.73	1.01	1.31	2.24	2.94
甲状腺	C73	1019	0.36	0.00	0.00	0.00	0.00	0.04	0.01	0.05	0.16	0.23	0.29	0.39
肾上腺	C74	264	0.09	0.15	0.10	0.04	0.06	0.03	0.01	0.01	0.02	0.04	0.04	0.08
其他的内分泌腺	C75	215	0.08	0.00	0.10	0.04	0.05	0.04	0.01	0.03	0.00	0.03	0.06	0.08
霍奇金病	C81	290	0.10	0.00	0.00	0.00	0.04	0.03	0.04	0.02	0.09	0.04	0.03	0.09	0.13
非霍奇金淋巴瘤	C82-C85;C96	4452	1.59	0.15	0.18	0.18	0.21	0.26	0.26	0.41	0.56	0.74	0.93	1.40
免疫增生性疾病	C88	36	0.01	0.00	0.00	0.00	0.00	0.00	0.00	0.00	0.00	0.00	0.01	0.01
多发性骨髓瘤	C90	1760	0.63	0.00	0.00	0.03	0.03	0.03	0.04	0.01	0.06	0.09	0.15	0.37
淋巴样白血病	C91	1418	0.51	1.03	0.70	0.56	0.60	0.60	0.30	0.44	0.40	0.42	0.32	0.58
髓样白血病	C92-C94	2772	0.99	0.67	0.43	0.33	0.31	0.48	0.38	0.49	0.52	0.49	0.69	0.93
白血病,未特指	C95	2317	0.83	1.85	0.71	0.67	0.55	0.64	0.46	0.46	0.36	0.48	0.74	0.88
其他的或未指明部位的	O&U	6677	2.39	0.44	0.41	0.31	0.24	0.16	0.29	0.29	0.51	0.69	1.30	1.69
合计	ALL	279702	100.00	7.02	4.91	3.91	3.84	4.34	4.09	7.34	12.76	22.61	48.32	83.05
所有部位除外C44	ALLbutC44	278598	99.61	7.02	4.87	3.89	3.76	4.33	4.06	7.32	12.70	22.52	48.17	82.80

续表 7-3-13

年龄组								粗率	中调率	世调率	累积率(%)	
50-	55-	60-	65-	70-	75-	80-	85-	(1/10万)	(1/10万)	(1/10万)	0-64	0-74
0.03	0.01	0.03	0.06	0.13	0.24	0.54	1.12	0.04	0.02	0.02	0.00	0.00
0.70	0.83	1.02	1.33	1.55	2.48	2.30	1.91	0.46	0.27	0.27	0.02	0.03
0.53	0.84	1.36	1.50	2.76	3.12	4.91	6.75	0.61	0.33	0.33	0.02	0.04
0.22	0.39	0.53	0.69	0.86	1.35	1.84	1.69	0.25	0.14	0.14	0.01	0.02
0.14	0.16	0.17	0.25	0.32	0.26	0.31	0.56	0.08	0.05	0.05	0.00	0.01
0.23	0.35	0.39	0.37	0.54	0.69	0.81	1.01	0.15	0.09	0.09	0.01	0.01
3.27	3.89	5.79	6.59	6.51	6.82	7.17	4.89	2.19	1.41	1.37	0.09	0.16
0.53	0.81	0.92	0.89	0.97	1.22	1.46	0.67	0.31	0.19	0.19	0.01	0.02
0.15	0.19	0.43	0.47	0.47	0.98	1.23	1.07	0.16	0.09	0.09	0.00	0.01
8.18	14.35	24.01	36.77	50.60	67.28	83.36	84.76	10.54	5.78	5.81	0.25	0.69
13.18	22.61	38.58	62.92	93.66	135.82	168.44	165.19	19.65	10.88	10.74	0.44	1.22
0.74	1.19	1.89	3.11	3.60	6.05	6.64	7.26	0.90	0.50	0.50	0.02	0.06
5.07	9.42	15.41	23.03	36.46	57.81	93.87	116.09	8.91	4.70	4.67	0.18	0.48
5.60	9.00	15.58	22.50	31.93	52.47	76.03	85.10	7.98	4.31	4.28	0.18	0.45
0.19	0.22	0.35	0.58	0.84	1.32	2.46	2.02	0.21	0.11	0.11	0.00	0.01
29.05	41.50	54.46	67.46	81.59	104.73	128.58	125.99	23.27	13.88	13.69	0.82	1.57
2.12	4.03	6.37	10.54	15.35	24.56	34.98	40.10	3.53	1.87	1.86	0.07	0.20
4.98	10.51	15.51	25.53	34.09	49.67	62.14	61.76	7.53	4.14	4.13	0.18	0.48
0.20	0.35	0.54	0.62	0.67	1.08	1.73	2.14	0.24	0.14	0.14	0.01	0.01
1.18	1.74	2.45	3.70	4.79	6.95	9.21	8.38	1.14	0.63	0.63	0.03	0.07
33.64	63.52	110.19	168.13	235.35	343.02	431.67	407.04	50.64	27.81	27.70	1.18	3.19
0.65	0.97	1.26	1.59	2.33	3.33	3.30	3.94	0.62	0.38	0.38	0.02	0.04
1.02	1.54	2.20	3.76	5.54	6.93	8.98	8.16	1.25	0.79	0.78	0.04	0.08
0.29	0.43	0.79	1.23	1.34	1.48	2.38	2.47	0.34	0.20	0.20	0.01	0.02
0.30	0.51	1.02	1.50	2.29	3.46	7.25	17.32	0.72	0.36	0.37	0.01	0.03
0.16	0.33	0.39	0.41	0.73	0.74	1.15	0.73	0.16	0.09	0.09	0.01	0.01
0.06	0.06	0.11	0.05	0.13	0.21	0.31	0.11	0.04	0.02	0.02	0.00	0.00
0.31	0.51	0.60	1.00	1.23	1.72	2.61	3.04	0.38	0.24	0.25	0.01	0.02
18.88	23.06	27.10	26.31	29.16	41.41	54.93	66.54	12.14	7.23	7.04	0.49	0.76
0.12	0.20	0.23	0.34	0.79	1.44	2.05	2.24	0.20	0.10	0.10	0.00	0.01
0.12	0.18	0.19	0.37	0.46	0.50	0.64	0.68	0.11	0.06	0.06	0.00	0.01
10.14	9.34	8.79	9.98	11.08	12.81	17.16	17.05	4.94	3.12	2.98	0.22	0.32
2.66	3.25	4.55	5.58	6.04	6.41	7.70	7.40	1.75	1.02	1.01	0.06	0.12
1.09	1.09	1.40	1.97	2.00	2.09	3.67	4.48	0.69	0.40	0.40	0.02	0.04
6.97	8.75	10.61	12.41	15.29	16.39	15.18	14.32	4.45	2.69	2.65	0.18	0.31
0.20	0.46	0.64	0.77	1.00	0.84	0.85	0.97	0.23	0.13	0.13	0.01	0.02
0.03	0.02	0.00	0.00	0.00	0.00	0.00	0.00	0.01	0.01	0.01	0.00	0.00
0.10	0.33	0.34	0.73	0.67	1.24	2.02	3.19	0.21	0.12	0.12	0.01	0.01
0.65	1.68	4.24	11.62	25.75	53.37	104.84	178.31	6.25	3.07	3.12	0.04	0.22
0.16	0.11	0.15	0.19	0.31	0.40	0.67	0.53	0.12	0.10	0.09	0.01	0.01
0.03	0.09	0.15	0.25	0.27	0.85	0.76	1.06	0.09	0.06	0.05	0.00	0.00
1.49	2.66	3.70	6.09	7.59	12.90	16.80	17.89	1.96	1.09	1.10	0.05	0.12
0.14	0.19	0.42	0.73	1.25	2.43	3.15	4.05	0.29	0.15	0.15	0.00	0.01
0.09	0.29	0.60	0.98	1.42	3.12	3.84	5.34	0.36	0.18	0.18	0.01	0.02
0.87	1.80	3.26	5.75	11.02	22.84	39.24	62.15	2.96	1.40	1.42	0.03	0.12
0.02	0.05	0.06	0.16	0.30	0.53	0.69	1.41	0.07	0.03	0.03	0.00	0.00
0.04	0.04	0.02	0.05	0.06	0.13	0.50	0.56	0.04	0.03	0.03	0.00	0.00
4.47	5.68	8.05	10.26	14.01	19.03	22.67	23.96	4.12	2.71	2.73	0.15	0.28
0.66	0.74	1.36	2.00	2.11	3.49	4.99	5.34	0.66	0.39	0.38	0.02	0.04
0.12	0.29	0.33	0.30	0.71	0.82	1.42	1.52	0.17	0.11	0.11	0.01	0.01
0.13	0.11	0.26	0.42	0.54	0.71	1.07	0.67	0.14	0.09	0.10	0.00	0.01
0.13	0.14	0.33	0.52	0.78	0.93	1.65	1.18	0.19	0.12	0.12	0.01	0.01
2.64	3.43	5.92	8.34	12.40	16.44	20.06	19.35	2.89	1.76	1.72	0.09	0.19
0.01	0.01	0.03	0.02	0.13	0.21	0.42	0.22	0.02	0.01	0.01	0.00	0.00
0.84	1.41	2.71	4.01	5.37	8.09	8.02	7.37	1.14	0.65	0.64	0.03	0.08
0.81	0.85	1.27	2.09	3.06	4.04	4.72	4.05	0.92	0.73	0.75	0.04	0.07
1.61	1.99	3.55	5.15	6.45	9.12	12.24	10.18	1.80	1.18	1.18	0.06	0.12
1.00	1.62	2.65	4.11	5.54	6.95	8.36	8.44	1.50	1.08	1.12	0.06	0.11
3.32	5.31	8.28	11.48	16.54	26.25	35.94	45.05	4.33	2.47	2.47	0.11	0.25
151.52	241.18	374.68	544.93	753.30	1094.08	1437.30	1523.92	181.48	102.72	102.06	4.81	11.31
151.21	240.67	373.66	543.43	751.02	1090.61	1430.05	1506.60	180.76	102.36	101.68	4.80	11.27

表 7-3-14 2015年全国城市肿瘤登记地区男性恶性肿瘤死亡主要指标(1/10万)

部位		病例数	构成(%)	年龄组										
				0-	1-	5-	10-	15-	20-	25-	30-	35-	40-	45-
唇	C00	36	0.02	0.00	0.00	0.00	0.00	0.00	0.00	0.02	0.00	0.00	0.00	0.02
舌	C01-C02	444	0.25	0.00	0.00	0.00	0.00	0.00	0.00	0.02	0.08	0.10	0.26	0.45
口	C03-C06	602	0.34	0.00	0.00	0.00	0.00	0.00	0.02	0.06	0.05	0.20	0.45
唾液腺	C07-C08	234	0.13	0.00	0.00	0.00	0.00	0.03	0.04	0.02	0.03	0.02	0.05	0.20
扁桃体	C09	105	0.06	0.00	0.00	0.00	0.00	0.00	0.00	0.00	0.03	0.03	0.17
其他的口咽	C10	208	0.12	0.00	0.00	0.00	0.00	0.00	0.00	0.00	0.00	0.06	0.12
鼻咽	C11	2518	1.44	0.00	0.00	0.00	0.06	0.08	0.09	0.25	0.78	1.20	2.44	3.99
喉咽	C12-C13	457	0.26	0.00	0.00	0.00	0.00	0.00	0.00	0.02	0.05	0.25	0.44
咽,部位不明	C14	186	0.11	0.00	0.00	0.00	0.00	0.00	0.00	0.00	0.00	0.09	0.14
食管	C15	12450	7.11	0.00	0.00	0.00	0.00	0.03	0.04	0.06	0.11	0.30	1.61	4.88
胃	C16	20783	11.87	0.00	0.06	0.00	0.06	0.03	0.03	0.20	0.51	0.65	1.47	3.87	7.63
小肠	C17	818	0.47	0.00	0.00	0.00	0.06	0.00	0.02	0.03	0.05	0.10	0.17	0.33
结肠	C18	7626	4.36	0.00	0.00	0.00	0.03	0.03	0.10	0.13	0.33	0.56	0.99	1.70	2.70
直肠	C19-C20	7594	4.34	0.00	0.00	0.03	0.03	0.03	0.09	0.28	0.46	0.80	2.03	3.43
肛门	C21	200	0.11	0.00	0.00	0.00	0.00	0.00	0.00	0.00	0.00	0.06	0.12
肝脏	C22	26415	15.09	0.28	0.22	0.20	0.09	0.20	0.43	1.34	3.82	8.83	20.31	31.55
胆囊及其他	C23-C24	2555	1.46	0.00	0.00	0.00	0.00	0.00	0.00	0.03	0.13	0.20	0.25	0.86
胰腺	C25	6522	3.73	0.00	0.00	0.00	0.00	0.00	0.04	0.12	0.19	.0.48	1.62	3.45
鼻、鼻窦及其他	C30-C31	236	0.13	0.00	0.00	0.00	0.03	0.03	0.04	0.05	0.11	0.10	0.12	0.12
喉	C32	1551	0.89	0.00	0.00	0.00	0.00	0.00	0.00	0.03	0.02	0.08	0.26	0.71
气管、支气管、肺	C33-C34	53327	30.46	0.00	0.06	0.00	0.09	0.15	0.18	0.51	1.27	2.98	8.94	19.45
其他的胸腔器官	C37-C38	607	0.35	0.14	0.06	0.03	0.09	0.15	0.09	0.17	0.14	0.20	0.23	0.42
骨	C40-C41	1140	0.65	0.00	0.03	0.04	0.00	0.31	0.53	0.30	0.16	0.33	0.28	0.42	0.76
皮肤的黑色素瘤	C43	295	0.17	0.00	0.00	0.00	0.00	0.03	0.00	0.02	0.05	0.02	0.14	0.24
其他的皮肤	C44	612	0.35	0.00	0.03	0.03	0.06	0.00	0.04	0.02	0.08	0.08	0.12	0.23
间皮瘤	C45	142	0.08	0.00	0.00	0.00	0.03	0.03	0.00	0.02	0.02	0.06	0.08
卡波西肉瘤	C46	40	0.02	0.00	0.00	0.00	0.00	0.02	0.02	0.02	0.00	0.00	0.05
周围神经、其他结缔组织、软组织	C47;C49	332	0.19	0.28	0.16	0.08	0.06	0.10	0.14	0.03	0.16	0.07	0.29	0.17
乳房	C50	162	0.09	0.14	0.00	0.00	0.00	0.00	0.00	0.02	0.00	0.02	0.05	0.18
外阴	C51	-	-	-	-	-	-	-	-	-	-	-	-	-
阴道	C52	-	-	-	-	-	-	-	-	-	-	-	-	-
子宫颈	C53	-	-	-	-	-	-	-	-	-	-	-	-	-
子宫体	C54	-	-	-	-	-	-	-	-	-	-	-	-	-
子宫,部位不明	C55	-	-	-	-	-	-	-	-	-	-	-	-	-
卵巢	C56	-	-	-	-	-	-	-	-	-	-	-	-	-
其他的女性生殖器	C57	-	-	-	-	-	-	-	-	-	-	-	-	-
胎盘	C58	-	-	-	-	-	-	-	-	-	-	-	-	-
阴茎	C60	166	0.09	0.00	0.00	0.00	0.00	0.00	0.00	0.00	0.03	0.00	0.15	0.09
前列腺	C61	4839	2.76	0.00	0.00	0.00	0.00	0.06	0.00	0.00	0.03	0.03	0.09	0.32
睾丸	C62	96	0.05	0.00	0.06	0.03	0.00	0.08	0.07	0.09	0.08	0.12	0.11
其他的男性生殖器	C63	68	0.04	0.00	0.00	0.00	0.03	0.00	0.02	0.00	0.05	0.02	0.02	0.00
肾	C64	1924	1.10	0.28	0.22	0.08	0.09	0.00	0.00	0.05	0.14	0.08	0.57	1.10
肾盂	C65	258	0.15	0.00	0.00	0.00	0.00	0.00	0.00	0.00	0.00	0.08	0.03
输尿管	C66	283	0.16	0.00	0.00	0.00	0.00	0.00	0.00	0.00	0.02	0.00	0.03
膀胱	C67	3482	1.99	0.00	0.03	0.03	0.03	0.03	0.02	0.00	0.02	0.08	0.25	0.60
其他的泌尿器官	C68	61	0.03	0.00	0.00	0.00	0.00	0.00	0.00	0.00	0.00	0.00	0.02
眼	C69	33	0.02	0.00	0.13	0.00	0.00	0.00	0.02	0.00	0.00	0.02	0.00	0.02
脑、神经系统	C70-C72	3427	1.96	1.83	1.41	1.10	0.52	0.53	0.61	0.83	1.13	1.42	2.68	3.11
甲状腺	C73	385	0.22	0.00	0.00	0.00	0.00	0.03	0.00	0.08	0.06	0.17	0.20	0.26
肾上腺	C74	159	0.09	0.14	0.09	0.03	0.00	0.03	0.00	0.00	0.02	0.05	0.08
其他的内分泌腺	C75	132	0.08	0.00	0.13	0.08	0.00	0.05	0.02	0.03	0.00	0.05	0.08	0.12
霍奇金病	C81	183	0.10	0.00	0.00	0.06	0.06	0.06	0.04	0.08	0.05	0.09	0.21
非霍奇金淋巴瘤	C82-C85;C96	2733	1.56	0.14	0.28	0.28	0.25	0.30	0.23	0.47	0.53	0.79	1.14	1.68
免疫增生性疾病	C88	29	0.02	0.00	0.00	0.00	0.00	0.00	0.00	0.00	0.00	0.00	0.02
多发性骨髓瘤	C90	1050	0.60	0.00	0.00	0.03	0.06	0.05	0.05	0.02	0.06	0.13	0.19	0.33
淋巴样白血病	C91	842	0.48	0.84	0.75	0.73	0.61	0.80	0.30	0.53	0.49	0.55	0.36	0.62
髓样白血病	C92-C94	1641	0.94	0.56	0.38	0.28	0.25	0.50	0.48	0.47	0.64	0.72	0.80	0.97
白血病,未特指	C95	1305	0.75	0.98	0.82	0.73	0.52	0.80	0.57	0.53	0.48	0.43	0.84	0.86
其他的或未指明部位的	O&U	3771	2.15	0.42	0.35	0.45	0.34	0.15	0.38	0.37	0.53	0.69	1.39	1.90
合计	ALL	175064	100.00	6.04	5.28	4.33	3.74	4.85	4.64	7.61	13.48	23.82	54.75	95.79
所有部位除外C44	ALLbutC44	174452	99.65	6.04	5.25	4.30	3.68	4.85	4.60	7.60	13.41	23.74	54.62	95.57

续表 7-3-14

年龄组								粗率 (1/10万)	中调率 (1/10万)	世调率 (1/10万)	累积率(%)	
50-	55-	60-	65-	70-	75-	80-	85-				0-64	0-74
0.05	0.02	0.04	0.03	0.18	0.34	0.59	1.33	0.05	0.02	0.02	0.00	0.00
0.99	1.35	1.57	1.80	2.06	2.26	1.85	1.60	0.57	0.36	0.36	0.02	0.04
0.89	1.24	1.96	2.25	3.31	4.24	5.46	6.92	0.78	0.46	0.46	0.02	0.05
0.29	0.53	0.62	1.11	1.03	1.81	2.52	2.00	0.30	0.18	0.18	0.01	0.02
0.28	0.24	0.30	0.47	0.63	0.40	0.25	0.93	0.14	0.09	0.09	0.01	0.01
0.44	0.68	0.75	0.63	0.94	1.41	1.43	1.86	0.27	0.16	0.16	0.01	0.02
5.28	5.89	9.19	9.88	9.92	9.95	9.16	7.32	3.25	2.15	2.09	0.15	0.25
0.97	1.59	1.79	1.71	1.83	2.26	2.60	1.60	0.59	0.36	0..36	0.03	0.04
0.29	0.33	0.77	0.79	0.80	1.47	1.76	1.20	0.24	0.14	0.14	0.01	0.02
14.82	25.70	41.07	59.52	79.70	101.08	119.79	117.90	16.08	9.33	9.41	0.44	1.14
17.67	32.80	58.13	96.05	138.88	197.18	241.93	233.80	26.84	15.50	15.42	0.62	1.79
1.05	1.54	2.62	4.02	4.02	7.74	6.89	8.52	1.06	0.62	0.62	0.03	0.07
5.75	11.05	18.67	27.70	43.98	67.22	107.94	139.72	9.85	5.51	5.50	0.21	0.57
7.03	11.91	20.72	29.89	43.54	68.23	97.11	107.12	9.81	5.60	5.57	0.23	0.60
0.24	0.24	0.45	0.79	1.07	2.15	2.69	2.66	0.26	0.15	0.14	0.01	0.01
48.72	67.72	85.64	98.68	114.16	139.35	168.85	169.53	34.11	21.29	20.99	1.35	2.41
2.20	4.70	6.20	11.21	14.44	23.57	32.85	39.12	3.30	1.85	1.86	0.07	0.20
6.62	14.11	19.13	30.80	39.51	54.10	65.86	62.68	8.42	4.92	4.92	0.23	0.58
0.28	0.53	0.71	0.82	1.12	1.47	1.93	2.79	0.30	0.19	0.19	0.01	0.02
2.24	3.24	4.80	6.93	8.49	12.38	16.72	15.17	2.00	1.16	1.16	0.06	0.13
47.28	93.89	166.75	251.24	344.44	477.85	590.03	563.02	68.86	39.76	39.80	1.71	4.69
0.79	1.24	1.76	2.22	3.08	4.81	4.70	4.66	0.78	0.51	0.50	0.03	0.05
1.41	2.01	2.71	4.62	6.53	8.82	9.58	10.78	1.47	0.96	0.94	0.05	0.10
0.37	0.51	0.99	1.42	1.52	1.98	2.44	3.19	0.38	0.23	0.23	0.01	0.03
0.36	0.68	1.42	2.09	3.13	4.18	8.23	18.50	0.79	0.43	0.45	0.02	0.04
0.23	0.27	0.43	0.47	0.94	0.90	1.51	1.33	0.18	0.11	0.11	0.01	0.01
0.08	0.07	0.11	0.03	0.13	0.40	0.59	0.27	0.05	0.03	0.03	0.00	0.00
0.29	0.68	0.82	1.11	1.70	2.04	3.02	3.19	0.43	0.29	0.29	0.02	0.03
0.29	0.29	0.28	0.73	0.63	1.13	2.02	2.13	0.21	0.12	0.12	0.01	0.01
–	–	–	–	–	–	–	–	–	–	–	–	–
–	–	–	–	–	–	–	–	–	–	–	–	–
–	–	–	–	–	–	–	–	–	–	–	–	–
–	–	–	–	–	–	–	–	–	–	–	–	–
–	–	–	–	–	–	–	–	–	–	–	–	–
–	–	–	–	–	–	–	–	–	–	–	–	–
0.10	0.33	0.34	0.73	0.67	1.24	2.02	3.19	0.21	0.12	0.12	0.01	0.01
0.65.	1.68	4.24	11.62	25.75	53.37	104.84	178.31	6.25	3.07	3.12	0.04	0.22
0.16	0.11	0.15	0.19	0.31	0.40	0.67	0.53	0.12	0.10	0.09	0.01	0.01
0.03	0.09	0.15	0.25	0.27	0.85	0.76	1.06	0.09	0.06	0.05	0.00	0.00
2.11	3.79	5.06	8.14	9.39	17.52	21.34	23.82	2.48	1.45	1.45	0.07	0.15
0.16	0.29	0.69	0.85	1.74	2.26	3.53	5.99	0.33	0.18	0.18	0.01	0.02
0.11	0.37	0.75	1.08	1.48	3.05	3.70	7.05	0.37	0.19	0.20	0.01	0.02
1.28	3.02	5.31	9.37	17.43	35.78	66.78	107.79	4.50	2.29	2.33	0.05	0.19
0.02	0.05	0.09	0.22	0.36	0.62	0.76	2.26	0.08	0.04	0.04	0.00	0.00
0.06	0.05	0.04	0.03	0.04	0.11	0.67	0.67	0.04	0.03	0.03	0.00	0.00
5.31	6.55	9.08	11.90	15.60	19.96	24.86	25.02	4.43	2.98	3.01	0.17	0.31
0.44	0.64	1.23	1.55	1.65	2.60	4.37	4.26	0.50	0.30	0.30	0.02	0.03
0.18	0.40	0.39	0.47	0.94	1.41	1.68	1.60	0.21	0.12	0.13	0.01	0.01
0.13	0.15	0.26	0.60	0.58	0.96	1.51	1.20	0.17	0.11	0.12	0.01	0.01
0.16	0.24	0.41	0.73	0.98	1.13	2.18	1.46	0.24	0.16	0.15	0.01	0.02
3.50	4.63	8.00	10.67	15.82	20.92	24.61	25.28	3.53	2.21	2.19	0.11	0.24
0.02	0.02	0.04	0.03	0.22	0.40	0.76	0.27	0.04	0.02	0.02	0.00	0.00
0.97	1.74	3.14	5.10	6.88	10.01	10.67	9.98	1.36	0.80	0.80	0.03	0.09
0.94	1.10	1.36	2.47	3.75	5.26	6.47	5.59	1.09	0.87	0.89	0.05	0.08
1.88	2.42	4.17	6.21	8.09	11.14	17.22	14.64	2.12	1.41	1.38	0.07	0.14
1.30	1.74	3.36	4.65	6.12	8.76	9.83	10.25	1.69	1.22	1.26	0.07	0.12
3.94	6.75	10.48	14.44	19.31	30.58	40.66	50.17	4.87	2.92	2.93	0.14	0.31
190.63	321.23	509.13	740.33	1009.10	1429.04	1860.16	2011.22	226.06	133.15	132.89	6.20	14.94
190.27	320.55	507.71	738.24	1005.97	1424.86	1851.92	1992.73	225.27	132.71	132.44	6.18	14.90

表 7-3-15 2015年全国城市肿瘤登记地区女性恶性肿瘤死亡主要指标(1/10万)

部位		病例数	构成(%)	0-	1-	5-	10-	15-	20-	25-	30-	35-	40-	45-
唇	C00	28	0.03	0.00	0.00	0.00	0.00	0.00	0.00	0.00	0.00	0.00	0.00	0.02
舌	C01-C02	260	0.25	0.00	0.00	0.00	0.00	0.00	0.02	0.02	0.02	0.07	0.12	0.21
口	C03-C06	334	0.32	0.00	0.04	0.00	0.00	0.00	0.00	0.00	0.02	0.05	0.03	0.08
唾液腺	C07-C08	144	0.14	0.16	0.00	0.00	0.00	0.00	0.00	0.02	0.05	0.07	0.09	0.12
扁桃体	C09	24	0.02	0.00	0.00	0.00	0.00	0.00	0.00	0.00	0.00	0.00	0.03	0.05
其他的口咽	C10	24	0.02	0.00	0.00	0.00	0.00	0.00	0.00	0.00	0.02	0.02	0.00	0.02
鼻咽	C11	852	0.81	0.00	0.00	0.00	0.00	0.00	0.04	0.12	0.39	0.37	0.63	1.28
喉咽	C12-C13	28	0.03	0.00	0.00	0.00	0.00	0.00	0.00	0.00	0.00	0.00	0.00	0.00
咽,部位不明	C14	54	0.05	0.00	0.00	0.00	0.00	0.03	0.00	0.00	0.00	0.02	0.02	0.03
食管	C15	3797	3.63	0.00	0.00	0.00	0.00	0.00	0.02	0.02	0.06	0.07	0.17	0.53
胃	C16	9497	9.08	0.00	0.04	0.00	0.03	0.16	0.11	0.84	1.50	2.01	3.08	5.29
小肠	C17	565	0.54	0.00	0.00	0.00	0.00	0.00	0.00	0.03	0.05	0.15	0.14	0.29
结肠	C18	6100	5.83	0.00	0.00	0.00	0.00	0.00	0.04	0.31	0.54	0.86	1.60	2.26
直肠	C19-C20	4709	4.50	0.00	0.00	0.00	0.00	0.00	0.15	0.17	0.33	0.58	1.33	2.44
肛门	C21	128	0.12	0.00	0.00	0.00	0.00	0.00	0.00	0.02	0.02	0.00	0.03	0.09
肝脏	C22	9449	9.03	0.31	0.18	0.13	0.00	0.14	0.22	0.37	0.63	1.70	3.27	5.23
胆囊及其他	C23-C24	2884	2.76	0.00	0.04	0.00	0.00	0.00	0.00	0.08	0.05	0.18	0.40	0.98
胰腺	C25	5076	4.85	0.00	0.00	0.00	0.00	0.00	0.06	0.05	0.13	0.28	0.96	1.62
鼻、鼻窦及其他	C30-C31	127	0.12	0.00	0.00	0.00	0.03	0.00	0.00	0.03	0.03	0.07	0.03	0.12
喉	C32	201	0.19	0.00	0.00	0.00	0.00	0.00	0.00	0.02	0.00	0.02	0.06	0.02
气管、支气管、肺	C33-C34	24729	23.63	0.00	0.14	0.06	0.07	0.16	0.17	0.53	0.90	2.23	5.98	11.69
其他的胸腔器官	C37-C38	342	0.33	0.00	0.00	0.00	0.00	0.00	0.08	0.07	0.09	0.11	0.12	0.23	0.29
骨	C40-C41	790	0.75	0.00	0.04	0.28	0.34	0.30	0.09	0.08	0.14	0.20	0.37	0.50
皮肤的黑色素瘤	C43	222	0.21	0.00	0.00	0.00	0.00	0.00	0.00	0.05	0.02	0.08	0.08	0.18
其他的皮肤	C44	492	0.47	0.00	0.04	0.00	0.10	0.03	0.02	0.03	0.03	0.10	0.18	0.27
间皮瘤	C45	105	0.10	0.00	0.00	0.00	0.00	0.00	0.02	0.02	0.00	0.00	0.08	0.06
卡波西肉瘤	C46	19	0.02	0.00	0.00	0.00	0.00	0.00	0.00	0.00	0.02	0.00	0.02	0.02
周围神经、其他结缔组织、软组织	C47;C49	247	0.24	0.31	0.04	0.06	0.10	0.05	0.09	0.12	0.06	0.07	0.12	0.18
乳房	C50	9310	8.90	0.00	0.00	0.00	0.03	0.03	0.15	0.55	1.64	4.49	8.62	12.58
外阴	C51	151	0.14	0.00	0.00	0.00	0.00	0.00	0.00	0.02	0.00	0.08	0.08
阴道	C52	84	0.08	0.00	0.00	0.00	0.00	0.00	0.00	0.02	0.03	0.05	0.05
子宫颈	C53	3785	3.62	0.00	0.00	0.00	0.00	0.00	0.02	0.39	0.92	2.09	4.28	7.67
子宫体	C54	1341	1.28	0.00	0.00	0.00	0.00	0.00	0.04	0.05	0.14	0.25	0.51	1.36
子宫,部位不明	C55	531	0.51	0.00	0.00	0.00	0.00	0.00	0.00	0.03	0.05	0.15	0.45	0.70
卵巢	C56	3409	3.26	0.00	0.00	0.00	0.00	0.00	0.19	0.19	0.26	0.62	0.83	2.39	4.21
其他的女性生殖器	C57	173	0.17	0.00	0.00	0.00	0.00	0.00	0.00	0.02	0.03	0.03	0.08	0.12
胎盘	C58	8	0.01	0.00	0.00	0.00	0.00	0.00	0.00	0.05	0.00	0.00	0.02	0.02
阴茎	C60	—	—	—	—	—	—	—	—	—	—	—	—	—
前列腺	C61	—	—	—	—	—	—	—	—	—	—	—	—	—
睾丸	C62	—	—	—	—	—	—	—	—	—	—	—	—	—
其他的男性生殖器	C63	—	—	—	—	—	—	—	—	—	—	—	—	—
肾	C64	1097	1.05	0.31	0.14	0.06	0.07	0.05	0.02	0.08	0.16	0.13	0.20	0.41
肾盂	C65	185	0.18	0.00	0.00	0.00	0.00	0.00	0.00	0.00	0.00	0.03	0.02	0.08
输尿管	C66	272	0.26	0.00	0.00	0.00	0.00	0.00	0.00	0.00	0.00	0.00	0.06	0.11
膀胱	C67	1085	1.04	0.00	0.04	0.03	0.00	0.00	0.00	0.00	0.02	0.02	0.17	0.11
其他的泌尿器官	C68	42	0.04	0.00	0.04	0.00	0.00	0.00	0.00	0.00	0.00	0.00	0.00	0.00
眼	C69	31	0.03	0.16	0.14	0.00	0.03	0.00	0.00	0.02	0.00	0.00	0.05	0.03
脑、神经系统	C70-C72	2917	2.79	1.25	1.12	1.13	1.00	0.73	0.51	0.64	0.90	1.20	1.80	2.77
甲状腺	C73	634	0.61	0.00	0.00	0.00	0.00	0.05	0.02	0.03	0.25	0.30	0.37	0.53
肾上腺	C74	105	0.10	0.16	0.11	0.06	0.14	0.03	0.02	0.02	0.05	0.02	0.03	0.09
其他的内分泌腺	C75	83	0.08	0.00	0.07	0.00	0.10	0.03	0.00	0.03	0.00	0.05	0.05
霍奇金病	C81	107	0.10	0.00	0.00	0.03	0.00	0.05	0.04	0.09	0.00	0.02	0.09	0.05
非霍奇金淋巴瘤	C82-C85;C96	1719	1.64	0.16	0.07	0.06	0.17	0.22	0.28	0.36	0.60	0.70	0.72	1.13
免疫增生性疾病	C88	7	0.01	0.00	0.00	0.00	0.00	0.00	0.00	0.00	0.00	0.00	0.00	0.00
多发性骨髓瘤	C90	710	0.68	0.00	0.00	0.03	0.00	0.00	0.02	0.00	0.06	0.05	0.12	0.41
淋巴样白血病	C91	576	0.55	1.25	0.63	0.38	0.58	0.38	0.30	0.34	0.32	0.28	0.29	0.53
髓样白血病	C92-C94	1131	1.08	0.78	0.49	0.38	0.38	0.46	0.26	0.51	0.39	0.27	0.59	0.88
白血病,未特指	C95	1012	0.97	2.81	0.60	0.59	0.58	0.46	0.34	0.39	0.25	0.53	0.65	0.90
其他的或未指明部位的	O&U	2906	2.78	0.47	0.49	0.16	0.14	0.16	0.21	0.20	0.49	0.70	1.20	1.48
合计	ALL	104638	100.00	8.12	4.49	3.44	3.95	3.79	3.52	7.07	12.04	21.41	41.92	70.20
所有部位除外C44	ALLbutC44	104146	99.53	8.12	4.45	3.44	3.85	3.76	3.50	7.04	12.01	21.31	41.73	69.92

续表 7-3-15

			年龄组					粗率	中调率	世调率	累积率(%)	
50-	55-	60-	65-	70-	75-	80-	85-	(1/10万)	(1/10万)	(1/10万)	0-64	0-74
0.02	0.00	0.02	0.09	0.08	0.15	0.49	0.97	0.04	0.02	0.02	0.00	0.00
0.40	0.30	0.49	0.86	1.08	2.68	2.68	2.14	0.34	0.19	0.18	0.01	0.02
0.17	0.42	0.76	0.77	2.25	2.14	4.45	6.62	0.44	0.21	0.21	0.01	0.02
0.15	0.24	0.44	0.28	0.71	0.94	1.27	1.46	0.19	0.11	0.11	0.01	0.01
0.00	0.07	0.04	0.03	0.04	0.15	0.35	0.29	0.03	0.02	0.02	0.00	0.00
0.02	0.02	0.04	0.12	0.17	0.05	0.28	0.39	0.03	0.02	0.02	0.00	0.00
1.20	1.86	2.44	3.39	3.33	4.07	5.51	3.12	1.11	0.69	0.66	0.04	0.08
0.07	0.02	0.06	0.09	0.17	0.30	0.49	0.49	0.04	0.02	0.02	0.00	0.00
0.00	0.06	0.08	0.15	0.17	0.55	0.78	0.97	0.07	0.04	0.04	0.00	0.00
1.34	2.90	7.20	14.63	23.49	37.59	52.74	60.50	4.95	2.39	2.37	0.06	0.25
8.55	12.33	19.32	30.68	51.52	81.93	106.68	114.95	12.38	6.57	6.38	0.27	0.68
0.42	0.85	1.17	2.22	3.21	4.57	6.42	6.33	0.74	0.39	0.38	0.02	0.04
4.38	7.77	12.20	18.48	29.45	49.55	82.04	98.78	7.95	3.95	3.90	0.15	0.39
4.13	6.06	10.53	15.31	21.12	38.63	58.32	68.97	6.14	3.11	3.08	0.13	0.31
0.13	0.20	0.25	0.37	0.62	0.60	2.26	1.56	0.17	0.08	0.08	0.00	0.01
8.77	15.05	23.75	37.09	51.23	74.33	94.75	94.11	12.32	6.63	6.56	0.30	0.74
2.04	3.34	6.55	9.89	16.20	25.42	36.78	40.82	3.76	1.88	1.87	0.07	0.20
3.27	6.89	11.95	20.39	29.03	45.78	59.02	61.08	6.62	3.38	3.35	0.13	0.37
0.12	0.17	0.38	0.43	0.25	0.74	1.55	1.66	0.17	0.09	0.09	0.00	0.01
0.08	0.22	0.15	0.55	1.33	2.18	2.89	3.41	0.26	0.13	0.12	0.00	0.01
19.58	32.88	54.49	87.27	133.70	224.58	298.57	292.84	32.25	16.57	16.31	0.64	1.75
0.50	0.70	0.76	0.99	1.62	2.04	2.12	3.41	0.45	0.27	0.26	0.01	0.03
0.62	1.07	1.69	2.93	4.62	5.26	8.47	6.23	1.03	0.63	0.62	0.03	0.07
0.20	0.35	0.59	1.05	1.17	1.04	2.33	1.95	0.29	0.16	0.16	0.01	0.02
0.25	0.33	0.64	0.92	1.50	2.83	6.42	16.46	0.64	0.30	0.31	0.01	0.02
0.08	0.39	0.36	0.34	0.54	0.60	0.85	0.29	0.14	0.08	0.08	0.01	0.01
0.03	0.04	0.11	0.06	0.12	0.05	0.07	0.00	0.02	0.02	0.02	0.00	0.00
0.33	0.35	0.38	0.89	0.79	1.44	2.26	2.92	0.32	0.20	0.20	0.01	0.02
18.88	23.06	27.10	26.31	29.16	41.41	54.93	66.54	12.14	7.23	7.04	0.49	0.76
0.12	0.20	0.23	0.34	0.79	1.44	2.05	2.24	0.20	0.10	0.10	0.00	0.01
0.12	0.18	0.19	0.37	0.46	0.50	0.64	0.68	0.11	0.06	0.06	0.00	0.01
10.14	9.34	8.79	9.98	11.08	12.81	17.16	17.05	4.94	3.12	2.98	0.22	0.32
2.66	3.25	4.55	5.58	6.04	6.41	7.70	7.40	1.75	1.02	1.01	0.06	0.12
1.09	1.09	1.40	1.97	2.00	2.09	3.67	4.48	0.69	0.40	0.40	0.02	0.04
6.97	8.75	10.61	12.41	15.29	16.39	15.18	14.32	4.45	2.69	2.65	0.18	0.31
0.20	0.46	0.64	0.77	1.00	0.84	0.85	0.97	0.23	0.13	0.13	0.01	0.02
0.03	0.02	0.00	0.00	0.00	0.00	0.00	0.00	0.01	0.01	0.01	0.00	0.00
–	–	–	–	–	–	–	–	–	–	–	–	–
–	–	–	–	–	–	–	–	–	–	–	–	–
–	–	–	–	–	–	–	–	–	–	–	–	–
–	–	–	–	–	–	–	–	–	–	–	–	–
0.85	1.51	2.37	4.10	5.91	8.84	12.99	13.54	1.43	0.76	0.76	0.03	0.08
0.12	0.09	0.15	0.62	0.79	2.58	2.82	2.63	0.24	0.12	0.11	0.00	0.01
0.07	0.22	0.44	0.89	1.37	3.18	3.95	4.09	0.35	0.17	0.17	0.00	0.02
0.45	0.57	1.23	2.22	5.04	11.47	16.10	28.74	1.41	0.62	0.63	0.01	0.05
0.03	0.04	0.04	0.09	0.25	0.45	0.64	0.78	0.05	0.03	0.03	0.00	0.00
0.02	0.02	0.00	0.06	0.08	0.15	0.35	0.49	0.04	0.03	0.04	0.00	0.00
3.59	4.80	7.03	8.66	12.54	18.22	20.83	23.19	3.80	2.45	2.46	0.14	0.24
0.89	0.85	1.48	2.43	2.54	4.27	5.51	6.14	0.83	0.48	0.46	0.02	0.05
0.05	0.18	0.28	0.12	0.50	0.30	1.20	1.46	0.14	0.09	0.10	0.01	0.01
0.13	0.07	0.25	0.25	0.50	0.50	0.71	0.29	0.11	0.08	0.08	0.00	0.01
0.10	0.04	0.25	0.31	0.58	0.74	1.20	0.97	0.14	0.09	0.08	0.00	0.01
1.75	2.22	3.88	6.07	9.21	12.51	16.24	15.00	2.24	1.32	1.27	0.06	0.14
0.00	0.00	0.02	0.00	0.04	0.05	0.14	0.19	0.01	0.00	0.00	0.00	0.00
0.70	1.07	2.29	2.96	3.96	6.41	5.79	5.46	0.93	0.50	0.50	0.02	0.06
0.67	0.59	1.19	1.73	2.42	2.98	3.25	2.92	0.75	0.59	0.62	0.03	0.05
1.34	1.55	2.94	4.13	4.91	7.35	8.05	6.92	1.47	0.98	0.99	0.05	0.10
0.68	1.50	1.95	3.57	5.00	5.36	7.13	7.11	1.32	0.93	0.98	0.05	0.09
2.69	3.86	6.12	8.59	13.95	22.44	31.98	41.31	3.79	2.03	2.03	0.09	0.20
111.17	160.42	242.29	354.80	514.94	799.86	1081.90	1167.18	136.45	74.15	73.10	3.43	7.78
110.92	160.09	241.66	353.88	513.44	797.03	1075.47	1150.71	135.81	73.86	72.80	3.42	7.76

表 7-3-16 2015年全国农村肿瘤登记地区男女合计恶性肿瘤死亡主要指标(1/10万)

部位		病例数	构成(%)	年龄组										
				0-	1-	5-	10-	15-	20-	25-	30-	35-	40-	45-
唇	C00	99	0.03	0.00	0.00	0.00	0.00	0.00	0.01	0.01	0.00	0.00	0.00	0.01
舌	C01-C02	492	0.17	0.00	0.00	0.00	0.00	0.01	0.02	0.03	0.03	0.04	0.10	0.24
口	C03-C06	719	0.25	0.00	0.01	0.00	0.00	0.00	0.00	0.04	0.03	0.06	0.13	0.21
唾液腺	C07-C08	252	0.09	0.00	0.00	0.01	0.00	0.00	0.02	0.01	0.06	0.02	0.06	0.09
扁桃体	C09	89	0.03	0.00	0.00	0.00	0.00	0.01	0.00	0.00	0.00	0.01	0.02	0.04
其他的口咽	C10	194	0.07	0.00	0.00	0.00	0.00	0.00	0.02	0.00	0.03	0.03	0.02	0.09
鼻咽	C11	2928	1.03	0.00	0.00	0.01	0.06	0.10	0.12	0.08	0.23	0.65	1.26	2.09
喉咽	C12-C13	334	0.12	0.00	0.00	0.00	0.00	0.00	0.01	0.00	0.00	0.04	0.06	0.19
咽,部位不明	C14	235	0.08	0.00	0.00	0.00	0.01	0.00	0.01	0.00	0.01	0.01	0.04	0.05
食管	C15	31126	10.92	0.00	0.00	0.00	0.01	0.01	0.02	0.07	0.10	0.42	1.30	4.66
胃	C16	41584	14.59	0.24	0.03	0.01	0.05	0.07	0.29	0.65	1.46	2.50	4.50	9.47
小肠	C17	1025	0.36	0.00	0.00	0.00	0.01	0.01	0.02	0.02	0.01	0.13	0.22	0.35
结肠	C18	7315	2.57	0.06	0.00	0.00	0.00	0.05	0.12	0.24	0.52	0.84	1.31	2.30
直肠	C19-C20	10203	3.58	0.00	0.01	0.00	0.00	0.02	0.13	0.29	0.56	1.06	1.73	3.02
肛门	C21	486	0.17	0.00	0.00	0.00	0.00	0.00	0.01	0.01	0.01	0.03	0.06	0.21
肝脏	C22	43003	15.09	0.12	0.25	0.15	0.11	0.26	0.54	1.42	3.52	7.56	15.22	24.49
胆囊及其他	C23-C24	4235	1.49	0.00	0.00	0.00	0.00	0.00	0.01	0.07	0.03	0.20	0.38	0.97
胰腺	C25	8349	2.93	0.00	0.01	0.00	0.00	0.00	0.02	0.09	0.29	0.48	1.12	2.13
鼻、鼻窦及其他	C30-C31	357	0.13	0.00	0.00	0.00	0.00	0.02	0.02	0.04	0.07	0.07	0.15	0.17
喉	C32	1531	0.54	0.06	0.00	0.00	0.01	0.00	0.01	0.01	0.02	0.06	0.24	0.44
气管、支气管、肺	C33-C34	75307	26.42	0.12	0.05	0.02	0.01	0.11	0.33	0.77	1.77	3.37	8.83	18.27
其他的胸腔器官	C37-C38	593	0.21	0.00	0.00	0.02	0.06	0.09	0.10	0.12	0.06	0.12	0.17	0.25
骨	C40-C41	2461	0.86	0.12	0.05	0.06	0.41	0.46	0.28	0.21	0.28	0.28	0.43	0.83
皮肤的黑色素瘤	C43	343	0.12	0.00	0.00	0.00	0.00	0.01	0.02	0.03	0.04	0.03	0.09	0.15
其他的皮肤	C44	1286	0.45	0.00	0.01	0.01	0.00	0.02	0.03	0.07	0.01	0.08	0.23	0.26
间皮瘤	C45	129	0.05	0.00	0.00	0.00	0.00	0.00	0.00	0.00	0.00	0.01	0.05	0.05
卡波西肉瘤	C46	22	0.01	0.00	0.01	0.00	0.00	0.02	0.01	0.01	0.01	0.00	0.01	0.00
周围神经、其他结缔组织、软组织	C47;C49	437	0.15	0.06	0.05	0.08	0.03	0.03	0.06	0.07	0.10	0.09	0.18	0.20
乳房	C50	6868	2.46	0.00	0.00	0.00	0.00	0.04	0.15	0.81	2.20	4.18	8.48	11.78
外阴	C51	114	0.04	0.00	0.00	0.00	0.00	0.00	0.02	0.00	0.00	0.00	0.03	0.08
阴道	C52	52	0.02	0.00	0.00	0.00	0.00	0.00	0.00	0.00	0.02	0.02	0.03	0.00
子宫颈	C53	4242	1.49	0.00	0.00	0.00	0.00	0.00	0.13	0.62	1.17	2.13	4.25	7.27
子宫体	C54	1154	0.40	0.00	0.00	0.00	0.00	0.00	0.00	0.07	0.07	0.19	0.41	0.69	1.27
子宫,部位不明	C55	842	0.30	0.00	0.00	0.00	0.00	0.00	0.02	0.02	0.06	0.12	0.34	0.65	1.28
卵巢	C56	2296	0.81	0.00	0.00	0.02	0.07	0.04	0.12	0.27	0.30	0.58	1.73	2.88
其他的女性生殖器	C57	142	0.05	0.00	0.00	0.00	0.02	0.00	0.02	0.01	0.03	0.00	0.04	0.09
胎盘	C58	12	0.00	0.00	0.00	0.00	0.00	0.02	0.06	0.07	0.00	0.01	0.01	0.01
阴茎	C60	210	0.07	0.00	0.00	0.00	0.00	0.00	0.00	0.02	0.07	0.07	0.07	0.18
前列腺	C61	2608	0.91	0.00	0.00	0.00	0.00	0.02	0.00	0.02	0.04	0.03	0.02	0.06	0.17
睾丸	C62	89	0.03	0.00	0.00	0.00	0.00	0.00	0.02	0.09	0.05	0.10	0.07	0.03
其他的男性生殖器	C63	41	0.01	0.00	0.00	0.00	0.00	0.00	0.02	0.00	0.00	0.00	0.01	0.01
肾	C64	1622	0.57	0.24	0.13	0.07	0.03	0.04	0.05	0.09	0.10	0.12	0.34	0.48
肾盂	C65	240	0.08	0.00	0.00	0.00	0.00	0.00	0.00	0.02	0.01	0.02	0.04	0.05
输尿管	C66	213	0.07	0.00	0.00	0.00	0.01	0.00	0.00	0.00	0.00	0.00	0.04	0.06
膀胱	C67	3359	1.18	0.00	0.01	0.00	0.00	0.02	0.01	0.04	0.07	0.10	0.25	0.27
其他的泌尿器官	C68	60	0.02	0.00	0.00	0.00	0.00	0.00	0.00	0.01	0.00	0.01	0.00
眼	C69	87	0.03	0.00	0.08	0.03	0.01	0.00	0.01	0.01	0.01	0.01	0.00	0.02
脑、神经系统	C70-C72	7085	2.49	0.90	1.05	1.03	0.81	0.95	0.69	0.90	1.23	1.68	2.37	3.46
甲状腺	C73	846	0.30	0.00	0.00	0.00	0.00	0.02	0.05	0.07	0.10	0.15	0.27	0.32
肾上腺	C74	224	0.08	0.00	0.13	0.05	0.01	0.02	0.02	0.01	0.02	0.03	0.04	0.11
其他的内分泌腺	C75	155	0.05	0.00	0.02	0.01	0.00	0.00	0.00	0.04	0.01	0.04	0.04	0.07
霍奇金病	C81	277	0.10	0.06	0.00	0.00	0.02	0.04	0.01	0.04	0.04	0.08	0.07	0.09
非霍奇金淋巴瘤	C82-C85;C96	3703	1.30	0.18	0.14	0.23	0.25	0.28	0.20	0.28	0.47	0.56	0.86	1.43
免疫增生性疾病	C88	28	0.01	0.00	0.00	0.00	0.00	0.00	0.00	0.00	0.00	0.00	0.01	0.01
多发性骨髓瘤	C90	1175	0.41	0.18	0.13	0.05	0.05	0.02	0.07	0.06	0.09	0.08	0.26	0.26
淋巴样白血病	C91	1329	0.47	0.48	0.48	0.63	0.46	0.44	0.44	0.37	0.38	0.41	0.41	0.64
髓样白血病	C92-C94	1921	0.67	0.48	0.31	0.15	0.29	0.23	0.35	0.37	0.44	0.49	0.74	0.91
白血病,未特指	C95	3093	1.09	1.68	1.04	0.73	0.61	0.75	0.67	1.01	0.65	0.85	0.96	1.29
其他的或未指明部位的	O&U	5677	1.99	0.06	0.30	0.25	0.21	0.24	0.29	0.40	0.50	0.61	1.11	1.97
合计	ALL	285042	100.00	5.04	4.32	3.65	3.59	4.52	5.35	9.09	15.48	27.26	53.66	95.08
所有部位除外C44	ALLbutC44	283756	99.55	5.04	4.30	3.64	3.59	4.50	5.32	9.02	15.47	27.17	53.43	94.82

续表 7-3-16

年龄组								粗率	中调率	世调率	累积率(%)	
50-	55-	60-	65-	70-	75-	80-	85-	(1/10万)	(1/10万)	(1/10万)	0-64	0-74
0.04	0.05	0.10	0.16	0.31	0.45	0.93	0.92	0.06	0.03	0.03	0.00	0.00
0.33	0.55	0.73	1.18	1.10	1.68	2.03	1.51	0.29	0.19	0.19	0.01	0.02
0.41	0.63	1.06	1.46	2.19	3.08	3.23	3.34	0.43	0.27	0.27	0.01	0.03
0.15	0.22	0.31	0.39	0.80	0.81	1.37	1.37	0.15	0.10	0.10	0.00	0.01
0.11	0.10	0.13	0.21	0.20	0.31	0.27	0.13	0.05	0.04	0.03	0.00	0.00
0.11	0.18	0.44	0.46	0.45	0.42	0.84	0.65	0.12	0.08	0.08	0.00	0.01
2.88	3.65	4.64	5.94	6.03	6.43	5.84	4.78	1.76	1.20	1.18	0.08	0.14
0.29	0.33	0.55	0.88	0.69	1.03	1.33	0.59	0.20	0.13	0.13	0.01	0.02
0.12	0.20	0.33	0.45	0.78	0.70	1.64	1.44	0.14	0.09	0.09	0.00	0.01
10.50	23.98	46.20	78.48	107.36	143.36	178.17	159.43	18.66	11.35	11.35	0.44	1.37
17.21	32.34	60.00	97.81	133.51	190.61	224.66	189.60	24.93	15.50	15.31	0.64	1.80
0.61	0.83	1.44	2.09	3.19	4.14	4.60	4.97	0.61	0.39	0.38	0.02	0.04
3.66	5.32	8.82	14.12	20.13	31.46	43.84	46.01	4.39	2.73	2.67	0.12	0.29
4.91	7.73	13.29	20.31	28.81	44.35	59.36	60.21	6.12	3.80	3.73	0.16	0.41
0.19	0.47	0.66	0.96	1.27	2.07	2.65	3.08	0.29	0.18	0.18	0.01	0.02
35.83	49.35	68.48	85.70	97.98	117.83	134.65	124.09	25.78	17.09	16.79	1.04	1.95
1.61	3.34	5.93	8.97	13.00	19.46	27.16	23.37	2.54	1.54	1.53	0.06	0.17
3.86	7.40	12.60	18.47	26.89	35.34	42.24	38.03	5.01	3.12	3.09	0.14	0.37
0.26	0.42	0.49	0.73	0.61	1.12	1.19	1.11	0.21	0.15	0.14	0.01	0.02
0.72	1.35	2.59	3.87	4.39	6.49	7.34	4.97	0.92	0.58	0.57	0.03	0.07
35.99	65.66	115.87	175.29	241.83	326.73	371.79	321.02	45.15	28.09	27.93	1.26	3.34
0.47	0.55	1.00	0.96	1.27	1.85	1.77	1.70	0.36	0.25	0.25	0.02	0.03
1.42	2.24	3.36	5.33	6.74	8.14	10.26	8.38	1.48	1.02	1.00	0.05	0.11
0.18	0.37	0.45	0.75	0.78	1.12	1.33	2.09	0.21	0.13	0.13	0.01	0.01
0.46	0.61	0.90	1.82	3.29	4.33	9.78	21.34	0.77	0.43	0.45	0.01	0.04
0.10	0.16	0.30	0.21	0.29	0.50	0.35	0.13	0.08	0.05	0.05	0.00	0.01
0.02	0.03	0.02	0.03	0.00	0.11	0.00	0.07	0.01	0.01	0.01	0.00	0.00
0.30	0.39	0.59	0.64	1.21	1.09	1.19	1.51	0.26	0.19	0.19	0.01	0.02
15.52	18.26	22.25	19.57	19.47	19.02	26.08	28.59	8.43	5.72	5.52	0.42	0.61
0.18	0.18	0.32	0.33	0.69	0.81	1.44	0.95	0.14	0.08	0.08	0.00	0.01
0.10	0.16	0.19	0.15	0.53	0.27	0.08	0.11	0.06	0.04	0.04	0.00	0.01
10.06	9.78	10.63	14.36	14.72	18.16	20.26	14.93	5.21	3.50	3.35	0.23	0.38
2.50	3.31	4.18	4.73	4.66	4.24	5.34	4.02	1.42	0.92	0.91	0.06	0.11
1.50	1.81	2.13	3.08	3.45	4.62	5.50	4.87	1.03	0.66	0.64	0.04	0.07
5.61	5.85	7.64	9.93	9.17	9.51	7.74	6.56	2.82	1.86	1.84	0.13	0.22
0.22	0.48	0.52	0.48	0.85	0.48	1.04	0.74	0.17	0.11	0.11	0.01	0.01
0.00	0.00	0.0( )	0.00	0.00	0.00	0.00	0.11	0.01	0.02	0.01	0.00	0.00
0.13	0.31	0.55	1.04	1.07	1.75	2.58	3.26	0.25	0.16	0.16	0.01	0.02
0.36	1.12	3.24	7.90	15.56	34.58	60.39	86.54	3.06	1.85	1.85	0.03	0.14
0.13	0.13	0.17	0.24	0.29	0.58	0.89	0.69	0.10	0.08	0.08	0.00	0.01
0.02	0.06	0.23	0.09	0.08	0.35	0.70	0.86	0.05	0.03	0.03	0.00	0.00
1.00	1.40	2.68	3.45	4.54	5.68	6.64	7.00	0.97	0.63	0.64	0.03	0.07
0.13	0.20	0.30	0.51	0.80	1.01	1.28	1.24	0.14	0.09	0.09	0.00	0.01
0.07	0.13	0.31	0.45	0.65	1.09	1.42	0.98	0.13	0.08	0.08	0.00	0.01
0.76	1.41	2.86	5.54	9.60	18.87	30.17	36.13	2.01	1.15	1.13	0.03	0.10
0.02	0.03	0.06	0.10	0.29	0.28	0.31	0.46	0.04	0.02	0.02	0.00	0.00
0.06	0.02	0.07	0.16	0.14	0.28	0.58	0.85	0.05	0.03	0.04	0.00	0.00
5.10	6.75	10.22	13.36	14.77	18.54	21.72	18.33	4.25	3.06	3.05	0.18	0.32
0.59	0.74	1.22	1.42	2.29	2.80	3.98	3.53	0.51	0.33	0.32	0.02	0.04
0.14	0.21	0.29	0.46	0.51	0.81	0.40	0.98	0.13	0.09	0.10	0.01	0.01
0.13	0.21	0.18	0.30	0.37	0.36	0.35	0.26	0.09	0.07	0.07	0.01	0.01
0.22	0.27	0.35	0.67	0.61	0.84	1.11	0.59	0.17	0.12	0.11	0.01	0.01
2.26	3.09	5.43	7.84	10.65	12.97	13.49	11.78	2.22	1.51	1.49	0.08	0.17
0.01	0.01	0.04	0.04	0.20	0.14	0.04	0.07	0.02	0.01	0.01	0.00	0.00
0.75	1.02	2.11	2.72	4.25	4.03	3.32	2.42	0.70	0.47	0.48	0.02	0.06
0.65	1.07	1.46	1.96	2.15	3.22	3.32	2.49	0.80	0.66	0.67	0.04	0.06
1.21	1.60	2.87	3.46	4.17	4.98	6.15	3.21	1.15	0.85	0.84	0.05	0.09
1.77	2.71	3.62	4.81	6.56	7.91	8.76	7.00	1.85	1.44	1.47	0.08	0.14
3.11	4.82	7.98	12.41	14.69	21.31	25.57	26.38	3.40	2.22	2.21	0.11	0.24
158.71	254.69	419.41	618.61	817.97	1108.17	1335.16	1222.70	170.90	109.09	107.96	5.27	12.46
158.25	254.08	418.52	616.79	814.68	1103.84	1325.38	1201.37	170.13	108.66	107.51	5.26	12.42

表 7-3-17 2015年全国农村肿瘤登记地区男性恶性肿瘤死亡主要指标（1/10万）

部位		病例数	构成(%)	年龄组										
				0-	1-	5-	10-	15-	20-	25-	30-	35-	40-	45-
唇	C00	60	0.03	0.00	0.00	0.00	0.00	0.00	0.02	0.01	0.00	0.00	0.00	0.01
舌	C01-C02	332	0.18	0.00	0.00	0.00	0.00	0.00	0.03	0.03	0.07	0.08	0.13	0.37
口	C03-C06	486	0.27	0.00	0.02	0.00	0.00	0.00	0.00	0.04	0.03	0.07	0.17	0.32
唾液腺	C07-C08	151	0.08	0.00	0.00	0.02	0.00	0.00	0.02	0.01	0.08	0.02	0.06	0.11
扁桃体	C09	72	0.04	0.00	0.00	0.00	0.00	0.02	0.00	0.00	0.00	0.02	0.03	0.07
其他的口咽	C10	163	0.09	0.00	0.00	0.00	0.00	0.00	0.03	0.00	0.02	0.03	0.04	0.16
鼻咽	C11	2139	1.17	0.00	0.00	0.02	0.06	0.12	0.16	0.14	0.30	0.90	1.85	3.11
喉咽	C12-C13	293	0.16	0.00	0.00	0.00	0.00	0.00	0.02	0.00	0.00	0.05	0.08	0.30
咽,部位不明	C14	175	0.10	0.00	0.00	0.00	0.00	0.00	0.02	0.03	0.00	0.02	0.06	0.08
食管	C15	21812	11.92	0.00	0.00	0.00	0.00	0.02	0.00	0.07	0.12	0.49	1.99	7.47
胃	C16	29006	15.85	0.34	0.02	0.00	0.04	0.10	0.38	0.53	1.53	2.63	5.45	12.51
小肠	C17	593	0.32	0.00	0.00	0.00	0.02	0.00	0.03	0.03	0.02	0.16	0.15	0.44
结肠	C18	4135	2.26	0.00	0.00	0.00	0.00	0.10	0.13	0.34	0.57	0.91	1.38	2.73
直肠	C19-C20	6087	3.33	0.00	0.02	0.00	0.00	0.02	0.17	0.27	0.67	1.08	1.88	3.49
肛门	C21	292	0.16	0.00	0.00	0.00	0.00	0.00	0.02	0.00	0.00	0.02	0.06	0.28
肝脏	C22	31609	17.27	0.22	0.22	0.22	0.11	0.35	0.60	2.33	5.95	12.53	25.24	40.38
胆囊及其他	C23-C24	2012	1.10	0.00	0.00	0.00	0.00	0.00	0.00	0.06	0.02	0.21	0.36	0.92
胰腺	C25	4857	2.65	0.00	0.00	0.00	0.00	0.00	0.03	0.09	0.32	0.57	1.44	2.66
鼻、鼻窦及其他	C30-C31	221	0.12	0.00	0.00	0.00	0.02	0.03	0.06	0.10	0.05	0.17	0.18	
喉	C32	1304	0.71	0.11	0.00	0.00	0.02	0.00	0.00	0.01	0.03	0.10	0.36	0.76
气管、支气管、肺	C33-C34	52149	28.50	0.22	0.07	0.02	0.02	0.10	0.45	0.91	1.99	3.94	10.93	23.70
其他的胸腔器官	C37-C38	379	0.21	0.00	0.02	0.00	0.08	0.18	0.16	0.17	0.05	0.13	0.24	0.29
骨	C40-C41	1463	0.80	0.11	0.05	0.04	0.30	0.65	0.37	0.21	0.27	0.23	0.63	0.87
皮肤的黑色素瘤	C43	196	0.11	0.00	0.00	0.00	0.00	0.02	0.03	0.01	0.01	0.04	0.04	0.18
其他的皮肤	C44	707	0.39	0.00	0.00	0.00	0.00	0.04	0.05	0.04	0.00	0.11	0.28	0.30
间皮瘤	C45	74	0.04	0.00	0.00	0.00	0.00	0.00	0.00	0.00	0.00	0.02	0.08	0.04
卡波西肉瘤	C46	17	0.01	0.00	0.00	0.00	0.00	0.04	0.02	0.01	0.02	0.00	0.01	0.00
周围神经、其他结缔组织、软组织	C47;C49	257	0.14	0.00	0.07	0.06	0.02	0.02	0.08	0.06	0.10	0.11	0.15	0.24
乳房	C50	144	0.08	0.00	0.00	0.00	0.00	0.00	0.00	0.01	0.02	0.07	0.11	0.07
外阴	C51	-	-	-	-	-	-	-	-	-	-	-	-	-
阴道	C52	-	-	-	-	-	-	-	-	-	-	-	-	-
子宫颈	C53	-	-	-	-	-	-	-	-	-	-	-	-	-
子宫体	C54	-	-	-	-	-	-	-	-	-	-	-	-	-
子宫,部位不明	C55	-	-	-	-	-	-	-	-	-	-	-	-	-
卵巢	C56	-	-	-	-	-	-	-	-	-	-	-	-	-
其他的女性生殖器	C57	-	-	-	-	-	-	-	-	-	-	-	-	-
胎盘	C58	-	-	-	-	-	-	-	-	-	-	-	-	-
阴茎	C60	210	0.11	0.00	0.00	0.00	0.00	0.00	0.00	0.00	0.02	0.07	0.07	0.18
前列腺	C61	2608	1.43	0.00	0.00	0.00	0.00	0.04	0.02	0.04	0.03	0.02	0.06	0.17
睾丸	C62	89	0.05	0.00	0.00	0.02	0.00	0.06	0.03	0.09	0.05	0.10	0.07	0.03
其他的男性生殖器	C63	41	0.02	0.00	0.00	0.00	0.00	0.00	0.00	0.00	0.00	0.00	0.01	0.01
肾	C64	1054	0.58	0.11	0.12	0.12	0.04	0.06	0.05	0.03	0.15	0.13	0.46	0.65
肾盂	C65	163	0.09	0.00	0.00	0.00	0.00	0.00	0.00	0.04	0.02	0.02	0.06	0.09
输尿管	C66	122	0.07	0.00	0.00	0.00	0.00	0.00	0.00	0.00	0.00	0.00	0.04	0.05
膀胱	C67	2666	1.46	0.00	0.02	0.00	0.00	0.02	0.02	0.06	0.07	0.16	0.33	0.37
其他的泌尿器官	C68	41	0.02	0.00	0.00	0.00	0.00	0.00	0.00	0.00	0.00	0.00	0.03	0.00
眼	C69	51	0.03	0.00	0.10	0.04	0.02	0.00	0.02	0.01	0.02	0.00	0.00	0.00
脑、神经系统	C70-C72	3945	2.16	0.79	1.13	1.22	0.89	0.99	0.70	1.01	1.46	2.11	2.72	4.07
甲状腺	C73	327	0.18	0.00	0.00	0.00	0.00	0.00	0.02	0.00	0.05	0.11	0.19	0.18
肾上腺	C74	139	0.08	0.00	0.14	0.04	0.02	0.04	0.00	0.01	0.02	0.05	0.03	0.13
其他的内分泌腺	C75	92	0.05	0.00	0.00	0.02	0.02	0.00	0.00	0.04	0.07	0.07	0.01	0.07
霍奇金病	C81	177	0.10	0.00	0.00	0.00	0.02	0.08	0.00	0.06	0.05	0.08	0.11	0.13
非霍奇金淋巴瘤	C82-C85;C96	2334	1.28	0.22	0.17	0.35	0.36	0.32	0.27	0.40	0.49	0.57	1.08	1.85
免疫增生性疾病	C88	13	0.01	0.00	0.00	0.00	0.00	0.00	0.00	0.00	0.00	0.00	0.00	0.00
多发性骨髓瘤	C90	728	0.40	0.22	0.12	0.06	0.04	0.04	0.13	0.06	0.12	0.10	0.38	0.38
淋巴样白血病	C91	755	0.41	0.56	0.53	0.73	0.53	0.63	0.48	0.50	0.39	0.51	0.40	0.69
髓样白血病	C92-C94	1125	0.61	0.56	0.31	0.18	0.30	0.24	0.33	0.45	0.45	0.60	0.82	1.19
白血病,未特指	C95	1817	0.99	1.91	1.08	0.89	0.64	0.87	0.79	1.25	0.67	0.88	1.14	1.49
其他的或未指明部位的	O&U	3326	1.82	0.11	0.26	0.32	0.19	0.22	0.33	0.48	0.47	0.77	1.33	2.33
合计	ALL	183008	100.00	5.50	4.48	4.40	3.75	5.42	6.07	10.01	16.86	30.87	62.70	116.11
所有部位除外C44	ALLbutC44	182301	99.61	5.50	4.48	4.40	3.75	5.38	6.02	9.97	16.86	30.76	62.42	115.81

续表 7-3-17

| 年龄组 | | | | | | | | 粗率 | 中调率 | 世调率 | 累积率(%) | |
50-	55-	60-	65-	70-	75-	80-	85-	(1/10万)	(1/10万)	(1/10万)	0-64	0-74
0.05	0.06	0.13	0.24	0.41	0.58	0.99	1.20	0.07	0.05	0.05	0.00	0.00
0.42	0.85	1.10	1.61	1.36	2.22	2.58	1.54	0.39	0.27	0.26	0.02	0.03
0.63	0.87	1.59	2.03	3.13	3.85	4.27	4.80	0.57	0.38	0.38	0.02	0.04
0.19	0.25	0.47	0.54	0.91	0.93	1.59	1.89	0.18	0.12	0.12	0.01	0.01
0.18	0.19	0.25	0.30	0.33	0.58	0.20	0.00	0.08	0.06	0.06	0.00	0.01
0.21	0.27	0.72	0.83	0.78	0.76	1.39	1.37	0.19	0.13	0.13	0.01	0.02
4.21	5.42	7.02	9.06	8.89	9.33	7.45	6.34	2.51	1.77	1.73	0.12	0.21
0.48	0.58	0.97	1.64	1.32	1.87	2.58	1.54	0.34	0.23	0.23	0.01	0.03
0.18	0.29	0.51	0.75	1.11	1.17	2.78	1.89	0.21	0.13	0.13	0.01	0.02
16.56	38.24	71.18	115.75	150.75	197.83	244.34	220.05	25.56	16.52	16.60	0.68	2.01
24.02	47.10	88.33	146.45	197.11	279.47	319.62	260.15	34.00	22.28	22.07	0.91	2.63
0.79	1.00	1.67	2.35	3.91	5.25	5.16	6.34	0.70	0.46	0.46	0.02	0.05
4.31	6.15	10.43	17.34	23.10	38.20	50.06	54.84	4.85	3.21	3.15	0.14	0.34
5.65	9.85	17.07	26.11	35.33	55.75	73.80	76.60	7.13	4.69	4.63	0.20	0.51
0.29	0.65	0.80	1.04	1.48	2.51	3.28	4.80	0.34	0.22	0.22	0.01	0.02
57.51	77.57	103.40	124.87	136.25	155.48	171.73	168.46	37.05	25.71	25.21	1.63	2.94
1.44	3.48	5.97	9.03	12.85	19.54	24.73	25.19	2.36	1.52	1.52	0.06	0.17
4.62	9.17	15.87	22.14	32.04	41.23	47.08	46.96	5.69	3.74	3.73	0.17	0.44
0.34	0.63	0.66	0.92	0.70	1.34	1.39	1.54	0.26	0.18	0.18	0.01	0.02
1.28	2.44	4.70	6.74	7.58	10.67	13.21	9.25	1.53	1.00	1.00	0.05	0.12
49.32	94.63	166.89	253.20	348.48	472.69	538.53	471.28	61.12	39.98	39.84	1.77	4.77
0.55	0.69	1.25	1.07	1.89	2.62	2.58	1.89	0.44	0.33	0.32	0.02	0.03
1.66	2.90	4.25	6.44	8.44	9.91	12.32	10.63	1.71	1.22	1.21	0.06	0.14
0.19	0.48	0.63	0.92	0.78	1.57	1.59	2.23	0.23	0.15	0.15	0.01	0.02
0.52	0.69	1.35	2.29	4.20	5.54	11.32	22.11	0.83	0.52	0.54	0.02	0.05
0.06	0.17	0.32	0.27	0.29	0.82	0.50	0.17	0.09	0.06	0.06	0.00	0.01
0.03	0.04	0.04	0.03	0.00	0.23	0.00	0.00	0.02	0.02	0.02	0.00	0.00
0.36	0.54	0.68	0.86	1.48	1.46	1.59	1.71	0.30	0.22	0.22	0.01	0.02
0.19	0.31	0.47	0.72	0.45	0.99	1.29	1.71	0.17	0.11	0.11	0.01	0.01
–	–	–	–	–	–	–	–	–	–	–	–	–
–	–	–	–	–	–	–	–	–	–	–	–	–
–	–	–	–	–	–	–	–	–	–	–	–	–
–	–	–	–	–	–	–	–	–	–	–	–	–
–	–	–	–	–	–	–	–	–	–	–	–	–
–	–	–	–	–	–	–	–	–	–	–	–	–
0.13	0.31	0.55	1.04	1.07	1.75	2.58	3.26	0.25	0.16	0.16	0.01	0.02
0.36	1.12	3.24	7.90	15.56	34.58	60.39	86.54	3.06	1.85	1.85	0.03	0.14
.0.13	0.13	0.17	0.24	0.29	0.58	0.89	0.69	0.10	0.08	0.08	0.00	0.01
0.02	0.06	0.23	0.09	0.08	0.35	0.70	0.86	0.05	0.03	0.03	0.00	0.00
1.32	1.92	3.66	4.62	6.26	7.12	8.84	1().28	1.24	0.83	0.84	0.04	0.10
0.16	0.31	0.55	0.77	0.95	1.40	1.39	1.37	0.19	0.13	0.13	0.01	0.01
0.08	0.19	0.38	0.63	0.74	1.34	1.39	1.03	0.14	0.09	0.09	0.00	0.01
1.24	2.23	4.46	9.12	15.98	32.48	52.94	69.41	3.12	1.94	1.93	0.04	0.17
0.02	0.04	0.08	0.12	0.54	0.41	0.50	0.51	0.05	0.03	0.03	0.00	0.00
0.10	0.04	0.13	0.24	0.12	0.23	0.70	0.86	0.06	0.04	0.05	0.00	0.00
5.55	7.42	11.43	14.66	16.51	20.76	24.73	22.79	4.62	3.45	3.42	0.20	0.36
0.52	0.77	0.95	0.83	1.98	2.57	2.88	3.77	0.38	0.26	0.25	0.01	0.03
0.08	0.31	0.40	0.75	0.62	1.05	0.50	1.03	0.16	0.12	0.13	0.01	0.01
0.15	0.25	0.28	0.27	0.58	0.41	0.40	0.34	0.11	0.08	0.08	0.01	0.01
0.27	0.38	0.47	0.83	0.70	1.22	1.09	1.03	0.21	0.15	0.15	0.01	0.02
2.92	3.92	7.28	9.80	13.67	16.56	17.58	16.45	2.74	1.93	1.91	0.10	0.22
0.00	0.00	0.04	0.03	0.25	0.22	0.00	0.00	0.02	0.01	0.01	0.00	0.00
0.86	1.19	2.29	3.40	5.39	4.78	5.16	5.31	0.85	0.59	0.60	0.03	0.07
0.61	1.04	1.69	2.21	2.43	3.85	3.87	4.11	0.88	0.76	0.77	0.04	0.07
1.44	1.63	3.15	4.11	5.27	6.24	8.14	4.80	1.32	1.00	0.98	0.06	0.10
1.94	3.14	4.04	5.84	7.91	10.50	11.22	9.25	2.13	1.69	1.71	0.09	0.16
3.41	5.96	9.71	15.29	18.86	24.38	30.69	33.76	3.90	2.66	2.66	0.13	0.30
197.52	337.89	563.90	838.33	1101.11	1497.22	1784.55	1683.93	214.49	143.16	142.14	6.80	16.50
197.00	337.20	562.55	836.03	1096.91	1491.68	1773.22	1661.82	213.66	142.64	141.61	6.78	16.45

表 7-3-18 2015年全国农村肿瘤登记地区女性恶性肿瘤死亡主要指标(1/10万)

部位		病例数	构成(%)	年龄组										
				0-	1-	5-	10-	15-	20-	25-	30-	35-	40-	45-
唇	C00	39	0.04	0.00	0.00	0.00	0.00	0.00	0.00	0.00	0.00	0.00	0.00	0.00
舌	C01-C02	160	0.16	0.00	0.00	0.00	0.00	0.02	0.00	0.03	0.00	0.00	0.07	0.11
口	C03-C06	233	0.23	0.00	0.00	0.00	0.00	0.00	0.00	0.04	0.02	0.05	0.09	0.09
唾液腺	C07-C08	101	0.10	0.00	0.00	0.00	0.00	0.00	0.02	0.01	0.03	0.02	0.06	0.08
扁桃体	C09	17	0.02	0.00	0.00	0.00	0.00	0.00	0.00	0.00	0.00	0.00	0.01	0.01
其他的口咽	C10	31	0.03	0.00	0.00	0.00	0.00	0.00	0.00	0.00	0.05	0.02	0.00	0.01
鼻咽	C11	789	0.77	0.00	0.00	0.00	0.05	0.09	0.08	0.01	0.16	0.39	0.65	1.05
喉咽	C12-C13	41	0.04	0.00	0.00	0.00	0.00	0.00	0.00	0.00	0.00	0.03	0.04	0.07
咽,部位不明	C14	60	0.06	0.00	0.00	0.00	0.00	0.02	0.00	0.00	0.02	0.02	0.02	0.02
食管	C15	9314	9.13	0.00	0.00	0.00	0.00	0.00	0.00	0.03	0.07	0.09	0.34	0.59	1.78
胃	C16	12578	12.33	0.13	0.03	0.02	0.05	0.04	0.20	0.78	1.39	2.37	3.51	6.36
小肠	C17	432	0.42	0.00	0.00	0.00	0.00	0.00	0.00	0.01	0.04	0.09	0.29	0.26
结肠	C18	3180	3.12	0.13	0.00	0.00	0.00	0.00	0.12	0.13	0.47	0.77	1.24	1.86
直肠	C19-C20	4116	4.03	0.00	0.00	0.00	0.02	0.08	0.31	0.44	1.04	1.58	2.54
肛门	C21	194	0.19	0.00	0.00	0.00	0.00	0.00	0.00	0.01	0.02	0.05	0.06	0.14
肝脏	C22	11394	11.17	0.00	0.28	0.07	0.12	0.16	0.47	0.47	0.99	2.37	4.78	8.21
胆囊及其他	C23-C24	2223	2.18	0.00	0.00	0.00	0.00	0.00	0.02	0.07	0.05	0.19	0.39	1.03
胰腺	C25	3492	3.42	0.00	0.03	0.00	0.00	0.00	0.02	0.10	0.26	0.39	0.78	1.58
鼻、鼻窦及其他	C30-C31	136	0.13	0.00	0.00	0.00	0.00	0.02	0.02	0.01	0.03	0.09	0.13	0.16
喉	C32	227	0.22	0.00	0.00	0.00	0.00	0.00	0.00	0.01	0.00	0.02	0.12	0.11
气管、支气管、肺	C33-C34	23158	22.70	0.00	0.03	0.02	0.00	0.13	0.22	0.62	1.53	2.78	6.63	12.70
其他的胸腔器官	C37-C38	214	0.21	0.00	0.00	0.03	0.02	0.02	0.00	0.03	0.06	0.07	0.10	0.10	0.22
骨	C40-C41	998	0.98	0.13	0.06	0.09	0.55	0.24	0.18	0.21	0.30	0.32	0.22	0.80
皮肤的黑色素瘤	C43	147	0.14	0.00	0.00	0.00	0.00	0.00	0.00	0.04	0.07	0.05	0.13	0.12
其他的皮肤	C44	579	0.57	0.00	0.03	0.02	0.00	0.00	0.02	0.09	0.02	0.05	0.17	0.32
间皮瘤	C45	55	0.05	0.00	0.00	0.00	0.00	0.02	0.00	0.00	0.00	0.00	0.01	0.07
卡波西肉瘤	C46	5	0.00	0.00	0.03	0.00	0.00	0.00	0.00	0.00	0.00	0.00	0.00	0.00
周围神经、其他结缔组织、软组织	C47;C49	180	0.18	0.13	0.03	0.11	0.05	0.04	0.03	0.09	0.10	0.07	0.20	0.16
乳房	C50	6868	6.73	0.00	0.00	0.00	0.00	0.04	0.15	0.81	2.20	4.18	8.48	11.78
外阴	C51	114	0.11	0.00	0.00	0.00	0.00	0.00	0.02	0.00	0.00	0.00	0.03	0.08
阴道	C52	52	0.05	0.00	0.00	0.00	0.00	0.00	0.00	0.02	0.02	0.03	0.00
子宫颈	C53	4242	4.16	0.00	0.00	0.00	0.00	0.00	0.13	0.62	1.17	2.13	4.25	7.27
子宫体	C54	1154	1.13	0.00	0.00	0.00	0.00	0.00	0.07	0.07	0.19	0.41	0.69	1.27
子宫,部位不明	C55	842	0.83	0.00	0.00	0.00	0.00	0.02	0.02	0.06	0.12	0.34	0.65	1.28
卵巢	C56	2296	2.25	0.00	0.00	0.02	0.04	0.04	0.12	0.27	0.30	0.58	1.73	2.88
其他的女性生殖器	C57	142	0.14	0.00	0.00	0.00	0.00	0.02	0.00	0.02	0.01	0.03	0.00	0.04	0.09
胎盘	C58	12	0.01	0.00	0.00	0.00	0.00	0.00	0.02	0.06	0.07	0.00	0.01	0.01
阴茎	C60	-												
前列腺	C61	-												
睾丸	C62	-												
其他的男性生殖器	C63	-	-	-	-	-	-	-	-	-	-	-	-	-
肾	C64	568	0.56	0.39	0.14	0.02	0.02	0.02	0.05	0.16	0.05	0.10	0.22	0.31
肾盂	C65	77	0.08	0.00	0.00	0.00	0.00	0.00	0.00	0.00	0.00	0.02	0.03	0.00
输尿管	C66	91	0.09	0.00	0.00	0.00	0.00	0.00	0.00	0.00	0.00	0.00	0.03	0.07
膀胱	C67	693	0.68	0.00	0.00	0.00	0.00	0.02	0.00	0.01	0.07	0.03	0.16	0.16
其他的泌尿器官	C68	19	0.02	0.00	0.00	0.00	0.00	0.00	0.00	0.02	0.00	0.00	0.00
眼	C69	36	0.04	0.00	0.06	0.02	0.00	0.00	0.00	0.00	0.02	0.00	0.04
脑、神经系统	C70-C72	3140	3.08	1.03	0.96	0.81	0.72	0.91	0.67	0.78	0.99	1.23	1.99	2.82
甲状腺	C73	519	0.51	0.00	0.00	0.00	0.00	0.00	0.04	0.08	0.13	0.16	0.19	0.35	0.46
肾上腺	C74	85	0.08	0.00	0.00	0.11	0.07	0.00	0.00	0.00	0.01	0.00	0.06	0.08
其他的内分泌腺	C75	63	0.06	0.00	0.00	0.00	0.00	0.00	0.04	0.03	0.02	0.07	0.07
霍奇金病	C81	100	0.10	0.13	0.00	0.00	0.02	0.00	0.02	0.01	0.03	0.07	0.03	0.07
非霍奇金淋巴瘤	C82-C85;C96	1369	1.34	0.13	0.11	0.09	0.12	0.24	0.12	0.16	0.45	0.55	0.64	1.01
免疫增生性疾病	C88	15	0.01	0.00	0.00	0.00	0.00	0.00	0.00	0.00	0.00	0.01	0.01
多发性骨髓瘤	C90	447	0.44	0.13	0.14	0.05	0.05	0.00	0.00	0.06	0.07	0.05	0.14	0.14
淋巴样白血病	C91	574	0.56	0.39	0.42	0.52	0.37	0.22	0.40	0.24	0.37	0.31	0.42	0.59
髓样白血病	C92-C94	796	0.78	0.39	0.31	0.11	0.27	0.22	0.37	0.28	0.42	0.38	0.66	0.62
白血病,未特指	C95	1276	1.25	1.42	0.99	0.54	0.57	0.62	0.54	0.77	0.63	0.82	0.77	1.08
其他的或未指明部位的	O&U	2351	2.30	0.00	0.34	0.18	0.22	0.27	0.25	0.31	0.52	0.44	0.87	1.61
合计	ALL	102034	100.00	4.51	4.13	2.79	3.40	3.50	4.59	8.12	14.04	23.48	44.26	73.53
所有部位除外C44	ALLbutC44	101455	99.43	4.51	4.10	2.77	3.40	3.50	4.57	8.03	14.02	23.43	44.09	73.31

续表7-3-18

年龄组								粗率	中调率	世调率	累积率(%)	
50-	55-	60-	65-	70-	75-	80-	85-	(1/10万)	(1/10万)	(1/10万)	0-64	0-74
0.03	0.04	0.06	0.09	0.20	0.32	0.88	0.74	0.05	0.02	0.02	0.00	0.00
0.23	0.24	0.34	0.75	0.85	1.18	1.60	1.48	0.20	0.12	0.12	0.01	0.01
0.18	0.40	0.52	0.90	1.26	2.36	2.39	2.44	0.29	0.17	0.16	0.01	0.02
0.10	0.20	0.15	0.24	0.69	0.70	1.20	1.06	0.12	0.08	0.07	0.00	0.01
0.03	0.00	0.00	0.12	0.08	0.05	0.32	0.21	0.02	0.01	0.01	0.00	0.00
0.00	0.08	0.15	0.09	0.12	0.11	0.40	0.21	0.04	0.03	0.02	0.00	0.00
1.51	1.83	2.22	2.81	3.20	3.76	4.55	3.81	0.97	0.64	0.62	0.04	0.07
0.10	0.08	0.13	0.12	0.08	.0.27	0.32	0.00	0.05	0.03	0.03	0.00	0.00
0.07	0.10	0.15	0.27	0.45	0.27	0.72	1.16	0.07	0.04	0.04	0.00	0.00
4.26	9.27	20.79	41.05	64.62	93.20	125.05	121.98	11.43	6.34	6.28	0.19	0.71
10.20	17.11	31.19	48.98	70.86	108.77	148.42	146.02	15.44	8.97	8.80	0.37	0.97
0.43	0.65	1.21	1.83	2.47	3.12	4.15	4.13	0.53	0.32	0.31	0.01	0.04
2.99	4.47	7.19	10.89	17.20	25.25	38.84	40.55	3.90	2.27	2.22	0.10	0.24
4.16	5.54	9.45	14.48	22.39	33.84	47.77	50.08	5.05	2.96	2.89	0.13	0.31
0.08	0.28	0.52	0.87	1.05	1.67	2.15	2.01	0.24	0.14	0.14	0.01	0.02
13.49	20.24	32.95	46.38	60.28	83.15	104.87	96.67	13.99	8.45	8.35	0.42	0.96
1.78	3.20	5.90	8.92	13.14	19.39	29.11	22.24	2.73	1.56	1.54	0.06	0.17
3.08	5.58	9.28	14.78	21.82	29.92	38.36	32.51	4.29	2.51	2.47	0.11	0.29
0.18	0.20	0.32	0.54	0.53	0.91	1.04	0.85	0.17	0.11	0.10	0.01	0.01
0.15	0.22	0.45	0.99	1.26	2.63	2.63	2.33	0.28	0.16	0.16	0.01	0.02
22.24	35.76	63.97	97.07	136.78	192.30	237.90	228.19	28.43	16.67	16.50	0.73	1.90
0.38	0.40	0.75	0.84	0.65	1.13	1.12	1.59	0.26	0.17	0.17	0.01	0.02
1.16	1.55	2.45	4.22	5.07	6.50	8.61	6.99	1.23	0.83	0.81	0.04	0.09
0.17	0.26	0.26	0.57	0.77	0.70	1.12	2.01	0.18	0.11	0.11	0.01	0.01
0.40	0.52	0.43	1.35	2.39	3.22	8.53	20.86	0.71	0.35	0.37	0.01	0.03
0.13	0.14	0.28	0.15	0.28	0.21	0.24	0.11	0.07	0.04	0.04	0.00	0.01
0.02	0.02	0.00	0.03	0.00	0.00	0.00	0.11	0.01	0.00	0.01	0.00	0.00
0.25	0.24	0.50	0.42	0.93	0.75	0.88	1.38	0.22	0.16	0.16	0.01	0.02
15.52	18.26	22.25	19.57	19.47	19.02	26.08	28.59	8.43	5.72	5.52	0.42	0.61
0.18	0.18	0.32	0.33	0.69	0.81	1.44	0.95	0.14	0.08	0.08	0.00	0.01
0.10	0.16	0.19	0.15	0.53	0.27	0.08	0.11	0.06	0.04	0.04	0.00	0.01
10.06	9.78	10.63	14.36	14.72	18.16	20.26	14.93	5.21	3.50	3.35	0.23	0.38
2.50	3.31	4.18	4.73	4.66	4.24	5.34	4.02	1.42	0.92	0.91	0.06	0.11
1.50	1.81	2.13	3.08	3.45	4.62	5.50	4.87	1.03	0.66	0.64	0.04	0.07
5.61	5.85	7.64	9.93	9.17	9.51	7.74	6.56	2.82	1.86	1.84	0.13	0.22
0.22	0.48	0.52	0.48	0.85	0.48	1.04	0.74	0.17	0.11	0.11	0.01	0.01
0.00	0.00	0.00	0.00	0.00	0.00	0.00	0.11	0.01	0.02	0.01	0.00	0.00
—	—	—	—	—	—	—	—	—	—	—	—	—
—	—	—	—	—	—	—	—	—	—	—	—	—
—	—	—	—	—	—	—	—	—	—	—	—	—
0.67	0.85	1.68	2.27	2.84	4.35	4.86	4.98	0.70	0.43	0.44	0.02	0.05
0.10	0.08	0.04	0.24	0.65	0.64	1.20	1.16	0.09	0.05	0.05	0.00	0.01
0.05	0.06	0.24	0.27	0.57	0.86	1.44	0.95	0.11	0.06	0.06	0.00	0.01
0.27	0.56	1.23	1.94	3.33	6.34	11.88	15.57	0.85	0.44	0.44	0.01	0.04
0.03	0.02	0.04	0.09	0.04	0.16	0.16	0.42	0.02	0.01	0.01	0.00	0.00
0.02	0.00	0.02	0.09	0.16	0.32	0.48	0.85	0.04	0.03	0.03	0.00	0.00
4.64	6.05	9.00	12.06	13.06	16.49	19.30	15.57	3.85	2.68	2.68	0.16	0.28
0.67	0.71	1.49	2.00	2.60	3.01	4.86	3.39	0.64	0.41	0.40	0.02	0.04
0.20	0.12	0.17	0.18	0.41	0.59	0.32	0.95	0.10	0.07	0.08	0.00	0.01
0.12	0.18	0.09	0.33	0.16	0.32	0.32	0.21	0.08	0.05	0.05	0.00	0.01
0.17	0.16	0.24	0.51	0.53	0.48	1.12	0.32	0.12	0.08	0.08	0.00	0.01
1.58	2.22	3.55	5.86	7.67	9.67	10.21	8.89	1.68	1.10	1.07	0.05	0.12
0.02	0.02	0.04	0.06	0.16	0.05	0.08	0.11	0.02	0,01	0.01	0.00	0.00
0.63	0.83	1.94	2.03	3.12	3.33	1.83	0.64	0.55	0.36	0.37	0.02	0.05
0.68	1.11	1.23	1.71	1.87	2.63	2.87	1.48	0.70	0.56	0.57	0.03	0.05
0.98	1.57	2.58	2.81	3.08	3.81	4.55	2.22	0.98	0.71	0.71	0.04	0.07
1.60	2.26	3.19	3.77	5.23	5.53	6.78	5.61	1.57	1.20	1.23	0.07	0.12
2.81	3.63	6.22	9.52	10.59	18.48	21.45	21.81	2.89	1.80	1.78	0.09	0.19
118.72	168.84	272.44	398.00	539.04	749.86	974.32	937.73	125.24	76.26	75.11	3.71	8.39
118.32	168.33	272.01	396.66	536.65	746.64	965.79	916.87	124.53	75.91	74.74	3.70	8.37

表 7-3-19 2015年全国东部肿瘤登记地区恶性肿瘤发病主要指标(1/10万)

部位		男性						女性					
		病例数	构成(%)	粗率(1/10万)	世调率(1/10万)	累积率(%) 0-64	累积率(%) 0-74	病例数	构成(%)	粗率(1/10万)	世调率(1/10万)	累积率(%) 0-64	累积率(%) 0-74
唇	C00	182	0.06	0.21	0.12	0.01	0.01	139	0.05	0.16	0.08	0.00	0.01
舌	C01-C02	900	0.30	1.02	0.63-	0.05	0.07	620	0.24	0.71	0.41	0.03	0.05
口	C03-C06	1259	0.41	1.42	0.86	0.05	0.10	1023	0.40	1.18	0.72	0.05	0.07
唾液腺	C07-C08	653	0.21	0.74	0.50	0.03	0.05	461	0.18	0.53	0.35	0.02	0.04
扁桃体	C09	204	0.07	0.23	0.14	0.01	0.02	64	0.03	0.07	0.04	0.00	0.00
其他的口咽	C10	355	0.12	0.40	0.25	0.02	0.03	74	0.03	0.09	0.05	0.00	0.01
鼻咽	C11	4552	1.50	5.15	3.44	0.27	0.37	1811	0.71	2.08	1.36	0.10	0.14
喉咽	C12-C13	1008	0.33	1.14	0.69	0.05	0.09	63	0.02	0.07	0.04	0.00	0.00
咽,部位不明	C14	275	0.09	0.31	0.19	0.01	0.02	56	0.02	0.06	0.03	0.00	0.00
食管	C15	24854	8.16	28.13	16.31	0.85	2.09	9820	3.84	11.28	5.64	0.20	0.70
胃	C16	39767	13.06	45.01	26.17	1.32	3.29	16954	6.63	19.48	10.41	0.53	1.21
小肠	C17	1359	0.45	1.54	0.91	0.05	0.11	1022	0.40	1.17	0.65	0.04	0.08
结肠	C18	16603	5.45	18.79	10.92	0.56	1.28	13328	5.21	15.31	8.11	0.42	0.94
直肠	C19-C20	16136	5.30	18.26	10.75	0.61	1.31	10737	4.20	12.34	6.72	0.39	0.79
肛门	C21	314	0.10	0.36	0.20	0.01	0.02	221	0.09	0.25	0.14	0.01	0.02
肝脏	C22	35327	11.60	39.98	24.47	1.69	2.85	12428	4.86	14.28	7.62	0.39	0.88
胆囊及其他	C23-C24	4039	1.33	4.57	2.58	0.11	0.30	4103	1.60	4.71	2.34	0.10	0.26
胰腺	C25	8217	2.70	9.30	5.34	0.26	0.64	6518	2.55	7.49	3.78	0.16	0.44
鼻、鼻窦及其他	C30-C31	468	0.15	0.53	0.33	0.02	0.04	292	0.11	0.34	0.20	0.01	0.02
喉	C32	3103	1.02	3.51	2.09	0.13	0.27	360	0.14	0.41	0.22	0.01	0.03
气管、支气管、肺	C33-C34	73556	24.16	83.25	47.91	2.35	5.94	40567	15.85	46.61	24.69	1.30	2.91
其他的胸腔器官	C37-C38	1052	0.35	1.19	0.79	0.05	0.09	684	0.27	0.79	0.50	0.03	0.05
骨	C40-C41	1673	0.55	1.89	1.31	0.07	0.14	1283	0.50	1.47	0.99	0.06	0.10
皮肤的黑色素瘤	C43	526	0.17	0.60	0.37	0.02	0.04	516	0.20	0.59	0.34	0.02	0.04
其他的皮肤	C44	2553	0.84	2.89	1.69	0.08	0.18	2514	0.98	2.89	1.47	0.07	0.15
间皮瘤	C45	212	0.07	0.24	0.14	0.01	0.02	171	0.07	0.20	0.11	0.01	0.01
卡波西肉瘤	C46	24	0.01	0.03	0.02	0.00	0.00	15	0.01	0.02	0.01	0.00	0.00
周围神经、其他结缔组织、软组织	C47;C49	948	0.31	1.07	0.75	0.05	0.08	795	0.31	0.91	0.67	0.04	0.06
乳房	C50	372	0.12	0.42	0.26	0.02	0.03	43869	17.14	50.41	32.07	2.62	3.47
外阴	C51	–	–	–	–	–	–	434	0.17	0.50	0.27	0.02	0.03
阴道	C52	–	–	–	–	–	–	203	0.08	0.23	0.14	0.01	0.02
子宫颈	C53	–	–	–	–	–	–	13042	5.10	14.99	9.73	0.81	1.02
子宫体	C54	–	–	–	–	–	–	8482	3.31	9.75	6.09	0.52	0.69
子宫,部位不明	C55	–	–	–	–	–	–	1418	0.55	1.63	0.99	0.08	0.11
卵巢	C56	–	–	–	–	–	–	7157	2.80	8.22	5.27	0.40	0.58
其他的女性生殖器	C57	–	–	–	–	–	–	504	0.20	0.58	0.36	0.03	0.04
胎盘	C58	–	–	–	–	–	–	64	0.03	0.07	0.07	0.00	0.01
阴茎	C60	677	0.22	0.77	0.45	0.03	0.05	–	–	–	–	–	–
前列腺	C61	11719	3.85	13.26	7.03	0.15	0.80	–	–	–	–	–	–
睾丸	C62	475	0.16	0.54	0.48	0.03	0.04	–	–	–	–	–	–
其他的男性生殖器	C63	206	0.07	0.23	0.14	0.01	0.02	–	–	–	–	–	–
肾	C64	5815	1.91	6.58	4.15	0.29	0.48	3147	1.23	3.62	2.21	0.15	0.25
肾盂	C65	616	0.20	0.70	0.40	0.02	0.05	453	0.18	0.52	0.26	0.01	0.03
输尿管	C66	707	0.23	0.80	0.45	0.02	0.05	563	0.22	0.65	0.32	0.01	0.04
膀胱	C67	9575	3.15	10.84	6.14	0.28	0.71	2662	1.04	3.06	1.54	0.07	0.17
其他的泌尿器官	C68	125	0.04	0.14	0.08	0.00	0.01	79	0.03	0.09	0.05	0.00	0.00
眼	C69	142	0.05	0.16	0.16	0.01	0.01	123	0.05	0.14	0.16	0.01	0.01
脑、神经系统	C70-C72	6674	2.19	7.55	5.34	0.34	0.54	8152	3.19	9.37	6.05	0.41	0.65
甲状腺	C73	7449	2.45	8.43	6.15	0.50	0.58	23529	9.19	27.04	19.25	1.63	1.83
肾上腺	C74	238	0.08	0.27	0.20	0.01	0.02	198	0.08	0.23	0.17	0.01	0.02
其他的内分泌腺	C75	337	0.11	0.38	0.28	0.02	0.03	313	0.12	0.36	0.25	0.02	0.02
霍奇金病	C81	354	0.12	0.40	0.32	0.02	0.03	229	0.09	0.26	0.20	0.01	0.02
非霍奇金淋巴瘤	C82-C85;C96	5553	1.82	6.28	4.05	0.24	0.45	4110	1.61	4.72	2.92	0.18	0.33
免疫增生性疾病	C88	65	0.02	0.07	0.04	0.00	0.01	33	0.01	0.04	0.03	0.00	0.00
多发性骨髓瘤	C90	1724	0.57	1.95	1.15	0.06	0.14	1241	0.48	1.43	0.80	0.05	0.10
淋巴样白血病	C91	1438	0.47	1.63	1.71	0.09	0.13	1065	0.42	1.22	1.30	0.07	0.10
髓样白血病	C92-C94	3657	1.20	4.14	2.90	0.17	0.29	2820	1.10	3.24	2.19	0.14	0.22
白血病,未特指	C95	1905	0.63	2.16	1.67	0.09	0.15	1385	0.54	1.59	1.22	0.07	0.11
其他的或未指明部位的	O&U	4491	1.48	5.08	3.09	0.16	0.33	3983	1.56	4.58	2.61	0.14	0.27
合计	ALL	304433	100.00	344.53	206.53	11.32	24.39	255897	100.00	294.03	174.20	11.47	19.15
所有部位除外C44	ALLbutC44	301880	99.16	341.64	204.85	11.25	24.21	253383	99.02	291.14	172.72	11.40	19.00

表 7-3-20 2015年全国东部城市肿瘤登记地区恶性肿瘤发病主要指标(1/10万)

部位		男性						女性					
		病例数	构成(%)	粗率(1/10万)	世调率(1/10万)	累积率(%)0-64	累积率(%)0-74	病例数	构成(%)	粗率(1/10万)	世调率(1/10万)	累积率(%)0-64	累积率(%)0-74
唇	C00	77	0.05	0.17	0.10	0.00	0.01	71	0.05	0.16	0.08	0.00	0.01
舌	C01-C02	557	0.34	1.22	0.74	0.06	0.08	413	0.28	0.91	0.50	0.03	0.06
口	C03-C06	768	0.47	1.69	0.97	0.06	0.12	744	0.51	1.63	1.01	0.07	0.10
唾液腺	C07-C08	408	0.25	0.90	0.58	0.04	0.06	268	0.18	0.59	0.39	0.03	0.04
扁桃体	C09	129	0.08	0.28	0.17	0.01	0.02	38	0.03	0.08	0.05	0.00	0.00
其他的口咽	C10	211	0.13	0.46	0.28	0.02	0.03	39	0.03	0.09	0.05	0.00	0.01
鼻咽	C11	2811	1.71	6.17	4.05	0.32	0.44	1083	0.74	2.38	1.55	0.12	0.16
喉咽	C12-C13	610	0.37	1.34	0.79	0.06	0.10	32	0.02	0.07	0.04	0.00	0.01
咽,部位不明	C14	153	0.09	0.34	0.19	0.01	0.02	32	0.02	0.07	0.04	0.00	0.00
食管	C15	9233	5.60	20.28	11.28	0.63	1.42	2846	1.93	6.25	2.92	0.10	0.34
胃	C16	18619	11.30	40.89	22.70	1.16	2.83	8176	5.56	17.96	9.32	0.49	1.07
小肠	C17	852	0.52	1.87	1.07	0.07	0.12	607	0.41	1.33	0.70	0.04	0.08
结肠	C18	11152	6.77	24.49	13.53	0.69	1.60	9052	6.15	19.88	10.11	0.50	1.18
直肠	C19-C20	9493	5.76	20.85	11.78	0.68	1.43	6141	4.17	13.49	7.11	0.41	0.84
肛门	C21	168	0.10	0.37	0.20	0.01	0.02	125	0.08	0.27	0.15	0.01	0.02
肝脏	C22	17351	10.53	38.11	22.44	1.55	2.60	5928	4.03	13.02	6.60	0.33	0.75
胆囊及其他	C23-C24	2225	1.35	4.89	2.61	0.11	0.30	2334	1.59	5.13	2.41	0.10	0.27
胰腺	C25	4707	2.86	10.34	5.68	0.28	0.69	3864	2.63	8.49	4.07	0.17	0.47
鼻、鼻窦及其他	C30-C31	256	0.16	0.56	0.34	0.02	0.04	179	0.12	0.39	0.23	0.02	0.03
喉	C32	1827	1.11	4.01	2.31	0.15	0.30	230	0.16	0.51	0.27	0.01	0.03
气管、支气管、肺	C33-C34	39127	23.75	85.93	47.15	2.34	5.81	22838	15.52	50.16	25.63	1.35	3.00
其他的胸腔器官	C37-C38	650	0.39	1.43	0.92	0.06	0.10	423	0.29	0.93	0.58	0.04	0.06
骨	C40-C41	770	0.47	1.69	1.19	0.06	0.12	594	0.40	1.30	0.87	0.05	0.08
皮肤的黑色素瘤	C43	292	0.18	0.64	0.37	0.02	0.04	269	0.18	0.59	0.32	0.02	0.04
其他的皮肤	C44	1544	0.94	3.39	1.88	0.09	0.21	1547	1.05	3.40	1.72	0.08	0.18
间皮瘤	C45	140	0.08	0.31	0.18	0.01	0.02	102	0.07	0.22	0.13	0.01	0.02
卡波西肉瘤	C46	12	0.01	0.03	0.01	0.00	0.00	10	0.01	0.02	0.01	0.00	0.00
周围神经、其他结缔组织、软组织	C47;C49	585	0.36	1.28	0.87	0.05	0.09	475	0.32	1.04	0.75	0.05	0.08
乳房	C50	210	0.13	0.46	0.27	0.02	0.03	27168	18.46	59.67	37.07	2.98	4.07
外阴	C51	-	-	-	-	-	-	256	0.17	0.56	0.30	0.02	0.03
阴道	C52	-	-	-	-	-	-	125	0.08	0.27	0.16	0.01	0.02
子宫颈	C53	-	-	-	-	-	-	6711	4.56	14.74	9.52	0.81	0.99
子宫体	C54	-	-	-	-	-	-	5083	3.45	11.16	6.84	0.58	0.78
子宫,部位不明	C55	-	-	-	-	-	-	727	0.49	1.60	0.95	0.08	0.11
卵巢	C56	-	-	-	-	-	-	4221	2.87	9.27	5.82	0.44	0.63
其他的女性生殖器	C57	-	-	-	-	-	-	315	0.21	0.69	0.41	0.03	0.05
胎盘	C58	-	-	-	-	-	-	21	0.01	0.05	0.04	0.00	0.00
阴茎	C60	303	0.18	0.67	0.37	0.02	0.04	-	-	-	-	-	-
前列腺	C61	8097	4.91	17.78	9.00	0.20	1.06	-	-	-	-	-	-
睾丸	C62	293	0.18	0.64	0.60	0.04	0.04	-	-	-	-	-	-
其他的男性生殖器	C63	152	0.09	0.33	0.20	0.01	0.02	-	-	-	-	-	-
肾	C64	3929	2.38	8.63	5.23	0.36	0.60	2042	1.39	4.48	2.63	0.17	0.30
肾盂	C65	393	0.24	0.86	0.48	0.03	0.06	318	0.22	0.70	0.32	0.01	0.04
输尿管	C66	478	0.29	1.05	0.56	0.03	0.07	396	0.27	0.87	0.41	0.01	0.05
膀胱	C67	5691	3.45	12.50	6.71	0.30	0.78	1624	1.10	3.57	1.72	0.07	0.19
其他的泌尿器官	C68	82	0.05	0.18	0.09	0.00	0.01	56	0.04	0.12	0.06	0.00	0.01
眼	C69	76	0.05	0.17	0.18	0.01	0.01	68	0.05	0.15	0.19	0.01	0.01
脑、神经系统	C70-C72	3561	2.16	7.82	5.39	0.35	0.54	4605	3.13	10.11	6.37	0.43	0.68
甲状腺	C73	5259	3.19	11.55	8.29	0.68	0.77	15795	10.73	34.69	24.43	2.06	2.32
肾上腺	C74	129	0.08	0.28	0.21	0.01	0.01	97	0.07	0.21	0.16	0.01	0.01
其他的内分泌腺	C75	210	0.13	0.46	0.34	0.02	0.03	202	0.14	0.44	0.29	0.02	0.03
霍奇金病	C81	204	0.12	0.45	0.37	0.02	0.03	134	0.09	0.29	0.22	0.01	0.02
非霍奇金淋巴瘤	C82-C85;C96	3234	1.96	7.10	4.39	0.26	0.49	2467	1.68	5.42	3.26	0.20	0.36
免疫增生性疾病	C88	40	0.02	0.09	0.05	0.00	0.01	19	0.01	0.04	0.03	0.00	0.00
多发性骨髓瘤	C90	1038	0.63	2.28	1.27	0.06	0.16	726	0.49	1.59	0.86	0.05	0.11
淋巴样白血病	C91	779	0.47	1.71	1.87	0.10	0.13	536	0.36	1.18	1.36	0.07	0.09
髓样白血病	C92-C94	2204	1.34	4.84	3.27	0.19	0.33	1726	1.17	3.79	2.48	0.15	0.26
白血病,未特指	C95	793	0.48	1.74	1.27	0.07	0.12	589	0.40	1.29	0.93	0.05	0.08
其他的或未指明部位的	O&U	2869	1.74	6.30	3.64	0.19	0.39	2649	1.80	5.82	3.14	0.16	0.33
合计	ALL	164751	100.00	361.83	208.41	11.55	24.38	147136	100.00	323.15	187.58	12.49	20.48
所有部位除外C44	ALLbutC44	163207	99.06	358.44	206.53	11.46	24.17	145589	98.95	319.75	185.86	12.41	20.30

表 7-3-21 2015年全国东部农村肿瘤登记地区恶性肿瘤发病主要指标(1/10万)

部位		男性						女性					
		病例数	构成(%)	粗率 (1/10万)	世调率 (1/10万)	累积率(%) 0-64	累积率(%) 0-74	病例数	构成(%)	粗率 (1/10万)	世调率 (1/10万)	累积率(%) 0-64	累积率(%) 0-74
唇	C00	105	0.08	0.25	0.15	0.01	0.02	68	0.06	0.16	0.09	0.01	0.01
舌	C01-C02	343	0.25	0.80	0.51	0.03	0.07	207	0.19	0.50	0.30	0.02	0.03
口	C03-C06	491	0.35	1.15	0.74	0.05	0.09	279	0.26	0.67	0.39	0.02	0.04
唾液腺	C07-C08	245	0.18	0.57	0.40	0.03	0.05	193	0.18	0.47	0.31	0.02	0.03
扁桃体	C09	75	0.05	0.18	0.12	0.01	0.01	26	0.02	0.06	0.04	0.00	0.00
其他的口咽	C10	144	0.10	0.34	0.22	0.01	0.03	35	0.03	0.08	0.05	0.00	0.01
鼻咽	C11	1741	1.25	4.07	2.77	0.21	0.30	728	0.67	1.75	1.16	0.08	0.12
喉咽	C12-C13	398	0.28	0.93	0.58	0.04	0.07	31	0.03	0.07	0.04	0.00	0.00
咽,部位不明	C14	122	0.09	0.28	0.18	0.01	0.02	24	0.02	0.06	0.04	0.00	0.00
食管	C15	15621	11.18	36.47	22.10	1.11	2.82	6974	6.41	16.81	8.81	0.33	1.09
胃	C16	21148	15.14	49.38	30.10	1.50	3.79	8778	8.07	21.15	11.68	0.58	1.36
小肠	C17	507	0.36	1.18	0.74	0.04	0.09	415	0.38	1.00	0.58	0.03	0.07
结肠	C18	5451	3.90	12.73	7.88	0.41	0.93	4276	3.93	10.30	5.79	0.31	0.67
直肠	C19-C20	6643	4.76	15.51	9.56	0.52	1.17	4596	4.23	11.07	6.25	0.36	0.74
肛门	C21	146	0.10	0.34	0.21	0.01	0.02	96	0.09	0.23	0.13	0.01	0.01
肝脏	C22	17976	12.87	41.97	26.72	1.83	3.12	6500	5.98	15.66	8.77	0.47	1.02
胆囊及其他	C23-C24	1814	1.30	4.24	2.54	0.11	0.30	1769	1.63	4.26	2.24	0.10	0.26
胰腺	C25	3510	2.51	8.20	4.96	0.24	0.60	2654	2.44	6.40	3.42	0.16	0.40
鼻、鼻窦及其他	C30-C31	212	0.15	0.49	0.33	0.02	0.04	113	0.10	0.27	0.18	0.01	0.02
喉	C32	1276	0.91	2.98	1.84	0.11	0.23	130	0.12	0.31	0.17	0.01	0.02
气管、支气管、肺	C33-C34	34429	24.65	80.39	48.69	2.36	6.07	17729	16.30	42.72	23.60	1.25	2.80
其他的胸腔器官	C37-C38	402	0.29	0.94	0.65	0.04	0.07	261	0.24	0.63	0.41	0.03	0.04
骨	C40-C41	903	0.65	2.11	1.47	0.08	0.16	689	0.63	1.66	1.12	0.07	0.12
皮肤的黑色素瘤	C43	234	0.17	0.55	0.36	0.02	0.04	247	0.23	0.60	0.37	0.02	0.04
其他的皮肤	C44	1009	0.72	2.36	1.46	0.06	0.15	967	0.89	2.33	1.20	0.05	0.12
间皮瘤	C45	72	0.05	0.17	0.10	0.01	0.01	69	0.06	0.17	0.10	0.01	0.01
卡波西肉瘤	C46	12	0.01	0.03	0.02	0.00	0.00	5	0.00	0.01	0.01	0.00	0.00
周围神经、其他结缔组织、软组织	C47;C49	363	0.26	0.85	0.62	0.04	0.06	320	0.29	0.77	0.57	0.04	0.05
乳房	C50	162	0.12	0.38	0.24	0.02	0.03	16701	15.36	40.24	26.40	2.20	2.81
外阴	C51	–	–	–	–	–	–	178	0.16	0.43	0.25	0.02	0.03
阴道	C52	–	–	–	–	–	–	78	0.07	0.19	0.11	0.01	0.01
子宫颈	C53	–	–	–	–	–	–	6331	5.82	15.26	9.96	0.82	1.04
子宫体	C54	–	–	–	–	–	–	3399	3.13	8.19	5.23	0.45	0.59
子宫,部位不明	C55	–	–	–	–	–	–	691	0.64	1.67	1.02	0.08	0.11
卵巢	C56	–	–	–	–	–	–	2936	2.70	7.07	4.65	0.35	0.52
其他的女性生殖器	C57	–	–	–	–	–	–	189	0.17	0.46	0.29	0.02	0.03
胎盘	C58	–	–	–	–	–	–	43	0.04	0.10	0.10	0.01	0.01
阴茎	C60	374	0.27	0.87	0.54	0.03	0.06	–	–	–	–	–	–
前列腺	C61	3622	2.59	8.46	4.75	0.10	0.52	–	–	–	–	–	–
睾丸	C62	182	0.13	0.42	0.35	0.02	0.03	–	–	–	–	–	–
其他的男性生殖器	C63	54	0.04	0.13	0.08	0.00	0.01	–	–	–	–	–	–
肾	C64	1886	1.35	4.40	2.93	0.20	0.34	1105	1.02	2.66	1.72	0.12	0.19
肾盂	C65	223	0.16	0.52	0.32	0.02	0.04	135	0.12	0.33	0.17	0.01	0.02
输尿管	C66	229	0.16	0.53	0.32	0.01	0.04	167	0.15	0.40	0.22	0.01	0.03
膀胱	C67	3884	2.78	9.07	5.47	0.25	0.63	1038	0.95	2.50	1.34	0.06	0.15
其他的泌尿器官	C68	43	0.03	0.10	0.06	0.00	0.01	23	0.02	0.06	0.03	0.00	0.00
眼	C69	66	0.05	0.15	0.14	0.01	0.01	55	0.05	0.13	0.13	0.01	0.01
脑、神经系统	C70-C72	3113	2.23	7.27	5.28	0.34	0.54	3547	3.26	8.55	5.69	0.39	0.61
甲状腺	C73	2190	1.57	5.11	3.77	0.31	0.36	7734	7.11	18.64	13.39	1.14	1.28
肾上腺	C74	109	0.08	0.25	0.20	0.01	0.02	101	0.09	0.24	0.17	0.01	0.02
其他的内分泌腺	C75	127	0.09	0.30	0.22	0.01	0.02	111	0.10	0.27	0.20	0.01	0.02
霍奇金病	C81	150	0.11	0.35	0.27	0.02	0.02	95	0.09	0.23	0.17	0.01	0.02
非霍奇金淋巴瘤	C82-C85;C96	2319	1.66	5.41	3.67	0.22	0.42	1643	1.51	3.96	2.54	0.16	0.29
免疫增生性疾病	C88	25	0.02	0.06	0.04	0.00	0.00	14	0.01	0.03	0.02	0.00	0.00
多发性骨髓瘤	C90	686	0.49	1.60	1.01	0.06	0.13	515	0.47	1.24	0.73	0.04	0.10
淋巴样白血病	C91	659	0.47	1.54	1.56	0.08	0.12	529	0.49	1.27	1.25	0.07	0.10
髓样白血病	C92-C94	1453	1.04	3.39	2.49	0.15	0.25	1094	1.01	2.64	1.87	0.12	0.19
白血病,未特指	C95	1112	0.80	2.60	2.08	0.12	0.19	796	0.73	1.92	1.53	0.09	0.14
其他的或未指明部位的	O&U	1622	1.16	3.79	2.46	0.13	0.27	1334	1.23	3.21	1.98	0.11	0.21
合计	ALL	139682	100.00	326.14	204.25	11.06	24.40	108761	100.00	262.08	158.99	10.30	17.64
所有部位除外C44	ALLbutC44	138673	99.28	323.79	202.79	11.01	24.25	107794	99.11	259.75	157.79	10.25	17.52

表 7-3-22 2015年全国中部肿瘤登记地区恶性肿瘤发病主要指标（1/10万）

部位		男性						女性					
		病例数	构成(%)	粗率(1/10万)	世调率(1/10万)	累积率(%) 0-64	累积率(%) 0-74	病例数	构成(%)	粗率(1/10万)	世调率(1/10万)	累积率(%) 0-64	累积率(%) 0-74
唇	C00	96	0.07	0.20	0.16	0.01	0.02	71	0.07	0.16	0.12	0.01	0.01
舌	C01-C02	438	0.34	0.93	0.69	0.05	0.08	184	0.18	0.41	0.29	0.02	0.04
口	C03-C06	529	0.41	1.12	0.83	0.05	0.10	267	0.26	0.60	0.41	0.02	0.05
唾液腺	C07-C08	298	0.23	0.63	0.47	0.03	0.05	243	0.24	0.54	0.39	0.03	0.04
扁桃体	C09	85	0.07	0.18	0.13	0.01	0.02	36	0.04	0.08	0.06	0.00	0.01
其他的口咽	C10	154	0.12	0.33	0.25	0.01	0.03	38	0.04	0.08	0.06	0.00	0.01
鼻咽	C11	2020	1.55	4.30	3.20	0.25	0.35	891	0.88	1.99	1.42	0.11	0.15
喉咽	C12-C13	261	0.20	0.55	0.41	0.03	0.05	36	0.04	0.08	0.05	0.00	0.01
咽,部位不明	C14	137	0.11	0.29	0.21	0.01	0.02	59	0.06	0.13	0.09	0.00	0.01
食管	C15	12325	9.45	26.21	19.21	0.93	2.47	5521	5.44	12.32	8.05	0.34	0.99
胃	C16	19471	14.93	41.40	30.19	1.49	3.80	8607	8.48	19.21	12.72	0.65	1.50
小肠	C17	567	0.43	1.21	0.87	0.05	0.10	450	0.44	1.00	0.70	0.04	0.09
结肠	C18	5180	3.97	11.01	8.02	0.42	0.96	4032	3.97	9.00	6.02	0.34	0.70
直肠	C19-C20	6196	4.75	13.18	9.61	0.54	1.17	4171	4.11	9.31	6.32	0.37	0.76
肛门	C21	164	0.13	0.35	0.25	0.02	0.03	117	0.12	0.26	0.18	0.01	0.02
肝脏	C22	17812	13.66	37.88	27.80	1.78	3.24	6781	6.68	15.13	10.06	0.53	1.16
胆囊及其他	C23-C24	1333	1.02	2.83	2.03	0.10	0.24	1650	1.63	3.68	2.38	0.11	0.28
胰腺	C25	2777	2.13	5.91	4.27	0.22	0.51	1999	1.97	4.46	2.93	0.14	0.36
鼻、鼻窦及其他	C30-C31	234	0.18	0.50	0.38	0.03	0.04	143	0.14	0.32	0.23	0.01	0.02
喉	C32	1374	1.05	2.92	2.15	0.12	0.28	236	0.23	0.53	0.34	0.02	0.04
气管、支气管、肺	C33-C34	33808	25.92	71.89	52.19	2.55	6.47	14591	14.37	32.56	21.42	1.10	2.51
其他的胸腔器官	C37-C38	439	0.34	0.93	0.72	0.04	0.08	295	0.29	0.66	0.46	0.03	0.05
骨	C40-C41	1029	0.79	2.19	1.78	0.10	0.19	757	0.75	1.69	1.31	0.08	0.14
皮肤的黑色素瘤	C43	245	0.19	0.52	0.39	0.02	0.04	202	0.20	0.45	0.33	0.02	0.04
其他的皮肤	C44	837	0.64	1.78	1.32	0.06	0.14	717	0.71	1.60	1.05	0.05	0.10
间皮瘤	C45	47	0.04	0.10	0.07	0.00	0.01	42	0.04	0.09	0.07	0.01	0.01
卡波西肉瘤	C46	21	0.02	0.04	0.03	0.00	0.00	5	0.00	0.01	0.01	0.00	0.00
周围神经、其他结缔组织、软组织	C47;C49	367	0.28	0.78	0.63	0.04	0.07	319	0.31	0.71	0.55	0.04	0.05
乳房	C50	234	0.18	0.50	0.36	0.03	0.04	15581	15.35	34.77	24.79	2.05	2.65
外阴	C51	–	–	–	–	–	–	167	0.16	0.37	0.26	0.02	0.03
阴道	C52	–	–	–	–	–	–	102	0.10	0.23	0.16	0.01	0.02
子宫颈	C53	–	–	–	–	–	–	8471	8.34	18.90	13.47	1.11	1.45
子宫体	C54	–	–	–	–	–	–	2943	2.90	6.57	4.69	0.39	0.53
子宫,部位不明	C55	–	–	–	–	–	–	786	0.77	1.75	1.24	0.09	0.14
卵巢	C56	–	–	–	–	–	–	3001	2.96	6.70	4.92	0.38	0.54
其他的女性生殖器	C57	–	–	–	–	–	–	201	0.20	0.45	0.32	0.02	0.04
胎盘	C58	–	–	–	–	–	–	35	0.03	0.08	0.07	0.00	0.00
阴茎	C60	276	0.21	0.59	0.43	0.02	0.05	–	–	–	–	–	–
前列腺	C61	3099	2.38	6.59	4.57	0.11	0.48	–	–	–	–	–	–
睾丸	C62	175	0.13	0.37	0.29	0.02	0.03	–	–	–	–	–	–
其他的男性生殖器	C63	53	0.04	0.11	0.09	0.00	0.01	–	–	–	–	–	–
肾	C64	1609	1.23	3.42	2.59	0.16	0.31	921	0.91	2.06	1.49	0.09	0.17
肾盂	C65	182	0.14	0.39	0.28	0.02	0.03	136	0.13	0.30	0.20	0.01	0.02
输尿管	C66	173	0.13	0.37	0.28	0.01	0.04	132	0.13	0.29	0.19	0.01	0.03
膀胱	C67	3063	2.35	6.51	4.65	0.21	0.53	874	0.86	1.95	1.27	0.06	0.15
其他的泌尿器官	C68	53	0.04	0.11	0.08	0.00	0.01	43	0.04	0.10	0.07	0.00	0.01
眼	C69	56	0.04	0.12	0.11	0.01	0.01	66	0.07	0.15	0.16	0.01	0.01
脑、神经系统	C70-C72	3173	2.43	6.75	5.48	0.35	0.56	3147	3.10	7.02	5.22	0.36	0.56
甲状腺	C73	1908	1.46	4.06	3.10	0.25	0.30	6158	6.07	13.74	10.25	0.87	0.99
肾上腺	C74	127	0.10	0.27	0.22	0.01	0.02	88	0.09	0.20	0.15	0.01	0.02
其他的内分泌腺	C75	152	0.12	0.32	0.25	0.02	0.03	154	0.15	0.34	0.25	0.02	0.03
霍奇金病	C81	212	0.16	0.45	0.36	0.02	0.04	142	0.14	0.32	0.25	0.01	0.02
非霍奇金淋巴瘤	C82-C85;C96	2023	1.55	4.30	3.35	0.19	0.37	1425	1.40	3.18	2.31	0.15	0.26
免疫增生性疾病	C88	7	0.01	0.01	0.01	0.00	0.00	4	0.00	0.01	0.01	0.00	0.00
多发性骨髓瘤	C90	602	0.46	1.28	0.98	0.05	0.12	413	0.41	0.92	0.68	0.04	0.09
淋巴样白血病	C91	533	0.41	1.13	1.13	0.06	0.10	415	0.41	0.93	0.93	0.05	0.08
髓样白血病	C92-C94	895	0.69	1.90	1.56	0.10	0.15	693	0.68	1.55	1.27	0.08	0.12
白血病,未特指	C95	1375	1.05	2.92	2.72	0.15	0.24	1054	1.04	2.35	2.12	0.12	0.19
其他的或未指明部位的	O&U	2201	1.69	4.68	3.57	0.20	0.40	1918	1.89	4.28	3.06	0.18	0.33
合计	ALL	130425	100.00	277.34	204.74	10.98	24.42	101530	100.00	226.57	157.79	10.21	17.61
所有部位除外C44	ALLbutC44	129588	99.36	275.56	203.43	10.92	24.28	100813	99.29	224.97	156.74	10.16	17.51

表 7-3-23 2015年全国中部城市肿瘤登记地区恶性肿瘤发病主要指标(1/10万)

部位		男性						女性					
		病例数	构成(%)	粗率(1/10万)	世调率(1/10万)	累积率(%)		病例数	构成(%)	粗率(1/10万)	世调率(1/10万)	累积率(%)	
						0-64	0-74					0-64	0-74
唇	C00	36	0.07	0.20	0.14	0.01	0.02	18	0.04	0.10	0.08	0.00	0.01
舌	C01-C02	219	0.42	1.25	0.84	0.07	0.09	102	0.24	0.59	0.37	0.02	0.05
口	C03-C06	262	0.50	1.49	1.01	0.07	0.11	136	0.32	0.79	0.49	0.03	0.06
唾液腺	C07-C08	121	0.23	0.69	0.46	0.03	0.05	103	0.24	0.60	0.40	0.03	0.04
扁桃体	C09	45	0.09	0.26	0.18	0.02	0.02	14	0.03	0.08	0.05	0.00	0.01
其他的口咽	C10	64	0.12	0.36	0.25	0.01	0.03	12	0.03	0.07	0.04	0.00	0.00
鼻咽	C11	669	1.28	3.81	2.64	0.20	0.30	277	0.64	1.61	1.07	0.08	0.11
喉咽	C12-C13	161	0.31	0.92	0.61	0.04	0.07	15	0.03	0.09	0.05	0.00	0.01
咽,部位不明	C14	58	0.11	0.33	0.21	0.01	0.02	22	0.05	0.13	0.08	0.00	0.01
食管	C15	3533	6.76	20.10	13.38	0.68	1.68	1160	2.70	6.76	3.95	0.14	0.47
胃	C16	6080	11.63	34.58	22.91	1.13	2.86	2768	6.43	16.12	9.78	0.50	1.14
小肠	C17	275	0.53	1.56	1.02	0.05	0.12	193	0.45	1.12	0.74	0.04	0.09
结肠	C18	2782	5.32	15.82	10.53	0.52	1.26	2134	4.96	12.43	7.62	0.40	0.90
直肠	C19-C20	2826	5.40	16.07	10.80	0.60	1.34	1776	4.13	10.34	6.44	0.36	0.78
肛门	C21	51	0.10	0.29	0.19	0.01	0.02	33	0.08	0.19	0.11	0.01	0.01
肝脏	C22	6159	11.78	35.03	23.57	1.52	2.71	2224	5.17	12.95	7.91	0.40	0.90
胆囊及其他	C23-C24	659	1.26	3.75	2.44	0.11	0.27	788	1.83	4.59	2.72	0.13	0.32
胰腺	C25	1320	2.52	7.51	4.94	0.24	0.59	977	2.27	5.69	3.40	0.14	0.42
鼻、鼻窦及其他	C30-C31	93	0.18	0.53	0.36	0.02	0.05	59	0.14	0.34	0.22	0.01	0.02
喉	C32	633	1.21	3.60	2.40	0.14	0.30	77	0.18	0.45	0.25	0.01	0.02
气管、支气管、肺	C33-C34	13942	26.66	79.30	52.54	2.55	6.45	6276	14.59	36.55	22.00	1.12	2.55
其他的胸腔器官	C37-C38	211	0.40	1.20	0.82	0.05	0.09	161	0.37	0.94	0.60	0.04	0.07
骨	C40-C41	357	0.68	2.03	1.48	0.08	0.16	252	0.59	1.47	1.06	0.06	0.11
皮肤的黑色素瘤	C43	108	0.21	0.61	0.41	0.02	0.04	82	0.19	0.48	0.31	0.02	0.04
其他的皮肤	C44	351	0.67	2.00	1.37	0.06	0.15	306	0.71	1.78	1.08	0.05	0.11
间皮瘤	C45	33	0.06	0.19	0.12	0.01	0.01	16	0.04	0.09	0.06	0.00	0.01
卡波西肉瘤	C46	10	0.02	0.06	0.04	0.00	0.00	1	0.00	0.01	0.00	0.00	0.00
周围神经、其他结缔组织、软组织	C47;C49	186	0.36	1.06	0.80	0.04	0.08	156	0.36	0.91	0.65	0.05	0.06
乳房	C50	101	0.19	0.57	0.38	0.03	0.04	7609	17.69	44.31	29.44	2.41	3.24
外阴	C51	–	–	–	–	–	–	74	0.17	0.43	0.27	0.01	0.03
阴道	C52	–	–	–	–	–	–	40	0.09	0.23	0.15	0.01	0.02
子宫颈	C53	–	–	–	–	–	–	3217	7.48	18.74	12.53	1.04	1.35
子宫体	C54	–	–	–	–	–	–	1198	2.78	6.98	4.65	0.38	0.54
子宫,部位不明	C55	–	–	–	–	–	–	149	0.35	0.87	0.56	0.04	0.07
卵巢	C56	–	–	–	–	–	–	1403	3.26	8.17	5.54	0.44	0.61
其他的女性生殖器	C57	–	–	–	–	–	–	97	0.23	0.56	0.38	0.03	0.04
胎盘	C58	–	–	–	–	–	–	12	0.03	0.07	0.06	0.00	0.00
阴茎	C60	112	0.21	0.64	0.43	0.02	0.05	–	–	–	–	–	–
前列腺	C61	1887	3.61	10.73	6.66	0.14	0.69	–	–	–	–	–	–
睾丸	C62	74	0.14	0.42	0.31	0.02	0.03	–	–	–	–	–	–
其他的男性生殖器	C63	25	0.05	0.14	0.10	0.00	0.02	–	–	–	–	–	–
肾	C64	892	1.71	5.07	3.53	0.22	0.41	500	1.16	2.91	1.91	0.11	0.22
肾盂	C65	103	0.20	0.59	0.39	0.02	0.05	84	0.20	0.49	0.28	0.01	0.04
输尿管	C66	100	0.19	0.57	0.40	0.02	0.05	90	0.21	0.52	0.31	0.01	0.04
膀胱	C67	1650	3.16	9.39	6.08	0.28	0.69	461	1.07	2.68	1.57	0.07	0.18
其他的泌尿器官	C68	18	0.03	0.10	0.07	0.00	0.01	15	0.03	0.09	0.05	0.00	0.01
眼	C69	19	0.04	0.11	0.11	0.01	0.01	19	0.04	0.11	0.11	0.01	0.01
脑、神经系统	C70-C72	1091	2.09	6.21	4.71	0.30	0.49	1125	2.61	6.55	4.56	0.30	0.48
甲状腺	C73	1315	2.51	7.48	5.40	0.45	0.50	3894	9.05	22.68	16.06	1.38	1.54
肾上腺	C74	43	0.08	0.24	0.18	0.01	0.02	37	0.09	0.22	0.14	0.01	0.02
其他的内分泌腺	C75	85	0.16	0.48	0.35	0.03	0.04	76	0.18	0.44	0.30	0.02	0.03
霍奇金病	C81	73	0.14	0.42	0.32	0.02	0.03	50	0.12	0.29	0.21	0.01	0.02
非霍奇金淋巴瘤	C82-C85;C96	933	1.78	5.31	3.79	0.22	0.42	671	1.56	3.91	2.65	0.17	0.30
免疫增生性疾病	C88	4	0.01	0.02	0.01	0.00	0.00	2	0.00	0.01	0.02	0.00	0.00
多发性骨髓瘤	C90	294	0.56	1.67	1.12	0.05	0.13	226	0.53	1.32	0.86	0.05	0.11
淋巴样白血病	C91	249	0.48	1.42	1.43	0.07	0.12	184	0.43	1.07	1.12	0.06	0.09
髓样白血病	C92-C94	463	0.89	2.63	1.99	0.12	0.20	323	0.75	1.88	1.47	0.09	0.14
白血病,未特指	C95	391	0.75	2.22	1.89	0.10	0.18	325	0.76	1.89	1.53	0.09	0.15
其他的或未指明部位的	O&U	1123	2.15	6.39	4.50	0.26	0.50	1003	2.33	5.84	3.83	0.22	0.41
合计	ALL	52289	100.00	297.42	200.60	10.70	23.60	43022	100.00	250.55	162.09	10.61	17.99
所有部位除外C44	ALLbutC44	51938	99.33	295.43	199.23	10.64	23.45	42716	99.29	248.77	161.01	10.57	17.88

表 7-3-24 2015年全国中部农村肿瘤登记地区恶性肿瘤发病主要指标（1/10万）

		男性						女性					
部位		病例数	构成(%)	粗率(1/10万)	世调率(1/10万)	累积率(%) 0-64	累积率(%) 0-74	病例数	构成(%)	粗率(1/10万)	世调率(1/10万)	累积率(%) 0-64	累积率(%) 0-74
唇	C00	60	0.08	0.20	0.17	0.01	0.02	53	0.09	0.19	0.14	0.01	0.02
舌	C01-C02	219	0.28	0.74	0.58	0.04	0.07	82	0.14	0.30	0.23	0.02	0.03
口	C03-C06	267	0.34	0.91	0.71	0.05	0.09	131	0.22	0.47	0.35	0.02	0.04
唾液腺	C07-C08	177	0.23	0.60	0.48	0.03	0.05	140	0.24	0.51	0.38	0.03	0.04
扁桃体	C09	40	0.05	0.14	0.10	0.01	0.01	22	0.04	0.08	0.07	0.00	0.01
其他的口咽	C10	90	0.12	0.31	0.24	0.01	0.03	26	0.04	0.09	0.07	0.01	0.01
鼻咽	C11	1351	1.73	4.59	3.57	0.28	0.38	614	1.05	2.22	1.66	0.12	0.18
喉咽	C12-C13	100	0.13	0.34	0.27	0.02	0.04	21	0.04	0.08	0.05	0.00	0.01
咽,部位不明	C14	79	0.10	0.27	0.20	0.01	0.02	37	0.06	0.13	0.09	0.00	0.01
食管	C15	8792	11.25	29.86	23.21	1.10	3.00	4361	7.45	15.78	10.97	0.48	1.36
胃	C16	13391	17.14	45.47	35.16	1.74	4.43	5839	9.98	21.12	14.78	0.75	1.75
小肠	C17	292	0.37	0.99	0.77	0.05	0.10	257	0.44	0.93	0.68	0.04	0.08
结肠	C18	2398	3.07	8.14	6.28	0.36	0.76	1898	3.24	6.87	4.88	0.30	0.56
直肠	C19-C20	3370	4.31	11.44	8.79	0.50	1.05	2395	4.09	8.66	6.23	0.37	0.75
肛门	C21	113	0.14	0.38	0.30	0.02	0.04	84	0.14	0.30	0.23	0.02	0.03
肝脏	C22	11653	14.91	39.57	30.63	1.96	3.59	4557	7.79	16.49	11.58	0.62	1.34
胆囊及其他	C23-C24	674	0.86	2.29	1.74	0.09	0.21	862	1.47	3.12	2.13	0.10	0.25
胰腺	C25	1457	1.86	4.95	3.79	0.20	0.46	1022	1.75	3.70	2.59	0.14	0.31
鼻、鼻窦及其他	C30-C31	141	0.18	0.48	0.38	0.03	0.04	84	0.14	0.30	0.22	0.02	0.()2
喉	C32	741	0.95	2.52	1.97	0.11	0.26	159	0.27	0.58	0.41	0.02	0.05
气管、支气管、肺	C33-C34	19866	25.42	67.46	51.89	2.55	6.48	8315	14.21	30.08	20.99	1.08	2.48
其他的胸腔器官	C37-C38	228	0.29	0.77	0.64	0.04	0.07	134	0.23	0.48	0.36	0.03	0.04
骨	C40-C41	672	0.86	2.28	1.95	0.11	0.20	505	0.86	1.83	1.48	0.09	0.16
皮肤的黑色素瘤	C43	137	0.18	0.47	0.38	0.02	0.04	120	0.21	0.43	0.34	0.02	0.04
其他的皮肤	C44	486	0.62	1.65	1.28	0.06	0.14	411	0.70	1.49	1.02	0.05	0.10
间皮瘤	C45	14	0.02	0.05	0.04	0.00	0.00	26	0.04	0.09	0.07	0.01	0.01
卡波西肉瘤	C46	11	0.01	0.04	0.03	0.00	0.00	4	0.01	0.01	0.01	0.00	0.00
周围神经、其他结缔组织、软组织	C47;C49	181	0.23	0.61	0.52	0.03	0.06	163	0.28	0.59	0.48	0.04	0.05
乳房	C50	133	0.17	0.45	0.35	0.03	0.04	7972	13.63	28.84	21.49	1.79	2.24
外阴	C51	–	–	–	–	–	–	93	0.16	0.34	0.24	0.02	0.03
阴道	C52	–	–	–	–	–	–	62	0.11	0.22	0.17	0.01	0.02
子宫颈	C53	–	–	–	–	–	–	5254	8.98	19.01	14.11	1.15	1.52
子宫体	C54	–	–	–	–	–	–	1745	2.98	6.31	4.70	0.39	0.52
子宫,部位不明	C55	–	–	–	–	–	–	637	1.09	2.30	1.71	0.13	0.19
卵巢	C56	–	–	–	–	–	–	1598	2.73	5.78	4.46	0.34	0.49
其他的女性生殖器	C57	–	–	–	–	–	–	104	0.18	0.38	0.28	0.02	0.03
胎盘	C58	–	–	–	–	–	–	23	0.04	0.08	0.07	0.01	0.01
阴茎	C60	164	0.21	0.56	0.43	0.02	0.05	–	–	–	–	–	–
前列腺	C61	1212	1.55	4.12	3.09	0.08	0.35	–	–	–	–	–	–
睾丸	C62	101	0.13	0.34	0.28	0.02	0.02	–	–	–	–	–	–
其他的男性生殖器	C63	28	0.04	0.10	0.08	0.00	0.01	–	–	–	–	–	–
肾	C64	717	0.92	2.43	1.95	0.13	0.23	421	0.72	1.52	1.18	0.08	0.13
肾盂	C65	79	0.10	0.27	0.21	0.01	0.02	52	0.09	0.19	0.13	0.01	0.02
输尿管	C66	73	0.09	0.25	0.20	0.01	0.03	42	0.07	0.15	0.11	0.00	0.02
膀胱	C67	1413	1.81	4.80	3.66	0.17	0.42	413	0.71	1.49	1.05	0.05	0.12
其他的泌尿器官	C68	35	0.04	0.12	0.09	0.01	0.01	28	0.05	0.10	0.08	0.01	0.01
眼	C69	37	0.05	0.13	0.12	0.01	0.01	47	0.08	0.17	0.18	0.01	0.01
脑、神经系统	C70-C72	2082	2.66	7.07	5.95	0.37	0.61	2022	3.46	7.32	5.67	0.40	0.61
甲状腺	C73	593	0.76	2.01	1.60	0.12	0.17	2264	3.87	8.19	6.32	0.52	0.62
肾上腺	C74	84	0.11	0.29	0.25	0.01	0.03	51	0.09	0.18	0.15	0.01	0.02
其他的内分泌腺	C75	67	0.09	0.23	0.18	0.01	0.02	78	0.13	0.28	0.22	0.02	0.02
霍奇金病	C81	139	0.18	0.47	0.39	0.02	0.04	92	0.16	0.33	0.27	0.02	0.03
非霍奇金淋巴瘤	C82-C85;C96	1090	1.40	3.70	3.05	0.18	0.34	754	1.29	2.73	2.07	0.13	0.24
免疫增生性疾病	C88	3	0.00	0.01	0.01	0.00	0.00	2	0.00	0.01	0.01	0.00	0.00
多发性骨髓瘤	C90	308	0.39	1.05	0.87	0.05	0.11	187	0.32	0.68	0.54	0.04	0.07
淋巴样白血病	C91	284	0.36	0.96	0.97	0.05	0.08	231	0.39	0.84	0.83	0.05	0.07
髓样白血病	C92-C94	432	0.55	1.47	1.27	0.08	0.12	370	0.63	1.34	1.14	0.08	0.11
白血病,未特指	C95	984	1.26	3.34	3.19	0.18	0.28	729	1.25	2.64	2.46	0.14	0.22
其他的或未指明部位的	O&U	1078	1.38	3.66	2.95	0.17	0.32	915	1.56	3.31	2.53	0.15	0.28
合计	ALL	78136	100.00	265.34	207.22	11.16	24.97	58508	100.00	211.67	154.68	9.92	17.34
所有部位除外C44	ALLbutC44	77650	99.38	263.69	205.93	11.09	24.83	58097	99.30	210.19	153.66	9.87	17.24

表 7-3-25 2015年全国西部肿瘤登记地区恶性肿瘤发病主要指标(1/10万)

部位		男性						女性					
		病例数	构成(%)	粗率(1/10万)	世调率(1/10万)	累积率(%) 0-64	累积率(%) 0-74	病例数	构成(%)	粗率(1/10万)	世调率(1/10万)	累积率(%) 0-64	累积率(%) 0-74
唇	C00	36	0.05	0.13	0.09	0.00	0.01	28	0.05	0.11	0.08	0.00	0.01
舌	C01-C02	176	0.23	0.64	0.46	0.03	0.06	119	0.21	0.45	0.30	0.02	0.03
口	C03-C06	331	0.44	1.21	0.84	0.05	0.10	151	0.27	0.57	0.38	0.02	0.05
唾液腺	C07-C08	146	0.19	0.53	0.38	0.03	0.04	111	0.20	0.42	0.30	0.02	0.03
扁桃体	C09	53	0.07	0.19	0.14	0.01	0.02	20	0.04	0.08	0.05	0.00	0.00
其他的口咽	C10	99	0.13	0.36	0.25	0.02	0.03	26	0.05	0.10	0.06	0.00	0.01
鼻咽	C11	1660	2.20	6.06	4.35	0.34	0.49	767	1.38	2.92	2.04	0.16	0.22
喉咽	C12-C13	168	0.22	0.61	0.43	0.03	0.05	16	0.03	0.06	0.04	0.00	0.01
咽,部位不明	C14	116	0.15	0.42	0.29	0.02	0.03	33	0.06	0.13	0.08	0.00	0.01
食管	C15	6888	9.14	25.16	17.49	0.99	2.27	2326	4.19	8.84	5.59	0.26	0.72
胃	C16	9058	12.02	33.09	22.67	1.29	2.79	4091	7.38	15.55	9.89	0.52	1.19
小肠	C17	269	0.36	0.98	0.68	0.04	0.08	217	0.39	0.82	0.53	0.03	0.06
结肠	C18	3121	4.14	11.40	7.73	0.41	0.90	2354	4.24	8.95	5.66	0.32	0.67
直肠	C19-C20	4231	5.62	15.46	10.50	0.55	1.26	2817	5.08	10.71	6.88	0.41	0.82
肛门	C21	141	0.19	0.52	0.35	0.02	0.04	130	0.23	0.49	0.32	0.02	0.04
肝脏	C22	12432	16.50	45.41	31.63	2.23	3.62	4442	8.01	16.88	i0.83	0.62	1.26
胆囊及其他	C23-C24	808	1.07	2.95	1.96	0.10	0.22	977	1.76	3.71	2.30	0.11	0.27
胰腺	C25	1699	2.26	6.21	4.21	0.23	0.51	1224	2.21	4.65	2.86	0.14	0.34
鼻、鼻窦及其他	C30-C31	146	0.19	0.53	0.38	0.02	0.04	79	0.14	0.30	0.20	0.01	0.02
喉	C32	748	0.99	2.73	1.90	0.12	0.23	82	0.15	0.31	0.19	0.01	0.02
气管、支气管、肺	C33-C34	18111	24.04	66.16	45.08	2.48	5.47	8419	15.18	32.00	20.05	1.05	2.34
其他的胸腔器官	C37-C38	275	0.36	1.00	0.73	0.05	0.08	146	0.26	0.55	0.40	0.03	0.04
骨	C40-C41	671	0.89	2.45	1.88	0.11	0.19	438	0.79	1.66	1.23	0.07	0.12
皮肤的黑色素瘤	C43	108	0.14	0.39	0.28	0.02	0.03	104	0.19	0.40	0.27	0.01	0.03
其他的皮肤	C44	609	0.81	2.22	1.51	0.08	0.16	570	1.03	2.17	1.37	0.08	0.15
间皮瘤	C45	26	0.03	0.09	0.06	0.00	0.01	18	0.03	0.07	0.05	0.00	0.01
卡波西肉瘤	C46	12	0.02	0.04	0.03	0.00	0.00	2	0.00	0.01	0.01	0.00	0.00
周围神经、其他结缔组织、软组织	C47;C49	239	0.32	0.87	0.67	0.04	0.07	221	0.40	0.84	0.70	0.05	0.07
乳房	C50	167	0.22	0.61	0.43	0.03	0.05	7878	14.20	29.94	20.64	1.71	2.20
外阴	C51	–	–	–	–	–	–	93	0.17	0.35	0.22	0.01	0.03
阴道	C52	–	–	–	–	–	–	59	0.11	0.22	0.15	0.01	0.02
子宫颈	C53	–	–	–	–	–	–	4194	7.56	15.94	10.97	0.89	1.17
子宫体	C54	–	–	–	–	–	–	1730	3.12	6.58	4.53	0.38	0.51
子宫,部位不明	C55	–	–	–	–	–	–	387	0.70	1.47	0.98	0.07	0.11
卵巢	C56	–	–	–	–	–	–	1862	3.36	7.08	5.01	0.40	0.54
其他的女性生殖器	C57	–	–	–	–	–	–	102	0.18	0.39	0.26	0.02	0.03
胎盘	C58	–	–	–	–	–	–	24	0.04	0.09	0.08	0.01	0.01
阴茎	C60	175	0.23	0.64	0.44	0.03	0.05	–	–	–	–	–	–
前列腺	C61	2088	2.77	7.63	4.68	0.10	0.46	–	–	–	–	–	–
睾丸	C62	117	0.16	0.43	0.37	0.03	0.03	–	–	–	–	–	–
其他的男性生殖器	C63	30	0.04	0.11	0.08	0.00	0.01	–	–	–	–	–	–
肾	C64	878	1.17	3.21	2.26	0.15	0.27	544	0.98	2.07	1.41	0.09	0.15
肾盂	C65	80	0.11	0.29	0.20	0.01	0.03	78	0.14	0.30	0.17	0.01	0.02
输尿管	C66	88	0.12	0.32	0.20	0.01	0.02	79	0.14	0.30	0.18	0.01	0.02
膀胱	C67	1948	2.59	7.12	4.69	0.22	0.51	600	1.08	2.28	1.40	0.07	0.15
其他的泌尿器官	C68	25	0.03	0.09	0.06	0.00	0.01	12	0.02	0.05	0.03	0.00	0.00
眼	C69	33	0.04	0.12	0.14	0.01	0.01	39	0.07	0.15	0.12	0.01	0.01
脑、神经系统	C70-C72	1736	2.30	6.34	4.89	0.33	0.50	1864	3.36	7.08	5.10	0.36	0.53
甲状腺	C73	821	1.09	3.00	2.23	0.17	0.22	2384	4.30	9.06	6.65	0.54	0.64
肾上腺	C74	55	0.07	0.20	0.17	0.01	0.02	55	0.10	0.21	0.16	0.01	0.01
其他的内分泌腺	C75	94	0.12	0.34	0.26	0.02	0.03	74	0.13	0.28	0.20	0.02	0.02
霍奇金病	C81	100	0.13	0.37	0.30	0.02	0.03	78	0.14	0.30	0.22	0.01	0.02
非霍奇金淋巴瘤	C82-C85;C96	1018	1.35	3.72	2.80	0.18	0.30	679	1.22	2.58	1.83	0.12	0.20
免疫增生性疾病	C88	10	0.01	0.04	0.03	0.00	0.00	2	0.00	0.01	0.01	0.00	0.00
多发性骨髓瘤	C90	374	0.50	1.37	0.94	0.05	0.12	257	0.46	0.98	0.66	0.04	0.08
淋巴样白血病	C91	334	0.44	1.22	1.27	0.07	0.10	219	0.39	0.83	0.84	0.05	0.06
髓样白血病	C92-C94	589	0.78	2.15	1.69	0.10	0.17	495	0.89	1.88	1.43	0.09	0.13
白血病,未特指	C95	667	0.89	2.44	2.22	0.13	0.20	551	0.99	2.09	1.89	0.12	0.16
其他的或未指明部位的	O&U	1539	2.04	5.62	4.12	0.25	0.45	1196	2.16	4.55	3.19	0.19	0.32
合计	ALL	75343	100.00	275.23	191.46	11.24	22.37	55463	100.00	210.80	141.01	9.21	15.73
所有部位除外C44	ALLbutC44	74734	99.19	273.01	189.95	11.16	22.21	54893	98.97	208.64	139.63	9.14	15.58

表 7-3-26 2015年全国西部城市肿瘤登记地区恶性肿瘤发病主要指标(1/10万)

部位		男性						女性					
		病例数	构成(%)	粗率(1/10万)	世调率(1/10万)	累积率(%)		病例数	构成(%)	粗率(1/10万)	世调率(1/10万)	累积率(%)	
						0~64	0~74					0~64	0~74
唇	C00	20	0.05	0.14	0.10	0.01	0.01	15	0.05	0.11	0.08	0.00	0.01
舌	C01~C02	111	0.27	0.77	0.58	0.04	0.07	67	0.22	0.48	0.32	0.02	0.03
口	C03~C06	159	0.39	1.11	0.79	0.05	0.09	65	0.21	0.46	0.31	0.02	0.04
唾液腺	C07~C08	90	0.22	0.63	0.47	0.03	0.06	70	0.23	0.50	0.36	0.03	0.04
扁桃体	C09	35	0.09	0.24	0.18	0.01	0.02	13	0.04	0.09	0.06	0.00	0.00
其他的口咽	C10	60	0.15	0.42	0.30	0.02	0.04	8	0.03	0.06	0.04	0.00	0.00
鼻咽	C11	889	2.20	6.21	4.53	0.35	0.51	408	1.32	2.92	2.05	0.15	0.23
喉咽	C12~C13	114	0.28	0.80	0.59	0.04	0.08	9	0.03	0.06	0.04	0.00	0.01
咽,部位不明	C14	60	0.15	0.42	0.30	0.02	0.04	16	0.05	0.11	0.08	0.00	0.01
食管	C15	2699	6.66	18.84	13.66	0.79	1.77	753	2.44	5.39	3.52	0.16	0.45
胃	C16	4739	11.70	33.08	23.42	1.35	2.90	2000	6.47	14.30	9.39	0.51	1.14
小肠	C17	183	0.45	1.28	0.92	0.06	0.11	145	0.47	1.04	0.69	0.04	0.08
结肠	C18	2045	5.05	14.27	9.94	0.50	1.15	1612	5.22	11.53	7.41	0.40	0.87
直肠	C19~C20	2354	5.81	16.43	11.50	0.60	1.37	1523	4.93	10.89	7.12	0.41	0.83
肛门	C21	54	0.13	0.38	0.26	0.01	0.03	38	0.12	0.27	0.17	0.01	0.02
肝脏	C22	5987	14.78	41.79	29.73	2.07	3.39	2033	6.58	14.54	9.48	0.51	1.10
胆囊及其他	C23~C24	500	1.23	3.49	2.39	0.12	0.27	590	1.91	4.22	2.66	0.12	0.31
胰腺	C25	956	2.36	6.67	4.64	0.25	0.55	699	2.26	5.00	3.11	0.14	0.36
鼻、鼻窦及其他	C30~C31	83	0.20	0.58	0.42	0.03	0.04	43	0.14	0.31	0.21	0.01	0.02
喉	C32	471	1.16	3.29	2.35	0.14	0.29	42	0.14	0.30	0.19	0.01	0.03
气管、支气管、肺	C33~C34	9747	24.07	68.03	47.76	2.51	5.81	4362	14.12	31.20	19.95	1.01	2.31
其他的胸腔器官	C37~C38	171	0.42	1.19	0.90	0.06	0.09	90	0.29	0.64	0.47	0.04	0.05
骨	C40~C41	363	0.90	2.53	1.99	0.12	0.20	224	0.73	1.60	1.21	0.06	0.12
皮肤的黑色素瘤	C43	57	0.14	0.40	0.29	0.02	0.03	58	0.19	0.41	0.29	0.01	0.04
其他的皮肤	C44	327	0.81	2.28	1.58	0.08	0.17	353	1.14	2.52	1.66	0.09	0.18
间皮瘤	C45	18	0.04	0.13	0.09	0.01	0.01	15	0.05	0.11	0.07	0.00	0.00
卡波西肉瘤	C46	7	0.02	0.05	0.04	0.00	0.00	1	0.00	0.01	0.01	0.00	0.00
周围神经、其他结缔组织、软组织	C47;C49	142	0.35	0.99	0.78	0.05	0.07	148	0.48	1.06	0.86	0.06	0.09
乳房	C50	103	0.25	0.72	0.52	0.03	0.06	4936	15.98	35.30	24.46	1.99	2.67
外阴	C51	–	–	–	–	–	–	53	0.17	0.38	0.24	0.01	0.03
阴道	C52	–	–	–	–	–	–	32	0.10	0.23	0.15	0.01	0.02
子宫颈	C53	–	–	–	–	–	–	2152	6.97	15.39	10.68	0.88	1.13
子宫体	C54	–	–	–	–	–	–	1071	3.47	7.66	5.34	0.45	0.60
子宫,部位不明	C55	–	–	–	–	–	–	181	0.59	1.29	0.88	0.07	0.10
卵巢	C56	–	–	–	–	–	–	1166	3.77	8.34	5.98	0.46	0.65
其他的女性生殖器	C57	–	–	–	–	–	–	51	0.17	0.36	0.25	0.02	0.03
胎盘	C58	–	–	–	–	–	–	14	0.05	0.10	0.09	0.01	0.01
阴茎	C60	85	0.21	0.59	0.40	0.03	0.04	–	–	–	–	–	–
前列腺	C61	1476	3.64	10.30	6.49	0.14	0.63	–	–	–	–	–	–
睾丸	C62	63	0.16	0.44	0.39	0.03	0.03	–	–	–	–	–	–
其他的男性生殖器	C63	17	0.04	0.12	0.09	0.00	0.01	–	–	–	–	–	–
肾	C64	616	1.52	4.30	3.14	0.20	0.37	370	1.20	2.65	1.79	0.11	0.20
肾盂	C65	47	0.12	0.33	0.23	0.01	0.03	54	0.17	0.39	0.23	0.01	0.02
输尿管	C66	56	0.14	0.39	0.25	0.01	0.03	57	0.18	0.41	0.26	0.01	0.03
膀胱	C67	1161	2.87	8.10	5.48	0.26	0.59	349	1.13	2.50	1.56	0.08	0.16
其他的泌尿器官	C68	11	0.03	0.08	0.05	0.00	0.01	10	0.03	0.07	0.05	0.00	0.01
眼	C69	18	0.04	0.13	0.16	0.01	0.01	24	0.08	0.17	0.16	0.01	0.01
脑、神经系统	C70~C72	926	2.29	6.46	5.04	0.33	0.53	1050	3.40	7.51	5.44	0.37	0.57
甲状腺	C73	607	1.50	4.24	3.14	0.25	0.31	1786	5.78	12.77	9.28	0.76	0.91
肾上腺	C74	25	0.06	0.17	0.13	0.01	0.02	37	0.12	0.26	0.20	0.01	0.02
其他的内分泌腺	C75	51	0.13	0.36	0.28	0.02	0.03	46	0.15	0.33	0.25	0.02	0.03
霍奇金病	C81	59	0.15	0.41	0.36	0.02	0.03	50	0.16	0.36	0.25	0.01	0.03
非霍奇金淋巴瘤	C82~C85;C96	636	1.57	4.44	3.41	0.22	0.36	422	1.37	3.02	2.13	0.13	0.24
免疫增生性疾病	C88	7	0.02	0.05	0.04	0.00	0.00	1	0.00	0.01	0.01	0.00	0.00
多发性骨髓瘤	C90	262	0.65	1.83	1.30	0.07	0.16	167	0.54	1.19	0.82	0.05	0.10
淋巴样白血病	C91	217	0.54	1.51	1.58	0.08	0.13	123	0.40	0.88	0.88	0.05	0.07
髓样白血病	C92~C94	351	0.87	2.45	1.90	0.10	0.20	274	0.89	1.96	1.48	0.09	0.16
白血病,未特指	C95	352	0.87	2.46	2.28	0.12	0.20	276	0.89	1.97	1.85	0.11	0.15
其他的或未指明部位的	O&U	913	2.25	6.37	4.74	0.27	0.51	744	2.41	5.32	3.72	0.23	0.37
合计	ALL	40500	100.00	282.69	201.90	11.56	23.47	30896	100.00	220.96	150.22	9.78	16.67
所有部位除外C44	ALLbutC44	40173	99.19	280.41	200.32	11.48	23.30	30543	98.86	218.44	148.56	9.69	16.49

表7-3-27 2015年全国西部农村肿瘤登记地区恶性肿瘤发病主要指标(1/10万)

部位		男性						女性					
		病例数	构成(%)	粗率(1/10万)	世调率(1/10万)	累积率(%) 0-64	0-74	病例数	构成(%)	粗率(1/10万)	世调率(1/10万)	累积率(%) 0-64	0-74
唇	C00	16	0.05	0.12	0.08	0.00	0.01	13	0.05	0.11	0.09	0.00	0.01
舌	C01-C02	65	0.19	0.50	0.33	0.02	0.04	52	0.21	0.42	0.28	0.02	0.03
口	C03-C06	172	0.49	1.32	0.88	0.05	0.10	86	0.35	0.70	0.45	0.03	0.06
唾液腺	C07-C08	56	0.16	0.43	0.29	0.02	0.03	41	0.17	0.33	0.23	0.02	0.02
扁桃体	C09	18	0.05	0.14	0.10	0.01	0.01	7	0.03	0.06	0.04	0.00	0.00
其他的口咽	C10	39	0.11	0.30	0.20	0.01	0.03	18	0.07	0.15	0.09	0.01	0.01
鼻咽	C11	771	2.21	5.91	4.16	0.32	0.46	359	1.46	2.91	2.05	0.16	0.22
喉咽	C12-C13	54	0.15	0.41	0.28	0.02	0.03	7	0.03	0.06	0.04	0.00	0.01
咽,部位不明	C14	56	0.16	0.43	0.27	0.02	0.03	17	0.07	0.14	0.08	0.00	0.01
食管	C15	4189	12.02	32.11	21.36	1.19	2.75	1573	6.40	12.76	7.78	0.37	1.00
胃	C16	4319	12.40	33.10	21.91	1.23	2.68	2091	8.51	16.96	10.42	0.53	1.25
小肠	C17	86	0.25	0.66	0.44	0.03	0.06	72	0.29	0.58	0.36	0.02	0.04
结肠	C18	1076	3.09	8.25	5.47	0.32	0.66	742	3.02	6.02	3.82	0.24	0.46
直肠	C19-C20	1877	5.39	14.39	9.50	0.51	1.14	1294	5.27	10.50	6.65	0.40	0.81
肛门	C21	87	0.25	0.67	0.44	0.02	0.05	92	0.37	0.75	0.47	0.02	0.06
肝脏	C22	6445	18.50	49.40	33.66	2.41	3.86	2409	9.81	19.54	12.32	0.75	1.43
胆囊及其他	C23-C24	308	0.88	2.36	1.52	0.08	0.17	387	1.58	3.14	1.91	0.10	0.23
胰腺	C25	743	2.13	5.69	3.77	0.21	0.47	525	2.14	4.26	2.60	0.14	0.32
鼻、鼻窦及其他	C30-C31	63	0.18	0.48	0.34	0.02	0.04	36	0.15	0.29	0.19	0.01	0.02
喉	C32	277	0.79	2.12	1.44	0.10	0.18	40	0.16	0.32	0.19	0.01	0.02
气管、支气管、肺	C33-C34	8364	24.00	64.10	42.49	2.46	5.17	4057	16.51	32.91	20.21	1.11	2.39
其他的胸腔器官	C37-C38	104	0.30	0.80	0.54	0.04	0.06	56	0.23	0.45	0.32	0.02	0.04
骨	C40-C41	308	0.88	2.36	1.77	0.11	0.19	214	0.87	1.74	1.25	0.08	0.12
皮肤的黑色素瘤	C43	51	0.15	0.39	0.28	0.02	0.03	46	0.19	0.37	0.25	0.02	0.03
其他的皮肤	C44	282	0.81	2.16	1.44	0.08	0.15	217	0.88	1.76	1.08	0.06	0.11
间皮瘤	C45	8	0.02	0.06	0.04	0.00	0.00	3	0.01	0.02	0.02	0.00	0.00
卡波西肉瘤	C46	5	0.01	0.04	0.03	0.00	0.00	1	0.00	0.01	0.02	0.00	0.00
周围神经、其他结缔组织、软组织	C47;C49	97	0.28	0.74	0.57	0.04	0.06	73	0.30	0.59	0.52	0.04	0.04
乳房	C50	64	0.18	0.49	0.34	0.03	0.04	2942	11.98	23.86	16.53	1.40	1.70
外阴	C51	–	–	–	–	–	–	40	0.16	0.32	0.21	0.01	0.03
阴道	C52	–	–	–	–	–	–	27	0.11	0.22	0.14	0.01	0.01
子宫颈	C53	–	–	–	–	–	–	2042	8.31	16.56	11.31	0.90	1.22
子宫体	C54	–	–	–	–	–	–	659	2.68	5.35	3.64	0.31	0.40
子宫,部位不明	C55	–	–	–	–	–	–	206	0.84	1.67	1.10	0.08	0.12
卵巢	C56	–	–	–	–	–	–	696	2.83	5.65	3.95	0.32	0.43
其他的女性生殖器	C57	–	–	–	–	–	–	51	0.21	0.41	0.28	0.02	0.03
胎盘	C58	–	–	–	–	–	–	10	0.04	0.08	0.06	0.00	0.00
阴茎	C60	90	0.26	0.69	0.47	0.03	0.07	–	–	–	–	–	–
前列腺	C61	612	1.76	4.69	2.81	0.06	0.30	–	–	–	–	–	–
睾丸	C62	54	0.15	0.41	0.35	0.02	0.03	–	–	–	–	–	–
其他的男性生殖器	C63	13	0.04	0.10	0.07	0.00	0.00	–	–	–	–	–	–
肾	C64	262	0.75	2.01	1.37	0.10	0.16	174	0.71	1.41	0.99	0.06	0.10
肾盂	C65	33	0.09	0.25	0.18	0.01	0.03	24	0.10	0.19	0.11	0.00	0.02
输尿管	C66	32	0.09	0.25	0.15	0.01	0.02	22	0.09	0.18	0.10	0.00	0.01
膀胱	C67	787	2.26	6.03	3.86	0.18	0.43	251	1.02	2.04	1.24	0.06	0.14
其他的泌尿器官	C68	14	0.04	0.11	0.07	0.00	0.01	2	0.01	0.02	0.01	0.00	0.00
眼	C69	15	0.04	0.11	0.12	0.01	0.01	15	0.06	0.12	0.09	0.01	0.01
脑、神经系统	C70-C72	810	2.32	6.21	4.75	0.32	0.48	814	3.31	6.60	4.74	0.34	0.48
甲状腺	C73	214	0.61	1.64	1.23	0.09	0.12	598	2.43	4.85	3.64	0.29	0.35
肾上腺	C74	30	0.09	0.23	0.21	0.01	0.01	18	0.07	0.15	0.11	0.01	0.01
其他的内分泌腺	C75	43	0.12	0.33	0.24	0.02	0.03	28	0.11	0.23	0.15	0.01	0.01
霍奇金病	C81	41	0.12	0.31	0.24	0.01	0.02	28	0.11	0.23	0.20	0.01	0.02
非霍奇金淋巴瘤	C82-C85;C96	382	1.10	2.93	2.17	0.15	0.24	257	1.05	2.08	1.50	0.10	0.17
免疫增生性疾病	C88	3	0.01	0.02	0.02	0.00	0.00	1	0.00	0.01	0.00	0.00	0.00
多发性骨髓瘤	C90	112	0.32	0.86	0.57	0.04	0.07	90	0.37	0.73	0.49	0.03	0.06
淋巴样白血病	C91	117	0.34	0.90	0.95	0.05	0.07	96	0.39	0.78	0.80	0.04	0.06
髓样白血病	C92-C94	238	0.68	1.82	1.48	0.10	0.14	221	0.90	1.79	1.39	0.09	0.14
白血病,未特指	C95	315	0.90	2.41	2.17	0.14	0.19	275	1.12	2.23	1.94	0.12	0.17
其他的或未指明部位的	O&U	626	1.80	4.80	3.49	0.22	0.39	452	1.84	3.67	2.61	0.16	0.27
合计	ALL	34843	100.00	267.04	180.91	10.92	21.33	24567	100.00	199.28	131.07	8.59	14.73
所有部位除外C44	ALLbutC44	34561	99.19	264.88	179.47	10.83	21.18	24350	99.12	197.52	129.99	8.53	14.61

表 7-3-28 2015年全国东部肿瘤登记地区恶性肿瘤死亡主要指标(1/10万)

部位		男性						女性				
		病例数	构成(%)	粗率(1/10万)	世调率(1/10万)	累积率(%) 0-64	0-74	病例数	构成(%)	粗率(1/10万)	世调率(1/10万)	累积率(%) 0-64	0-74
唇	C00	56	0.03	0.06	0.03	0.00	0.00	47	0.04	0.05	0.02	0.00	0.00
舌	C01-C02	435	0.21	0.49	0.29	0.02	0.03	266	0.21	0.31	0.15	0.01	0.02
口	C03-C06	648	0.31	0.73	0.42	0.02	0.05	363	0.29	0.42	0.20	0.01	0.02
唾液腺	C07-C08	230	0.11	0.26	0.15	0.01	0.02	144	0.12	0.17	0.09	0.00	0.01
扁桃体	C09	115	0.05	0.13	0.08	0.00	0.01	25	0.02	0.03	0.01	0.00	0.00
其他的口咽	C10	206	0.10	0.23	0.14	0.01	0.02	34	0.03	0.04	0.02	0.00	0.00
鼻咽	C11	2637	1.26	2.98	1.87	0.13	0.22	906	0.73	1.04	0.60	0.04	0.07
喉咽	C12-C13	526	0.25	0.60	0.35	0.02	0.04	40	0.03	0.05	0.03	0.00	0.00
咽,部位不明	C14	173	0.08	0.20	0.11	0.01	0.01	58	0.05	0.07	0.03	0.00	0.00
食管	C15	19471	9.29	22.04	12.41	0.55	1.52	7575	6.07	8.70	4.00	0.10	0.44
胃	C16	28484	13.59	32.24	17.94	0.70	2.10	12858	10.31	14.77	7.27	0.30	0.78
小肠	C17	862	0.41	0.98	0.55	0.03	0.06	629	0.50	0.72	0.36	0.01	0.04
结肠	C18	7712	3.68	8.73	4.75	0.18	0.49	6318	5.07	7.26	3.41	0.13	0.34
直肠	C19-C20	7988	3.81	9.04	4.95	0.21	0.52	5170	4.14	5.94	2.83	0.11	0.29
肛门	C21	217	0.10	0.25	0.13	0.01	0.01	160	0.13	0.18	0.09	0.00	0.01
肝脏	C22	31546	15.06	35.70	21.50	1.40	2.50	11236	9.01	12.91	6.62	0.31	0.75
胆囊及其他	C23-C24	3021	1.44	3.42	1.87	0.07	0.21	3217	2.58	3.70	1.74	0.06	0.18
胰腺	C25	7649	3.65	8.66	4.89	0.22	0.58	5929	4.75	6.81	3.32	0.13	0.37
鼻、鼻窦及其他	C30-C31	272	0.13	0.31	0.19	0.01	0.02	172	0.14	0.20	0.11	0.01	0.01
喉	C32	1541	0.74	1.74	0.98	0.05	0.11	218	0.17	0.25	0.11	0.00	0.01
气管、支气管、肺	C33-C34	61520	29.36	69.62	38.92	1.63	4.63	29901	23.97	34.36	16.85	0.67	1.87
其他的胸腔器官	C37-C38	600	0.29	0.68	0.44	0.03	0.05	346	0.28	0.40	0.23	0.01	0.02
骨	C40-C41	1414	0.67	1.60	1.01	0.05	0.11	1033	0.83	1.19	0.69	0.03	0.07
皮肤的黑色素瘤	C43	324	0.15	0.37	0.22	0.01	0.02	249	0.20	0.29	0.15	0.01	0.02
其他的皮肤	C44	725	0.35	0.82	0.43	0.01	0.04	638	0.51	0.73	0.31	0.01	0.02
间皮瘤	C45	160	0.08	0.18	0.10	0.01	0.01	118	0.09	0.14	0.08	0.00	0.01
卡波西肉瘤	C46	34	0.02	0.04	0.02	0.00	0.00	17	0.01	0.02	0.01	0.00	0.00
周围神经、其他结缔组织、软组织	C47;C49	352	0.17	0.40	0.26	0.01	0.03	263	0.21	0.30	0.19	0.01	0.02
乳房	C50	167	0.08	0.19	0.11	0.01	0.01	9918	7.95	11.40	6.45	0.45	0.70
外阴	C51	–	–	–	–	–	–	167	0.13	0.19	0.09	0.00	0.01
阴道	C52	–	–	–	–	–	–	76	0.06	0.09	0.05	0.00	0.01
子宫颈	C53	–	–	–	–	–	–	3871	3.10	4.45	2.59	0.18	0.28
子宫体	C54	–	–	–	–	–	–	1384	1.11	1.59	0.89	0.06	0.11
子宫,部位不明	C55	–	–	–	–	–	–	798	0.64	0.92	0.50	0.03	0.05
卵巢	C56	–	–	–	–	–	–	3581	2.87	4.11	2.38	0.15	0.28
其他的女性生殖器	C57	–	–	–	–	–	–	208	0.17	0.24	0.14	0.01	0.02
胎盘	C58	–	–	–	–	–	–	13	0.01	0.01	0.01	0.00	0.00
阴茎	C60	215	0.10	0.24	0.14	0.01	0.01	–	–	–	–	–	–
前列腺	C61	4885	2.33	5.53	2.68	0.03	0.19	–	–	–	–	–	–
睾丸	C62	96	0.05	0.11	0.07	0.00	0.01	–	–	–	–	–	–
其他的男性生殖器	C63	76	0.04	0.09	0.05	0.00	0.00	–	–	–	–	–	–
肾	C64	1938	0.92	2.19	1.26	0.06	0.14	1102	0.88	1.27	0.66	0.03	0.07
肾盂	C65	284	0.14	0.32	0.17	0.01	0.02	169	0.14	0.19	0.08	0.00	0.01
输尿管	C66	296	0.14	0.33	0.18	0.01	0.02	270	0.22	0.31	0.14	0.00	0.01
膀胱	C67	3956	1.89	4.48	2.24	0.05	0.18	1193	0.96	1.37	0.57	0.01	0.04
其他的泌尿器官	C68	68	0.03	0.08	0.04	0.00	0.00	41	0.03	0.05	0.02	0.00	0.00
眼	C69	40	0.02	0.05	0.04	0.00	0.00	37	0.03	0.04	0.02	0.00	0.00
脑、神经系统	C70-C72	4185	2.00	4.74	3.20	0.18	0.33	3586	2.87	4.12	2.59	0.14	0.26
甲状腺	C73	410	0.20	0.46	0.27	0.01	0.03	631	0.51	0.73	0.38	0.02	0.04
肾上腺	C74	187	0.09	0.21	0.15	0.01	0.01	119	0.10	0.14	0.09	0.01	0.01
其他的内分泌腺	C75	141	0.07	0.16	0.11	0.01	0.01	93	0.07	0.11	0.07	0.00	0.01
霍奇金病	C81	204	0.10	0.23	0.14	0.01	0.01	106	0.08	0.12	0.07	0.00	0.01
非霍奇金淋巴瘤	C82-C85;C96	3276	1.56	3.71	2.25	0.11	0.25	1989	1.59	2.29	1.25	0.06	0.14
免疫增生性疾病	C88	35	0.02	0.04	0.02	0.00	0.00	20	0.02	0.02	0.01	0.00	0.00
多发性骨髓瘤	C90	1197	0.57	1.35	0.78	0.04	0.09	784	0.63	0.90	0.48	0.02	0.06
淋巴样白血病	C91	942	0.45	1.07	0.85	0.04	0.07	726	0.58	0.83	0.67	0.04	0.06
髓样白血病	C92-C94	1880	0.90	2.13	1.34	0.07	0.14	1333	1.07	1.53	0.98	0.05	0.10
白血病,未特指	C95	1714	0.82	1.94	1.39	0.07	0.14	1244	1.00	1.43	1.00	0.05	0.10
其他的或未指明部位的	O&U	4410	2.10	4.99	2.89	0.13	0.31	3345	2.68	3.84	1.99	0.09	0.20
合计	ALL	209520	100.00	237.12	135.35	6.25	15.40	124734	100.00	143.32	73.71	3.42	7.98
所有部位除外C44	ALLbutC44	208795	99.65	236.30	134.91	6.24	15.36	124096	99.49	142.59	73.41	3.41	7.96

表 7-3-29 2015年全国东部城市肿瘤登记地区恶性肿瘤死亡主要指标(1/10万)

部位		男性						女性					
		病例数	构成(%)	粗率(1/10万)	世调率(1/10万)	累积率(%)		病例数	构成(%)	粗率(1/10万)	世调率(1/10万)	累积率(%)	
						0-64	0-74					0-64	0-74
唇	C00	19	0.02	0.04	0.02	0.00	0.00	19	0.03	0.04	0.02	0.00	0.00
舌	C01-C02	257	0.24	0.56	0.33	0.02	0.04	162	0.24	0.36	0.17	0.01	0.02
口	C03-C06	387	0.35	0.85	0.46	0.02	0.05	231	0.34	0.51	0.23	0.01	0.03
唾液腺	C07-C08	142	0.13	0.31	0.17	0.01	0.02	95	0.14	0.21	0.11	0.01	0.01
扁桃体	C09	69	0.06	0.15	0.09	0.01	0.01	16	0.02	0.04	0.02	0.00	0.00
其他的口咽	C10	125	0.11	0.27	0.15	0.01	0.02	20	0.03	0.04	0.02	0.00	0.00
鼻咽	C11	1615	1.48	3.55	2.16	0.15	0.25	534	0.79	1.17	0.67	0.04	0.08
喉咽	C12-C13	323	0.30	0.71	0.41	0.03	0.05	18	0.03	0.04	0.02	0.00	0.00
咽,部位不明	C14	102	0.09	0.22	0.12	0.01	0.01	32	0.05	0.07	0.04	0.00	0.00
食管	C15	7436	6.80	16.33	8.80	0.43	1.07	2306	3.42	5.06	2.15	0.05	0.22
胃	C16	13042	11.94	28.64	15.05	0.59	1.75	6016	8.92	13.21	6.24	0.26	0.65
小肠	C17	516	0.47	1.13	0.61	0.03	0.07	369	0.55	0.81	0.38	0.01	0.04
结肠	C18	5235	4.79	11.50	5.84	0.22	0.60	4372	6.48	9.60	4.26	0.16	0.42
直肠	C19-C20	4756	4.35	10.45	5.38	0.23	0.57	3006	4.46	6.60	2.99	0.13	0.29
肛门	C21	108	0.10	0.24	0.12	0.00	0.01	80	0.12	0.18	0.08	0.00	0.01
肝脏	C22	15664	14.33	34.40	19.81	1.29	2.28	5520	8.18	12.12	5.85	0.26	0.65
胆囊及其他	C23-C24	1678	1.54	3.69	1.89	0.07	0.21	1864	2.76	4.09	1.81	0.06	0.19
胰腺	C25	4488	4.11	9.86	5.30	0.25	0.63	3585	5.31	7.87	3.64	0.14	0.40
鼻、鼻窦及其他	C30-C31	151	0.14	0.33	0.20	0.01	0.02	89	0.13	0.20	0.10	0.01	0.01
喉	C32	864	0.79	1.90	1.01	0.05	0.12	121	0.18	0.27	0.11	0.00	0.01
气管、支气管、肺	C33-C34	32779	30.00	71.99	38.03	1.59	4.48	16329	24.21	35.86	16.49	0.63	1.77
其他的胸腔器官	C37-C38	372	0.34	0.82	0.49	0.03	0.05	212	0.31	0.47	0.25	0.01	0.03
骨	C40-C41	658	0.60	1.45	0.87	0.04	0.09	472	0.70	1.04	0.58	0.03	0.06
皮肤的黑色素瘤	C43	202	0.18	0.44	0.25	0.01	0.03	144	0.21	0.32	0.17	0.01	0.02
其他的皮肤	C44	365	0.33	0.80	0.39	0.01	0.04	318	0.47	0.70	0.29	0.01	0.02
间皮瘤	C45	102	0.09	0.22	0.12	0.01	0.01	80	0.12	0.18	0.09	0.00	0.01
卡波西肉瘤	C46	24	0.02	0.05	0.03	0.00	0.00	14	0.02	0.()3	0.02	0.00	0.00
周围神经、其他结缔组织、软组织	C47;C49	209	0.19	0.46	0.29	0.02	0.03	158	0.23	0.35	0.21	0.01	0.02
乳房	C50	101	0.09	0.22	0.12	0.01	0.01	6081	9.02	13.36	7.15	0.48	0.77
外阴	C51	–	–	–	–	–	–	102	0.15	0.22	0.10	0.00	0.01
阴道	C52	–	–	–	–	–	–	55	0.08	0.12	0.06	0.00	0.01
子宫颈	C53	–	–	–	–	–	–	1980	2.94	4.35	2.50	0.18	0.27
子宫体	C54	–	–	–	–	–	–	841	1.25	1.85	0.98	0.06	0.12
子宫,部位不明	C55	–	–	–	–	–	–	356	0.53	0.78	0.41	0.03	0.04
卵巢	C56	–	–	–	–	–	–	2183	3.24	4.79	2.68	0.17	0.32
其他的女性生殖器	C57	–	–	–	–	–	–	118	0.17	0.26	0.14	0.01	0.02
胎盘	C58	–	–	–	–	–	–	5	0.01	0.01	0.01	0.00	0.00
阴茎	C60	108	0.10	0.24	0.13	0.01	0.01	–	–	–	–	–	–
前列腺	C61	3209	2.94	7.05	3.10	0.03	0.22	–	–	–	–	–	–
睾丸	C62	50	0.05	0.11	0.07	0.00	0.01	–	–	–	–	–	–
其他的男性生殖器	C63	51	0.05	0.11	0.07	0.00	0.01	–	–	–	–	–	–
肾	C64	1285	1.18	2.82	1.51	0.07	0.16	740	1.10	1.63	0.80	0.03	0.09
肾盂	C65	183	0.17	0.40	0.20	0.01	0.02	129	0.19	0.28	0.12	0.00	0.01
输尿管	C66	211	0.19	0.46	0.23	0.01	0.02	205	0.30	0.45	0.19	0.00	0.02
膀胱	C67	2324	2.13	5.10	2.33	0.05	0.18	754	1.12	1.66	0.65	0.01	0.05
其他的泌尿器官	C68	42	0.04	0.09	0.04	0.00	0.00	28	0.04	0.06	0.03	0.00	0.00
眼	C69	12	0.01	0.03	0.02	0.00	0.00	16	0.02	0.04	0.02	0.00	0.00
脑、神经系统	C70-C72	2083	1.91	4.57	2.95	0.17	0.30	1845	2.74	4.05	2.46	0.13	0.24
甲状腺	C73	244	0.22	0.54	0.30	0.02	0.03	359	0.53	0.79	0.38	0.02	0.04
肾上腺	C74	97	0.09	0.21	0.13	0.01	0.01	64	0.09	0.14	0.10	0.01	0.01
其他的内分泌腺	C75	81	0.07	0.18	0.11	0.01	0.01	53	0.08	0.12	0.07	0.00	0.01
霍奇金病	C81	110	0.10	0.24	0.14	0.01	0.01	59	0.09	0.13	0.07	0.00	0.01
非霍奇金淋巴瘤	C82-C85;C96	1838	1.68	4.04	2.30	0.11	0.26	1150	1.70	2.53	1.31	0.06	0.14
免疫增生性疾病	C88	22	0.02	0.05	0.02	0.00	0.00	6	0.01	0.01	0.01	0.00	0.00
多发性骨髓瘤	C90	732	0.67	1.61	0.87	0.04	0.10	479	0.71	1.05	0.52	0.02	0.06
淋巴样白血病	C91	505	0.46	1.11	0.86	0.04	0.07	368	0.55	0.81	0.67	0.03	0.06
髓样白血病	C92-C94	1136	1.04	2.49	1.46	0.07	0.15	800	1.19	1.76	1.09	0.06	0.11
白血病,未特指	C95	782	0.72	1.72	1.15	0.06	0.11	604	0.90	1.33	0.90	0.04	0.09
其他的或未指明部位的	O&U	2379	2.18	5.22	2.84	0.13	0.30	1892	2.80	4.16	2.00	0.08	0.20
合计	ALL	109273	100.00	239.99	129.31	5.97	14.52	67454	100.00	148.15	72.41	3.32	7.64
所有部位除外C44	ALLbutC44	108908	99.67	239.19	128.92	5.96	14.49	67136	99.53	147.45	72.12	3.32	7.62

表 76-3-30 2015年全国东部农村肿瘤登记地区恶性肿瘤死亡主要指标(1/10万)

部位		男性						女性					
		病例数	构成(%)	粗率(1/10万)	世调率(1/10万)	累积率(%) 0-64	0-74	病例数	构成(%)	粗率(1/10万)	世调率(1/10万)	累积率(%) 0-64	0-74
唇	C00	37	0.04	0.09	0.05	0.00	0.00	28	0.05	0.07	0.03	0.00	0.00
舌	C01-C02	178	0.18	0.42	0.25	0.02	0.03	104	0.18	0.25	0.14	0.01	0.01
口	C03-C06	261	0.26	0.61	0.37	0.02	0.04	132	0.23	0.32	0.16	0.01	0.02
唾液腺	C07-C08	88	0.09	0.21	0.13	0.01	0.01	49	0.09	0.12	0.06	0.00	0.01
扁桃体	C09	46	0.05	0.11	0.07	0.00	0.01	9	0.02	0.02	0.01	0.00	0.00
其他的口咽	C10	81	0.08	0.19	0.12	0.01	0.01	14	0.02	0.03	0.02	0.00	0.00
鼻咽	C11	1022	1.02	2.39	1.54	0.10	0.19	372	0.65	0.90	0.53	0.03	0.06
喉咽	C12-C13	203	0.20	0.47	0.29	0.02	0.03	22	0.04	0.05	0.03	0.00	0.00
咽,部位不明	C14	71	0.07	0.17	0.10	0.00	0.01	26	0.05	0.06	0.03	0.00	0.00
食管	C15	12035	12.01	28.10	16.62	0.68	2.01	5269	9.20	12.70	6.18	0.15	0.69
胃	C16	15442	15.40	36.06	21.25	0.84	2.50	6842	11.94	16.49	8.48	0.34	0.92
小肠	C17	346	0.35	0.81	0.49	0.02	0.06	260	0.45	0.63	0.33	0.01	0.04
结肠	C18	2477	2.47	5.78	3.41	0.14	0.36	1946	3.40	4.69	2.39	0.10	0.25
直肠	C19-C20	3232	3.22	7.55	4.43	0.18	0.47	2164	3.78	5.21	2.64	0.10	0.28
肛门	C21	109	0.11	0.25	0.15	0.01	0.01	80	0.14	0.19	0.10	0.00	0.01
肝脏	C22	15882	15.84	37.08	23.37	1.54	2.73	5716	9.98	13.77	7.49	0.37	0.86
胆囊及其他	C23-C24	1343	1.34	3.14	1.83	0.07	0.20	1353	2.36	3.26	1.64	0.06	0.18
胰腺	C25	3161	3.15	7.38	4.41	0.20	0.53	2344	4.09	5.65	2.94	0.12	0.34
鼻、鼻窦及其他	C30-C31	121	0.12	0.28	0.18	0.01	0.02	83	0.14	0.20	0.12	0.01	0.01
喉	C32	677	0.68	1.58	0.94	0.05	0.11	97	0.17	0.23	0.12	0.00	0.01
气管、支气管、肺	C33-C34	28741	28.67	67.11	39.84	1.67	4.78	13572	23.69	32.70	17.20	0.73	1.99
其他的胸腔器官	C37-C38	228	0.23	0.53	0.37	0.02	0.04	134	0.23	0.32	0.20	0.01	0.02
骨	C40-C41	756	0.75	1.77	1.16	0.06	0.13	561	0.98	1.35	0.82	0.04	0.09
皮肤的黑色素瘤	C43	122	0.12	0.28	0.18	0.01	0.02	105	0.18	0.25	0.14	0.01	0.02
其他的皮肤	C44	360	0.36	0.84	0.49	0.01	0.04	320	0.56	0.77	0.34	0.01	0.02
间皮瘤	C45	58	0.06	0.14	0.08	0.00	0.01	38	0.07	0.09	0.06	0.00	0.01
卡波西肉瘤	C46	10	0.01	0.02	0.02	0.00	0.00	3	0.01	0.01	0.00	0.00	0.00
周围神经、其他结缔组织、软组织	C47;C49	143	0.14	0.33	0.22	0.01	0.02	105	0.18	0.25	0.16	0.01	0.02
乳房	C50	66	0.07	0.15	0.09	0.00	0.01	3837	6.70	9.25	5.61	0.42	0.62
外阴	C51	–	–	–	–	–	–	65	0.11	0.16	0.08	0.00	0.01
阴道	C52	–	–	–	–	–	–	21	0.04	0.05	0.03	0.00	0.00
子宫颈	C53	–	–	–	–	–	–	1891	3.30	4.56	2.71	0.18	0.30
子宫体	C54	–	–	–	–	–	–	543	0.95	1.31	0.78	0.06	0.10
子宫,部位不明	C55	–	–	–	–	–	–	442	0.77	1.07	0.61	0.04	0.07
卵巢	C56	–	–	–	–	–	–	1398	2.44	3.37	2.04	0.13	0.25
其他的女性生殖器	C57	–	–	–	–	–	–	90	0.16	0.22	0.13	0.01	0.02
胎盘	C58	–	–	–	–	–	–	8	0.01	0.02	0.02	0.00	0.00
阴茎	C60	107	0.11	0.25	0.15	0.01	0.02	–	–	–	–	–	–
前列腺	C61	1676	1.67	3.91	2.12	0.03	0.16	–	–	–	–	–	–
睾丸	C62	46	0.05	0.11	0.08	0.00	0.01	–	–	–	–	–	–
其他的男性生殖器	C63	25	0.02	0.06	0.03	0.00	0.00	–	–	–	–	–	–
肾	C64	653	0.65	1.52	0.96	0.05	0.11	362	0.63	0.87	0.50	0.02	0.05
肾盂	C65	101	0.10	0.24	0.14	0.01	0.01	40	0.07	0.10	0.04	0.00	0.00
输尿管	C66	85	0.08	0.20	0.12	0.00	0.01	65	0.11	0.16	0.08	0.00	0.01
膀胱	C67	1632	1.63	3.81	2.11	0.04	0.18	439	0.77	1.06	0.47	0.01	0.04
其他的泌尿器官	C68	26	0.03	0.06	0.04	0.00	0.00	13	0.02	0.03	0.02	0.00	0.00
眼	C69	28	0.03	0.07	0.06	0.00	0.00	21	0.04	0.05	0.02	0.00	0.00
脑、神经系统	C70-C72	2102	2.10	4.91	3.46	0.20	0.36	1741	3.04	4.20	2.74	0.15	0.29
甲状腺	C73	166	0.17	0.39	0.23	0.01	0.03	272	0.47	0.66	0.37	0.02	0.04
肾上腺	C74	90	0.09	0.21	0.15	0.01	0.01	55	0.10	0.13	0.08	0.00	0.01
其他的内分泌腺	C75	60	0.06	0.14	0.10	0.01	0.01	40	0.07	0.10	0.06	0.00	0.01
霍奇金病	C81	94	0.09	0.22	0.14	0.01	0.01	47	0.08	0.11	0.07	0.00	0.01
非霍奇金淋巴瘤	C82-C85;C96	1438	1.43	3.36	2.18	0.11	0.25	839	1.46	2.02	1.18	0.06	0.14
免疫增生性疾病	C88	13	0.01	0.03	0.02	0.00	0.00	14	0.02	0.03	0.02	0.00	0.00
多发性骨髓瘤	C90	465	0.46	1.09	0.67	0.03	0.08	305	0.53	0.73	0.44	0.02	0.06
淋巴样白血病	C91	437	0.44	1.02	0.84	0.05	0.07	358	0.63	0.86	0.68	0.04	0.06
髓样白血病	C92-C94	744	0.74	1.74	1.18	0.06	0.13	533	0.93	1.28	0.87	0.05	0.09
白血病,未特指	C95	932	0.93	2.18	1.64	0.09	0.16	640	1.12	1.54	1.12	0.07	0.11
其他的或未指明部位的	O&U	2031	2.03	4.74	2.93	0.14	0.33	1453	2.54	3.50	1.95	0.09	0.20
合计	ALL	100247	100.00	234.07	141.80	6.56	16.35	57280	100.00	138.03	75.08	3.53	8.36
所有部位除外C44	ALLbutC44	99887	99.64	233.23	141.31	6.55	16.31	56960	99.44	137.26	74.74	3.52	8.34

表 7-3-31 2015年全国中部肿瘤登记地区恶性肿瘤死亡主要指标(1/10万)

部位		男性						女性					
		病例数	构(%)	粗率(1/10万)	世调率(1/10万)	累积率(%) 0-64	累积率(%) 0-74	病例数	构(%)	粗率(1/10万)	世调率(1/10万)	累积率(%) 0-64	累积率(%) 0-74
唇	C00	28	0.03	0.06	0.04	0.00	0.00	13	0.02	0.03	0.02	0.00	0.00
舌	C01-C02	222	0.24	0.47	0.35	0.02	0.04	101	0.19	0.23	0.14	0.01	0.02
口	C03-C06	259	0.27	0.55	0.40	0.02	0.05	132	0.25	0.29	0.19	0.01	0.02
唾液腺	C07-C08	105	0.11	0.22	0.16	0.01	0.02	68	0.13	0.15	0.09	0.00	0.01
扁桃体	C09	35	0.04	0.07	0.06	0.00	0.01	11	0.02	0.02	0.02	0.00	0.00
其他的口咽	C10	98	0.10	0.21	0.15	0.01	0.02	17	0.03	0.04	0.03	0.00	0.00
鼻咽	C11	1112	1.18	2.36	1.75	0.12	0.21	435	0.82	0.97	0.65	0.04	0.07
喉咽	C12-C13	136	0.14	0.29	0.21	0.01	0.03	21	0.04	0.05	0.03	0.00	0.00
咽,部位不明	C14	101	0.11	0.21	0.15	0.01	0.02	33	0.06	0.07	0.05	0.00	0.00
食管	C15	9406	9.97	20.00	14.39	0.57	1.74	3926	7.39	8.76	5.47	0.18	0.62
胃	C16	14518	15.38	30.87	22.16	0.90	2.68	6233	11.73	13.91	8.83	0.38	0.97
小肠	C17	385	0.41	0.82	0.59	0.03	0.07	257	0.48	0.57	0.38	0.02	0.04
结肠	C18	2585	2.74	5.50	3.91	0.16	0.42	1948	3.67	4.35	2.76	0.12	0.30
直肠	C19-C20	3303	3.50	7.02	5.03	0.22	0.57	2196	4.13	4.90	3.13	0.14	0.34
肛门	C21	146	0.15	0.31	0.22	0.01	0.02	93	0.18	0.21	0.14	0.01	0.01
肝脏	C22	15742	16.68	33.47	24.49	1.48	2.86	6057	11.40	13.52	8.85	0.42	1.02
胆囊及其他	C23-C24	972	1.03	2.07	1.46	0.06	0.16	1221	2.30	2.72	1.73	0.08	0.20
胰腺	C25	2329	2.47	4.95	3.57	0.17	0.43	1707	3.21	3.81	2.44	0.10	0.28
鼻、鼻窦及其他	C30-C31	110	0.12	0.23	0.17	0.01	0.02	62	0.12	0.14	0.09	0.01	0.01
喉	C32	858	0.91	1.82	1.32	0.07	0.16	154	0.29	0.34	0.21	0.01	0.02
气管、支气管、肺	C33-C34	28801	30.52	61.24	44.00	1.91	5.27	11547	21.73	25.77	16.41	0.72	1.84
其他的胸腔器官	C37-C38	261	0.28	0.55	0.40	0.02	0.04	136	0.26	0.30	0.21	0.01	0.02
骨	C40-C41	702	0.74	1.49	1.12	0.05	0.13	461	0.87	1.03	0.74	0.03	0.08
皮肤的黑色素瘤	C43	104	0.11	0.22	0.16	0.01	0.02	72	0.14	0.16	0.11	0.01	0.01
其他的皮肤	C44	374	0.40	0.80	0.57	0.02	0.06	275	0.52	0.61	0.37	0.01	0.03
间皮瘤	C45	41	0.04	0.09	0.06	0.00	0.01	27	0.05	0.06	0.04	0.00	0.00
卡波西肉瘤	C46	12	0.01	0.03	0.02	0.00	0.00	4	0.01	0.01	0.01	0.00	0.00
周围神经、其他结缔组织、软组织	C47;C49	140	0.15	0.30	0.23	0.01	0.02	103	0.19	0.23	0.18	0.01	0.02
乳房	C50	79	0.08	0.17	0.12	0.01	0.01	4174	7.86	9.31	6.46	0.48	0.72
外阴	C51	–	–	–	–	–	–	59	0.11	0.13	0.08	0.00	0.01
阴道	C52	–	–	–	–	–	–	43	0.08	0.10	0.07	0.00	0.01
子宫颈	C53	–	–	–	–	–	–	2708	5.10	6.04	4.17	0.29	0.47
子宫体	C54	–	–	–	–	–	–	719	1.35	1.60	1.11	0.07	0.13
子宫,部位不明	C55	–	–	–	–	–	–	338	0.64	0.75	0.52	0.03	0.06
卵巢	C56	–	–	–	–	–	–	1342	2.53	2.99	2.10	0.15	0.25
其他的女性生殖器	C57	–	–	–	–	–	–	68	0.13	0.15	0.10	0.01	0.01
胎盘	C58	–	–	–	–	–	–	5	0.01	0.01	0.01	0.00	0.00
阴茎	C60	95	0.10	0.20	0.14	0.01	0.02	–	–	–	–	–	–
前列腺	C61	1516	1.61	3.22	2.20	0.03	0.17	–	–	–	–	–	–
睾丸	C62	57	0.06	0.12	0.10	0.01	0.01	–	–	–	–	–	–
其他的男性生殖器	C63	20	0.02	0.04	0.03	0.00	0.00	–	–	–	–	–	–
肾	C64	675	0.72	1.44	1.06	0.05	0.12	364	0.69	0.81	0.54	0.03	0.06
肾盂	C65	97	0.10	0.21	0.15	0.01	0.02	64	0.12	0.14	0.08	0.00	0.01
输尿管	C66	77	0.08	0.16	0.12	0.00	0.01	69	0.13	0.15	0.09	0.00	0.01
膀胱	C67	1310	1.39	2.79	1.91	0.05	0.18	370	0.70	0.83	0.49	0.01	0.05
其他的泌尿器官	C68	24	0.03	0.05	0.04	0.00	0.00	14	0.03	0.03	0.02	0.00	0.00
眼	C69	27	0.03	0.06	0.05	0.00	0.00	13	0.02	0.03	0.03	0.00	0.00
脑、神经系统	C70-C72	2091	2.22	4.45	3.46	0.20	0.36	1574	2.96	3.51	2.57	0.15	0.27
甲状腺	C73	201	0.21	0.43	0.31	0.02	0.03	360	0.68	0.80	0.54	0.03	0.06
肾上腺	C74	64	0.07	0.14	0.10	0.00	0.01	47	0.09	0.10	0.09	0.00	0.01
其他的内分泌腺	C75	53	0.06	0.11	0.09	0.00	0.01	35	0.07	0.08	0.05	0.00	0.01
霍奇金病	C81	107	0.11	0.23	0.17	0.01	0.02	75	0.14	0.17	0.12	0.01	0.01
非霍奇金淋巴瘤	C82-C85;C96	1214	1.29	2.58	1.94	0.10	0.22	732	1.38	1.63	1.14	0.06	0.13
免疫增生性疾病	C88	6	0.01	0.01	0.01	0.00	0.00	2	0.00	0.00	0.00	0.00	0.00
多发性骨髓瘤	C90	377	0.40	0.80	0.62	0.03	0.07	245	0.46	0.55	0.39	0.02	0.05
淋巴样白血病	C91	408	0.43	0.87	0.80	0.05	0.07	272	0.51	0.61	0.50	0.03	0.05
髓样白血病	C92-C94	546	0.58	1.16	0.93	0.05	0.10	359	0.68	0.80	0.63	0.04	0.06
白血病,未特指	C95	943	1.00	2.01	1.70	0.10	0.16	672	1.26	1.50	1.23	0.07	0.12
其他的或未指明部位的	O&U	1510	1.60	3.21	2.40	0.11	0.27	1099	2.07	2.45	1.65	0.08	0.17
合计	ALL	94382	100.00	200.69	145.59	6.75	16.94	53132	100.00	118.57	78.09	3.89	8.71
所有部位除外C44	ALLbutC44	94008	99.60	199.90	145.02	6.73	16.88	52857	99.48	117.95	77.72	3.88	8.68

表 7-3-32 2015年全国中部城市肿瘤登记地区恶性肿瘤死亡主要指标(1/10万)

部位		男性						女性					
		病例数	构成(%)	粗率(1/10万)	世调率(1/10万)	累积率(%)		病例数	构成(%)	粗率(1/10万)	世调率(1/10万)	累积率(%)	
						0-64	0-74					0-64	0-74
唇	C00	10	0.03	0.06	0.03	0.00	0.00	4	0.02	0.02	0.01	0.00	0.00
舌	C01-C02	120	0.32	0.68	0.46	0.03	0.05	62	0.29	0.36	0.21	0.01	0.02
口	C03-C06	140	0.37	0.80	0.54	0.03	0.06	63	0.29	0.37	0.21	0.01	0.02
唾液腺	C07-C08	57	0.15	0.32	0.21	0.01	0.02	31	0.14	0.18	0.10	0.01	0.01
扁桃体	C09	19	0.05	0.11	0.08	0.00	0.01	4	0.02	0.02	0.01	0.00	0.00
其他的口咽	C10	38	0.10	0.22	0.14	0.01	0.01	2	0.01	0.01	0.01	0.00	0.00
鼻咽	C11	396	1.05	2.25	1.56	0.11	0.19	146	0.68	0.85	0.52	0.03	0.06
喉咽	C12-C13	75	0.20	0.43	0.28	0.02	0.03	5	0.02	0.03	0.01	0.00	0.00
咽,部位不明	C14	48	0.13	0.27	0.18	0.01	0.02	11	0.05	0.06	0.03	0.00	0.00
食管	C15	2896	7.71	16.47	10.82	0.46	1.30	927	4.31	5.40	2.98	0.08	0.31
胃	C16	4507	12.01	25.64	16.63	0.66	1.94	2029	9.43	11.82	6.86	0.28	0.74
小肠	C17	183	0.49	1.04	0.69	0.03	0.08	119	0.55	0.69	0.41	0.02	0.04
结肠	C18	1376	3.67	7.83	5.03	0.20	0.53	1023	4.76	5.96	3.42	0.14	0.37
直肠	C19-C20	1479	3.94	8.41	5.50	0.22	0.62	908	4.22	5.29	3.06	0.13	0.33
肛门	C21	46	0.12	0.26	0.16	0.01	0.02	27	0.13	0.16	0.09	0.01	0.01
肝脏	C22	5731	15.27	32.60	21.77	1.30	2.50	2162	10.05	12.59	7.58	0.35	0.88
胆囊及其他	C23-C24	508	1.35	2.89	1.84	0.08	0.20	597	2.78	3.48	2.01	0.08	0.22
胰腺	C25	1207	3.22	6.87	4.50	0.20	0.53	909	4.23	5.29	3.08	0.12	0.36
鼻、鼻窦及其他	C30-C31	43	0.11	0.24	0.17	0.01	0.02	23	0.11	0.13	0.08	0.00	0.01
喉	C32	401	1.07	2.28	1.49	0.07	0.18	48	0.22	0.28	0.15	0.00	0.01
气管、支气管、肺	C33-C34	12234	32.59	69.59	45.35	1.93	5.33	4942	22.98	28.78	16.52	0.67	1.77
其他的胸腔器官	C37-C38	141	0.38	0.80	0.53	0.03	0.06	80	0.37	0.47	0.30	0.02	0.03
骨	C40-C41	248	0.66	1.41	0.98	0.04	0.11	166	0.77	0.97	0.65	0.03	0.07
皮肤的黑色素瘤	C43	53	0.14	0.30	0.20	0.01	0.02	40	0.19	0.23	0.15	0.01	0.02
其他的皮肤	C44	125	0.33	0.71	0.48	0.02	0.04	92	0.43	0.54	0.30	0.01	0.02
间皮瘤	C45	32	0.09	0.18	0.12	0.01	0.02	12	0.06	0.07	0.04	0.00	0.00
卡波西肉瘤	C46	8	0.02	0.05	0.03	0.00	0.00	3	0.01	0.02	0.01	0.00	0.00
周围神经、其他结缔组织、软组织	C47;C49	68	0.18	0.39	0.28	0.01	0.03	52	0.24	0.30	0.20	0.01	0.02
乳房	C50	31	0.08	0.18	0.11	0.01	0.01	1944	9.04	11.32	7.22	0.53	0.80
外阴	C51	–	–	–	–	–	–	24	0.11	0.14	0.08	0.00	0.01
阴道	C52	–	–	–	–	–	–	17	0.08	0.10	0.06	0.00	0.01
子宫颈	C53	–	–	–	–	–	–	1028	4.78	5.99	3.82	0.27	0.42
子宫体	C54	–	–	–	–	–	–	271	1.26	1.58	1.00	0.06	0.13
子宫,部位不明	C55	–	–	–	–	–	–	80	0.37	0.47	0.30	0.02	0.04
卵巢	C56	–	–	–	–	–	–	716	3.33	4.17	2.69	0.18	0.33
其他的女性生殖器	C57	–	–	–	–	–	–	36	0.17	0.21	0.13	0.01	0.01
胎盘	C58	–	–	–	–	–	–	3	0.01	0.02	0.01	0.00	0.00
阴茎	C60	28	0.07	0.16	0.10	0.01	0.01	–	–	–	–	–	–
前列腺	C61	880	2.34	5.01	3.04	0.04	0.22	–	–	–	–	–	–
睾丸	C62	23	0.06	0.13	0.11	0.01	0.01	–	–	–	–	–	–
其他的男性生殖器	C63	8	0.02	0.05	0.03	0.00	0.00	–	–	–	–	–	–
肾	C64	377	1.00	2.14	1.43	0.06	0.15	211	0.98	1.23	0.75	0.03	0.08
肾盂	C65	50	0.13	0.28	0.19	0.01	0.02	36	0.17	0.21	0.11	0.00	0.01
输尿管	C66	50	0.13	0.28	0.18	0.01	0.02	47	0.22	0.27	0.15	0.01	0.02
膀胱	C67	658	1.75	3.74	2.31	0.06	0.21	194	0.90	1.13	0.59	0.01	0.05
其他的泌尿器官	C68	12	0.03	0.07	0.05	0.00	0.01	9	0.04	0.05	0.03	0.00	0.00
眼	C69	13	0.03	0.07	0.06	0.00	0.00	7	0.03	0.04	0.06	0.00	0.00
脑、神经系统	C70-C72	774	2.06	4.40	3.22	0.18	0.33	601	2.79	3.50	2.41	0.13	0.24
甲状腺	C73	80	0.21	0.46	0.30	0.02	0.03	160	0.74	0.93	0.59	0.03	0.06
肾上腺	C74	31	0.08	0.18	0.11	0.01	0.01	25	0.12	0.15	0.11	0.01	0.01
其他的内分泌腺	C75	34	0.09	0.19	0.15	0.01	0.01	18	0.08	0.10	0.06	0.00	0.01
霍奇金病	C81	38	0.10	0.22	0.15	0.01	0.02	27	0.13	0.16	0.11	0.01	0.01
非霍奇金淋巴瘤	C82-C85;C96	560	1.49	3.19	2.20	0.12	0.24	345	1.60	2.01	1.30	0.06	0.15
免疫增生性疾病	C88	6	0.02	0.03	0.02	0.00	0.00	1	0.00	0.01	0.00	0.00	0.00
多发性骨髓瘤	C90	186	0.50	1.06	0.71	0.03	0.08	143	0.66	0.83	0.51	0.03	0.06
淋巴样白血病	C91	189	0.50	1.08	0.95	0.05	0.08	122	0.57	0.71	0.56	0.03	0.05
髓样白血病	C92-C94	284	0.76	1.62	1.20	0.07	0.13	182	0.85	1.06	0.81	0.05	0.08
白血病,未特指	C95	296	0.79	1.68	1.37	0.07	0.12	225	1.05	1.31	0.97	0.05	0.09
其他的或未指明部位的	O&U	745	1.98	4.24	2.87	0.14	0.31	548	2.55	3.19	1.93	0.09	0.19
合计	ALL	37542	100.00	213.54	140.91	6.40	15.95	21507	100.00	125.25	75.38	3.61	8.20
所有部位除外C44	ALLbutC44	37417	99.67	212.83	140.43	6.38	15.91	21415	99.57	124.72	75.08	3.60	8.18

表 7-3-33 2015年全国中部农村肿瘤登记地区恶性肿瘤死亡主要指标(1/10万)

部位		男性						女性					
		病例数	构成(%)	粗率(1/10万)	世调率(1/10万)	累积率(%) 0-64	0-74	病例数	构成(%)	粗率(1/10万)	世调率(1/10万)	累积率(%) 0-64	0-74
唇	C00	18	0.03	0.06	0.05	0.00	0.01	9	0.03	0.03	0.02	0.00	0.00
舌	C01-C02	102	0.18	0.35	0.27	0.02	0.03	39	0.12	0.14	0.10	0.00	0.01
口	C03-C06	119	0.21	0.40	0.31	0.02	0.04	69	0.22	0.25	0.17	0.01	0.02
唾液腺	C07-C08	48	0.08	0.16	0.13	0.01	0.02	37	0.12	0.13	0.09	0.00	0.01
扁桃体	C09	16	0.03	0.05	0.04	0.00	0.01	7	0.02	0.03	0.02	0.00	0.00
其他的口咽	C10	60	0.11	0.20	0.16	0.01	0.02	15	0.05	0.05	0.04	0.00	0.00
鼻咽	C11	716	1.26	2.43	1.88	0.13	0.22	289	0.91	1.05	0.74	0.05	0.08
喉咽	C12-C13	61	0.11	0.21	0.16	0.01	0.02	16	0.05	0.06	0.04	0.00	0.00
咽,部位不明	C14	53	0.09	0.18	0.13	0.01	0.02	22	0.07	0.08	0.06	0.00	0.01
食管	C15	6510	11.45	22.11	16.85	0.64	2.04	2999	9.48	10.85	7.24	0.25	0.85
胃	C16	10011	17.61	34.00	25.94	1.06	3.18	4204	13.29	15.21	10.23	0.44	1.13
小肠	C17	202	0.36	0.69	0.53	0.03	0.06	138	0.44	0.50	0.35	0.02	0.04
结肠	C18	1209	2.13	4.11	3.11	0.14	0.35	925	2.92	3.35	2.29	0.11	0.26
直肠	C19-C20	1824	3.21	6.19	4.69	0.22	0.53	1288	4.07	4.66	3.18	0.15	0.35
肛门	C21	100	0.18	0.34	0.27	0.01	0.03	66	0.21	0.24	0.17	0.01	0.02
肝脏	C22	10011	17.61	34.00	26.29	1.60	3.09	3895	12.32	14.09	9.74	0.47	1.12
胆囊及其他	C23-C24	464	0.82	1.58	1.19	0.05	0.14	624	1.97	2.26	1.53	0.07	0.18
胰腺	C25	1122	1.97	3.81	2.91	0.14	0.35	798	2.52	2.89	1.97	0.09	0.23
鼻、鼻窦及其他	C30-C31	67	0.12	0.23	0.18	0.01	0.02	39	0.12	0.14	0.10	0.01	0.01
喉	C32	457	0.80	1.55	1.20	0.06	0.15	106	0.34	0.38	0.25	0.01	0.03
气管、支气管、肺	C33-C34	16567	29.15	56.26	43.00	1.89	5.23	6605	20.89	23.90	16.33	0.75	1.89
其他的胸腔器官	C37-C38	120	0.21	0.41	0.31	0.02	0.03	56	0.18	0.20	0.15	0.01	0.02
骨	C40-C41	454	0.80	1.54	1.22	0.06	0.14	295	0.93	1.07	0.81	0.04	0.09
皮肤的黑色素瘤	C43	51	0.09	0.17	0.13	0.01	0.01	32	0.10	0.12	0.08	0.00	0.01
其他的皮肤	C44	249	0.44	0.85	0.64	0.02	0.07	183	0.58	0.66	0.42	0.01	0.04
间皮瘤	C45	9	0.02	0.03	0.02	0.00	0.00	15	0.05	0.05	0.04	0.00	0.00
卡波西肉瘤	C46	4	0.01	0.01	0.01	0.00	0.00	1	0.00	0.00	0.00	0.00	0.00
周围神经、其他结缔组织、软组织	C47;C49	72	0.13	0.24	0.20	0.01	0.02	51	0.16	0.18	0.16	0.01	0.02
乳房	C50	48	0.08	0.16	0.13	0.01	0.02	2230	7.05	8.07	5.92	0.45	0.66
外阴	C51	–	–	–	–	–	–	35	0.11	0.13	0.08	0.00	0.01
阴道	C52	–	–	–	–	–	–	26	0.08	0.09	0.07	0.00	0.01
子宫颈	C53	–	–	–	–	–	–	1680	5.31	6.08	4.41	0.30	0.50
子宫体	C54	–	–	–	–	–	–	448	1.42	1.62	1.18	0.08	0.14
子宫,部位不明	C55	–	–	–	–	–	–	258	0.82	0.93	0.67	0.04	0.08
卵巢	C56	–	–	–	–	–	–	626	1.98	2.26	1.68	0.12	0.20
其他的女性生殖器	C57	–	–	–	–	–	–	32	0.10	0.12	0.09	0.01	0.01
胎盘	C58	–	–	–	–	–	–	2	0.01	0.01	0.01	0.00	0.00
阴茎	C60	67	0.12	0.23	0.17	0.01	0.02	–	–	–	–	–	–
前列腺	C61	636	1.12	2.16	1.59	0.02	0.13	–	–	–	–	–	–
睾丸	C62	34	0.06	0.12	0.09	0.01	0.01	–	–	–	–	–	–
其他的男性生殖器	C63	12	0.02	0.04	0.03	0.00	0.00	–	–	–	–	–	–
肾	C64	298	0.52	1.01	0.80	0.04	0.10	153	0.48	0.55	0.40	0.02	0.04
肾盂	C65	47	0.08	0.16	0.13	0.01	0.01	28	0.09	0.10	0.07	0.00	0.01
输尿管	C66	27	0.05	0.09	0.07	0.( )0	0.01	22	0.07	0.08	0.05	0.00	0.01
膀胱	C67	652	1.15	2.21	1.63	0.04	0.15	176	0.56	0.64	0.41	0.01	0.04
其他的泌尿器官	C68	12	0.02	0.04	0.03	0.00	0.00	5	0.02	0.02	0.01	0.00	0.00
眼	C69	14	0.02	0.05	0.04	0.00	0.00	6	0.02	0.02	0.02	0.00	0.00
脑、神经系统	C70-C72	1317	2.32	4.47	3.62	0.22	0.38	973	3.08	3.52	2.70	0.16	0.29
甲状腺	C73	121	0.21	0.41	0.31	0.02	0.03	200	0.63	0.72	0.51	0.03	0.06
肾上腺	C74	33	0.06	0.11	0.09	0.00	0.01	22	0.07	0.08	0.07	0.00	0.01
其他的内分泌腺	C75	19	0.03	0.06	0.05	0.00	0.01	17	0.05	0.06	0.04	0.00	0.01
霍奇金病	C81	69	0.12	0.23	0.19	0.01	0.02	48	0.15	0.17	0.13	0.01	0.02
非霍奇金淋巴瘤	C82-C85;C96	654	1.15	2.22	1.76	0.09	0.20	387	1.22	1.40	1.03	0.05	0.12
免疫增生性疾病	C88	0	0.00	0.00	0.00	0.00	0.00	1	0.00	0.00	0.00	0.00	0.00
多发性骨髓瘤	C90	191	0.34	0.65	0.55	0.03	0.07	102	0.32	0.37	0.30	0.02	0.04
淋巴样白血病	C91	219	0.39	0.74	0.71	0.04	0.06	150	0.47	0.54	0.46	0.03	0.04
髓样白血病	C92-C94	262	0.46	0.89	0.75	0.05	0.08	177	0.56	0.64	0.52	0.04	0.05
白血病,未特指	C95	647	1.14	2.20	1.92	0.11	0.18	447	1.41	1.62	1.39	0.08	0.13
其他的或未指明部位的	O&U	765	1.35	2.60	2.07	0.10	0.24	551	1.74	1.99	1.46	0.08	0.16
合计	ALL	56840	100.00	193.02	148.56	6.98	17.60	31625	100.00	114.41	80.01	4.09	9.07
所有部位除外C44	ALLbutC44	56591	99.56	192.18	147.91	6.96	17.53	31442	99.42	113.75	79.58	4.07	9.03

表 7-3-34 2015年全国西部肿瘤登记地区恶性肿瘤死亡主要指标(1/10万)

部位		男性						女性					
		病例数	构成(%)	粗率(1/10万)	世调率(1/10万)	累积率(%)		病例数	构成(%)	粗率(1/10万)	世调率(1/10万)	累积率(%)	
						0-64	0-74					0-64	0-74
唇	C00	12	0.02	0.04	0.03	0.00	0.00	7	0.02	0.03	0.01	0.00	0.00
舌	C01-C02	119	0.22	0.43	0.30	0.02	0.04	53	0.18	0.20	0.12	0.01	0.01
口	C03-C06	181	0.33	0.66	0.43	0.02	0.05	72	0.25	0.27	0.16	0.01	0.02
唾液腺	C07-C08	50	0.09	0.18	0.12	0.01	0.01	33	0.11	0.13	0.09	0.00	0.01
扁桃体	C09	27	0.05	0.10	0.07	0.00	0.01	5	0.02	0.02	0.01	0.00	0.00
其他的口咽	C10	67	0.12	0.24	0.16	0.01	0.02	4	0.01	0.02	0.01	0.00	0.00
鼻咽	C11	908	1.68	3.32	2.32	0.17	0.27	300	1.04	1.14	0.76	0.05	0.09
喉咽	C12-C13	88	0.16	0.32	0.22	0.01	0.02	8	0.03	0.03	0.02	0.00	0.00
咽,部位不明	C14	87	0.16	0.32	0.21	0.01	0.02	23	0.08	0.09	0.05	0.00	0.00
食管	C15	5385	9.94	19.67	13.22	0.62	1.62	1610	5.59	6.12	3.63	0.13	0.43
胃	C16	6787	12.53	24.79	16.46	0.77	1.93	2984	10.36	11.34	6.84	0.30	0.76
小肠	C17	164	0.30	0.60	0.42	0.02	0.04	111	0.39	0.42	0.25	0.01	0.03
结肠	C18	1464	2.70	5.35	3.50	0.16	0.37	1014	3.52	3.85	2.26	0.10	0.23
直肠	C19-C20	2390	4.41	8.73	5.74	0.25	0.64	1459	5.06	5.55	3.30	0.15	0.36
肛门	C21	129	0.24	0.47	0.31	0.02	0.04	69	0.24	0.26	0.15	0.01	0.01
肝脏	C22	10736	19.82	39.22	27.13	1.83	3.08	3550	12.32	13.49	8.39	0.44	0.94
胆囊及其他	C23-C24	574	1.06	2.10	1.37	0.06	0.15	669	2.32	2.54	1.52	0.06	0.18
胰腺	C25	1401	2.59	5.12	3.42	0.18	0.40	932	3.24	3.54	2.12	0.09	0.25
鼻、鼻窦及其他	C30-C31	75	0.14	0.27	0.19	0.01	0.02	29	0.10	0.11	0.07	0.00	0.01
喉	C32	456	0.84	1.67	1.10	0.05	0.12	56	0.19	0.21	0.13	0.00	0.01
气管、支气管、肺	C33-C34	15155	27.98	55.36	36.99	1.86	4.32	6439	22.35	24.47	14.84	0.70	1.65
其他的胸腔器官	C37-C38	125	0.23	0.46	0.33	0.02	0.04	74	0.26	0.28	0.18	0.01	0.02
骨	C40-C41	487	0.90	1.78	1.28	0.07	0.14	294	1.02	1.12	0.76	0.04	0.08
皮肤的黑色素瘤	C43	63	0.12	0.23	0.16	0.01	0.02	48	0.17	0.18	0.11	0.00	0.01
其他的皮肤	C44	220	0.41	0.80	0.54	0.02	0.05	158	0.55	0.60	0.36	0.01	0.03
间皮瘤	C45	15	0.03	0.05	0.04	0.00	0.01	15	0.05	0.06	0.04	0.00	0.00
卡波西肉瘤	C46	11	0.02	0.04	0.03	0.00	0.00	3	0.01	0.01	0.02	0.00	0.00
周围神经、其他结缔组织、软组织	C47;C49	97	0.18	0.35	0.28	0.02	0.03	61	0.21	0.23	0.17	0.01	0.02
乳房	C50	60	0.11	0.22	0.15	0.01	0.02	2086	7.24	7.93	5.29	0.40	0.58
外阴	C51	–	–	–	–	–	–	39	0.14	0.15	0.09	0.00	0.01
阴道	C52	–	–	–	–	–	–	17	0.06	0.06	0.04	0.00	0.00
子宫颈	C53	–	–	–	–	–	–	1448	5.03	5.50	3.66	0.27	0.41
子宫体	C54	–	–	–	–	–	–	392	1.36	1.49	0.99	0.07	0.12
子宫,部位不明	C55	–	–	–	–	–	–	237	0.82	0.90	0.59	0.04	0.07
卵巢	C56	–	–	–	–	–	–	782	2.71	2.97	2.00	0.14	0.23
其他的女性生殖器	C57	–	–	–	–	–	–	39	0.14	0.15	0.10	0.01	0.01
胎盘	C58	–	–	–	–	–	–	2	0.01	0.01	0.01	0.00	0.00
阴茎	C60	66	0.12	0.24	0.16	0.01	0.02	–	–	–	–	–	–
前列腺	C61	1046	1.93	3.82	2.31	0.03	0.17	–	–	–	–	–	–
睾丸	C62	32	0.06	0.12	0.09	0.01	0.01	–	–	–	–	–	–
其他的男性生殖器	C63	13	0.02	0.05	0.03	0.00	0.00	–	–	–	–	–	–
肾	C64	365	0.67	1.33	0.89	0.04	0.10	199	0.69	0.76	0.49	0.02	0.05
肾盂	C65	40	0.07	0.15	0.10	0.01	0.01	29	0.10	0.11	0.06	0.00	0.01
输尿管	C66	32	0.06	0.12	0.08	0.00	0.01	24	0.08	0.09	0.05	0.00	0.00
膀胱	C67	882	1.63	3.22	2.03	0.06	0.18	215	0.75	0.82	0.45	0.02	0.04
其他的泌尿器官	C68	10	0.02	0.04	0.02	0.00	0.00	6	0.02	0.02	0.01	0.00	0.00
眼	C69	17	0.03	0.06	0.05	0.00	0.00	17	0.06	0.06	0.06	0.00	0.00
脑、神经系统	C70-C72	1096	2.02	4.00	2.99	0.19	0.32	897	3.11	3.41	2.53	0.16	0.26
甲状腺	C73	101	0.19	0.37	0.25	0.01	0.03	162	0.56	0.62	0.40	0.02	0.04
肾上腺	C74	47	0.09	0.17	0.13	0.01	0.01	24	0.08	0.09	0.07	0.00	0.01
其他的内分泌腺	C75	30	0.06	0.11	0.09	0.01	0.01	18	0.06	0.07	0.05	0.00	0.01
霍奇金病	C81	49	0.09	0.18	0.13	0.01	0.01	26	0.09	0.10	0.07	0.00	0.01
非霍奇金淋巴瘤	C82-C85;C96	577	1.07	2.11	1.51	0.09	0.16	367	1.27	1.39	0.93	0.05	0.10
免疫增生性疾病	C88	1	0.00	0.00	0.00	0.00	0.00	0	0.00	0.00	0.00	0.00	0.00
多发性骨髓瘤	C90	204	0.38	0.75	0.51	0.02	0.06	1128	0.44	0.49	0.33	0.02	0.04
淋巴样白血病	C91	247	0.46	0.90	0.81	0.05	0.07	152	0.53	0.58	0.51	0.03	0.04
髓样白血病	C92-C94	340	0.63	1.24	0.99	0.05	0.10	235	0.82	0.89	0.67	0.04	0.07
白血病,未特指	C95	465	0.86	1.70	1.47	0.08	0.14	372	1.29	1.41	1.21	0.07	0.11
其他的或未指明部位的	O&U	1177	2.17	4.30	3.03	0.16	0.33	813	2.82	3.09	1.97	0.10	0.20
合计	ALL	54170	100.00	197.89	134.19	7.05	15.23	28806	100.00	109.49	69.01	3.61	7.60
所有部位除外C44	ALLbutC44	53950	99.59	197.08	133.66	7.03	15.18	28648	99.45	108.89	68.65	3.60	7.57

表 7-3-35 2015年全国西部城市肿瘤登记地区恶性肿瘤死亡主要指标(1/10万)

部位		男性						女性					
		病例数	构成(%)	粗率(1/10万)	世调率(1/10万)	累积率(%) 0-64	累积率(%) 0-74	病例数	构成(%)	粗率(1/10万)	世调率(1/10万)	累积率(%) 0-64	累积率(%) 0-74
唇	C00	7	0.02	0.05	0.03	0.00	0.00	5	0.03	0.04	0.02	0.00	0.00
舌	C01-C02	67	0.24	0.47	0.33	0.02	0.04	36	0.23	0.26	0.16	0.01	0.02
口	C03-C06	75	0.27	0.52	0.36	0.02	0.04	40	0.26	0.29	0.17	0.01	0.01
唾液腺	C07-C08	35	0.12	0.24	0.17	0.01	0.02	18	0.11	0.13	0.10	0.01	0.01
扁桃体	C09	17	0.06	0.12	0.09	0.00	0.01	4	0.03	0.03	0.01	0.00	0.00
其他的口咽	C10	45	0.16	0.31	0.21	0.01	0.02	2	0.01	0.01	0.01	0.00	0.00
鼻咽	C11	507	1.79	3.54	2.53	0.18	0.30	172	1.10	1.23	0.82	0.05	0.09
喉咽	C12-C13	59	0.21	0.41	0.28	0.02	0.03	5	0.03	0.04	0.02	0.00	0.00
咽,部位不明	C14	36	0.13	0.25	0.17	0.01	0.02	11	0.07	0.08	0.05	0.00	0.00
食管	C15	2118	7.50	14.78	10.19	0.47	1.22	564	3.60	4.03	2.48	0.08	0.30
胃	C16	3234	11.45	22.57	15.24	0.67	1.77	1452	9.26	10.38	6.42	0.28	0.72
小肠	C17	119	0.42	0.83	0.61	0.03	0.07	77	0.49	0.55	0.34	0.02	0.04
结肠	C18	1015	3.59	7.08	4.72	0.20	0.50	705	4.50	5.04	3.03	0.13	0.30
直肠	C19-C20	1359	4.81	9.49	6.35	0.26	0.70	795	5.07	5.69	3.44	0.14	0.35
肛门	C21	46	0.16	0.32	0.22	0.01	0.03	21	0.13	0.15	0.09	0.00	0.01
肝脏	C22	5020	17.77	35.04	24.68	1.62	2.79	1767	11.27	12.64	7.96	0.38	0.89
胆囊及其他	C23-C24	369	1.31	2.58	1.73	0.08	0.18	423	2.70	3.03	1.84	0.07	0.21
胰腺	C25	827	2.93	5.77	3.95	0.20	0.46	582	3.71	4.16	2.53	0.09	0.29
鼻、鼻窦及其他	C30-C31	42	0.15	0.29	0.21	0.01	0.02	15	0.10	0.11	0.07	0.00	0.01
喉	C32	286	1.01	2.00	1.36	0.07	0.15	32	0.20	0.23	0.14	0.01	0.02
气管、支气管、肺	C33-C34	8314	29.43	58.03	39.93	1.90	4.67	3458	22.06	24.73	15.27	0.67	1.67
其他的胸腔器官	C37-C38	94	0.33	0.66	0.51	0.03	0.05	50	0.32	0.36	0.24	0.01	0.03
骨	C40-C41	234	0.83	1.63	1.21	0.07	0.13	152	0.97	1.09	0.75	0.04	0.08
皮肤的黑色素瘤	C43	40	0.14	0.28	0.20	0.01	0.02	38	0.24	0.27	0.17	0.01	0.02
其他的皮肤	C44	122	0.43	0.85	0.60	0.03	0.06	82	0.52	0.59	0.38	0.01	0.03
间皮瘤	C45	8	0.03	0.06	0.04	0.00	0.01	13	0.08	0.09	0.06	0.00	0.01
卡波西肉瘤	C46	8	0.03	0.06	0.04	0.00	0.00	2	0.01	0.01	0.01	0.00	0.00
周围神经、其他结缔组织、软组织	C47;C49	55	0.19	0.38	0.32	0.02	0.03	37	0.24	0.26	0.20	0.01	0.02
乳房	C50	30	0.11	0.21	0.15	0.01	0.02	1285	8.20	9.19	6.16	0.44	0.68
外阴	C51	-	-	-	-	-	-	25	0.16	0.18	0.10	0.00	0.01
阴道	C52	-	-	-	-	-	-	12	0.08	0.09	0.05	0.00	0.01
子宫颈	C53	-	-	-	-	-	-	777	4.96	5.56	3.74	0.28	0.41
子宫体	C54	-	-	-	-	-	-	229	1.46	1.64	1.11	0.08	0.14
子宫,部位不明	C55	-	-	-	-	-	-	95	0.61	0.68	0.46	0.03	0.05
卵巢	C56	-	-	-	-	-	-	510	3.25	3.65	2.48	0.17	0.29
其他的女性生殖器	C57	-	-	-	-	-	-	19	0.12	0.14	0.09	0.00	0.01
胎盘	C58	-	-	-	-	-	-	0	0.00	0.00	0.00	0.00	0.00
阴茎	C60	30	0.11	0.21	0.13	0.00	0.01	-	-	-	-	-	-
前列腺	C61	750	2.65	5.23	3.24	0.04	0.24	-	-	-	-	-	-
睾丸	C62	23	0.08	0.16	0.13	0.01	0.01	-	-	-	-	-	-
其他的男性生殖器	C63	9	0.03	0.06	0.04	0.00	0.00	-	-	-	-	-	-
肾	C64	262	0.93	1.83	1.25	0.06	0.13	146	0.93	1.04	0.65	0.03	0.07
肾盂	C65	25	0.09	0.17	0.11	0.01	0.01	20	0.13	0.14	0.08	0.00	0.01
输尿管	C66	22	0.08	0.15	0.11	0.00	0.01	20	0.13	0.14	0.08	0.00	0.01
膀胱	C67	500	1.77	3.49	2.23	0.06	0.19	137	0.87	0.98	0.55	0.01	0.05
其他的泌尿器官	C68	7	0.02	0.05	0.03	0.00	0.00	5	0.03	0.04	0.02	0.00	0.00
眼	C69	8	0.03	0.06	0.03	0.00	0.00	8	0.05	0.06	0.05	0.00	0.00
脑、神经系统	C70-C72	570	2.02	3.98	2.99	0.19	0.32	471	3.00	3.37	2.53	0.15	0.25
甲状腺	C73	61	0.22	0.43	0.29	0.01	0.03	115	0.73	0.82	0.54	0.03	0.06
肾上腺	C74	31	0.11	0.22	0.15	0.01	0.02	16	0.10	0.11	0.08	0.00	0.01
其他的内分泌腺	C75	17	0.06	0.12	0.10	0.00	0.01	12	0.08	0.09	0.08	0.00	0.01
霍奇金病	C81	35	0.12	0.24	0.18	0.01	0.02	21	0.13	0.15	0.10	0.00	0.01
非霍奇金淋巴瘤	C82-C85;C96	335	1.19	2.34	1.72	0.10	0.18	224	1.43	1.60	1.10	0.06	0.12
免疫增生性疾病	C88	1	0.00	0.01	0.00	0.00	0.00	0	0.00	0.00	0.00	0.00	0.00
多发性骨髓瘤	C90	132	0.47	0.92	0.63	0.02	0.08	88	0.56	0.63	0.42	0.02	0.05
淋巴样白血病	C91	148	0.52	1.03	0.94	0.05	0.08	86	0.55	0.62	0.54	0.03	0.04
髓样白血病	C92-C94	221	0.78	1.54	1.25	0.06	0.12	149	0.95	1.07	0.80	0.04	0.08
白血病,未特指	C95	227	0.80	1.58	1.43	0.08	0.13	183	1.17	1.31	1.23	0.07	0.11
其他的或未指明部位的	O&U	647	2.29	4.52	3.24	0.16	0.34	466	2.97	3.33	2.19	0.11	0.21
合计	ALL	28249	100.00	197.18	136.66	6.83	15.33	15677	100.00	112.12	72.04	3.63	7.83
所有部位除外C44	ALLbutC44	28127	99.57	196.32	136.06	6.81	15.27	15595	99.48	111.53	71.66	3.62	7.80

表 7-3-36 2015年全国西部农村肿瘤登记地区恶性肿瘤死亡主要指标（1/10万）

部位		男性						女性					
		病例数	构成(%)	粗率(1/10万)	世调率(1/10万)	累积率(%)		病例数	构成(%)	粗率(1/10万)	世调率(1/10万)	累积率(%)	
						0-64	0-74					0-64	0-74
唇	C00	5	0.02	0.04	0.02	0.00	0.00	2	0.02	0.02	0.01	0.00	0.00
舌	C01-C02	52	0.20	0.40	0.27	0.01	0.03	17	0.13	0.14	0.09	0.01	0.01
口	C03-C06	106	0.41	0.81	0.51	0.02	0.06	32	0.24	0.26	0.16	0.01	0.02
唾液腺	C07-C08	15	0.06	0.11	0.07	0.00	0.01	15	0.11	0.12	0.08	0.00	0.01
扁桃体	C09	10	0.04	0.08	0.05	0.00	0.01	1	0.01	0.01	0.00	0.00	0.00
其他的口咽	C10	22	0.08	0.17	0.11	0.01	0.01	2	0.02	0.02	0.01	0.00	0.00
鼻咽	C11	401	1.55	3.07	2.11	0.16	0.25	128	0.97	1.04	0.70	0.05	0.08
喉咽	C12-C13	29	0.11	0.22	0.15	0.01	0.02	3	0.02	0.02	0.02	0.00	0.00
咽,部位不明	C14	51	0.20	0.39	0.25	0.01	0.03	12	0.09	0.10	0.06	0.00	0.01
食管	C15	3267	12.60	25.04	16.28	0.77	2.01	1046	7.97	8.48	4.84	0.17	0.57
胃	C16	3553	13.71	27.23	17.70	0.87	2.10	1532	11.67	12.43	7.28	0.32	0.81
小肠	C17	45	0.17	0.34	0.23	0.01	0.02	34	0.26	0.28	0.17	0.01	0.02
结肠	C18	449	1.73	3.44	2.25	0.11	0.24	309	2.35	2.51	1.46	0.07	0.16
直肠	C19-C20	1031	3.98	7.90	5.13	0.23	0.58	664	5.06	5.39	3.16	0.15	0.36
肛门	C21	83	0.32	0.64	0.41	0.02	0.05	48	0.37	0.39	0.21	0.01	0.02
肝脏	C22	5716	22.05	43.81	29.77	2.05	3.39	1783	13.58	14.46	8.88	0.50	1.00
胆囊及其他	C23-C24	205	0.79	1.57	1.00	0.05	0.12	246	1.87	2.00	1.18	0.05	0.15
胰腺	C25	574	2.21	4.40	2.88	0.15	0.34	350	2.67	2.84	1.70	0.09	0.21
鼻、鼻窦及其他	C30-C31	33	0.13	0.25	0.17	0.01	0.01	14	0.11	0.11	0.07	0.00	0.01
喉	C32	170	0.66	1.30	0.84	0.04	0.10	24	0.18	0.19	0.11	0.00	0.01
气管、支气管、肺	C33-C34	6841	26.39	52.43	34.11	1.83	3.99	2981	22.71	24.18	14.40	0.73	1.63
其他的胸腔器官	C37-C38	31	0.12	0.24	0.15	0.01	0.02	24	0.18	0.19	0.12	0.01	0.01
骨	C40-C41	253	0.98	1.94	1.36	0.08	0.15	142	1.08	1.15	0.77	0.04	0.08
皮肤的黑色素瘤	C43	23	0.09	0.18	0.11	0.01	0.01	10	0.08	0.08	0.05	0.00	0.01
其他的皮肤	C44	98	0.38	0.75	0.47	0.02	0.05	76	0.58	0.62	0.35	0.01	0.03
间皮瘤	C45	7	0.03	0.05	0.04	0.00	0.01	2	0.02	0.02	0.01	0.00	0.00
卡波西肉瘤	C46	3	0.01	0.02	0.01	0.00	0.00	1	0.01	0.01	0.02	0.00	0.00
周围神经、其他结缔组织、软组织	C47;C49	42	0.16	0.32	0.23	0.01	0.03	24	0.18	0.19	0.15	0.01	0.01
乳房	C50	30	0.12	0.23	0.15	0.01	0.02	801	6.10	6.50	4.35	0.35	0.48
外阴	C51	–	–	–	–	–	–	14	0.11	0.11	0.07	0.00	0.01
阴道	C52	–	–	–	–	–	–	5	0.04	0.04	0.03	0.00	0.00
子宫颈	C53	–	–	–	–	–	–	671	5.11	5.44	3.56	0.26	0.40
子宫体	C54	–	–	–	–	–	–	163	1.24	1.32	0.86	0.06	0.10
子宫,部位不明	C55	–	–	–	–	–	–	142	1.08	1.15	0.72	0.04	0.09
卵巢	C56	–	–	–	–	–	–	272	2.07	2.21	1.48	0.11	0.17
其他的女性生殖器	C57	–	–	–	–	–	–	20	0.15	0.16	0.10	0.01	0.01
胎盘	C58	–	–	–	–	–	–	2	0.02	0.02	0.01	0.00	0.00
阴茎	C60	36	0.14	0.28	0.18	0.01	0.02	–	–	–	–	–	–
前列腺	C61	296	1.14	2.27	1.33	0.03	0.11	–	–	–	–	–	–
睾丸	C62	9	0.03	0.07	0.05	0.00	0.01	–	–	–	–	–	–
其他的男性生殖器	C63	4	0.02	0.03	0.02	0.00	0.00	–	–	–	–	–	–
肾	C64	103	0.40	0.79	0.52	0.02	0.06	53	0.40	0.43	0.31	0.02	0.03
肾盂	C65	15	0.06	0.11	0.08	0.01	0.01	9	0.07	0.07	0.04	0.00	0.01
输尿管	C66	10	0.04	0.08	0.05	0.00	0.01	4	0.03	0.03	0.01	0.00	0.00
膀胱	C67	382	1.47	2.93	1.81	0.06	0.17	78	0.59	0.63	0.34	0.01	0.03
其他的泌尿器官	C68	3	0.01	0.02	0.01	0.00	0.00	1	0.01	0.01	0.01	0.00	0.00
眼	C69	9	0.03	0.07	0.06	0.00	0.00	9	0.07	0.07	0.07	0.00	0.00
脑、神经系统	C70-C72	526	2.03	4.03	2.99	0.18	0.32	426	3.24	3.46	2.53	0.17	0.27
甲状腺	C73	40	0.15	0.31	0.20	0.01	0.02	47	0.36	0.38	0.24	0.01	0.03
肾上腺	C74	16	0.06	0.12	0.12	0.01	0.01	8	0.06	0.06	0.05	0.00	0.00
其他的内分泌腺	C75	13	0.05	0.10	0.08	0.01	0.01	6	0.05	0.05	0.03	0.00	0.00
霍奇金病	C81	14	0.05	0.11	0.07	0.00	0.01	5	0.04	0.04	0.04	0.00	0.00
非霍奇金淋巴瘤	C82-C85;C96	242	0.93	1.85	1.29	0.08	0.15	143	1.09	1.16	0.76	0.05	0.08
免疫增生性疾病	C88	0	0.00	0.00	0.00	0.00	0.00	0	0.00	0.00	0.00	0.00	0.00
多发性骨髓瘤	C90	72	0.28	0.55	0.39	0.02	0.04	40	0.30	0.32	0.24	0.01	0.03
淋巴样白血病	C91	99	0.38	0.76	0.68	0.04	0.05	66	0.50	0.54	0.47	0.03	0.04
髓样白血病	C92-C94	119	0.46	0.91	0.72	0.05	0.07	86	0.66	0.70	0.52	0.03	0.05
白血病,未特指	C95	238	0.92	1.82	1.52	0.09	0.14	189	1.44	1.53	1.20	0.07	0.12
其他的或未指明部位的	O&U	530	2.04	4.06	2.81	0.16	0.32	347	2.64	2.81	1.74	0.09	0.18
合计	ALL	25921	100.00	198.66	131.84	7.30	15.20	13129	100.00	106.50	65.88	3.60	7.37
所有部位除外C44	ALLbutC44	25823	99.62	197.91	131.37	7.28	15.15	13053	99.42	105.88	65.53	3.59	7.34

附录四：全球肿瘤发病与死亡

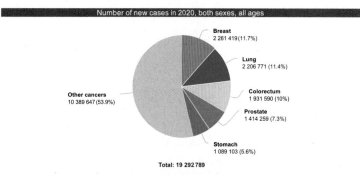

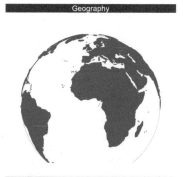

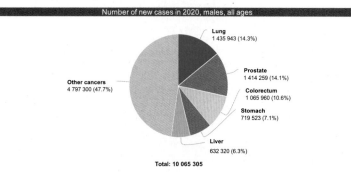

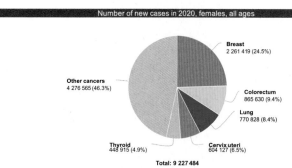

World

Number of new cases in 2020, both sexes, all ages

Breast 2 261 419(11.7%)
Lung 2 206 771 (11.4%)
Colorectum 1 931 590 (10%)
Prostate 1 414 259 (7.3%)
Stomach 1 089 103 (5.6%)
Other cancers 10 389 647 (53.9%)

Total: 19 292 789

Number of new cases in 2020, males, all ages

Lung 1 435 943 (14.3%)
Prostate 1 414 259 (14.1%)
Colorectum 1 065 960 (10.6%)
Stomach 719 523 (7.1%)
Liver 632 320 (6.3%)
Other cancers 4 797 300 (47.7%)

Total: 10 065 305

Number of new cases in 2020, females, all ages

Breast 2 261 419 (24.5%)
Colorectum 865 630 (9.4%)
Lung 770 828 (8.4%)
Cervix uteri 604 127 (6.5%)
Thyroid 448 915 (4.9%)
Other cancers 4 276 565 (46.3%)

Total: 9 227 484

Geography

Numbers at a glance

Total population

7 794 798 844

Number of new cases

19 292 789

Number of deaths

9 958 133

Number of prevalent cases (5-year)

50 550 287

Data source and methods

Incidence

Population weighted average of the rates of the region-specific countries included in GLOBOCAN 2020.

Mortality

Population weighted average of the rates of the region-specific countries included in GLOBOCAN 2020.

Prevalence

Sum of region-specific prevalent cases.

Summary statistic 2020

	Males	Females	Both sexes
Population	3 929 973 836	3 864 824 712	7 794 798 844
Number of new cancer cases	10 065 305	9 227 484	19 292 789
Age-standardized incidence rate (World)	222.0	186.0	201.0
Risk of developing cancer before the age of 75 years (%)	22.6	18.6	20.4
Number of cancer deaths	5 528 810	4 429 323	9 958 133
Age-standardized mortality rate (World)	120.8	84.2	100.7
Risk of dying from cancer before the age of 75 years (%)	12.6	8.9	10.7
5-year prevalent cases	24 828 480	25 721 807	50 550 287
Top 5 most frequent cancers excluding non-melanoma skin cancer (ranked by cases)	Lung	Breast	Breast
	Prostate	Colorectum	Lung
	Colorectum	Lung	Colorectum
	Stomach	Cervix uteri	Prostate
	Liver	Thyroid	Stomach

Asia

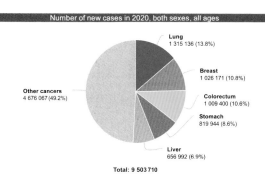

Number of new cases in 2020, both sexes, all ages

Lung
1 315 136 (13.8%)

Breast
1 026 171 (10.8%)

Colorectum
1 009 400 (10.6%)

Stomach
819 944 (8.6%)

Liver
656 992 (6.9%)

Other cancers
4 676 067 (49.2%)

Total: 9 503 710

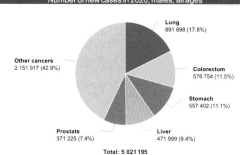

Number of new cases in 2020, males, all ages

Lung
891 898 (17.8%)

Colorectum
576 754 (11.5%)

Stomach
557 402 (11.1%)

Liver
471 999 (9.4%)

Prostate
371 225 (7.4%)

Other cancers
2 151 917 (42.9%)

Total: 5 021 195

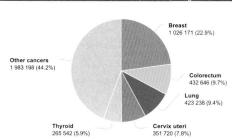

Number of new cases in 2020, females, all ages

Breast
1 026 171 (22.9%)

Colorectum
432 646 (9.7%)

Lung
423 238 (9.4%)

Cervix uteri
351 720 (7.8%)

Thyroid
265 542 (5.9%)

Other cancers
1 983 198 (44.2%)

Total: 4 482 515

Geography

Numbers at a glance

Total population

4 639 847 464

Number of new cases

9 503 710

Number of deaths

5 809 431

Number of prevalent cases (5-year)

20 606 063

Data source and methods

Incidence

Population weighted average of the rates of the region-specific countries included in GLOBOCAN 2020.

Mortality

Population weighted average of the rates of the region-specific countries included in GLOBOCAN 2020.

Prevalence

Sum of region-specific prevalent cases.

Populations included

Eastern Asia, South-Central Asia, South-Eastern Asia, Western Asia

Summary statistic 2020

	Males	Females	Both sexes
Population	2 372 858 541	2 266 988 920	4 639 847 464
Number of new cancer cases	5 021 195	4 482 515	9 503 710
Age-standardized incidence rate (World)	185.2	156.7	169.1
Risk of developing cancer before the age of 75 years (%)	19.3	15.8	17.5
Number of cancer deaths	3 349 988	2 459 443	5 809 431
Age-standardized mortality rate (World)	123.3	82.5	101.6
Risk of dying from cancer before the age of 75 years (%)	13.0	8.8	10.9
5-year prevalent cases	9 738 936	10 867 127	20 606 063
Top 5 most frequent cancers excluding non-melanoma skin cancer (ranked by cases)	Lung	Breast	Lung
	Colorectum	Colorectum	Breast
	Stomach	Lung	Colorectum
	Liver	Cervix uteri	Stomach
	Prostate	Thyroid	Liver

Asia

Incidence, Mortality and Prevalence by cancer site

Cancer	New cases				Deaths				5-year prevalence (all ages)	
	Number	Rank	(%)	Cum.risk	Number	Rank	(%)	Cum.risk	Number	Prop. (per 100 000)
Lung	1 315 136	1	13.8	2.76	1 112 517	1	19.2	2.31	1 515 321	32.66
Breast	1 026 171	2	10.8	3.98	346 009	5	6.0	1.35	3 218 496	141.97
Stomach	819 944	3	8.6	1.67	575 206	3	9.9	1.15	1 397 478	30.12
Liver	656 992	4	6.9	1.34	608 898	2	10.5	1.24	732 048	15.78
Colon	569 186	5	6.0	1.12	296 236	6	5.1	0.49	1 436 272	30.96
Oesophagus	481 552	6	5.1	1.05	434 363	4	7.5	0.92	523 122	11.27
Rectum	423 569	7	4.5	0.89	202 093	8	3.5	0.39	1 145 028	24.68
Prostate	371 225	8	3.9	1.60	120 593	14	2.1	0.35	1 176 781	49.59
Cervix uteri	351 720	9	3.7	1.35	199 902	9	3.4	0.81	889 766	39.25
Thyroid	349 897	10	3.7	0.65	25 668	24	0.44	0.05	1 139 172	24.55
Lip, oral cavity	248 360	11	2.6	0.50	131 610	13	2.3	0.26	584 403	12.60
Non-Hodgkin lymphoma	241 270	12	2.5	0.47	133 407	12	2.3	0.25	638 713	13.77
Pancreas	233 701	13	2.5	0.45	224 034	7	3.9	0.42	180 110	3.88
Leukaemia	230 650	14	2.4	0.41	168 119	10	2.9	0.31	641 184	13.82
Bladder	208 091	15	2.2	0.41	90 610	16	1.6	0.14	582 090	12.55
Ovary	170 759	16	1.8	0.67	112 936	15	1.9	0.47	435 574	19.21
Corpus uteri	167 310	17	1.8	0.69	40 995	22	0.71	0.17	508 022	22.41
Brain, central nervous system	166 925	18	1.8	0.32	137 646	11	2.4	0.27	435 532	9.39
Kidney	156 470	19	1.6	0.32	80 251	17	1.4	0.16	409 111	8.82
Nasopharynx	113 659	20	1.2	0.23	68 434	18	1.2	0.15	328 036	7.07
Larynx	104 330	21	1.1	0.23	58 849	20	1.0	0.13	272 154	5.87
Gallbladder	82 137	22	0.86	0.15	62 374	19	1.1	0.12	98 280	2.12
Multiple myeloma	63 439	23	0.67	0.13	49 610	21	0.85	0.10	150 210	3.24
Hypopharynx	58 058	24	0.61	0.13	25 906	23	0.45	0.05	85 380	1.84
Oropharynx	42 176	25	0.44	0.09	24 291	25	0.42	0.05	97 147	2.09
Hodgkin lymphoma	31 742	26	0.33	0.06	11 079	28	0.19	0.02	98 618	2.13
Salivary glands	28 466	27	0.30	0.06	13 112	26	0.23	0.03	82 625	1.78
Melanoma of skin	23 753	28	0.25	0.05	11 986	27	0.21	0.02	68 197	1.47
Testis	20 651	29	0.22	0.07	3 997	34	0.07	0.01	74 371	3.13
Penis	20 315	30	0.21	0.09	8 189	30	0.14	0.03	53 710	2.26
Anus	16 645	31	0.18	0.03	8 120	31	0.14	0.02	41 600	0.90
Vulva	12 181	32	0.13	0.05	4 826	32	0.08	0.02	34 567	1.52
Vagina	9 762	33	0.10	0.04	4 607	33	0.08	0.02	23 254	1.03
Mesothelioma	9 735	34	0.10	0.02	8 324	29	0.14	0.02	12 090	0.26
Kaposi sarcoma	2 181	35	0.02	0.00	896	35	0.02	0.00	6 070	0.13
All cancer sites	9 503 710	-	-	17.47	5 809 431	-	-	10.86	20 606 063	444.1

Age-standardized (World) incidence rates per sex, top 10 cancers

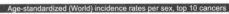
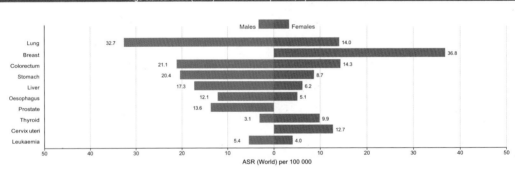

Age-standardized (World) incidence and mortality rates, top 10 cancers

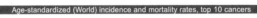
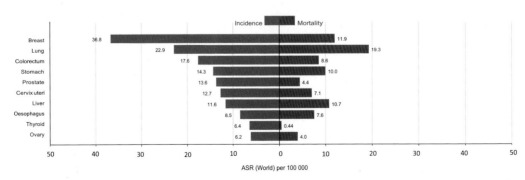

Africa

Number of new cases in 2020, both sexes, all ages

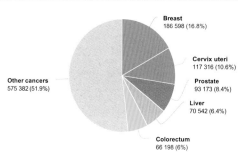

Breast
186 598 (16.8%)

Cervix uteri
117 316 (10.6%)

Prostate
93 173 (8.4%)

Liver
70 542 (6.4%)

Colorectum
66 198 (6%)

Other cancers
575 382 (51.9%)

Total: 1 109 209

Number of new cases in 2020, males, all ages

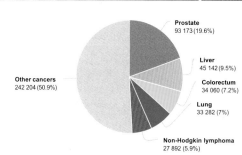

Prostate
93 173 (19.6%)

Liver
45 142 (9.5%)

Colorectum
34 060 (7.2%)

Lung
33 282 (7%)

Non-Hodgkin lymphoma
27 892 (5.9%)

Other cancers
242 204 (50.9%)

Total: 475 753

Number of new cases in 2020, females, all ages

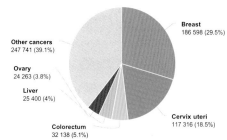

Breast
186 598 (29.5%)

Cervix uteri
117 316 (18.5%)

Colorectum
32 138 (5.1%)

Liver
25 400 (4%)

Ovary
24 263 (3.8%)

Other cancers
247 741 (39.1%)

Total: 633 456

Summary statistic 2020

	Males	Females	Both sexes
Population	669 878 330	670 719 755	1 340 598 088
Number of new cancer cases	475 753	633 456	1 109 209
Age-standardized incidence rate (World)	126.8	139.5	132.1
Risk of developing cancer before the age of 75 years (%)	13.3	14.1	13.7
Number of cancer deaths	323 883	387 546	711 429
Age-standardized mortality rate (World)	90.4	89.2	88.8
Risk of dying from cancer before the age of 75 years (%)	9.3	9.4	9.3
5-year prevalent cases	868 639	1 298 101	2 166 740
Top 5 most frequent cancers excluding non-melanoma skin cancer (ranked by cases)	Prostate	Breast	Breast
	Liver	Cervix uteri	Cervix uteri
	Colorectum	Colorectum	Prostate
	Lung	Liver	Liver
	Non-Hodgkin lymphoma	Ovary	Colorectum

Geography

Numbers at a glance

Total population

1 340 598 088

Number of new cases

1 109 209

Number of deaths

711 429

Number of prevalent cases (5-year)

2 166 740

Data source and methods

Incidence

Population weighted average of the rates of the region-specific countries included in GLOBOCAN 2020.

Mortality

Population weighted average of the rates of the region-specific countries included in GLOBOCAN 2020.

Prevalence

Sum of region-specific prevalent cases.

Populations included

Eastern Africa, Middle Africa, Northern Africa, Southern Africa, Western Africa

Africa

Incidence, Mortality and Prevalence by cancer site

Cancer	New cases				Deaths				5-year prevalence (all ages)	
	Number	Rank	(%)	Cum.risk	Number	Rank	(%)	Cum.risk	Number	Prop. (per 100 000)
Breast	186 598	1	16.8	4.32	85 787	1	12.1	2.07	429 220	63.99
Cervix uteri	117 316	2	10.6	2.82	76 745	2	10.8	2.05	223 557	33.33
Prostate	93 173	3	8.4	3.46	47 249	4	6.6	1.53	178 197	26.60
Liver	70 542	4	6.4	1.02	66 944	3	9.4	0.98	83 201	6.21
Non-Hodgkin lymphoma	50 516	5	4.6	0.53	30 960	6	4.4	0.35	111 518	8.32
Lung	45 988	6	4.1	0.74	41 171	5	5.8	0.67	50 186	3.74
Colon	33 299	7	3.0	0.49	21 762	10	3.1	0.31	64 336	4.80
Bladder	33 196	8	3.0	0.52	18 747	11	2.6	0.27	74 691	5.57
Stomach	32 402	9	2.9	0.49	27 945	7	3.9	0.42	44 194	3.30
Leukaemia	32 138	10	2.9	0.32	23 891	9	3.4	0.27	73 592	5.49
Oesophagus	27 546	11	2.5	0.42	26 097	8	3.7	0.41	30 341	2.26
Rectum	26 779	12	2.4	0.38	17 052	12	2.4	0.24	54 380	4.06
Kaposi sarcoma	25 010	13	2.3	0.20	13 066	16	1.8	0.11	54 088	4.03
Ovary	24 263	14	2.2	0.61	17 008	13	2.4	0.48	48 940	7.30
Thyroid	18 457	15	1.7	0.22	4 443	22	0.62	0.07	47 595	3.55
Brain, central nervous system	18 264	16	1.6	0.19	15 157	15	2.1	0.18	41 311	3.08
Kidney	17 718	17	1.6	0.18	10 850	17	1.5	0.12	44 159	3.29
Pancreas	17 070	18	1.5	0.27	16 549	14	2.3	0.26	15 280	1.14
Lip, oral cavity	14 286	19	1.3	0.20	8 088	18	1.1	0.12	29 134	2.17
Corpus uteri	14 024	20	1.3	0.44	4 042	26	0.57	0.13	34 895	5.20
Hodgkin lymphoma	10 815	21	0.98	0.08	4 315	23	0.61	0.04	27 682	2.06
Nasopharynx	10 041	22	0.91	0.11	6 600	21	0.93	0.09	22 761	1.70
Larynx	9 908	23	0.89	0.16	6 636	20	0.93	0.11	22 070	1.65
Multiple myeloma	8 491	24	0.77	0.13	7 069	19	0.99	0.11	16 363	1.22
Melanoma of skin	6 963	25	0.63	0.10	2 679	29	0.38	0.04	15 643	1.17
Anus	6 120	26	0.55	0.09	4 061	25	0.57	0.06	11 622	0.87
Gallbladder	5 454	27	0.49	0.08	4 249	24	0.60	0.07	6 702	0.50
Vulva	5 144	28	0.46	0.12	2 858	28	0.40	0.07	11 769	1.75
Salivary glands	4 920	29	0.44	0.06	2 960	27	0.42	0.04	10 909	0.81
Testis	3 302	30	0.30	0.05	1 084	33	0.15	0.02	9 413	1.41
Oropharynx	2 913	31	0.26	0.04	1 782	30	0.25	0.03	5 665	0.42
Hypopharynx	2 065	32	0.19	0.03	1 439	31	0.20	0.02	2 541	0.19
Penis	2 060	33	0.19	0.05	942	35	0.13	0.02	4 408	0.66
Vagina	2 001	34	0.18	0.05	1 102	32	0.15	0.03	3 860	0.58
Mesothelioma	1 119	35	0.10	0.02	1 038	34	0.15	0.02	1 281	0.10
All cancer sites	1 109 209	-	-	13.66	711 429	-	-	9.31	2 166 740	161.6

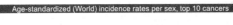

Age-standardized (World) incidence rates per sex, top 10 cancers

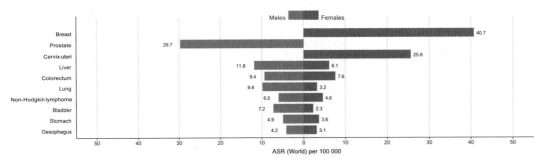

Age-standardized (World) incidence and mortality rates, top 10 cancers

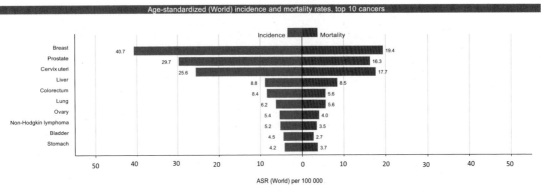

Europe

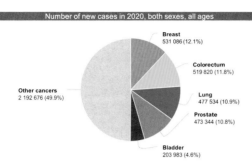

Number of new cases in 2020, both sexes, all ages

Breast
531 086 (12.1%)

Colorectum
519 820 (11.8%)

Lung
477 534 (10.9%)

Prostate
473 344 (10.8%)

Bladder
203 983 (4.6%)

Other cancers
2 192 676 (49.9%)

Total: 4 398 443

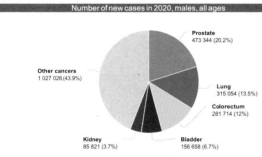

Number of new cases in 2020, males, all ages

Prostate
473 344 (20.2%)

Lung
315 054 (13.5%)

Colorectum
281 714 (12%)

Bladder
156 658 (6.7%)

Kidney
85 821 (3.7%)

Other cancers
1 027 026 (43.9%)

Total: 2 339 617

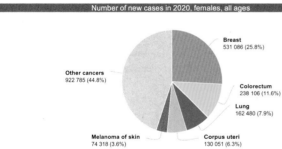

Number of new cases in 2020, females, all ages

Breast
531 086 (25.8%)

Colorectum
238 106 (11.6%)

Lung
162 480 (7.9%)

Corpus uteri
130 051 (6.3%)

Melanoma of skin
74 318 (3.6%)

Other cancers
922 785 (44.8%)

Total: 2 058 826

Summary statistic 2020

	Males	Females	Both sexes
Population	361 664 484	387 178 922	748 843 410
Number of new cancer cases	2 339 617	2 058 826	4 398 443
Age-standardized incidence rate (World)	328.5	256.4	285.2
Risk of developing cancer before the age of 75 years (%)	32.3	24.8	28.2
Number of cancer deaths	1 084 025	871 206	1 955 231
Age-standardized mortality rate (World)	140.0	85.2	108.7
Risk of dying from cancer before the age of 75 years (%)	14.7	9.1	11.7
5-year prevalent cases	6 872 133	6 624 630	13 496 763
Top 5 most frequent cancers excluding non-melanoma skin cancer (ranked by cases)	Prostate	Breast	Breast
	Lung	Colorectum	Colorectum
	Colorectum	Lung	Lung
	Bladder	Corpus uteri	Prostate
	Kidney	Melanoma	Bladder

Geography

Numbers at a glance

Total population

748 843 410

Number of new cases

4 398 443

Number of deaths

1 955 231

Number of prevalent cases (5-year)

13 496 763

Data source and methods

Incidence

Population weighted average of the rates of the region-specific countries included in GLOBOCAN 2020.

Mortality

Population weighted average of the rates of the region-specific countries included in GLOBOCAN 2020.

Prevalence

Sum of region-specific prevalent cases.

Populations included

Central and Eastern Europe, Northern Europe, Southern Europe, Western Europe

Europe

Incidence, Mortality and Prevalence by cancer site

Cancer	New cases				Deaths				5-year prevalence (all ages)	
	Number	Rank	(%)	Cum.risk	Number	Rank	(%)	Cum.risk	Number	Prop. (per 100 000)
Breast	531 086	1	12.1	8.01	141 765	3	7.3	1.62	2 138 117	552.23
Lung	477 534	2	10.9	3.70	384 176	1	19.6	2.82	582 924	77.84
Prostate	473 344	3	10.8	8.18	108 088	5	5.5	0.97	1 873 814	518.11
Colon	325 335	4	7.4	2.16	158 724	2	8.1	0.83	930 478	124.26
Bladder	203 983	5	4.6	1.36	67 289	9	3.4	0.31	655 264	87.50
Rectum	181 709	6	4.1	1.37	82 073	7	4.2	0.51	564 864	75.43
Melanoma of skin	150 627	7	3.4	1.22	26 360	18	1.3	0.17	517 196	69.07
Pancreas	140 116	8	3.2	0.91	132 134	4	6.8	0.84	103 072	13.76
Kidney	138 611	9	3.2	1.11	54 054	11	2.8	0.34	405 983	54.21
Stomach	136 038	10	3.1	0.96	96 997	6	5.0	0.63	213 013	28.45
Corpus uteri	130 051	11	3.0	2.05	29 963	17	1.5	0.35	482 952	124.74
Non-Hodgkin lymphoma	122 979	12	2.8	0.92	49 684	13	2.5	0.28	389 252	51.98
Leukaemia	100 020	13	2.3	0.73	62 262	10	3.2	0.35	292 006	38.99
Liver	87 630	14	2.0	0.63	78 415	8	4.0	0.52	85 119	11.37
Thyroid	87 162	15	2.0	0.83	6 399	27	0.33	0.04	325 708	43.49
Brain, central nervous system	67 114	16	1.5	0.57	53 680	12	2.7	0.44	197 846	26.42
Ovary	66 693	17	1.5	1.01	44 053	15	2.3	0.58	190 105	49.10
Lip, oral cavity	65 279	18	1.5	0.54	24 575	20	1.3	0.20	197 515	26.38
Cervix uteri	58 169	19	1.3	1.03	25 989	19	1.3	0.40	172 721	44.61
Oesophagus	52 993	20	1.2	0.41	45 511	14	2.3	0.33	64 061	8.55
Multiple myeloma	50 918	21	1.2	0.36	32 495	16	1.7	0.18	138 083	18.44
Larynx	39 863	22	0.91	0.36	19 604	21	1.0	0.16	128 450	17.15
Oropharynx	29 239	23	0.66	0.28	13 145	22	0.67	0.12	86 430	11.54
Testis	25 058	24	0.57	0.51	1 568	33	0.08	0.03	111 520	30.84
Hodgkin lymphoma	19 858	25	0.45	0.19	3 953	30	0.20	0.03	78 086	10.43
Hypopharynx	18 996	26	0.43	0.18	9 418	24	0.48	0.09	35 433	4.73
Vulva	16 506	27	0.38	0.19	6 503	26	0.33	0.05	52 384	13.53
Mesothelioma	13 648	28	0.31	0.09	11 820	23	0.60	0.07	16 135	2.15
Anus	12 776	29	0.29	0.10	4 027	29	0.21	0.03	40 826	5.45
Gallbladder	12 570	30	0.29	0.08	8 717	25	0.45	0.05	13 907	1.86
Salivary glands	9 917	31	0.23	0.07	4 156	28	0.21	0.02	32 987	4.41
Penis	6 762	32	0.15	0.11	1 938	32	0.10	0.03	22 705	6.28
Nasopharynx	5 204	33	0.12	0.05	2 586	31	0.13	0.02	17 323	2.31
Kaposi sarcoma	3 019	34	0.07	0.02	446	35	0.02	0.00	9 587	1.28
Vagina	2 947	35	0.07	0.04	1 267	34	0.06	0.01	8 480	2.19
All cancer sites	4 398 443	-	-	28.17	1 955 231	-	-	11.69	13 496 763	1802.3

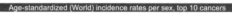

Age-standardized (World) incidence rates per sex, top 10 cancers

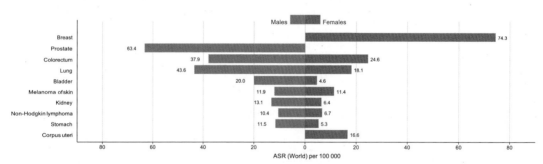

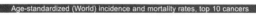

Age-standardized (World) incidence and mortality rates, top 10 cancers

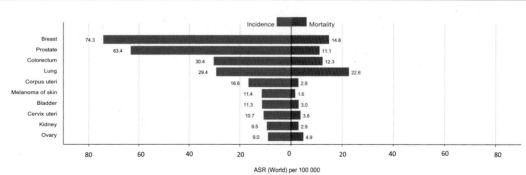

Northern America

Number of new cases in 2020, both sexes, all ages

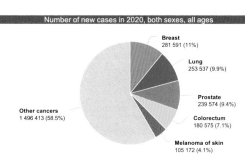

Breast
281 591 (11%)

Lung
253 537 (9.9%)

Prostate
239 574 (9.4%)

Colorectum
180 575 (7.1%)

Melanoma of skin
105 172 (4.1%)

Other cancers
1 496 413 (58.5%)

Total: 2 556 862

Number of new cases in 2020, males, all ages

Prostate
239 574 (17.5%)

Lung
129 086 (9.4%)

Colorectum
95 138 (6.9%)

Bladder
69 080 (5%)

Melanoma of skin
61 675 (4.5%)

Other cancers
777 449 (56.7%)

Total: 1 372 002

Number of new cases in 2020, females, all ages

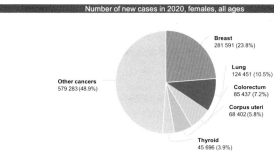

Breast
281 591 (23.8%)

Lung
124 451 (10.5%)

Colorectum
85 437 (7.2%)

Corpus uteri
68 402 (5.8%)

Thyroid
45 696 (3.9%)

Other cancers
579 283 (48.9%)

Total: 1 184 860

Geography

Numbers at a glance

Total population

368 869 643

Number of new cases

2 556 862

Number of deaths

699 274

Number of prevalent cases (5-year)

9 456 199

Data source and methods

Incidence

Population weighted average of the rates of the region-specific countries included in GLOBOCAN 2020.

Mortality

Population weighted average of the rates of the region-specific countries included in GLOBOCAN 2020.

Prevalence

Sum of region-specific prevalent cases.

Summary statistic 2020

	Males	Females	Both sexes
Population	182 580 522	186 289 122	368 869 643
Number of new cancer cases	1 372 002	1 184 860	2 556 862
Age-standardized incidence rate (World)	397.9	332.5	360.7
Risk of developing cancer before the age of 75 years (%)	37.1	31.1	33.9
Number of cancer deaths	367 856	331 418	699 274
Age-standardized mortality rate (World)	98.9	77.7	87.1
Risk of dying from cancer before the age of 75 years (%)	10.3	8.2	9.2
5-year prevalent cases	5 014 358	4 441 841	9 456 199
Top 5 most frequent cancers excluding non-melanoma skin cancer (ranked by cases)	Prostate	Breast	Breast
	Lung	Lung	Lung
	Colorectum	Colorectum	Prostate
	Bladder	Corpus uteri	Colorectum
	Melanoma	Thyroid	Melanoma

Northern America

Incidence, Mortality and Prevalence by cancer site

Cancer	New cases				Deaths				5-year prevalence (all ages)	
	Number	Rank	(%)	Cum.risk	Number	Rank	(%)	Cum.risk	Number	Prop.
Breast	281 591	1	11.0	9.71	48 407	3	6.9	1.36	1 189 111	0
Lung	253 537	2	9.9	3.99	159 641	1	22.8	2.29	328 224	0
Prostate	239 574	3	9.4	9.41	37 192	5	5.3	0.70	929 921	0
Colon	117 379	4	4.6	1.82	44 265	4	6.3	0.57	349 922	0
Melanoma of skin	105 172	5	4.1	1.76	8 412	18	1.2	0.12	368 049	0
Bladder	89 997	6	3.5	1.26	21 045	9	3.0	0.19	300 556	0
Non-Hodgkin lymphoma	82 185	7	3.2	1.33	24 179	8	3.5	0.27	267 963	0
Kidney	76 975	8	3.0	1.40	16 791	13	2.4	0.24	236 359	0
Corpus uteri	68 402	9	2.7	2.57	12 789	17	1.8	0.37	267 491	0
Leukaemia	67 784	10	2.7	1.08	26 871	7	3.8	0.31	207 619	0
Pancreas	62 643	11	2.4	0.95	53 277	2	7.6	0.77	49 358	0
Thyroid	62 256	12	2.4	1.26	2 420	25	0.35	0.03	243 888	0
Rectum	54 019	13	2.1	1.01	18 200	12	2.6	0.27	174 367	0
Liver	46 599	14	1.8	0.86	34 818	6	5.0	0.58	49 746	0
Multiple myeloma	35 318	15	1.4	0.57	15 188	15	2.2	0.19	100 432	0
Stomach	29 772	16	1.2	0.48	13 391	16	1.9	0.19	50 387	0
Brain, central nervous system	27 526	17	1.1	0.51	20 690	10	3.0	0.36	85 937	0
Lip, oral cavity	27 469	18	1.1	0.51	4 985	20	0.71	0.08	88 196	0
Ovary	26 630	19	1.0	0.91	16 451	14	2.4	0.48	80 532	0
Oesophagus	20 806	20	0.81	0.36	18 480	11	2.6	0.30	26 160	0
Cervix uteri	14 971	21	0.59	0.59	6 343	19	0.91	0.22	47 675	0
Oropharynx	14 026	22	0.55	0.29	3 661	22	0.52	0.07	43 642	0
Larynx	13 545	23	0.53	0.26	4 211	21	0.60	0.07	47 047	0
Testis	10 617	24	0.42	0.43	500	32	0.07	0.02	47 114	0
Anus	9 177	25	0.36	0.17	1 522	27	0.22	0.03	30 391	0
Hodgkin lymphoma	9 077	26	0.36	0.18	1 064	30	0.15	0.02	37 336	0
Vulva	7 046	27	0.28	0.21	1 745	26	0.25	0.04	24 487	0
Salivary glands	5 524	28	0.22	0.09	1 096	28	0.16	0.01	19 422	0
Gallbladder	5 259	29	0.21	0.08	2 586	24	0.37	0.04	6 362	0
Mesothelioma	4 119	30	0.16	0.05	3 119	23	0.45	0.04	4 850	0
Hypopharynx	2 462	31	0.10	0.05	664	31	0.09	0.01	4 927	0
Nasopharynx	2 177	32	0.09	0.04	1 071	29	0.15	0.02	7 756	0
Penis	1 741	33	0.07	0.05	477	33	0.07	0.01	6 072	0
Vagina	1 627	34	0.06	0.05	471	34	0.07	0.01	4 947	0
Kaposi sarcoma	1 136	35	0.04	0.02	99	35	0.01	0.00	3 865	0
All cancer sites	2 556 862	-	-	33.93	699 274	-	-	9.22	9 456 199	0

Age-standardized (World) incidence rates per sex, top 10 cancers

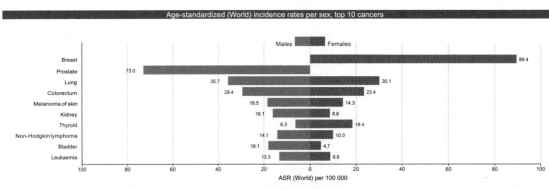

Age-standardized (World) incidence and mortality rates, top 10 cancers

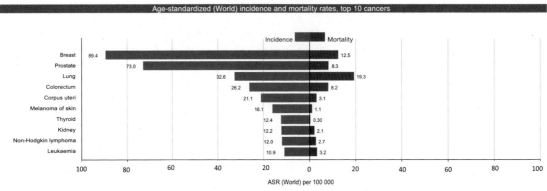

334

Oceania

Number of new cases in 2020, both sexes, all ages

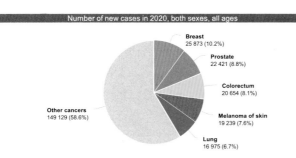

Breast
25 873 (10.2%)

Prostate
22 421 (8.8%)

Colorectum
20 654 (8.1%)

Melanoma of skin
19 239 (7.6%)

Lung
16 975 (6.7%)

Other cancers
149 129 (58.6%)

Total: 254 291

Number of new cases in 2020, males, all ages

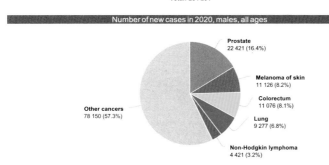

Prostate
22 421 (16.4%)

Melanoma of skin
11 126 (8.2%)

Colorectum
11 076 (8.1%)

Lung
9 277 (6.8%)

Non-Hodgkin lymphoma
4 421 (3.2%)

Other cancers
78 150 (57.3%)

Total: 136 471

Number of new cases in 2020, females, all ages

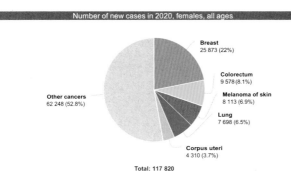

Breast
25 873 (22%)

Colorectum
9 578 (8.1%)

Melanoma of skin
8 113 (6.9%)

Lung
7 698 (6.5%)

Corpus uteri
4 310 (3.7%)

Other cancers
62 248 (52.8%)

Total: 117 820

Geography

Numbers at a glance

Total population

42 677 809

Number of new cases

254 291

Number of deaths

69 354

Number of prevalent cases (5-year)

986 804

Data source and methods

Incidence

Population weighted average of the rates of the region-specific countries included in GLOBOCAN 2020.

Mortality

Population weighted average of the rates of the region-specific countries included in GLOBOCAN 2020.

Prevalence

Sum of region-specific prevalent cases.

Populations included

Australia and New Zealand, Melanesia, Micronesia, Polynesia

Summary statistic 2020

	Males	Females	Both sexes
Population	21 363 329	21 314 480	42 677 809
Number of new cancer cases	136 471	117 820	254 291
Age-standardized incidence rate (World)	443.5	370.1	404.6
Risk of developing cancer before the age of 75 years (%)	41.1	33.9	37.5
Number of cancer deaths	37 923	31 431	69 354
Age-standardized mortality rate (World)	106.2	82.4	93.2
Risk of dying from cancer before the age of 75 years (%)	10.4	8.3	9.3
5-year prevalent cases	518 786	468 018	986 804
Top 5 most frequent cancers excluding non-melanoma skin cancer (ranked by cases)	Prostate	Breast	Breast
	Melanoma	Colorectum	Prostate
	Colorectum	Melanoma	Colorectum
	Lung	Lung	Melanoma
	Non-Hodgkin lymphoma	Corpus uteri	Lung

Oceania

Incidence, Mortality and Prevalence by cancer site

Cancer	New cases				Deaths				5-year prevalence (all ages)	
	Number	Rank	(%)	Cum.risk	Number	Rank	(%)	Cum.risk	Number	Prop. (per 100 000)
Breast	25 873	1	10.2	9.58	5 044	3	7.3	1.55	105 734	496.07
Prostate	22 421	2	8.8	9.10	4 767	4	6.9	0.80	89 069	416.92
Melanoma of skin	19 239	3	7.6	3.36	1 949	11	2.8	0.24	68 070	159.50
Lung	16 975	4	6.7	2.91	12 012	1	17.3	1.89	21 677	50.79
Colon	13 637	5	5.4	2.07	5 085	2	7.3	0.50	40 939	95.93
Non-Hodgkin lymphoma	7 516	6	3.0	1.30	2 410	8	3.5	0.31	24 149	56.58
Rectum	6 217	7	2.4	1.14	2 331	9	3.4	0.33	20 052	46.98
Leukaemia	5 671	8	2.2	0.92	2 820	7	4.1	0.35	17 248	40.41
Kidney	5 524	9	2.2	1.02	1 591	15	2.3	0.22	17 044	39.94
Thyroid	5 062	10	2.0	1.00	310	24	0.45	0.05	19 023	44.57
Pancreas	4 891	11	1.9	0.76	3 979	5	5.7	0.58	3 782	8.86
Lip, oral cavity	4 431	12	1.7	0.88	951	19	1.4	0.18	12 652	29.65
Liver	4 419	13	1.7	0.83	3 539	6	5.1	0.62	4 845	11.35
Corpus uteri	4 310	14	1.7	1.72	863	21	1.2	0.26	16 300	76.47
Bladder	4 171	15	1.6	0.56	1 745	14	2.5	0.14	13 855	32.46
Stomach	3 330	16	1.3	0.57	1 862	12	2.7	0.29	5 389	12.63
Multiple myeloma	3 054	17	1.2	0.51	1 426	17	2.1	0.18	8 624	20.21
Cervix uteri	2 512	18	0.99	0.94	1 270	18	1.8	0.46	6 321	29.66
Brain, central nervous system	2 438	19	0.96	0.45	1 980	10	2.9	0.37	7 527	17.64
Oesophagus	2 192	20	0.86	0.38	1 826	13	2.6	0.30	2 646	6.20
Ovary	2 101	21	0.83	0.73	1 538	16	2.2	0.48	5 999	28.15
Testis	1 177	22	0.46	0.42	46	33	0.07	0.02	5 299	24.80
Oropharynx	1 174	23	0.46	0.26	349	22	0.50	0.07	3 536	8.29
Mesothelioma	1 011	24	0.40	0.12	895	20	1.3	0.10	1 133	2.65
Hodgkin lymphoma	961	25	0.38	0.17	130	29	0.19	0.02	3 934	9.22
Larynx	829	26	0.33	0.16	317	23	0.46	0.06	2 732	6.40
Anus	800	27	0.31	0.16	187	26	0.27	0.03	2 543	5.96
Gallbladder	539	28	0.21	0.08	305	25	0.44	0.05	637	1.49
Vulva	539	29	0.21	0.17	113	30	0.16	0.02	1 873	8.79
Salivary glands	489	30	0.19	0.08	151	27	0.22	0.02	1 684	3.95
Hypopharynx	243	31	0.10	0.05	96	31	0.14	0.02	484	1.13
Nasopharynx	228	32	0.09	0.05	141	28	0.20	0.03	742	1.74
Penis	202	33	0.08	0.07	38	34	0.05	0.01	645	3.02
Vagina	137	34	0.05	0.05	54	32	0.08	0.02	399	1.87
Kaposi sarcoma	68	35	0.03	0.01	8	35	0.01	0.00	214	0.50
All cancer sites	254 291	-	-	37.47	69 354	-	-	9.29	986 804	2312.2

Age-standardized (World) incidence rates per sex, top 10 cancers

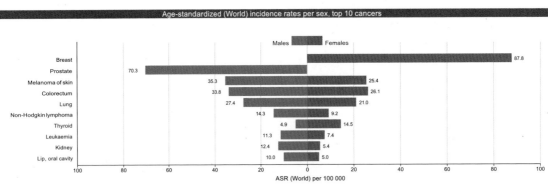

Age-standardized (World) incidence and mortality rates, top 10 cancers

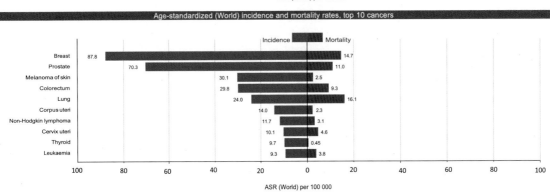

336

Latin America and the Caribbean

Number of new cases in 2020, both sexes, all ages

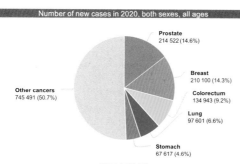

Prostate
214 522 (14.6%)

Breast
210 100 (14.3%)

Colorectum
134 943 (9.2%)

Lung
97 601 (6.6%)

Stomach
67 617 (4.6%)

Other cancers
745 491 (50.7%)

Total: 1 470 274

Number of new cases in 2020, males, all ages

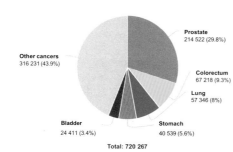

Prostate
214 522 (29.8%)

Colorectum
67 218 (9.3%)

Lung
57 346 (8%)

Stomach
40 539 (5.6%)

Bladder
24 411 (3.4%)

Other cancers
316 231 (43.9%)

Total: 720 267

Number of new cases in 2020, females, all ages

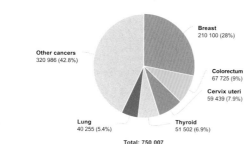

Breast
210 100 (28%)

Colorectum
67 725 (9%)

Cervix uteri
59 439 (7.9%)

Thyroid
51 502 (6.9%)

Lung
40 255 (5.4%)

Other cancers
320 986 (42.8%)

Total: 750 007

Geography

Numbers at a glance

Total population

653 962 327

Number of new cases

1 470 274

Number of deaths

713 414

Number of prevalent cases (5-year)

3 837 718

Data source and methods

Incidence

Population weighted average of the rates of the region-specific countries included in GLOBOCAN 2020.

Mortality

Population weighted average of the rates of the region-specific countries included in GLOBOCAN 2020.

Prevalence

Sum of region-specific prevalent cases.

Populations included

Caribbean, Central America, South America

Summary statistic 2020

	Males	Females	Both sexes
Population	321 628 753	332 333 579	653 962 327
Number of new cancer cases	720 267	750 007	1 470 274
Age-standardized incidence rate (World)	199.1	178.8	186.5
Risk of developing cancer before the age of 75 years (%)	20.5	17.6	18.9
Number of cancer deaths	365 135	348 279	713 414
Age-standardized mortality rate (World)	98.1	78.2	86.5
Risk of dying from cancer before the age of 75 years (%)	9.9	8.1	9.0
5-year prevalent cases	1 815 628	2 022 090	3 837 718
Top 5 most frequent cancers excluding non-melanoma skin cancer (ranked by cases)	Prostate	Breast	Prostate
	Colorectum	Colorectum	Breast
	Lung	Cervix uteri	Colorectum
	Stomach	Thyroid	Lung
	Bladder	Lung	Stomach

Latin America and the Caribbean

Incidence, Mortality and Prevalence by cancer site

Cancer	New cases				Deaths				5-year prevalence (all ages)	
	Number	Rank	(%)	Cum.risk	Number	Rank	(%)	Cum.risk	Number	Prop. (per 100 000)
Prostate	214 522	1	14.6	7.30	57 415	3	8.0	1.13	709 119	220.48
Breast	210 100	2	14.3	5.64	57 984	2	8.1	1.46	710 039	213.65
Lung	97 601	3	6.6	1.44	86 627	1	12.1	1.26	106 459	16.28
Colon	89 679	4	6.1	1.23	50 786	5	7.1	0.63	223 278	34.14
Stomach	67 617	5	4.6	0.93	53 392	4	7.5	0.70	95 507	14.60
Thyroid	63 368	6	4.3	0.86	4 406	24	0.62	0.06	209 541	32.04
Cervix uteri	59 439	7	4.0	1.52	31 582	8	4.4	0.81	155 171	46.69
Rectum	39 917	8	2.7	0.58	17 273	13	2.4	0.23	108 041	16.52
Non-Hodgkin lymphoma	39 886	9	2.7	0.55	19 153	11	2.7	0.26	112 893	17.26
Liver	39 495	10	2.7	0.55	37 566	6	5.3	0.52	39 580	6.05
Leukaemia	38 256	11	2.6	0.46	27 631	9	3.9	0.33	108 857	16.65
Pancreas	37 352	12	2.5	0.51	36 030	7	5.1	0.49	28 356	4.34
Kidney	35 990	13	2.4	0.54	15 831	14	2.2	0.23	94 891	14.51
Bladder	33 840	14	2.3	0.46	13 100	16	1.8	0.14	94 169	14.40
Corpus uteri	33 270	15	2.3	0.98	8 718	19	1.2	0.24	105 553	31.76
Brain, central nervous system	25 835	16	1.8	0.35	22 176	10	3.1	0.31	68 999	10.55
Ovary	23 513	17	1.6	0.63	15 266	15	2.1	0.42	62 165	18.71
Oesophagus	19 011	18	1.3	0.28	17 799	12	2.5	0.26	20 058	3.07
Melanoma of skin	18 881	19	1.3	0.24	5 657	22	0.79	0.07	55 663	8.51
Lip, oral cavity	17 888	20	1.2	0.25	7 548	20	1.1	0.11	47 348	7.24
Larynx	16 140	21	1.1	0.26	10 223	18	1.4	0.16	45 927	7.02
Multiple myeloma	15 184	22	1.0	0.23	11 289	17	1.6	0.17	36 867	5.64
Testis	13 653	23	0.93	0.29	2 139	26	0.30	0.05	48 969	15.23
Hodgkin lymphoma	10 634	24	0.72	0.13	2 835	25	0.40	0.04	35 456	5.42
Gallbladder	9 990	25	0.68	0.14	6 464	21	0.91	0.09	11 578	1.77
Oropharynx	8 884	26	0.60	0.13	4 915	23	0.69	0.07	22 123	3.38
Anus	5 347	27	0.36	0.08	1 376	29	0.19	0.02	14 396	2.20
Penis	4 988	28	0.34	0.13	1 627	27	0.23	0.04	14 617	4.54
Salivary glands	4 267	29	0.29	0.06	1 303	30	0.18	0.02	12 665	1.94
Vulva	3 824	30	0.26	0.09	1 382	28	0.19	0.03	10 812	3.25
Kaposi sarcoma	2 856	31	0.19	0.03	571	34	0.08	0.01	8 209	1.26
Hypopharynx	2 430	32	0.17	0.04	1 076	33	0.15	0.02	3 952	0.60
Nasopharynx	2 045	33	0.14	0.03	1 176	31	0.16	0.02	5 889	0.90
Vagina	1 434	34	0.10	0.04	494	35	0.07	0.01	3 673	1.11
Mesothelioma	1 238	35	0.08	0.02	1 082	32	0.15	0.02	1 558	0.24
All cancer sites	1 470 274	-	-	18.87	713 414	-	-	8.95	3 837 718	586.8

Age-standardized (World) incidence rates per sex, top 10 cancers

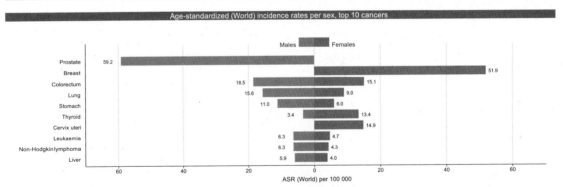

Age-standardized (World) incidence and mortality rates, top 10 cancers

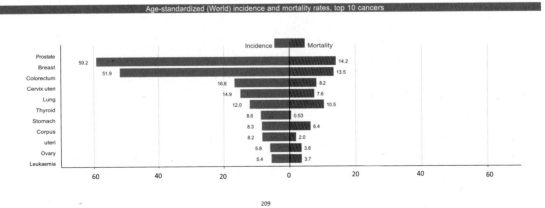

209

338

China

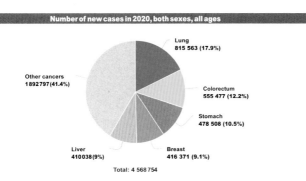

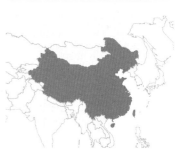

Number of new cases in 2020, both sexes, all ages

Lung
815 563 (17.9%)

Colorectum
555 477 (12.2%)

Stomach
478 508 (10.5%)

Breast
416 371 (9.1%)

Liver
410 038 (9%)

Other cancers
1 892 797 (41.4%)

Total: 4 568 754

Number of new cases in 2020, males, all ages

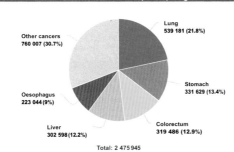

Lung
539 181 (21.8%)

Stomach
331 629 (13.4%)

Colorectum
319 486 (12.9%)

Liver
302 598 (12.2%)

Oesophagus
223 044 (9%)

Other cancers
760 007 (30.7%)

Total: 2 475 945

Number of new cases in 2020, females, all ages

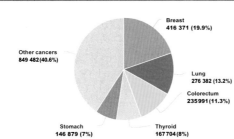

Breast
416 371 (19.9%)

Lung
276 382 (13.2%)

Colorectum
235 991 (11.3%)

Thyroid
167 704 (8%)

Stomach
146 879 (7%)

Other cancers
849 482 (40.6%)

Total: 2 092 809

Numbers at a glance

Total population

1 447 470 079

Number of new cases

4 568 754

Number of deaths

3 002 899

Number of prevalent cases (5-year)

9 294 006

Data source and methods

Incidence

Country-specific data source: **Local*** (See page 3)
Method: **Weighted/simple average of the most recent local rates applied to 2020 population**

Mortality

Country-specific data source: **Local**
Method: **Weighted/simple average of the most recent local rates applied to 2020 population**

Prevalence

Computed using sex-; site- and age-specific incidence to 1-;3- and 5-year prevalence ratios from Nordic countries for the period (2006-2015), and scaled using Human Development Index (HDI) ratios.

Summary statistic 2020

	Males	Females	Both sexes
Population	741 999 102	705 470 990	1 447 470 079
Number of new cancer cases	2 475 945	2 092 809	4 568 754
Age-standardized incidence rate (World)	225.4	188.2	204.8
Risk of developing cancer before the age of 75 years (%)	23.2	18.8	21.0
Number of cancer deaths	1 820 002	1 182 897	3 002 899
Age-standardized mortality rate (World)	163.9	98.1	129.4
Risk of dying from cancer before the age of 75 years (%)	17.3	10.6	13.9
5-year prevalent cases	4 333 883	4 960 123	9 294 006
Top 5 most frequent cancers excluding non-melanoma skin cancer (ranked by cases)	Lung	Breast	Lung
	Stomach	Lung	Colorectum
	Colorectum	Colorectum	Stomach
	Liver	Thyroid	Breast
	Oesophagus	Stomach	Liver

China

Incidence, Mortality and Prevalence by cancer site

Cancer	New cases				Deaths				5-year prevalence (all ages)	
	Number	Rank	(%)	Cum.risk	Number	Rank	(%)	Cum.risk	Number	Prop. (per 100 000)
Lung	815 563	1	17.9	4.22	714 699	1	23.8	3.69	883 100	61.01
Stomach	478 508	2	10.5	2.46	373 789	3	12.4	1.88	688 588	47.57
Breast	416 371	3	9.1	4.18	117 174	8	3.9	1.16	1 390 095	197.04
Liver	410 038	4	9.0	2.08	391 152	2	13.0	1.99	422 633	29.20
Oesophagus	324 422	5	7.1	1.71	301 135	4	10.0	1.53	347 912	24.04
Colon	306 078	6	6.7	1.51	164 820	5	5.5	0.69	749 096	51.75
Rectum	244 550	7	5.4	1.28	118 931	7	4.0	0.56	654 453	45.21
Thyroid	221 093	8	4.8	1.10	9 261	23	0.31	0.04	733 227	50.66
Pancreas	124 994	9	2.7	0.60	121 853	6	4.1	0.58	95 527	6.60
Prostate	115 426	10	2.5	1.23	51 094	13	1.7	0.35	402 840	54.29
Cervix uteri	109 741	11	2.4	1.08	59 060	11	2.0	0.61	297 278	42.14
Non-Hodgkin lymphoma	92 834	12	2.0	0.47	54 351	12	1.8	0.27	260 550	18.00
Bladder	85 694	13	1.9	0.42	39 393	15	1.3	0.15	235 393	16.26
Leukaemia	85 404	14	1.9	0.45	61 694	10	2.1	0.32	241 752	16.70
Corpus uteri	81 964	15	1.8	0.85	16 607	19	0.55	0.17	244 822	34.70
Brain, central nervous system	79 575	16	1.7	0.41	65 204	9	2.2	0.34	214 529	14.82
Kidney	73 587	17	1.6	0.38	43 196	14	1.4	0.22	187 205	12.93
Nasopharynx	62 444	18	1.4	0.32	34 810	17	1.2	0.19	186 908	12.91
Ovary	55 342	19	1.2	0.57	37 519	16	1.2	0.40	149 686	21.22
Lip, oral cavity	30 117	20	0.66	0.16	14 785	22	0.49	0.07	79 451	5.49
Larynx	29 135	21	0.64	0.16	15 814	21	0.53	0.08	81 620	5.64
Gallbladder	28 923	22	0.63	0.14	23 297	18	0.78	0.11	33 640	2.32
Multiple myeloma	21 116	23	0.46	0.11	16 182	20	0.54	0.08	51 352	3.55
Salivary glands	8 863	24	0.19	0.05	2 743	29	0.09	0.01	27 475	1.90
Melanoma of skin	7 714	25	0.17	0.04	4 106	24	0.14	0.02	22 281	1.54
Hodgkin lymphoma	6 829	26	0.15	0.04	2 807	27	0.09	0.01	23 054	1.59
Hypopharynx	6 251	27	0.14	0.03	3 380	25	0.11	0.02	10 127	0.70
Oropharynx	5 604	28	0.12	0.03	2 905	26	0.10	0.01	14 132	0.98
Anus	4 849	29	0.11	0.02	2 411	30	0.08	0.01	12 877	0.89
Penis	4 628	30	0.10	0.05	1 565	31	0.05	0.01	13 393	1.80
Testis	4 502	31	0.10	0.04	851	33	0.03	0.01	16 630	2.24
Vulva	3 323	32	0.07	0.03	1 228	32	0.04	0.01	9 962	1.41
Mesothelioma	3 201	33	0.07	0.02	2 768	28	0.09	0.01	3 880	0.27
Vagina	1 640	34	0.04	0.02	682	34	0.02	0.01	4 397	0.62
Kaposi sarcoma	269	35	0.01	0.00	162	35	0.01	0.00	749	0.05
All cancer sites	4 568 754	-	-	20.96	3 002 899	-	-	13.94	9 294 006	642.1

Age-standardized (World) incidence rates per sex, top 10 cancers

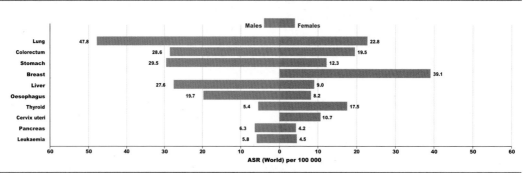

Age-standardized (World) incidence and mortality rates, top 10 cancers

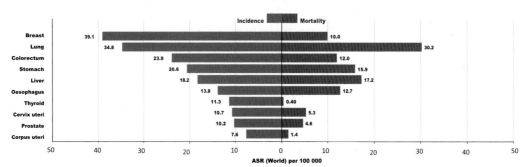

All cancers

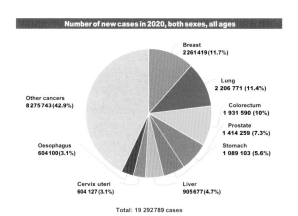

Number of new cases in 2020, both sexes, all ages

Breast
2 261 419 (11.7%)

Lung
2 206 771 (11.4%)

Colorectum
1 931 590 (10%)

Prostate
1 414 259 (7.3%)

Stomach
1 089 103 (5.6%)

Liver
905 677 (4.7%)

Cervix uteri
604 127 (3.1%)

Oesophagus
604 100 (3.1%)

Other cancers
8 275 743 (42.9%)

Total: 19 292 789 cases

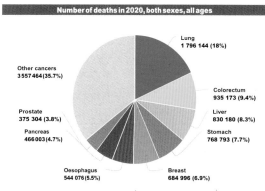

Number of deaths in 2020, both sexes, all ages

Lung
1 796 144 (18%)

Colorectum
935 173 (9.4%)

Liver
830 180 (8.3%)

Stomach
768 793 (7.7%)

Breast
684 996 (6.9%)

Oesophagus
544 076 (5.5%)

Pancreas
466 003 (4.7%)

Prostate
375 304 (3.8%)

Other cancers
3 557 464 (35.7%)

Total: 9 958 133 deaths

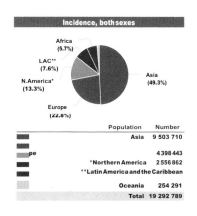

Incidence, both sexes

Asia (49.3%)

Europe (22.8%)

N.America* (13.3%)

LAC** (7.6%)

Africa (5.7%)

Population	Number
Asia	9 503 710
pe	4 398 443
*Northern America	2 556 862
**Latin America and the Caribbean	
Oceania	254 291
Total	**19 292 789**

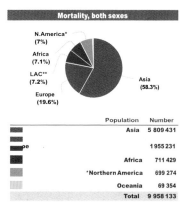

Mortality, both sexes

Asia (58.3%)

Europe (19.6%)

LAC** (7.2%)

Africa (7.1%)

N.America* (7%)

Population	Number
Asia	5 809 431
pe	1 955 231
Africa	711 429
*Northern America	699 274
Oceania	69 354
Total	**9 958 133**

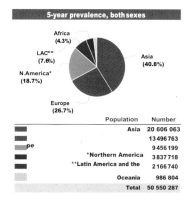

5-year prevalence, both sexes

Asia (40.8%)

Europe (26.7%)

N.America* (18.7%)

LAC** (7.6%)

Africa (4.3%)

Population	Number
Asia	20 606 063
	13 496 763
pe	9 456 199
*Northern America	3 837 718
**Latin America and the	2 166 740
Oceania	986 804
Total	**50 550 287**

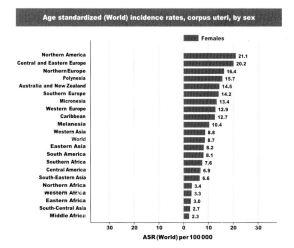

Age standardized (World) incidence rates, corpus uteri, by sex

Females

	ASR (World) per 100 000
Northern America	21.1
Central and Eastern Europe	20.2
Northern Europe	16.4
Polynesia	15.7
Australia and New Zealand	14.5
Southern Europe	14.2
Micronesia	13.4
Western Europe	12.9
Caribbean	12.7
Melanesia	10.4
Western Asia	8.8
World	8.7
Eastern Asia	8.2
South America	8.1
Southern Africa	7.6
Central America	6.9
South-Eastern Asia	6.6
Northern Africa	3.4
Western Africa	3.3
Eastern Africa	3.0
South-Central Asia	2.7
Middle Africa	2.3

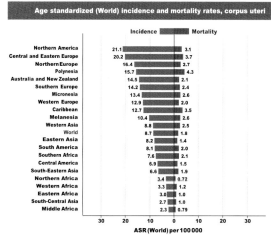

Age standardized (World) incidence and mortality rates, corpus uteri

Incidence　　Mortality

	Incidence	Mortality
Northern America	21.1	3.1
Central and Eastern Europe	20.2	3.7
Northern Europe	16.4	2.7
Polynesia	15.7	4.3
Australia and New Zealand	14.5	2.1
Southern Europe	14.2	2.4
Micronesia	13.4	2.6
Western Europe	12.9	2.0
Caribbean	12.7	3.5
Melanesia	10.4	2.6
Western Asia	8.8	2.5
World	8.7	1.8
Eastern Asia	8.2	1.4
South America	8.1	2.0
Southern Africa	7.6	2.1
Central America	6.9	1.5
South-Eastern Asia	6.6	1.9
Northern Africa	3.4	0.72
Western Africa	3.3	1.2
Eastern Africa	3.0	1.0
South-Central Asia	2.7	1.0
Middle Africa	2.3	0.79

ASR (World) per 100 000

Lung

Number of new cases in 2020, both sexes, all ages

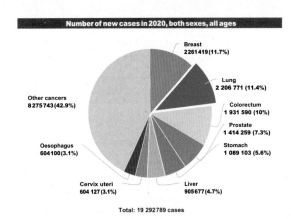

Breast 2 261 419 (11.7%)
Lung 2 206 771 (11.4%)
Colorectum 1 931 590 (10%)
Prostate 1 414 259 (7.3%)
Stomach 1 089 103 (5.6%)
Liver 905 677 (4.7%)
Cervix uteri 604 127 (3.1%)
Oesophagus 604 100 (3.1%)
Other cancers 8 275 743 (42.9%)

Total: 19 292 789 cases

Number of deaths in 2020, both sexes, all ages

Lung 1 796 144 (18%)
Colorectum 935 173 (9.4%)
Liver 830 180 (8.3%)
Stomach 768 793 (7.7%)
Breast 684 996 (6.9%)
Oesophagus 544 076 (5.5%)
Pancreas 466 003 (4.7%)
Prostate 375 304 (3.8%)
Other cancers 3 557 464 (35.7%)

Total: 9 958 133 deaths

Incidence, both sexes

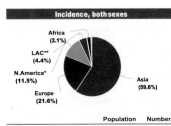

Africa (2.1%)
LAC** (4.4%)
N.America* (11.5%)
Europe (21.6%)
Asia (59.6%)

	Population	Number
	Asia	1 315 136
	Europe	477 534
	*Northern America	253 537
	**Latin America and the Caribbean	97 601
	Africa	45 988
	Oceania	16 975
	Total	2 206 771

Mortality, both sexes

Africa (2.3%)
LAC** (4.8%)
N.America* (8.9%)
Europe (21.4%)
Asia (61.9%)

	Population	Number
	Asia	1 112 517
	Europe	384 176
	*Northern America	159 641
	**Latin America and the Caribbean	86 627
	Africa	41 171
	Oceania	12 012
	Total	1 796 144

5-year prevalence, both sexes

Africa (1.9%)
LAC** (4.1%)
N.America* (12.6%)
Europe (22.4%)
Asia (58.2%)

	Population	Number
	Asia	1 515 321
	Europe	582 924
	*Northern America	328 224
	**Latin America and the Caribbean	106 459
	Africa	50 186
	Oceania	21 677
	Total	2 604 791

Age standardized (World) incidence rates, non-hodgkin lymphoma, by sex

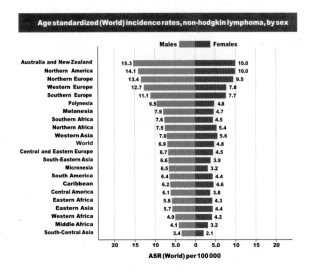

Males / Females

Region	Males	Females
Australia and New Zealand	15.3	10.0
Northern America	14.1	10.0
Northern Europe	13.4	9.5
Western Europe	12.7	7.8
Southern Europe	11.1	7.7
Polynesia	9.5	4.8
Melanesia	7.9	4.7
Southern Africa	7.6	4.5
Northern Africa	7.5	5.4
Western Asia	7.0	5.6
World	6.9	4.8
Central and Eastern Europe	6.7	4.5
South-Eastern Asia	6.6	3.9
Micronesia	6.5	3.2
South America	6.4	4.4
Caribbean	6.2	4.6
Central America	6.1	3.8
Eastern Africa	5.8	4.3
Eastern Asia	5.7	4.4
Western Africa	4.9	4.2
Middle Africa	4.1	3.2
South-Central Asia	3.4	2.1

ASR (World) per 100 000

Age standardized (World) incidence and mortality rates, non-hodgkin lymphoma

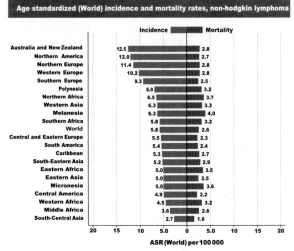

Incidence / Mortality

Region	Incidence	Mortality
Australia and New Zealand	12.5	2.8
Northern America	12.0	2.7
Northern Europe	11.4	2.8
Western Europe	10.2	2.8
Southern Europe	9.3	2.5
Polynesia	6.9	3.2
Northern Africa	6.5	3.7
Western Asia	6.3	3.3
Melanesia	6.3	4.0
Southern Africa	5.8	3.2
World	5.8	2.6
Central and Eastern Europe	5.5	2.3
South America	5.4	2.4
Caribbean	5.3	2.7
South-Eastern Asia	5.2	2.9
Eastern Africa	5.0	3.5
Eastern Asia	5.0	2.5
Micronesia	5.0	3.6
Central America	4.9	2.2
Western Africa	4.5	3.2
Middle Africa	3.6	2.6
South-Central Asia	2.7	1.6

ASR (World) per 100 000

Stomach

Number of new cases in 2020, both sexes, all ages

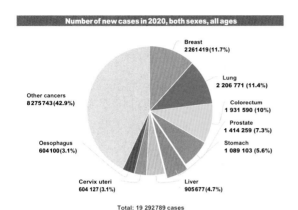

Breast
2 261 419 (11.7%)

Lung
2 206 771 (11.4%)

Colorectum
1 931 590 (10%)

Prostate
1 414 259 (7.3%)

Stomach
1 089 103 (5.6%)

Liver
905 677 (4.7%)

Cervix uteri
604 127 (3.1%)

Oesophagus
604 100 (3.1%)

Other cancers
8 275 743 (42.9%)

Total: 19 292 789 cases

Number of deaths in 2020, both sexes, all ages

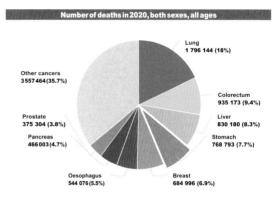

Lung
1 796 144 (18%)

Colorectum
935 173 (9.4%)

Liver
830 180 (8.3%)

Stomach
768 793 (7.7%)

Breast
684 996 (6.9%)

Oesophagus
544 076 (5.5%)

Pancreas
466 003 (4.7%)

Prostate
375 304 (3.8%)

Other cancers
3 557 464 (35.7%)

Total: 9 958 133 deaths

Incidence, both sexes

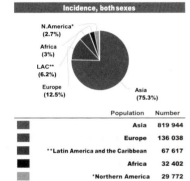

N.America* (2.7%)
Africa (3%)
LAC** (6.2%)
Europe (12.5%)
Asia (75.3%)

Population	Number
Asia	819 944
Europe	136 038
**Latin America and the Caribbean	67 617
Africa	32 402
*Northern America	29 772
Oceania	3 330
Total	**1 089 103**

Mortality, both sexes

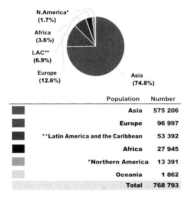

N.America* (1.7%)
Africa (3.6%)
LAC** (6.9%)
Europe (12.6%)
Asia (74.8%)

Population	Number
Asia	575 206
Europe	96 997
**Latin America and the Caribbean	53 392
Africa	27 945
*Northern America	13 391
Oceania	1 862
Total	**768 793**

5-year prevalence, both sexes

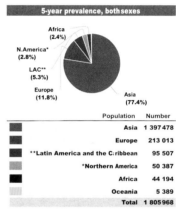

Africa (2.4%)
N.America* (2.8%)
LAC** (5.3%)
Europe (11.8%)
Asia (77.4%)

Population	Number
Asia	1 397 478
Europe	213 013
**Latin America and the Caribbean	95 507
*Northern America	50 387
Africa	44 194
Oceania	5 389
Total	**1 805 968**

Age standardized (World) incidence rates, vulva, by sex

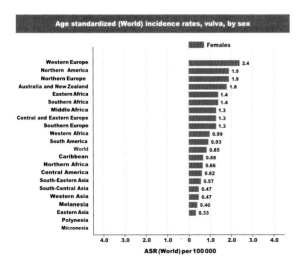

Females

Western Europe	2.4
Northern America	1.9
Northern Europe	1.9
Australia and New Zealand	1.8
Eastern Africa	1.4
Southern Africa	1.4
Middle Africa	1.3
Central and Eastern Europe	1.3
Southern Europe	1.3
Western Africa	0.99
South America	0.93
World	0.85
Caribbean	0.68
Northern Africa	0.66
Central America	0.62
South-Eastern Asia	0.57
South-Central Asia	0.47
Western Asia	0.47
Melanesia	0.40
Eastern Asia	0.33
Polynesia	
Micronesia	

ASR (World) per 100 000

Age standardized (World) incidence and mortality rates, vulva

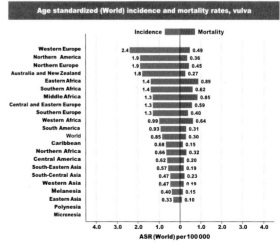

Incidence　　Mortality

Region	Incidence	Mortality
Western Europe	2.4	0.49
Northern America	1.9	0.36
Northern Europe	1.9	0.45
Australia and New Zealand	1.8	0.27
Eastern Africa	1.4	0.89
Southern Africa	1.4	0.62
Middle Africa	1.3	0.85
Central and Eastern Europe	1.3	0.59
Southern Europe	1.3	0.40
Western Africa	0.99	0.64
South America	0.93	0.31
World	0.85	0.30
Caribbean	0.68	0.15
Northern Africa	0.66	0.32
Central America	0.62	0.20
South-Eastern Asia	0.57	0.19
South-Central Asia	0.47	0.23
Western Asia	0.47	0.19
Melanesia	0.40	0.15
Eastern Asia	0.33	0.10
Polynesia		
Micronesia		

ASR (World) per 100 000

Oesophagus

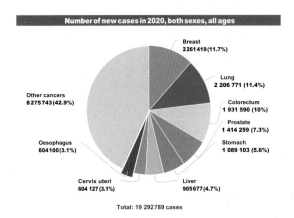

Number of new cases in 2020, both sexes, all ages

Breast
2 261 419 (11.7%)

Lung
2 206 771 (11.4%)

Colorectum
1 931 590 (10%)

Prostate
1 414 259 (7.3%)

Stomach
1 089 103 (5.6%)

Liver
905 677 (4.7%)

Cervix uteri
604 127 (3.1%)

Oesophagus
604 100 (3.1%)

Other cancers
8 275 743 (42.9%)

Total: 19 292 789 cases

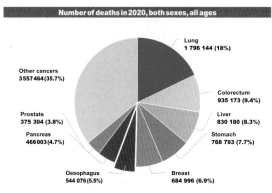

Number of deaths in 2020, both sexes, all ages

Lung
1 796 144 (18%)

Colorectum
935 173 (9.4%)

Liver
830 180 (8.3%)

Stomach
768 793 (7.7%)

Breast
684 996 (6.9%)

Oesophagus
544 076 (5.5%)

Pancreas
466 003 (4.7%)

Prostate
375 304 (3.8%)

Other cancers
3 557 464 (35.7%)

Total: 9 958 133 deaths

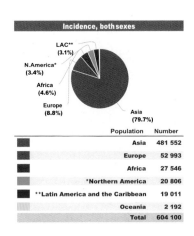

Incidence, both sexes

LAC** (3.1%)
N.America* (3.4%)
Africa (4.6%)
Europe (8.8%)
Asia (79.7%)

Population	Number
Asia	481 552
Europe	52 993
Africa	27 546
*Northern America	20 806
**Latin America and the Caribbean	19 011
Oceania	2 192
Total	604 100

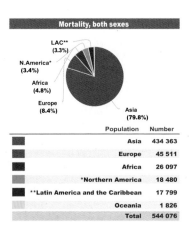

Mortality, both sexes

LAC** (3.3%)
N.America* (3.4%)
Africa (4.8%)
Europe (8.4%)
Asia (79.8%)

Population	Number
Asia	434 363
Europe	45 511
Africa	26 097
*Northern America	18 480
**Latin America and the Caribbean	17 799
Oceania	1 826
Total	544 076

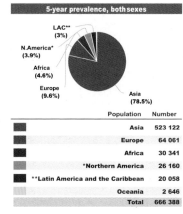

5-year prevalence, both sexes

LAC** (3%)
N.America* (3.9%)
Africa (4.6%)
Europe (9.6%)
Asia (78.5%)

Population	Number
Asia	523 122
Europe	64 061
Africa	30 341
*Northern America	26 160
**Latin America and the Caribbean	20 058
Oceania	2 646
Total	666 388

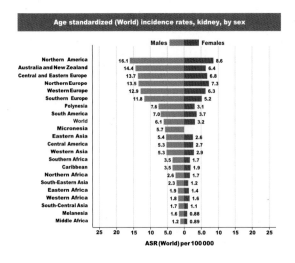

Age standardized (World) incidence rates, kidney, by sex

	Males	Females
Northern America	16.1	8.6
Australia and New Zealand	14.4	6.4
Central and Eastern Europe	13.7	6.8
Northern Europe	13.5	7.3
Western Europe	12.9	6.3
Southern Europe	11.8	5.2
Polynesia	7.6	3.1
South America	7.0	3.7
World	6.1	3.2
Micronesia	5.7	
Eastern Asia	5.4	2.6
Central America	5.3	2.7
Western Asia	5.3	2.9
Southern Africa	3.5	1.7
Caribbean	3.5	1.9
Northern Africa	2.6	1.7
South-Eastern Asia	2.3	1.2
Eastern Africa	1.9	1.4
Western Africa	1.8	1.6
South-Central Asia	1.7	1.1
Melanesia	1.6	0.88
Middle Africa	1.2	0.89

ASR (World) per 100 000

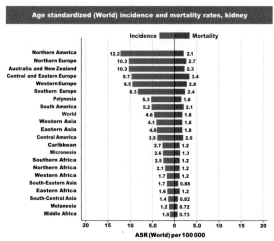

Age standardized (World) incidence and mortality rates, kidney

	Incidence	Mortality
Northern America	12.2	2.1
Northern Europe	10.3	2.7
Australia and New Zealand	10.3	2.3
Central and Eastern Europe	9.7	3.4
Western Europe	9.5	2.8
Southern Europe	8.3	2.4
Polynesia	5.3	1.6
South America	5.2	2.1
World	4.6	1.8
Western Asia	4.1	1.8
Eastern Asia	4.0	1.8
Central America	3.9	2.0
Caribbean	2.7	1.2
Micronesia	2.6	1.3
Southern Africa	2.5	1.2
Northern Africa	2.1	1.2
Western Africa	1.7	1.2
South-Eastern Asia	1.7	0.88
Eastern Africa	1.6	1.2
South-Central Asia	1.4	0.82
Melanesia	1.2	0.72
Middle Africa	1.0	0.73

ASR (World) per 100 000

Liver

Number of new cases in 2020, both sexes, all ages

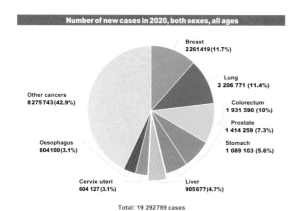

Breast 2 261 419 (11.7%)
Lung 2 206 771 (11.4%)
Colorectum 1 931 590 (10%)
Prostate 1 414 259 (7.3%)
Stomach 1 089 103 (5.6%)
Liver 905 677 (4.7%)
Cervix uteri 604 127 (3.1%)
Oesophagus 604 100 (3.1%)
Other cancers 8 275 743 (42.9%)

Total: 19 292 789 cases

Number of deaths in 2020, both sexes, all ages

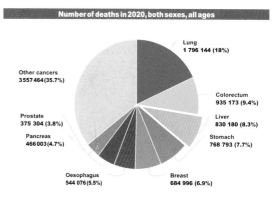

Lung 1 796 144 (18%)
Colorectum 935 173 (9.4%)
Liver 830 180 (8.3%)
Stomach 768 793 (7.7%)
Breast 684 996 (6.9%)
Oesophagus 544 076 (5.5%)
Pancreas 466 003 (4.7%)
Prostate 375 304 (3.8%)
Other cancers 3 557 464 (35.7%)

Total: 9 958 133 deaths

Incidence, both sexes

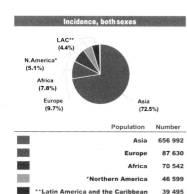

LAC** (4.4%)
N.America* (5.1%)
Africa (7.8%)
Europe (9.7%)
Asia (72.5%)

Population	Number
Asia	656 992
Europe	87 630
Africa	70 542
*Northern America	46 599
**Latin America and the Caribbean	39 495
Oceania	4 419
Total	905 677

Mortality, both sexes

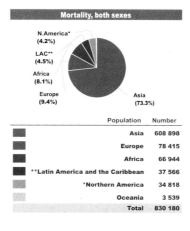

N.America* (4.2%)
LAC** (4.5%)
Africa (8.1%)
Europe (9.4%)
Asia (73.3%)

Population	Number
Asia	608 898
Europe	78 415
Africa	66 944
**Latin America and the Caribbean	37 566
*Northern America	34 818
Oceania	3 539
Total	830 180

5-year prevalence, both sexes

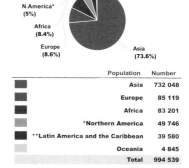

LAC** (4%)
N.America* (5%)
Africa (8.4%)
Europe (8.6%)
Asia (73.6%)

Population	Number
Asia	732 048
Europe	85 119
Africa	83 201
*Northern America	49 746
**Latin America and the Caribbean	39 580
Oceania	4 845
Total	994 539

Age standardized (World) incidence rates, lung, by sex

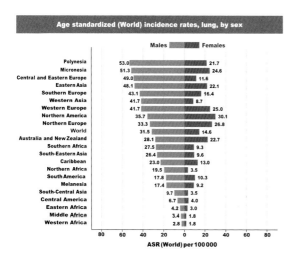

Age standardized (World) incidence and mortality rates, lung

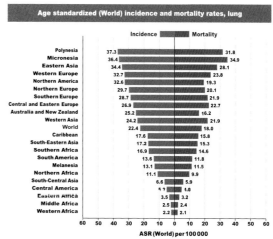

Colorectal cancer

Number of new cases in 2020, both sexes, all ages

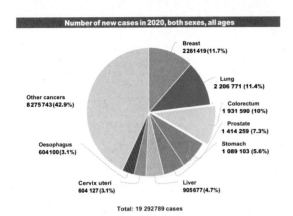

Breast 2261419 (11.7%)
Lung 2 206 771 (11.4%)
Colorectum 1 931 590 (10%)
Prostate 1 414 259 (7.3%)
Stomach 1 089 103 (5.6%)
Liver 905 677 (4.7%)
Cervix uteri 604 127 (3.1%)
Oesophagus 604 100 (3.1%)
Other cancers 8 275 743 (42.9%)

Total: 19 292 789 cases

Number of deaths in 2020, both sexes, all ages

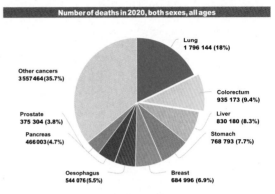

Lung 1 796 144 (18%)
Colorectum 935 173 (9.4%)
Liver 830 180 (8.3%)
Stomach 768 793 (7.7%)
Breast 684 996 (6.9%)
Oesophagus 544 076 (5.5%)
Pancreas 466 003 (4.7%)
Prostate 375 304 (3.8%)
Other cancers 3 557 464 (35.7%)

Total: 9 958 133 deaths

Incidence, both sexes

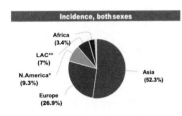

Africa (3.4%)
LAC** (7%)
N.America* (9.3%)
Europe (26.9%)
Asia (52.3%)

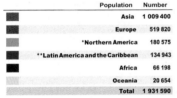

Population	Number
Asia	1 009 400
Europe	519 820
*Northern America	180 575
**Latin America and the Caribbean	134 943
Africa	66 198
Oceania	20 654
Total	1 931 590

Mortality, both sexes

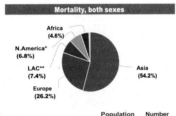

Africa (4.6%)
N.America* (6.8%)
LAC** (7.4%)
Europe (26.2%)
Asia (54.2%)

Population	Number
Asia	506 449
Europe	244 824
**Latin America and the Caribbean	69 435
*Northern America	63 987
Africa	42 875
Oceania	7 603
Total	935 173

5-year prevalence, both sexes

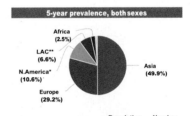

Africa (2.5%)
LAC** (6.6%)
N.America* (10.6%)
Europe (29.2%)
Asia (49.9%)

Population	Number
Asia	2 622 900
Europe	1 536 168
*Northern America	554 680
**Latin America and the Caribbean	345 715
Africa	130 338
Oceania	63 534
Total	5 253 335

Age standardized (World) incidence rates, all cancers excl. non-melanoma skin cancer, by sex

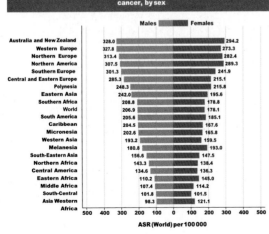

Males / Females

Region	Males	Females
Australia and New Zealand	328.0	294.2
Western Europe	327.8	273.3
Northern Europe	313.4	282.4
Northern America	307.5	289.3
Southern Europe	301.3	241.9
Central and Eastern Europe	285.3	215.1
Polynesia	248.3	215.8
Eastern Asia	242.0	195.6
Southern Africa	208.8	178.8
World	206.9	178.1
South America	205.6	185.1
Caribbean	204.5	167.6
Micronesia	202.6	165.8
Western Asia	193.2	159.5
Melanesia	180.8	193.0
South-Eastern Asia	156.6	147.5
Northern Africa	143.3	138.4
Central America	134.6	136.3
Eastern Africa	110.2	145.0
Middle Africa	107.4	114.2
South-Central Asia	101.8	101.5
Western Africa	98.3	121.1

ASR (World) per 100 000

Age standardized (World) incidence and mortality rates, all cancers excl. non-melanoma skin cancer

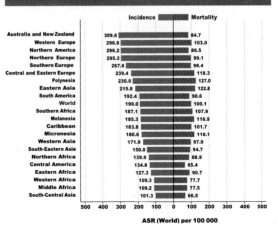

Incidence / Mortality

Region	Incidence	Mortality
Australia and New Zealand	309.6	84.7
Western Europe	296.9	103.0
Northern America	296.2	86.5
Northern Europe	295.3	99.1
Southern Europe	267.6	98.4
Central and Eastern Europe	239.4	118.3
Polynesia	230.0	127.0
Eastern Asia	215.8	122.8
South America	192.4	90.6
World	190.0	100.1
Southern Africa	187.1	107.9
Melanesia	185.3	116.9
Caribbean	183.8	101.7
Micronesia	180.6	118.1
Western Asia	171.9	97.9
South-Eastern Asia	150.0	94.7
Northern Africa	139.9	88.9
Central America	134.8	65.4
Eastern Africa	127.3	90.7
Western Africa	109.3	77.7
Middle Africa	109.2	77.5
South-Central Asia	101.3	66.5

ASR (World) per 100 000

Breast

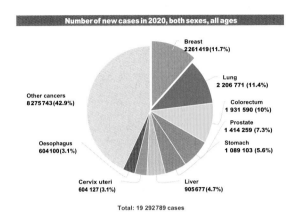

Number of new cases in 2020, both sexes, all ages

Breast
2 261 419 (11.7%)

Lung
2 206 771 (11.4%)

Colorectum
1 931 590 (10%)

Prostate
1 414 259 (7.3%)

Stomach
1 089 103 (5.6%)

Liver
905 677 (4.7%)

Cervix uteri
604 127 (3.1%)

Oesophagus
604 100 (3.1%)

Other cancers
8 275 743 (42.9%)

Total: 19 292 789 cases

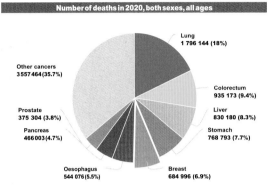

Number of deaths in 2020, both sexes, all ages

Lung
1 796 144 (18%)

Colorectum
935 173 (9.4%)

Liver
830 180 (8.3%)

Stomach
768 793 (7.7%)

Breast
684 996 (6.9%)

Oesophagus
544 076 (5.5%)

Pancreas
466 003 (4.7%)

Prostate
375 304 (3.8%)

Other cancers
3 557 464 (35.7%)

Total: 9 958 133 deaths

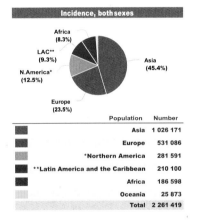

Incidence, both sexes

Africa (8.3%)
LAC** (9.3%)
N.America* (12.5%)
Europe (23.5%)
Asia (45.4%)

Population	Number
Asia	1 026 171
Europe	531 086
*Northern America	281 591
**Latin America and the Caribbean	210 100
Africa	186 598
Oceania	25 873
Total	2 261 419

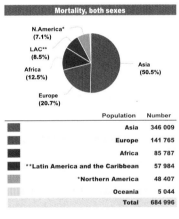

Mortality, both sexes

N.America* (7.1%)
LAC** (8.5%)
Africa (12.5%)
Europe (20.7%)
Asia (50.5%)

Population	Number
Asia	346 009
Europe	141 765
Africa	85 787
**Latin America and the Caribbean	57 984
*Northern America	48 407
Oceania	5 044
Total	684 996

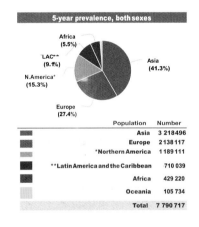

5-year prevalence, both sexes

Africa (5.5%)
LAC** (9.1%)
N.America* (15.3%)
Europe (27.4%)
Asia (41.3%)

Population	Number
Asia	3 218 496
Europe	2 138 117
*Northern America	1 189 111
**Latin America and the Caribbean	710 039
Africa	429 220
Oceania	105 734
Total	7 790 717

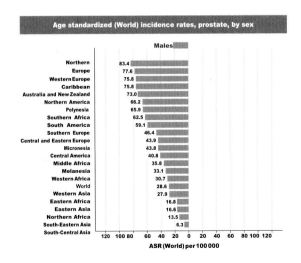

Age standardized (World) incidence rates, prostate, by sex

Males

Region	ASR (World) per 100 000
Northern	83.4
Europe	77.6
Western Europe	75.8
Caribbean	75.8
Australia and New Zealand	73.0
Northern America	66.2
Polynesia	65.9
Southern Africa	62.5
South America	59.1
Southern Europe	46.4
Central and Eastern Europe	43.9
Micronesia	43.8
Central America	40.8
Middle Africa	35.8
Melanesia	33.1
Western Africa	30.7
World	28.6
Western Asia	27.9
Eastern Africa	16.8
Eastern Asia	16.6
Northern Africa	13.5
South-Eastern Asia	6.3
South-Central Asia	

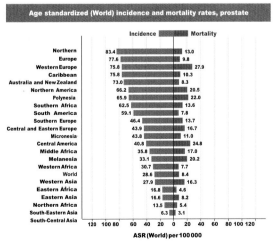

Age standardized (World) incidence and mortality rates, prostate

Incidence | Mortality

Region	Incidence	Mortality
Northern	83.4	13.0
Europe	77.6	9.8
Western Europe	75.8	27.9
Caribbean	75.8	10.3
Australia and New Zealand	73.0	8.3
Northern America	66.2	20.5
Polynesia	65.9	22.0
Southern Africa	62.5	13.6
South America	59.1	7.8
Southern Europe	46.4	13.7
Central and Eastern Europe	43.9	16.7
Micronesia	43.8	11.0
Central America	40.8	24.8
Middle Africa	35.8	17.0
Melanesia	33.1	20.2
Western Africa	30.7	7.7
World	28.6	8.4
Western Asia	27.9	16.3
Eastern Africa	16.8	4.6
Eastern Asia	16.6	8.2
Northern Africa	13.5	5.4
South-Eastern Asia	6.3	3.1
South-Central Asia		

ASR (World) per 100 000

Leukaemia

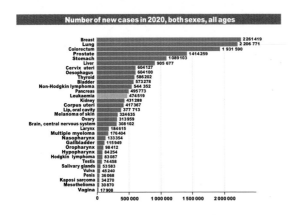

Number of new cases in 2020, both sexes, all ages

Breast	2 261 419
Lung	2 206 771
Colorectum	1 931 590
Prostate	1 414 259
Stomach	1 089 103
Liver	905 677
Cervix uteri	604 127
Oesophagus	604 100
Thyroid	586 202
Bladder	573 278
Non-Hodgkin lymphoma	544 352
Pancreas	495 773
Leukaemia	474 519
Kidney	431 288
Corpus uteri	417 367
Lip, oral cavity	377 713
Melanoma of skin	324 635
Ovary	313 959
Brain, central nervous system	308 102
Larynx	184 615
Multiple myeloma	176 404
Nasopharynx	133 354
Gallbladder	115 949
Oropharynx	98 412
Hypopharynx	84 254
Hodgkin lymphoma	83 087
Testis	74 458
Salivary glands	53 583
Vulva	45 240
Penis	36 068
Kaposi sarcoma	34 270
Mesothelioma	30 870
Vagina	17 908

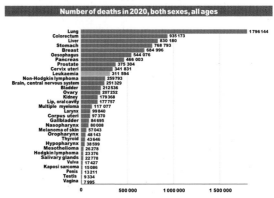

Number of deaths in 2020, both sexes, all ages

Lung	1 796 144
Colorectum	935 173
Liver	830 180
Stomach	768 793
Breast	684 996
Oesophagus	544 076
Pancreas	466 003
Prostate	375 304
Cervix uteri	341 831
Leukaemia	311 594
Non-Hodgkin lymphoma	259 793
Brain, central nervous system	251 329
Bladder	212 536
Ovary	207 252
Kidney	179 368
Lip, oral cavity	177 757
Multiple myeloma	117 077
Larynx	99 840
Corpus uteri	97 370
Gallbladder	84 695
Nasopharynx	80 008
Melanoma of skin	57 043
Oropharynx	48 143
Thyroid	43 646
Hypopharynx	38 599
Mesothelioma	26 278
Hodgkin lymphoma	23 376
Salivary glands	22 778
Vulva	17 427
Kaposi sarcoma	15 086
Penis	13 211
Testis	9 334
Vagina	7 995

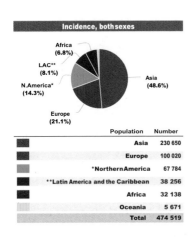

Incidence, both sexes

Africa (6.8%)
LAC** (8.1%)
N.America* (14.3%)
Europe (21.1%)
Asia (48.6%)

	Population	Number
	Asia	230 650
	Europe	100 020
	*Northern America	67 784
	**Latin America and the Caribbean	38 256
	Africa	32 138
	Oceania	5 671
	Total	**474 519**

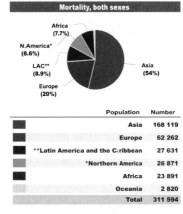

Mortality, both sexes

Africa (7.7%)
N.America* (8.6%)
LAC** (8.9%)
Europe (20%)
Asia (54%)

	Population	Number
	Asia	168 119
	Europe	62 262
	**Latin America and the Caribbean	27 631
	*Northern America	26 871
	Africa	23 891
	Oceania	2 820
	Total	**311 594**

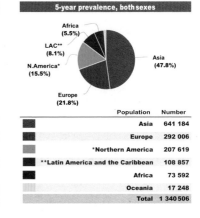

5-year prevalence, both sexes

Africa (5.5%)
LAC** (8.1%)
N.America* (15.5%)
Europe (21.8%)
Asia (47.8%)

	Population	Number
	Asia	641 184
	Europe	292 006
	*Northern America	207 619
	**Latin America and the Caribbean	108 857
	Africa	73 592
	Oceania	17 248
	Total	**1 340 506**

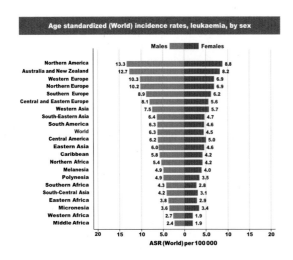

Age standardized (World) incidence rates, leukaemia, by sex

Males / Females

Region	Males	Females
Northern America	13.3	8.8
Australia and New Zealand	12.7	8.2
Western Europe	10.3	6.9
Northern Europe	10.2	6.9
Southern Europe	8.9	6.2
Central and Eastern Europe	8.1	5.6
Western Asia	7.5	5.7
South-Eastern Asia	6.4	4.7
South America	6.3	4.6
World	6.3	4.5
Central America	6.2	5.0
Eastern Asia	6.0	4.6
Caribbean	5.8	4.2
Northern Africa	5.4	4.2
Melanesia	4.9	4.0
Polynesia	4.9	3.5
Southern Africa	4.3	2.8
South-Central Asia	4.2	3.1
Eastern Africa	3.8	2.9
Micronesia	3.6	3.4
Western Africa	2.7	1.9
Middle Africa	2.4	1.9

ASR (World) per 100 000

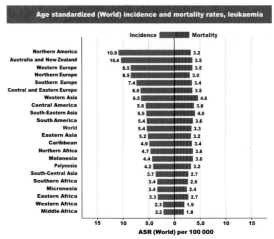

Age standardized (World) incidence and mortality rates, leukaemia

Incidence / Mortality

Region	Incidence	Mortality
Northern America	10.9	3.2
Australia and New Zealand	10.4	3.5
Western Europe	8.5	3.5
Northern Europe	8.5	3.0
Southern Europe	7.4	3.4
Central and Eastern Europe	6.6	3.5
Western Asia	6.5	4.6
Central America	5.6	3.8
South-Eastern Asia	5.5	4.0
South America	5.4	3.6
World	5.4	3.3
Eastern Asia	5.2	3.2
Caribbean	4.9	3.4
Northern Africa	4.7	3.8
Melanesia	4.4	3.6
Polynesia	4.2	3.2
South-Central Asia	3.7	2.7
Southern Africa	3.4	2.6
Micronesia	3.4	2.4
Eastern Africa	3.3	2.7
Western Africa	2.3	1.9
Middle Africa	2.2	1.8

ASR (World) per 100 000

Bladder

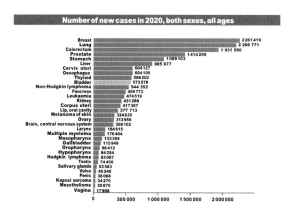

Number of new cases in 2020, both sexes, all ages

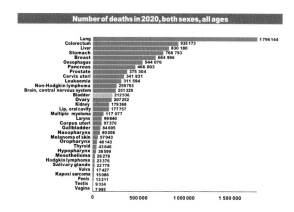

Number of deaths in 2020, both sexes, all ages

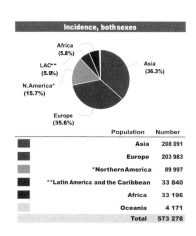

Incidence, both sexes

Population	Number
Asia	208 091
Europe	203 983
*Northern America	89 997
**Latin America and the Caribbean	33 840
Africa	33 196
Oceania	4 171
Total	573 278

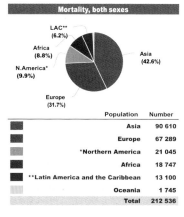

Mortality, both sexes

Population	Number
Asia	90 610
Europe	67 289
*Northern America	21 045
Africa	18 747
**Latin America and the Caribbean	13 100
Oceania	1 745
Total	212 536

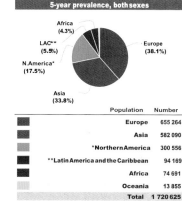

5-year prevalence, both sexes

Population	Number
Europe	655 264
Asia	582 090
*Northern America	300 556
**Latin America and the Caribbean	94 169
Africa	74 691
Oceania	13 855
Total	1 720 625

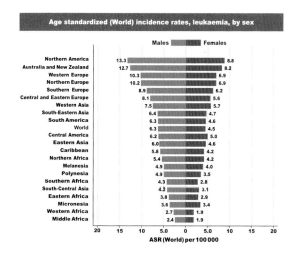

Age standardized (World) incidence rates, leukaemia, by sex

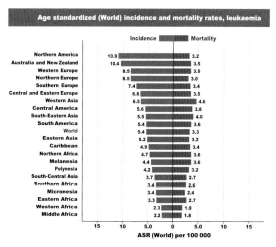

Age standardized (World) incidence and mortality rates, leukaemia

Nasopharynx

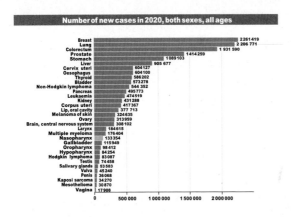

Number of new cases in 2020, both sexes, all ages

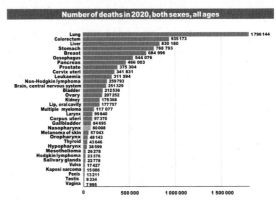

Number of deaths in 2020, both sexes, all ages

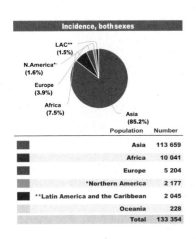

Incidence, both sexes

Population	Number
Asia	113 659
Africa	10 041
Europe	5 204
*Northern America	2 177
**Latin America and the Caribbean	2 045
Oceania	228
Total	133 354

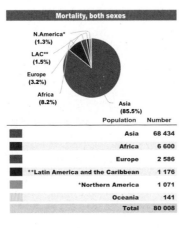

Mortality, both sexes

Population	Number
Asia	68 434
Africa	6 600
Europe	2 586
**Latin America and the Caribbean	1 176
*Northern America	1 071
Oceania	141
Total	80 008

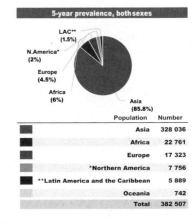

5-year prevalence, both sexes

Population	Number
Asia	328 036
Africa	22 761
Europe	17 323
*Northern America	7 756
**Latin America and the Caribbean	5 889
Oceania	742
Total	382 507

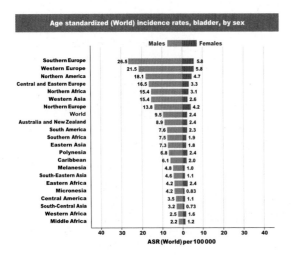

Age standardized (World) incidence rates, bladder, by sex

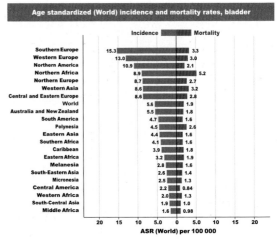

Age standardized (World) incidence and mortality rates, bladder

All cancers excl. non-melanoma skin cancer

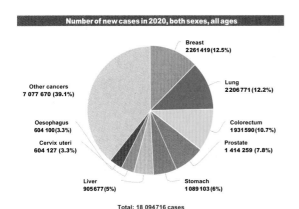

Number of new cases in 2020, both sexes, all ages

- Breast 2 261 419 (12.5%)
- Lung 2 206 771 (12.2%)
- Colorectum 1 931 590 (10.7%)
- Prostate 1 414 259 (7.8%)
- Stomach 1 089 103 (6%)
- Liver 905 677 (5%)
- Cervix uteri 604 127 (3.3%)
- Oesophagus 604 100 (3.3%)
- Other cancers 7 077 670 (39.1%)

Total: 18 094 716 cases

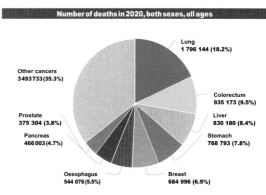

Number of deaths in 2020, both sexes, all ages

- Lung 1 796 144 (18.2%)
- Colorectum 935 173 (9.5%)
- Liver 830 180 (8.4%)
- Stomach 768 793 (7.8%)
- Breast 684 996 (6.9%)
- Oesophagus 544 076 (5.5%)
- Pancreas 466 003 (4.7%)
- Prostate 375 304 (3.8%)
- Other cancers 3 493 733 (35.3%)

Total: 9 894 402 deaths

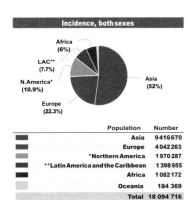

Incidence, both sexes

- Asia (52%)
- Europe (22.3%)
- N.America* (10.9%)
- LAC** (7.7%)
- Africa (6%)

Population	Number
Asia	9 416 670
Europe	4 042 263
*Northern America	1 970 287
**Latin America and the Caribbean	1 398 955
Africa	1 082 172
Oceania	184 369
Total	**18 094 716**

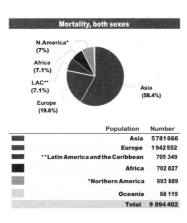

Mortality, both sexes

- Asia (58.4%)
- Europe (19.6%)
- N.America* (7%)
- Africa (7.1%)
- LAC** (7.1%)

Population	Number
Asia	5 781 666
Europe	1 942 552
**Latin America and the Caribbean	705 349
Africa	702 827
*Northern America	693 889
Oceania	68 119
Total	**9 894 402**

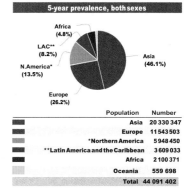

5-year prevalence, both sexes

- Asia (46.1%)
- Europe (26.2%)
- N.America* (13.5%)
- LAC** (8.2%)
- Africa (4.8%)

Population	Number
Asia	20 330 347
Europe	11 543 503
*Northern America	5 948 450
**Latin America and the Caribbean	3 609 033
Africa	2 100 371
Oceania	559 698
Total	**44 091 402**

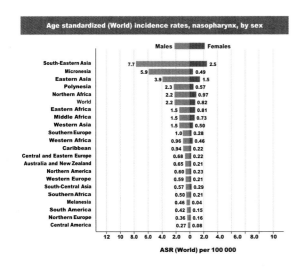

Age standardized (World) incidence rates, nasopharynx, by sex

Region	Males	Females
South-Eastern Asia	7.7	2.5
Micronesia	5.9	0.49
Eastern Asia	3.9	1.5
Polynesia	2.3	0.57
Northern Africa	2.2	0.97
World	2.2	0.82
Eastern Africa	1.5	0.81
Middle Africa	1.5	0.73
Western Asia	1.5	0.50
Southern Europe	1.0	0.28
Western Africa	0.96	0.46
Caribbean	0.94	0.22
Central and Eastern Europe	0.68	0.22
Australia and New Zealand	0.65	0.21
Northern America	0.60	0.23
Western Europe	0.59	0.21
South-Central Asia	0.57	0.29
Southern Africa	0.50	0.21
Melanesia	0.46	0.04
South America	0.42	0.15
Northern Europe	0.36	0.16
Central America	0.27	0.08

ASR (World) per 100 000

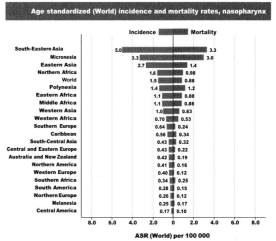

Age standardized (World) incidence and mortality rates, nasopharynx

Region	Incidence	Mortality
South-Eastern Asia	5.0	3.3
Micronesia	3.3	3.0
Eastern Asia	2.7	1.4
Northern Africa	1.6	0.98
World	1.5	0.88
Polynesia	1.4	1.2
Eastern Africa	1.1	0.88
Middle Africa	1.1	0.86
Western Asia	1.0	0.63
Western Africa	0.70	0.53
Southern Europe	0.64	0.24
Caribbean	0.56	0.34
South-Central Asia	0.43	0.32
Central and Eastern Europe	0.43	0.22
Australia and New Zealand	0.42	0.19
Northern America	0.41	0.16
Western Europe	0.40	0.12
Southern Africa	0.34	0.25
South America	0.28	0.15
Northern Europe	0.26	0.12
Melanesia	0.25	0.17
Central America	0.17	0.10

ASR (World) per 100 000

Gallbladder

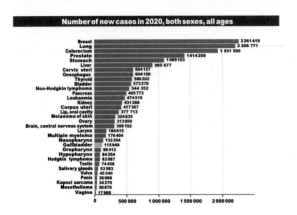

Number of new cases in 2020, both sexes, all ages

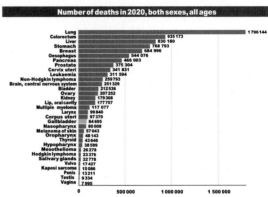

Number of deaths in 2020, both sexes, all ages

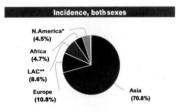

Incidence, both sexes

Population	Number
Asia	82 137
Europe	12 570
**Latin America and the Caribbean	9 990
Africa	5 454
*Northern America	5 259
Oceania	539
Total	115 949

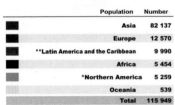

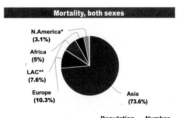

Mortality, both sexes

Population	Number
Asia	62 374
Europe	8 717
**Latin America and the Caribbean	6 464
Africa	4 249
*Northern America	2 586
Oceania	305
Total	84 695

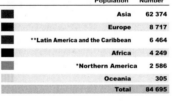

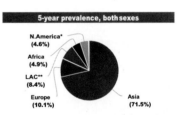

5-year prevalence, both sexes

Population	Number
Asia	98 280
Europe	13 907
**Latin America and the Caribbean	11 578
Africa	6 702
*Northern America	6 362
Oceania	637
Total	137 466

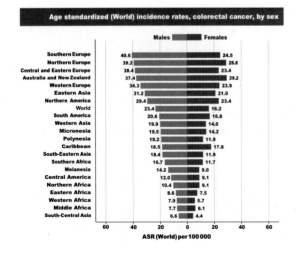

Age standardized (World) incidence rates, colorectal cancer, by sex

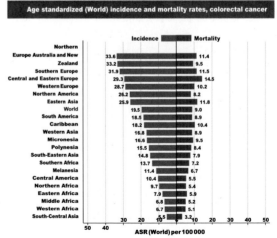

Age standardized (World) incidence and mortality rates, colorectal cancer

Multiple myeloma

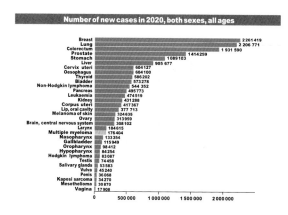

Number of new cases in 2020, both sexes, all ages

Breast	2 261 419
Lung	2 206 771
Colorectum	1 931 590
Prostate	1 414 259
Stomach	1 089 103
Liver	905 677
Cervix uteri	604 127
Oesophagus	604 100
Thyroid	586 202
Bladder	573 278
Non-Hodgkin lymphoma	544 352
Pancreas	495 773
Leukaemia	474 519
Kidney	431 288
Corpus uteri	417 367
Lip, oral cavity	377 713
Melanoma of skin	324 635
Ovary	313 959
Brain, central nervous system	308 102
Larynx	184 615
Multiple myeloma	176 404
Nasopharynx	133 354
Gallbladder	115 949
Oropharynx	98 412
Hypopharynx	84 254
Hodgkin lymphoma	83 087
Testis	74 458
Salivary glands	53 583
Vulva	45 240
Penis	36 068
Kaposi sarcoma	34 270
Mesothelioma	30 870
Vagina	17 908

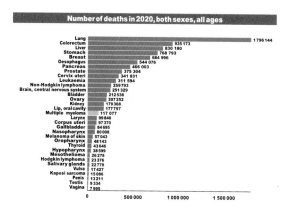

Number of deaths in 2020, both sexes, all ages

Lung	1 796 144
Colorectum	935 173
Liver	830 180
Stomach	768 793
Breast	684 996
Oesophagus	544 076
Pancreas	466 003
Prostate	375 304
Cervix uteri	341 831
Leukaemia	311 594
Non-Hodgkin lymphoma	259 793
Brain, central nervous system	251 329
Bladder	212 536
Ovary	207 252
Kidney	179 368
Lip, oral cavity	177 757
Multiple myeloma	117 077
Larynx	99 840
Corpus uteri	97 370
Gallbladder	84 695
Nasopharynx	80 008
Melanoma of skin	57 043
Oropharynx	48 143
Thyroid	43 646
Hypopharynx	38 599
Mesothelioma	26 278
Hodgkin lymphoma	23 376
Salivary glands	22 778
Vulva	17 427
Penis	15 086
Kaposi sarcoma	13 211
Testis	9 334
Vagina	7 995

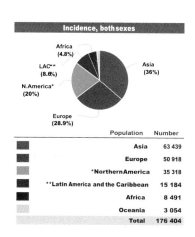

Incidence, both sexes

Africa (4.8%)
LAC** (8.6%)
N.America* (20%)
Europe (28.9%)
Asia (36%)

	Population	Number
	Asia	63 439
	Europe	50 918
	*Northern America	35 318
	**Latin America and the Caribbean	15 184
	Africa	8 491
	Oceania	3 054
	Total	176 404

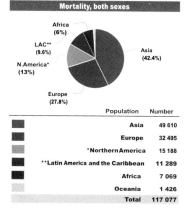

Mortality, both sexes

Africa (6%)
LAC** (9.6%)
N.America* (13%)
Europe (27.8%)
Asia (42.4%)

	Population	Number
	Asia	49 610
	Europe	32 495
	*Northern America	15 188
	**Latin America and the Caribbean	11 289
	Africa	7 069
	Oceania	1 426
	Total	117 077

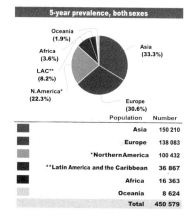

5-year prevalence, both sexes

Oceania (1.9%)
Africa (3.6%)
LAC** (8.2%)
N.America* (22.3%)
Europe (30.6%)
Asia (33.3%)

	Population	Number
	Asia	150 210
	Europe	138 083
	*Northern America	100 432
	**Latin America and the Caribbean	36 867
	Africa	16 363
	Oceania	8 624
	Total	450 579

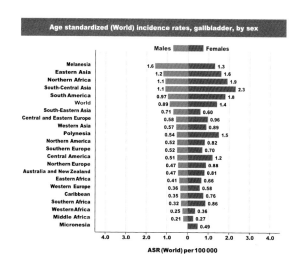

Age standardized (World) incidence rates, gallbladder, by sex

Males　Females

Region	Males	Females
Melanesia	1.6	1.3
Eastern Asia	1.2	1.6
Northern Africa	1.1	1.9
South-Central Asia	1.1	2.3
South America	0.97	1.8
World	0.89	1.4
South-Eastern Asia	0.71	0.60
Central and Eastern Europe	0.58	0.96
Western Asia	0.57	0.89
Polynesia	0.54	1.5
Northern America	0.52	0.82
Southern Europe	0.52	0.70
Central America	0.51	1.2
Northern Europe	0.47	0.88
Australia and New Zealand	0.47	0.81
Eastern Africa	0.41	0.66
Western Europe	0.36	0.58
Caribbean	0.35	0.76
Southern Africa	0.32	0.86
Western Africa	0.25	0.36
Middle Africa	0.21	0.27
Micronesia		0.49

ASR (World) per 100 000

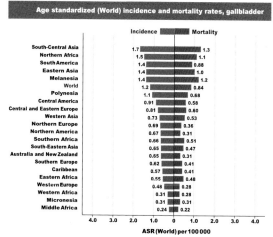

Age standardized (World) incidence and mortality rates, gallbladder

Incidence　Mortality

Region	Incidence	Mortality
South-Central Asia	1.7	1.3
Northern Africa	1.5	1.1
South America	1.4	0.88
Eastern Asia	1.4	1.0
Melanesia	1.4	1.2
World	1.2	0.84
Polynesia	1.1	0.68
Central America	0.91	0.58
Central and Eastern Europe	0.81	0.60
Western Asia	0.73	0.53
Northern Europe	0.69	0.36
Northern America	0.67	0.31
Southern Africa	0.66	0.51
South-Eastern Asia	0.65	0.47
Australia and New Zealand	0.65	0.31
Southern Europe	0.62	0.41
Caribbean	0.57	0.41
Eastern Africa	0.55	0.48
Western Europe	0.48	0.28
Western Africa	0.31	0.28
Micronesia	0.31	0.31
Middle Africa	0.24	0.22

ASR (World) per 100 000

Non-melanoma skin cancer

Number of new cases in 2020, both sexes, all ages

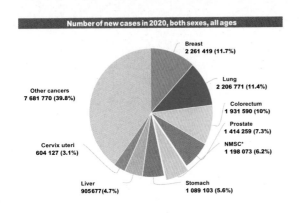

Breast 2 261 419 (11.7%)
Lung 2 206 771 (11.4%)
Colorectum 1 931 590 (10%)
Prostate 1 414 259 (7.3%)
NMSC* 1 198 073 (6.2%)
Stomach 1 089 103 (5.6%)
Liver 905 677 (4.7%)
Cervix uteri 604 127 (3.1%)
Other cancers 7 681 770 (39.8%)

Number of deaths in 2020, both sexes, all ages

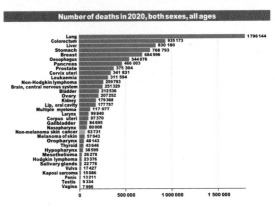

Population	Number
Lung	1 796 144
Colorectum	935 173
Liver	830 180
Stomach	768 793
Breast	684 996
Oesophagus	544 076
Pancreas	466 003
Prostate	375 304
Cervix uteri	341 831
Leukaemia	311 594
Non-Hodgkin lymphoma	259 793
Brain, central nervous system	251 329
Bladder	212 536
Ovary	207 252
Kidney	179 368
Lip, oral cavity	177 757
Multiple myeloma	117 077
Larynx	99 840
Corpus uteri	97 370
Gallbladder	84 695
Nasopharynx	80 008
Non-melanoma skin cancer	63 731
Melanoma of skin	57 043
Oropharynx	48 143
Thyroid	43 646
Hypopharynx	38 599
Mesothelioma	26 278
Hodgkin lymphoma	23 376
Salivary glands	22 778
Vulva	17 427
Kaposi sarcoma	15 086
Penis	13 211
Testis	9 334
Vagina	7 995

Incidence, both sexes

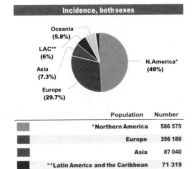

Oceania (5.8%)
LAC** (6%)
Asia (7.3%)
Europe (29.7%)
N.America* (49%)

Population	Number
*Northern America	586 575
Europe	356 180
Asia	87 040
**Latin America and the Caribbean	71 319
Oceania	69 922
Africa	27 037
Total	1 198 073

Mortality, both sexes

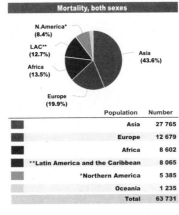

N.America* (8.4%)
LAC** (12.7%)
Africa (13.5%)
Europe (19.9%)
Asia (43.6%)

Population	Number
Asia	27 765
Europe	12 679
Africa	8 602
**Latin America and the Caribbean	8 065
*Northern America	5 385
Oceania	1 235
Total	63 731

5-year prevalence, both sexes

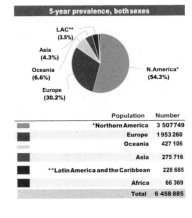

LAC** (3.5%)
Asia (4.3%)
Oceania (6.6%)
Europe (30.2%)
N.America* (54.3%)

Population	Number
*Northern America	3 507 749
Europe	1 953 260
Oceania	427 106
Asia	275 716
**Latin America and the Caribbean	228 685
Africa	66 369
Total	6 458 885

Age standardized (World) incidence rates, multiple myeloma, by sex

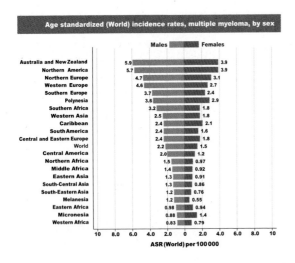

Region	Males	Females
Australia and New Zealand	5.9	3.9
Northern America	5.7	3.9
Northern Europe	4.7	3.1
Western Europe	4.6	2.7
Southern Europe	3.7	2.4
Polynesia	3.6	2.9
Southern Africa	3.2	1.8
Western Asia	2.5	1.8
Caribbean	2.4	2.1
South America	2.4	1.6
Central and Eastern Europe	2.4	1.8
World	2.2	1.5
Central America	2.0	1.2
Northern Africa	1.5	0.97
Middle Africa	1.4	0.92
Eastern Asia	1.3	0.91
South-Central Asia	1.3	0.86
South-Eastern Asia	1.2	0.76
Melanesia	1.2	0.55
Eastern Africa	0.98	0.94
Micronesia	0.88	1.4
Western Africa	0.83	0.79

ASR (World) per 100 000

Age standardized (World) incidence and mortality rates, multiple myeloma

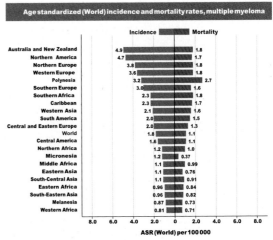

Region	Incidence	Mortality
Australia and New Zealand	4.9	1.8
Northern America	4.7	1.7
Northern Europe	3.8	1.8
Western Europe	3.6	1.8
Polynesia	3.2	2.7
Southern Europe	3.0	1.6
Southern Africa	2.3	1.8
Caribbean	2.3	1.7
Western Asia	2.1	1.6
South America	2.0	1.5
Central and Eastern Europe	2.0	1.3
World	1.8	1.1
Central America	1.6	1.1
Northern Africa	1.2	1.0
Micronesia	1.2	0.37
Middle Africa	1.1	0.99
Eastern Asia	1.1	0.76
South-Central Asia	1.1	0.91
Eastern Africa	0.96	0.84
South-Eastern Asia	0.96	0.82
Melanesia	0.87	0.73
Western Africa	0.81	0.71

ASR (World) per 100 000

Non-Hodgkin lymphoma

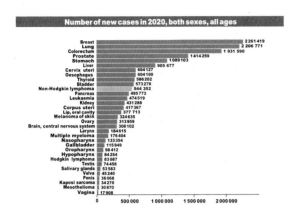

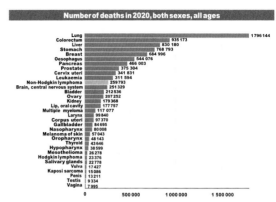

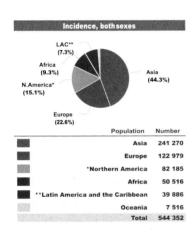

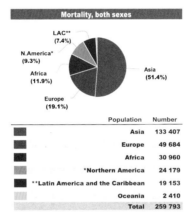

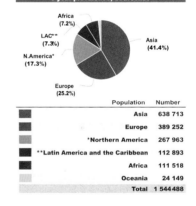

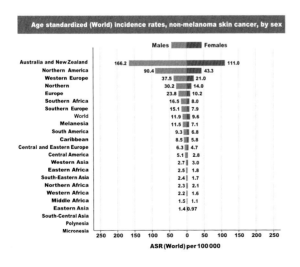

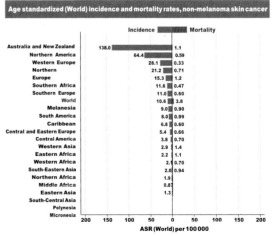

Anus

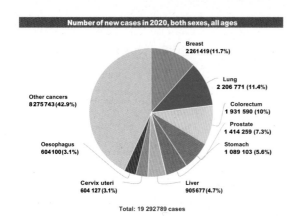

Number of new cases in 2020, both sexes, all ages

Breast
2 261 419 (11.7%)
Lung
2 206 771 (11.4%)
Colorectum
1 931 590 (10%)
Prostate
1 414 259 (7.3%)
Stomach
1 089 103 (5.6%)
Liver
905 677 (4.7%)
Cervix uteri
604 127 (3.1%)
Oesophagus
604 100 (3.1%)
Other cancers
8 275 743 (42.9%)

Total: 19 292 789 cases

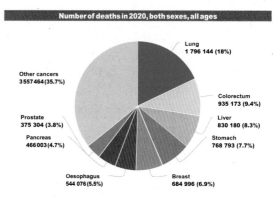

Number of deaths in 2020, both sexes, all ages

Lung
1 796 144 (18%)
Colorectum
935 173 (9.4%)
Liver
830 180 (8.3%)
Stomach
768 793 (7.7%)
Breast
684 996 (6.9%)
Oesophagus
544 076 (5.5%)
Pancreas
466 003 (4.7%)
Prostate
375 304 (3.8%)
Other cancers
3 557 464 (35.7%)

Total: 9 958 133 deaths

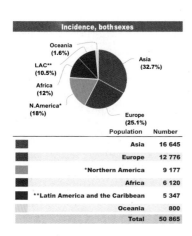

Incidence, both sexes

Oceania (1.6%)
Asia (32.7%)
LAC** (10.5%)
Africa (12%)
N.America* (18%)
Europe (25.1%)

Population	Number
Asia	16 645
Europe	12 776
*Northern America	9 177
Africa	6 120
**Latin America and the Caribbean	5 347
Oceania	800
Total	50 865

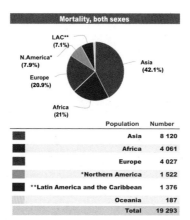

Mortality, both sexes

LAC** (7.1%)
N.America* (7.9%)
Europe (20.9%)
Asia (42.1%)
Africa (21%)

Population	Number
Asia	8 120
Africa	4 061
Europe	4 027
*Northern America	1 522
**Latin America and the Caribbean	1 376
Oceania	187
Total	19 293

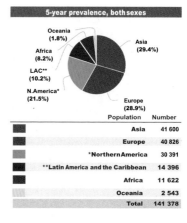

5-year prevalence, both sexes

Oceania (1.8%)
Asia (29.4%)
Africa (8.2%)
LAC** (10.2%)
N.America* (21.5%)
Europe (28.9%)

Population	Number
Asia	41 600
Europe	40 826
*Northern America	30 391
**Latin America and the Caribbean	14 396
Africa	11 622
Oceania	2 543
Total	141 378

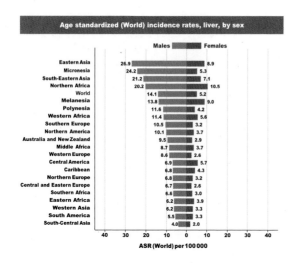

Age standardized (World) incidence rates, liver, by sex

Males / Females

	Males	Females
Eastern Asia	26.9	8.9
Micronesia	24.2	5.3
South-Eastern Asia	21.2	7.1
Northern Africa	20.2	10.5
World	14.1	5.2
Melanesia	13.8	9.0
Polynesia	11.6	4.2
Western Africa	11.4	5.6
Southern Europe	10.5	3.2
Northern America	10.1	3.7
Australia and New Zealand	9.5	2.9
Middle Africa	8.7	3.7
Western Europe	8.6	2.6
Central America	6.9	5.7
Caribbean	6.8	4.3
Northern Europe	6.8	3.2
Central and Eastern Europe	6.7	2.6
Southern Africa	6.6	3.0
Eastern Africa	6.2	3.9
Western Asia	6.2	3.3
South America	5.5	3.3
South-Central Asia	4.0	2.0

ASR (World) per 100 000

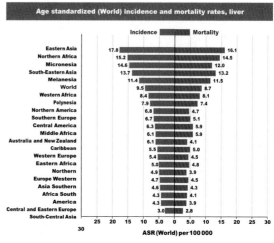

Age standardized (World) incidence and mortality rates, liver

Incidence / Mortality

	Incidence	Mortality
Eastern Asia	17.8	16.1
Northern Africa	15.2	14.5
Micronesia	14.6	12.0
South-Eastern Asia	13.7	13.2
Melanesia	11.4	11.5
World	9.5	8.7
Western Africa	8.4	8.1
Polynesia	7.9	7.4
Northern America	6.8	4.7
Southern Europe	6.7	5.1
Central America	6.3	5.9
Middle Africa	6.1	5.9
Australia and New Zealand	6.1	4.1
Caribbean	5.5	5.0
Western Europe	5.4	4.5
Eastern Africa	5.0	4.8
Northern	4.9	3.9
Europe Western	4.7	4.5
Asia Southern	4.6	4.3
Africa South	4.3	4.1
America	4.3	3.9
Central and Eastern Europe	3.0	2.8
South-Central Asia		

ASR (World) per 100 000

Testis

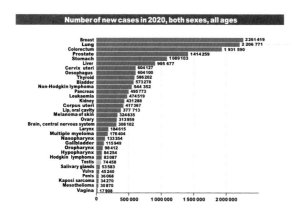

Number of new cases in 2020, both sexes, all ages

Breast	2 261 419
Lung	2 206 771
Colorectum	1 931 590
Prostate	1 414 259
Stomach	1 089 103
Liver	905 677
Cervix uteri	604 127
Oesophagus	604 100
Thyroid	586 202
Bladder	573 278
Non-Hodgkin lymphoma	544 352
Pancreas	495 773
Leukaemia	474 519
Kidney	431 288
Corpus uteri	417 367
Lip, oral cavity	377 713
Melanoma of skin	324 635
Ovary	313 959
Brain, central nervous system	308 102
Larynx	184 615
Multiple myeloma	176 404
Nasopharynx	133 354
Gallbladder	115 949
Oropharynx	98 412
Hypopharynx	84 254
Hodgkin lymphoma	83 087
Testis	74 458
Salivary glands	53 583
Vulva	45 240
Penis	36 068
Kaposi sarcoma	34 270
Mesothelioma	30 870
Vagina	17 908

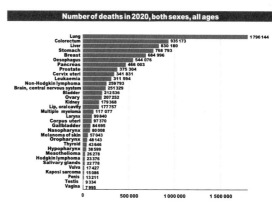

Number of deaths in 2020, both sexes, all ages

Lung	1 796 144
Colorectum	935 173
Liver	830 180
Stomach	768 793
Breast	684 996
Oesophagus	544 076
Pancreas	466 003
Prostate	375 304
Cervix uteri	341 831
Leukaemia	311 594
Non-Hodgkin lymphoma	259 793
Brain, central nervous system	251 329
Bladder	212 536
Ovary	207 252
Kidney	179 368
Lip, oral cavity	177 757
Multiple myeloma	117 077
Larynx	99 840
Corpus uteri	97 370
Gallbladder	84 695
Nasopharynx	80 008
Melanoma of skin	57 043
Oropharynx	48 143
Thyroid	43 646
Hypopharynx	38 599
Mesothelioma	26 278
Hodgkin lymphoma	23 376
Salivary glands	22 778
Vulva	17 427
Kaposi sarcoma	15 086
Penis	13 211
Testis	9 334
Vagina	7 995

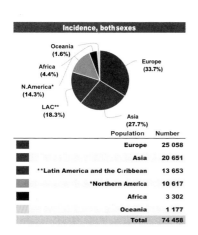

Incidence, both sexes

Oceania (1.6%)
Africa (4.4%)
N.America* (14.3%)
LAC** (18.3%)
Asia (27.7%)
Europe (33.7%)

	Population	Number
	Europe	25 058
	Asia	20 651
	**Latin America and the Caribbean	13 653
	*Northern America	10 617
	Africa	3 302
	Oceania	1 177
	Total	**74 458**

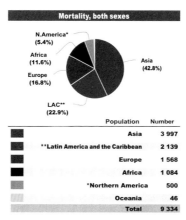

Mortality, both sexes

N.America* (5.4%)
Africa (11.6%)
Europe (16.8%)
LAC** (22.9%)
Asia (42.8%)

	Population	Number
	Asia	3 997
	**Latin America and the Caribbean	2 139
	Europe	1 568
	Africa	1 084
	*Northern America	500
	Oceania	46
	Total	**9 334**

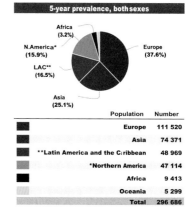

5-year prevalence, both sexes

Africa (3.2%)
N.America* (15.9%)
LAC** (16.5%)
Asia (25.1%)
Europe (37.6%)

	Population	Number
	Europe	111 520
	Asia	74 371
	**Latin America and the Caribbean	48 969
	*Northern America	47 114
	Africa	9 413
	Oceania	5 299
	Total	**296 686**

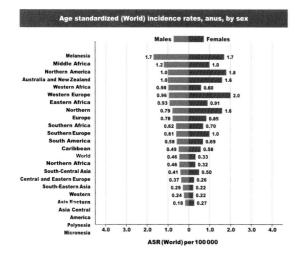

Age standardized (World) incidence rates, anus, by sex

Males / Females

Region	Males	Females
Melanesia	1.7	1.7
Middle Africa	1.2	1.0
Northern America	1.0	1.8
Australia and New Zealand	1.0	1.6
Western Africa	0.98	0.60
Western Europe	0.96	2.0
Eastern Africa	0.93	0.91
Northern	0.79	1.6
Europe	0.78	0.85
Southern Africa	0.62	0.70
Southern Europe	0.61	1.0
South America	0.58	0.69
Caribbean	0.49	0.58
World	0.46	0.33
Northern Africa	0.46	0.32
South-Central Asia	0.41	0.50
Central and Eastern Europe	0.37	0.26
South-Eastern Asia	0.29	0.22
Western	0.24	0.22
Asia Eastern	0.18	0.27
Asia Central		
America		
Polynesia		
Micronesia		

ASR (World) per 100 000

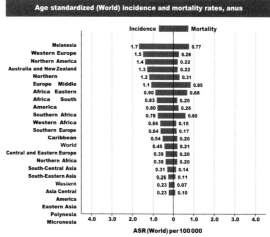

Age standardized (World) incidence and mortality rates, anus

Incidence / Mortality

Region	Incidence	Mortality
Melanesia	1.7	0.77
Western Europe	1.5	0.28
Northern America	1.4	0.22
Australia and New Zealand	1.3	0.22
Northern	1.2	0.31
Europe Middle	1.1	0.85
Africa Eastern	0.90	0.68
Africa South	0.83	0.20
America	0.80	0.26
Southern Africa	0.78	0.60
Western Africa	0.66	0.15
Southern Europe	0.64	0.17
Caribbean	0.54	0.20
World	0.45	0.21
Central and Eastern Europe	0.39	0.20
Northern Africa	0.39	0.20
South-Central Asia	0.31	0.14
South-Eastern Asia	0.26	0.11
Western	0.23	0.07
Asia Central	0.23	0.10
America		
Eastern Asia		
Polynesia		
Micronesia		

ASR (World) per 100 000

Larynx

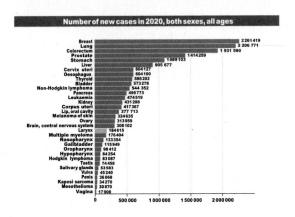

Number of new cases in 2020, both sexes, all ages

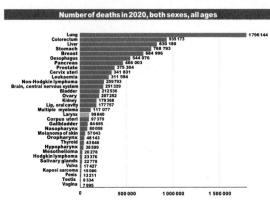

Number of deaths in 2020, both sexes, all ages

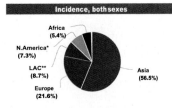

Incidence, both sexes

Population	Number
Asia	104 330
Europe	39 863
**Latin America and the Caribbean	16 140
*Northern America	13 545
Africa	9 908
Oceania	829
Total	184 615

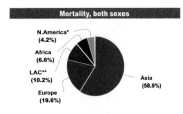

Mortality, both sexes

Population	Number
Asia	58 849
Europe	19 604
**Latin America and the Caribbean	10 223
Africa	6 636
*Northern America	4 211
Oceania	317
Total	99 840

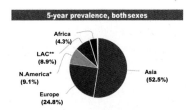

5-year prevalence, both sexes

Population	Number
Asia	272 154
Europe	128 450
*Northern America	47 047
**Latin America and the Caribbean	45 927
Africa	22 070
Oceania	2 732
Total	518 380

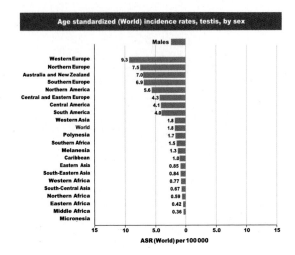

Age standardized (World) incidence rates, testis, by sex

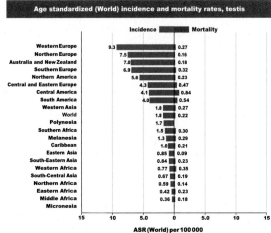

Age standardized (World) incidence and mortality rates, testis

358

Hodgkin lymphoma

Number of new cases in 2020, both sexes, all ages

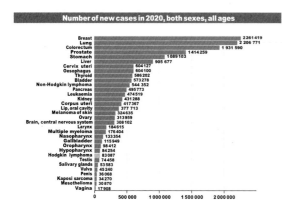

Number of deaths in 2020, both sexes, all ages

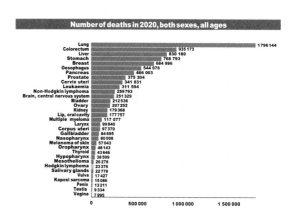

Incidence, both sexes

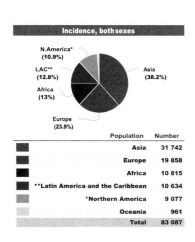

Population	Number
Asia	31 742
Europe	19 858
Africa	10 815
**Latin America and the Caribbean	10 634
*Northern America	9 077
Oceania	961
Total	83 087

Mortality, both sexes

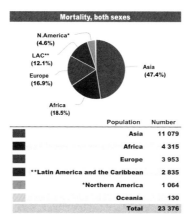

Population	Number
Asia	11 079
Africa	4 315
Europe	3 953
**Latin America and the Caribbean	2 835
*Northern America	1 064
Oceania	130
Total	23 376

5-year prevalence, both sexes

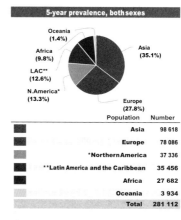

Population	Number
Asia	98 618
Europe	78 086
*Northern America	37 336
**Latin America and the Caribbean	35 456
Africa	27 682
Oceania	3 934
Total	281 112

Age standardized (World) incidence rates, larynx, by sex

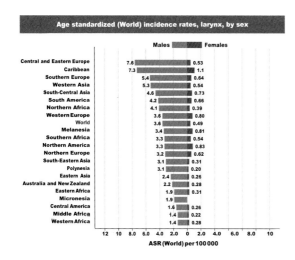

Age standardized (World) incidence and mortality rates, larynx

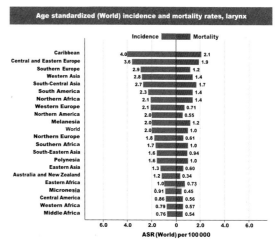

Thyroid

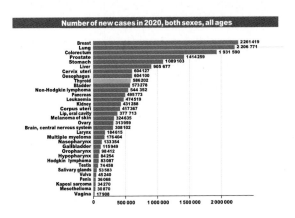

Number of new cases in 2020, both sexes, all ages

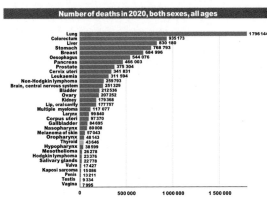

Number of deaths in 2020, both sexes, all ages

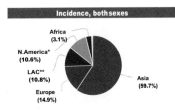

Incidence, both sexes

Population	Number
Asia	349 897
Europe	87 162
**Latin America and the Caribbean	63 368
*Northern America	62 256
Africa	18 457
Oceania	5 062
Total	586 202

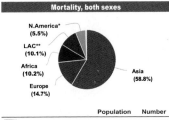

Mortality, both sexes

Population	Number
Asia	25 668
Europe	6 399
Africa	4 443
**Latin America and the Caribbean	4 406
*Northern America	2 420
Oceania	310
Total	43 646

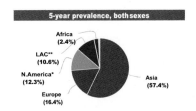

5-year prevalence, both sexes

Population	Number
Asia	1 139 172
Europe	325 708
*Northern America	243 888
**Latin America and the Caribbean	209 541
Africa	47 595
Oceania	19 023
Total	1 984 927

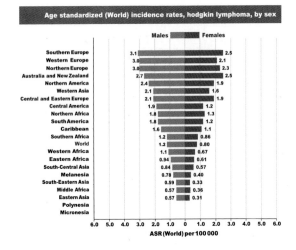

Age standardized (World) incidence rates, hodgkin lymphoma, by sex

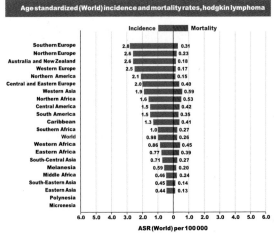

Age standardized (World) incidence and mortality rates, hodgkin lymphoma

Thyroid

Number of new cases in 2020, both sexes, all ages

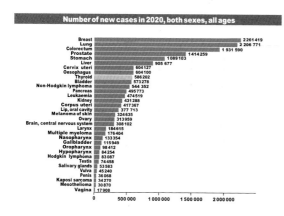

Breast	2 261 419
Lung	2 206 771
Colorectum	1 931 590
Prostate	1 414 259
Stomach	1 089 103
Liver	905 677
Cervix uteri	604 127
Oesophagus	604 100
Thyroid	586 202
Bladder	573 278
Non-Hodgkin lymphoma	544 352
Pancreas	495 773
Leukaemia	474 519
Kidney	431 288
Corpus uteri	417 367
Lip, oral cavity	377 713
Melanoma of skin	324 635
Ovary	313 959
Brain, central nervous system	308 102
Larynx	184 615
Multiple myeloma	176 404
Nasopharynx	133 354
Gallbladder	115 949
Oropharynx	98 412
Hypopharynx	84 254
Hodgkin lymphoma	83 087
Testis	74 458
Salivary glands	53 583
Vulva	45 240
Penis	36 068
Kaposi sarcoma	34 270
Mesothelioma	30 870
Vagina	17 908

Number of deaths in 2020, both sexes, all ages

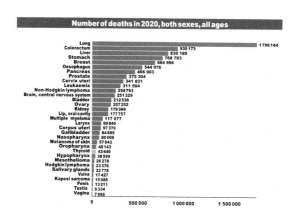

Lung	1 796 144
Colorectum	935 173
Liver	830 180
Stomach	768 793
Breast	684 996
Oesophagus	544 076
Pancreas	466 003
Prostate	375 304
Cervix uteri	341 831
Leukaemia	311 594
Non-Hodgkin lymphoma	259 793
Brain, central nervous system	251 329
Bladder	212 536
Ovary	207 252
Kidney	179 368
Lip, oral cavity	177 757
Multiple myeloma	117 077
Corpus uteri	97 370
Gallbladder	84 695
Nasopharynx	80 008
Melanoma of skin	57 043
Oropharynx	48 143
Thyroid	43 646
Hypopharynx	38 599
Mesothelioma	26 278
Hodgkin lymphoma	23 376
Salivary glands	22 778
Vulva	17 427
Kaposi sarcoma	15 086
Penis	13 211
Testis	9 334
Vagina	7 995

Incidence, both sexes

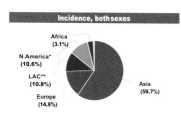

	Population	Number
	Asia	349 897
	Europe	87 162
	**Latin America and the Caribbean	63 368
	*Northern America	62 256
	Africa	18 457
	Oceania	5 062
	Total	**586 202**

Mortality, both sexes

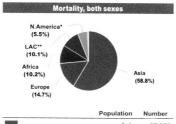
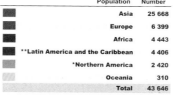

	Population	Number
	Asia	25 668
	Europe	6 399
	Africa	4 443
	**Latin America and the Caribbean	4 406
	*Northern America	2 420
	Oceania	310
	Total	**43 646**

5-year prevalence, both sexes

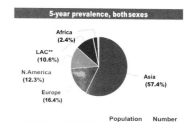

	Population	Number
	Asia	1 139 172
	Europe	325 708
	*Northern America	243 888
	**Latin America and the Caribbean	209 541
	Africa	47 595
	Oceania	19 023
	Total	**1 984 927**

Age standardized (World) incidence rates, thyroid, by sex

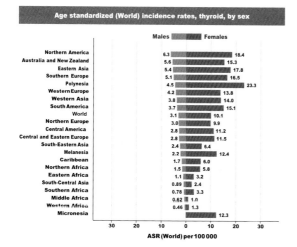

	Males	Females
Northern America	6.3	18.4
Australia and New Zealand	5.6	15.3
Eastern Asia	5.4	17.8
Southern Europe	5.1	16.5
Polynesia	4.5	23.3
Western Europe	4.2	13.8
Western Asia	3.8	14.0
South America	3.7	15.1
World	3.1	10.1
Northern Europe	3.0	9.9
Central America	2.8	11.2
Central and Eastern Europe	2.8	11.5
South-Eastern Asia	2.4	6.4
Melanesia	2.2	12.4
Caribbean	1.7	6.0
Northern Africa	1.5	5.8
Eastern Africa	1.1	3.2
South-Central Asia	0.89	2.4
Southern Africa	0.78	3.3
Middle Africa	0.62	1.0
Western Africa	0.46	1.3
Micronesia		12.3

ASR (World) per 100 000

Age standardized (World) incidence and mortality rates, thyroid

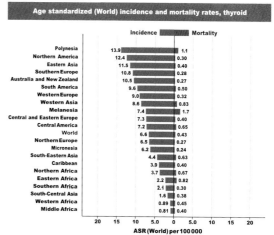

	Incidence	Mortality
Polynesia	13.9	1.1
Northern America	12.4	0.30
Eastern Asia	11.5	0.40
Southern Europe	10.8	0.28
Australia and New Zealand	10.5	0.27
South America	9.6	0.50
Western Europe	9.0	0.32
Western Asia	8.6	0.83
Melanesia	7.4	1.7
Central and Eastern Europe	7.3	0.40
Central America	7.2	0.65
World	6.6	0.43
Northern Europe	6.5	0.27
Micronesia	6.2	0.24
South-Eastern Asia	4.4	0.63
Caribbean	3.9	0.40
Northern Africa	3.7	0.67
Eastern Africa	2.2	0.82
Southern Africa	2.1	0.30
South-Central Asia	1.6	0.38
Western Africa	0.89	0.45
Middle Africa	0.81	0.40

ASR (World) per 100 000

Mesothelioma

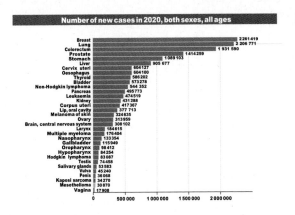

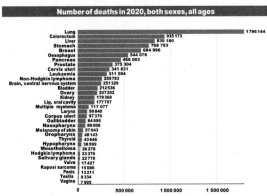

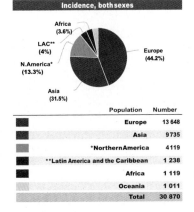

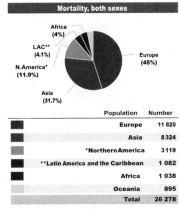

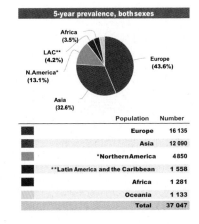

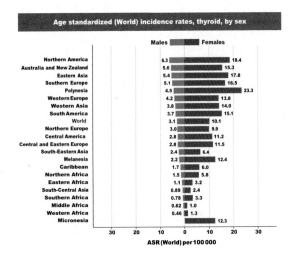

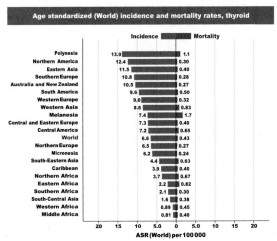

Colon

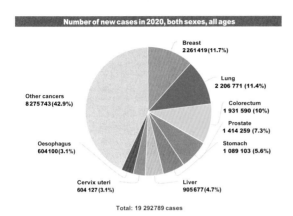

Number of new cases in 2020, both sexes, all ages

- Breast 2 261 419 (11.7%)
- Lung 2 206 771 (11.4%)
- Colorectum 1 931 590 (10%)
- Prostate 1 414 259 (7.3%)
- Stomach 1 089 103 (5.6%)
- Liver 905 677 (4.7%)
- Cervix uteri 604 127 (3.1%)
- Oesophagus 604 100 (3.1%)
- Other cancers 8 275 743 (42.9%)

Total: 19 292 789 cases

Number of deaths in 2020, both sexes, all ages

- Lung 1 796 144 (18%)
- Colorectum 935 173 (9.4%)
- Liver 830 180 (8.3%)
- Stomach 768 793 (7.7%)
- Breast 684 996 (6.9%)
- Oesophagus 544 076 (5.5%)
- Pancreas 466 003 (4.7%)
- Prostate 375 304 (3.8%)
- Other cancers 3 557 464 (35.7%)

Total: 9 958 133 deaths

Incidence, both sexes

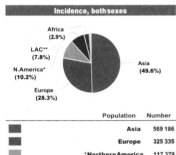

- Africa (2.9%)
- LAC** (7.8%)
- N.America* (10.2%)
- Europe (28.3%)
- Asia (49.6%)

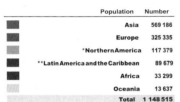

Population	Number
Asia	569 186
Europe	325 335
*Northern America	117 379
**Latin America and the Caribbean	89 679
Africa	33 299
Oceania	13 637
Total	1 148 515

Mortality, both sexes

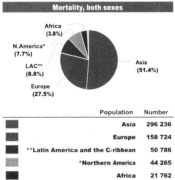

- Africa (3.8%)
- N.America* (7.7%)
- LAC** (8.8%)
- Europe (27.5%)
- Asia (51.4%)

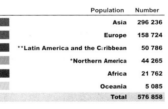

Population	Number
Asia	296 236
Europe	158 724
**Latin America and the Caribbean	50 786
*Northern America	44 265
Africa	21 762
Oceania	5 085
Total	576 858

5-year prevalence, both sexes

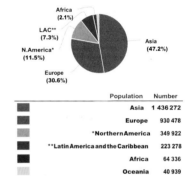

- Africa (2.1%)
- LAC** (7.3%)
- N.America* (11.5%)
- Europe (30.6%)
- Asia (47.2%)

Population	Number
Asia	1 436 272
Europe	930 478
*Northern America	349 922
**Latin America and the Caribbean	223 278
Africa	64 336
Oceania	40 939
Total	3 045 225

Age standardized (World) incidence rates, mesothelioma, by sex

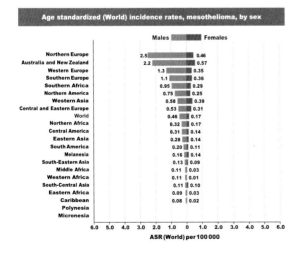

Males / Females

	Males	Females
Northern Europe	2.5	0.46
Australia and New Zealand	2.2	0.57
Western Europe	1.3	0.35
Southern Europe	1.1	0.36
Southern Africa	0.95	0.29
Northern America	0.75	0.25
Western Asia	0.58	0.39
Central and Eastern Europe	0.53	0.31
World	0.46	0.17
Northern Africa	0.32	0.17
Central America	0.31	0.14
Eastern Asia	0.28	0.14
South America	0.20	0.11
Melanesia	0.16	0.14
South-Eastern Asia	0.13	0.09
Middle Africa	0.11	0.03
Western Africa	0.11	0.01
South-Central Asia	0.11	0.10
Eastern Africa	0.09	0.03
Caribbean	0.08	0.02
Polynesia		
Micronesia		

ASR (World) per 100 000

Age standardized (World) incidence and mortality rates, mesothelioma

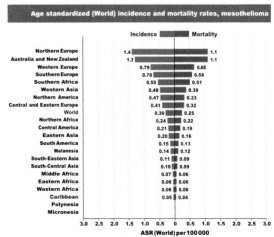

Incidence / Mortality

	Incidence	Mortality
Northern Europe	1.4	1.1
Australia and New Zealand	1.3	1.1
Western Europe	0.79	0.65
Southern Europe	0.70	0.58
Southern Africa	0.55	0.51
Western Asia	0.48	0.39
Northern America	0.47	0.33
Central and Eastern Europe	0.41	0.32
World	0.30	0.25
Northern Africa	0.24	0.22
Central America	0.21	0.19
Eastern Asia	0.20	0.16
South America	0.15	0.13
Melanesia	0.14	0.12
South-Eastern Asia	0.11	0.09
South-Central Asia	0.10	0.09
Middle Africa	0.07	0.06
Eastern Africa	0.06	0.06
Western Africa	0.06	0.06
Caribbean	0.05	0.04
Polynesia		
Micronesia		

ASR (World) per 100 000

Kaposi sarcoma

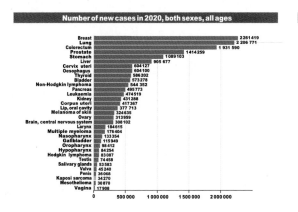

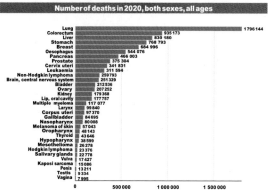

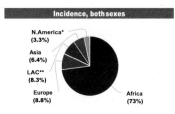

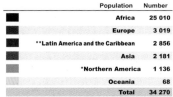

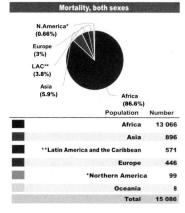

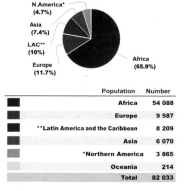

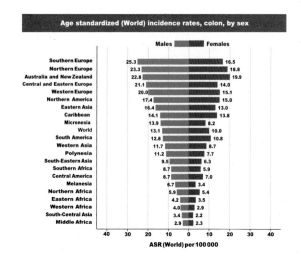

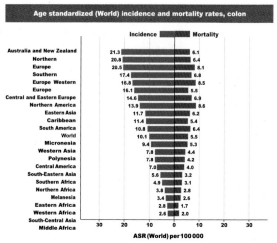

Cervix uteri

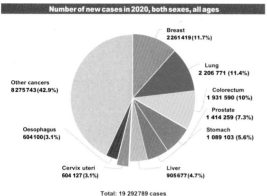

Number of new cases in 2020, both sexes, all ages

Breast 2 261 419 (11.7%)
Lung 2 206 771 (11.4%)
Colorectum 1 931 590 (10%)
Prostate 1 414 259 (7.3%)
Stomach 1 089 103 (5.6%)
Liver 905 677 (4.7%)
Cervix uteri 604 127 (3.1%)
Oesophagus 604 100 (3.1%)
Other cancers 8 275 743 (42.9%)

Total: 19 292 789 cases

Number of deaths in 2020, both sexes, all ages

Lung 1 796 144 (17.4%)
Colorectum 935 173 (9.1%)
Liver 830 180 (8.1%)
Stomach 768 793 (7.5%)
Breast 684 996 (6.7%)
Oesophagus 544 076 (5.3%)
Pancreas 466 003 (4.5%)
Prostate 375 304 (3.6%)
Cervix uteri 341 831 (3.3%)
Other cancers 3 557 464 (34.5%)

Total: 9 958 133 deaths

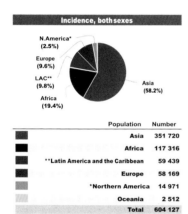

Incidence, both sexes

N.America* (2.5%)
Europe (9.6%)
LAC** (9.8%)
Africa (19.4%)
Asia (58.2%)

Population	Number
Asia	351 720
Africa	117 316
**Latin America and the Caribbean	59 439
Europe	58 169
*Northern America	14 971
Oceania	2 512
Total	604 127

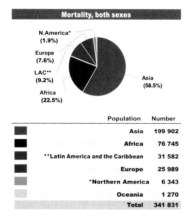

Mortality, both sexes

N.America* (1.9%)
Europe (7.6%)
LAC** (9.2%)
Africa (22.5%)
Asia (58.5%)

Population	Number
Asia	199 902
Africa	76 745
**Latin America and the Caribbean	31 582
Europe	25 989
*Northern America	6 343
Oceania	1 270
Total	341 831

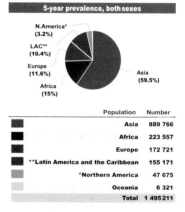

5-year prevalence, both sexes

N.America* (3.2%)
LAC** (10.4%)
Europe (11.6%)
Africa (15%)
Asia (59.5%)

Population	Number
Asia	889 766
Africa	223 557
Europe	172 721
**Latin America and the Caribbean	155 171
*Northern America	47 675
Oceania	6 321
Total	1 495 211

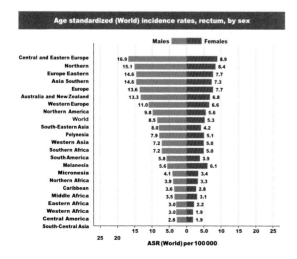

Age standardized (World) incidence rates, rectum, by sex

Males / Females

	Males	Females
Central and Eastern Europe	16.9	8.9
Northern	15.1	8.4
Europe Eastern	14.6	7.7
Asia Southern	14.6	7.3
Europe	13.6	7.7
Australia and New Zealand	13.3	6.8
Western Europe	11.0	6.6
Northern America	9.8	5.6
World	8.5	5.3
South-Eastern Asia	8.0	4.2
Polynesia	7.9	5.1
Western Asia	7.2	5.0
Southern Africa	7.2	5.0
South America	5.8	3.9
Melanesia	5.6	6.1
Micronesia	4.1	3.4
Northern Africa	3.9	3.3
Caribbean	3.6	2.8
Middle Africa	3.5	3.1
Eastern Africa	3.0	2.2
Western Africa	3.0	1.9
Central America	2.8	1.9
South-Central Asia		

ASR (World) per 100 000

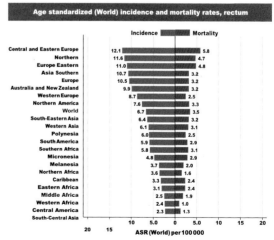

Age standardized (World) incidence and mortality rates, rectum

Incidence / Mortality

	Incidence	Mortality
Central and Eastern Europe	12.1	5.8
Northern	11.6	4.7
Europe Eastern	11.0	4.8
Asia Southern	10.7	3.2
Europe	10.5	3.2
Australia and New Zealand	9.9	3.2
Western Europe	8.7	2.5
Northern America	7.6	3.3
World	6.7	3.5
South-Eastern Asia	6.4	3.2
Western Asia	6.1	3.1
Polynesia	6.0	2.5
South America	5.9	2.9
Southern Africa	5.8	3.1
Micronesia	4.8	2.9
Melanesia	3.7	2.0
Northern Africa	3.6	1.6
Caribbean	3.3	2.4
Eastern Africa	3.1	2.4
Middle Africa	2.5	1.9
Western Africa	2.4	1.0
Central America	2.3	1.3
South-Central Asia		

ASR (World) per 100 000

Lip, oral cavity

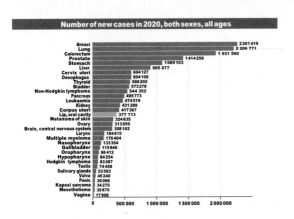

Number of new cases in 2020, both sexes, all ages

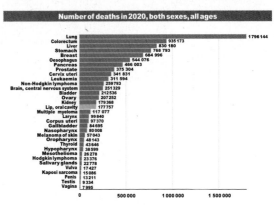

Number of deaths in 2020, both sexes, all ages

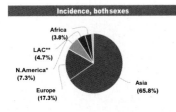

Incidence, both sexes

Population	Number
Asia	248 360
Europe	65 279
*Northern America	27 469
**Latin America and the Caribbean	17 888
Africa	14 286
Oceania	4 431
Total	377 713

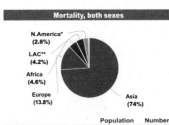

Mortality, both sexes

Population	Number
Asia	131 610
Europe	24 575
Africa	8 088
**Latin America and the Caribbean	7 548
*Northern America	4 985
Oceania	951
Total	177 757

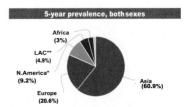

5-year prevalence, both sexes

Population	Number
Asia	584 403
Europe	197 515
*Northern America	88 196
**Latin America and the Caribbean	47 348
Africa	29 134
Oceania	12 652
Total	959 248

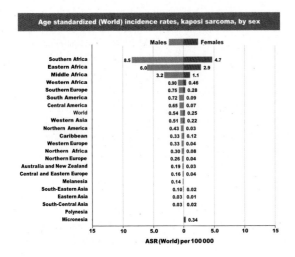

Age standardized (World) incidence rates, kaposi sarcoma, by sex

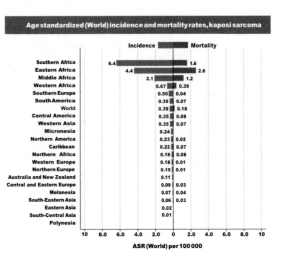

Age standardized (World) incidence and mortality rates, kaposi sarcoma

Oropharynx

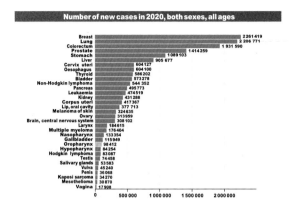

Number of new cases in 2020, both sexes, all ages

Breast	2 261 419
Lung	2 206 771
Colorectum	1 931 590
Prostate	1 414 259
Stomach	1 089 103
Liver	905 677
Cervix uteri	604 127
Oesophagus	604 100
Thyroid	586 202
Bladder	573 278
Non-Hodgkin lymphoma	544 352
Pancreas	495 773
Leukaemia	474 519
Kidney	431 288
Corpus uteri	417 367
Lip, oral cavity	377 713
Melanoma of skin	324 635
Ovary	313 959
Brain, central nervous system	308 102
Larynx	184 615
Multiple myeloma	176 404
Nasopharynx	133 354
Gallbladder	115 949
Oropharynx	98 412
Hypopharynx	84 254
Hodgkin lymphoma	83 087
Testis	74 458
Salivary glands	53 583
Vulva	45 240
Penis	36 068
Kaposi sarcoma	34 270
Mesothelioma	30 870
Vagina	17 908

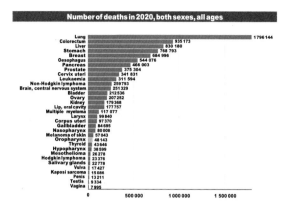

Number of deaths in 2020, both sexes, all ages

Lung	1 796 144
Colorectum	935 173
Liver	830 180
Stomach	768 793
Breast	684 996
Oesophagus	544 076
Pancreas	466 003
Prostate	375 304
Cervix uteri	341 831
Leukaemia	311 594
Non-Hodgkin lymphoma	259 793
Brain, central nervous system	251 329
Bladder	212 536
Ovary	207 252
Kidney	179 368
Lip, oral cavity	177 757
Multiple myeloma	117 077
Larynx	99 840
Corpus uteri	97 370
Gallbladder	84 695
Nasopharynx	80 008
Melanoma of skin	57 043
Thyroid	43 646
Oropharynx	48 143
Hypopharynx	38 599
Mesothelioma	26 278
Hodgkin lymphoma	23 376
Salivary glands	22 778
Vulva	17 427
Kaposi sarcoma	15 086
Penis	13 211
Testis	9 334
Vagina	7 995

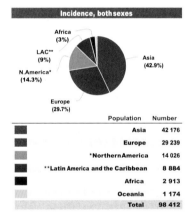

Incidence, both sexes

Africa (3%)
LAC** (9%)
N.America* (14.3%)
Europe (29.7%)
Asia (42.9%)

Population	Number
Asia	42 176
Europe	29 239
*Northern America	14 026
**Latin America and the Caribbean	8 884
Africa	2 913
Oceania	1 174
Total	**98 412**

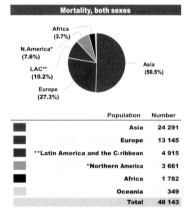

Mortality, both sexes

Africa (3.7%)
N.America* (7.6%)
LAC** (10.2%)
Europe (27.3%)
Asia (50.5%)

Population	Number
Asia	24 291
Europe	13 145
**Latin America and the Caribbean	4 915
*Northern America	3 661
Africa	1 782
Oceania	349
Total	**48 143**

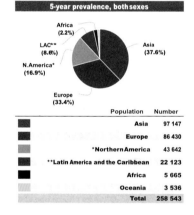

5-year prevalence, both sexes

Africa (2.2%)
LAC** (8.6%)
N.America* (16.9%)
Europe (33.4%)
Asia (37.6%)

Population	Number
Asia	97 147
Europe	86 430
*Northern America	43 642
**Latin America and the Caribbean	22 123
Africa	5 665
Oceania	3 536
Total	**258 543**

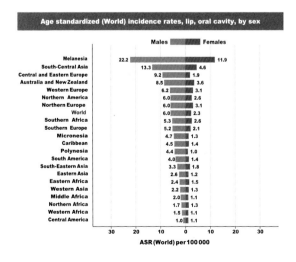

Age standardized (World) incidence rates, lip, oral cavity, by sex

Males / Females

	Males	Females
Melanesia	22.2	11.9
South-Central Asia	13.3	4.6
Central and Eastern Europe	9.2	1.9
Australia and New Zealand	8.5	3.6
Western Europe	6.2	3.1
Northern America	6.0	2.6
Northern Europe	6.0	3.1
World	6.0	2.3
Southern Africa	5.3	2.6
Southern Europe	5.2	2.1
Micronesia	4.7	1.3
Caribbean	4.5	1.4
Polynesia	4.4	1.0
South America	4.0	1.4
South-Eastern Asia	3.3	1.8
Eastern Asia	2.6	1.2
Eastern Africa	2.4	1.5
Western Asia	2.2	1.3
Middle Africa	2.0	1.1
Northern Africa	1.7	1.3
Western Africa	1.5	1.1
Central America	1.0	1.1

ASR (World) per 100 000

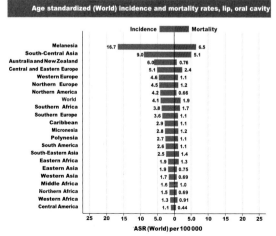

Age standardized (World) incidence and mortality rates, lip, oral cavity

Incidence / Mortality

	Incidence	Mortality
Melanesia	16.7	6.5
South-Central Asia	9.0	5.1
Australia and New Zealand	6.0	0.76
Central and Eastern Europe	5.1	2.4
Western Europe	4.6	1.1
Northern Europe	4.5	1.2
Northern America	4.2	0.66
World	4.1	1.9
Southern Africa	3.8	1.7
Southern Europe	3.6	1.1
Caribbean	2.9	1.1
Micronesia	2.8	1.2
Polynesia	2.7	1.1
South America	2.6	1.1
South-Eastern Asia	2.5	1.4
Eastern Africa	1.9	1.3
Eastern Asia	1.9	0.75
Western Asia	1.7	0.69
Middle Africa	1.6	1.0
Northern Africa	1.5	0.69
Western Africa	1.3	0.91
Central America	1.1	0.44

ASR (World) per 100 000

Ovary

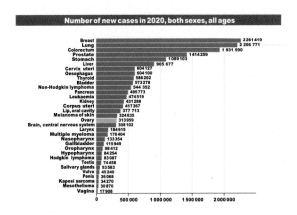

Number of new cases in 2020, both sexes, all ages

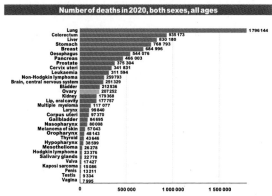

Number of deaths in 2020, both sexes, all ages

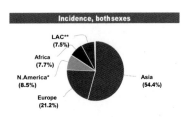

Incidence, both sexes

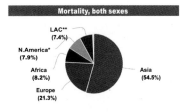

Mortality, both sexes

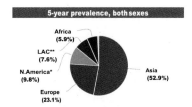

5-year prevalence, both sexes

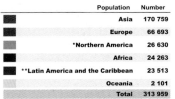

Population	Number
Asia	170 759
Europe	66 693
*Northern America	26 630
Africa	24 263
**Latin America and the Caribbean	23 513
Oceania	2 101
Total	313 959

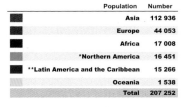

Population	Number
Asia	112 936
Europe	44 053
Africa	17 008
*Northern America	16 451
**Latin America and the Caribbean	15 266
Oceania	1 538
Total	207 252

Population	Number
Asia	435 574
Europe	190 105
*Northern America	80 532
**Latin America and the Caribbean	62 165
Africa	48 940
Oceania	5 999
Total	823 315

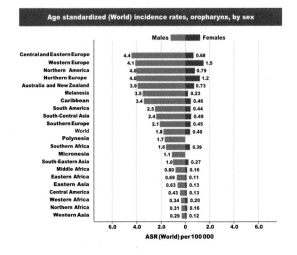

Age standardized (World) incidence rates, oropharynx, by sex

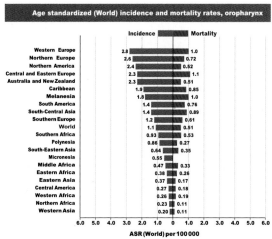

Age standardized (World) incidence and mortality rates, oropharynx

Brain, central nervous system

Number of new cases in 2020, both sexes, all ages

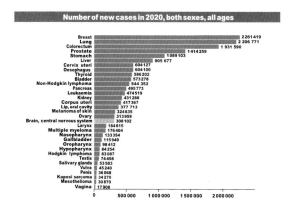

Number of deaths in 2020, both sexes, all ages

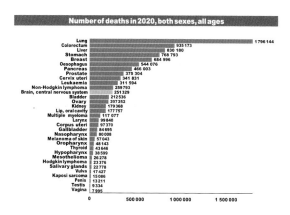

Incidence, both sexes

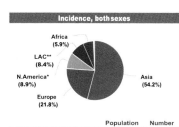
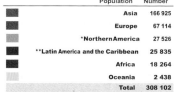

Population	Number
Asia	166 925
Europe	67 114
*Northern America	27 526
**Latin America and the Caribbean	25 835
Africa	18 264
Oceania	2 438
Total	308 102

Mortality, both sexes

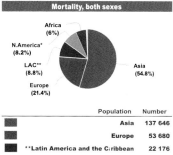
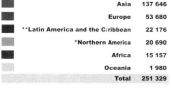

Population	Number
Asia	137 646
Europe	53 680
**Latin America and the Caribbean	22 176
*Northern America	20 690
Africa	15 157
Oceania	1 980
Total	251 329

5-year prevalence, both sexes

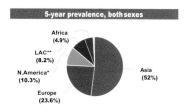

Population	Number
Asia	435 532
Europe	197 846
*Northern America	85 937
**Latin America and the Caribbean	68 999
Africa	41 311
Oceania	7 527
Total	837 152

Age standardized (World) incidence rates, ovary, by sex

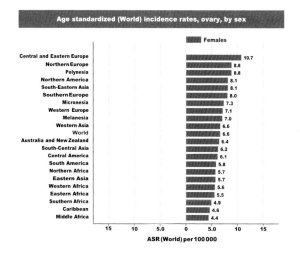

Age standardized (World) incidence and mortality rates, ovary

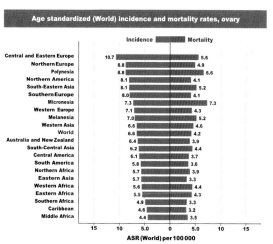

369

Melanoma of skin

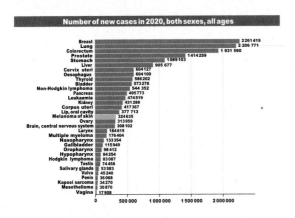

Number of new cases in 2020, both sexes, all ages

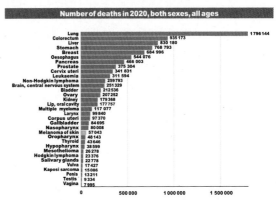

Number of deaths in 2020, both sexes, all ages

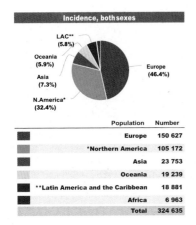

Incidence, both sexes

Population	Number
Europe	150 627
*Northern America	105 172
Asia	23 753
Oceania	19 239
**Latin America and the Caribbean	18 881
Africa	6 963
Total	324 635

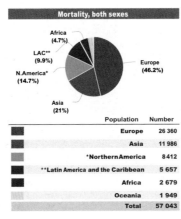

Mortality, both sexes

Population	Number
Europe	26 360
Asia	11 986
*Northern America	8412
**Latin America and the Caribbean	5 657
Africa	2 679
Oceania	1 949
Total	57 043

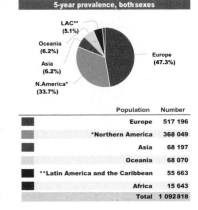

5-year prevalence, both sexes

Population	Number
Europe	517 196
*Northern America	368 049
Asia	68 197
Oceania	68 070
**Latin America and the Caribbean	55 663
Africa	15 643
Total	1 092 818

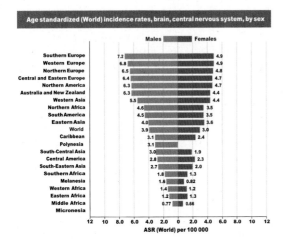

Age standardized (World) incidence rates, brain, central nervous system, by sex

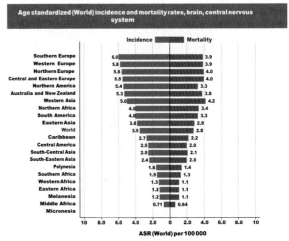

Age standardized (World) incidence and mortality rates, brain, central nervous system

Prostate

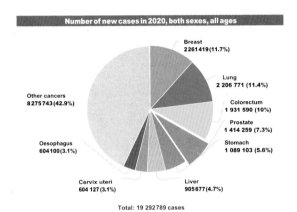

Number of new cases in 2020, both sexes, all ages

Breast
2 261 419 (11.7%)

Lung
2 206 771 (11.4%)

Colorectum
1 931 590 (10%)

Prostate
1 414 259 (7.3%)

Stomach
1 089 103 (5.6%)

Liver
905 677 (4.7%)

Cervix uteri
604 127 (3.1%)

Oesophagus
604 100 (3.1%)

Other cancers
8 275 743 (42.9%)

Total: 19 292 789 cases

Number of deaths in 2020, both sexes, all ages

Lung
1 796 144 (18%)

Colorectum
935 173 (9.4%)

Liver
830 180 (8.3%)

Stomach
768 793 (7.7%)

Breast
684 996 (6.9%)

Oesophagus
544 076 (5.5%)

Pancreas
466 003 (4.7%)

Prostate
375 304 (3.8%)

Other cancers
3 557 464 (35.7%)

Total: 9 958 133 deaths

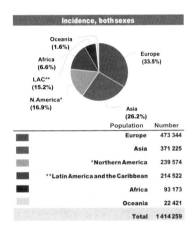

Incidence, both sexes

Oceania (1.6%)
Africa (6.6%)
LAC** (15.2%)
N.America* (16.9%)
Europe (33.5%)
Asia (26.2%)

Population	Number
Europe	473 344
Asia	371 225
*Northern America	239 574
**Latin America and the Caribbean	214 522
Africa	93 173
Oceania	22 421
Total	1 414 259

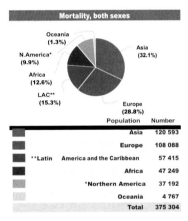

Mortality, both sexes

Oceania (1.3%)
N.America* (9.9%)
Africa (12.6%)
LAC** (15.3%)
Asia (32.1%)
Europe (28.8%)

Population	Number
Asia	120 593
Europe	108 088
**Latin America and the Caribbean	57 415
Africa	47 249
*Northern America	37 192
Oceania	4 767
Total	375 304

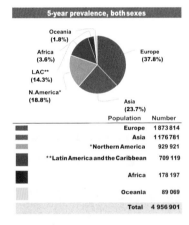

5-year prevalence, both sexes

Oceania (1.8%)
Africa (3.6%)
LAC** (14.3%)
N.America* (18.8%)
Europe (37.8%)
Asia (23.7%)

Population	Number
Europe	1 873 814
Asia	1 176 781
*Northern America	929 921
**Latin America and the Caribbean	709 119
Africa	178 197
Oceania	89 069
Total	4 956 901

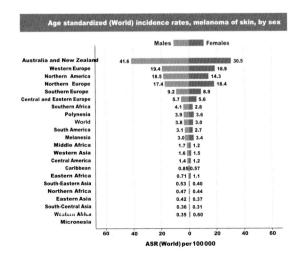

Age standardized (World) incidence rates, melanoma of skin, by sex

Males / Females

	Males	Females
Australia and New Zealand	41.6	30.5
Western Europe	19.4	18.9
Northern America	18.5	14.3
Northern Europe	17.4	18.4
Southern Europe	9.2	8.9
Central and Eastern Europe	5.7	5.6
Southern Africa	4.1	2.8
Polynesia	3.9	3.6
World	3.8	3.0
South America	3.1	2.7
Melanesia	3.0	3.4
Middle Africa	1.7	1.2
Western Asia	1.6	1.5
Central America	1.4	1.2
Caribbean	0.85	0.57
Eastern Africa	0.71	1.1
South-Eastern Asia	0.53	0.40
Northern Africa	0.47	0.44
Eastern Asia	0.42	0.37
South-Central Asia	0.36	0.31
Western Africa	0.35	0.60
Micronesia		

ASR (World) per 100 000

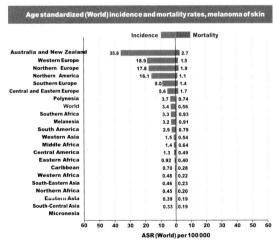

Age standardized (World) incidence and mortality rates, melanoma of skin

Incidence / Mortality

	Incidence	Mortality
Australia and New Zealand	35.8	2.7
Western Europe	18.9	1.5
Northern Europe	17.8	1.9
Northern America	16.1	1.1
Southern Europe	9.0	1.4
Central and Eastern Europe	5.6	1.7
Polynesia	3.7	0.74
World	3.4	0.56
Southern Africa	3.3	0.93
Melanesia	3.2	0.91
South America	2.9	0.79
Western Asia	1.5	0.54
Middle Africa	1.4	0.64
Central America	1.3	0.49
Eastern Africa	0.92	0.40
Caribbean	0.70	0.28
Western Africa	0.48	0.22
South-Eastern Asia	0.46	0.23
Northern Africa	0.45	0.20
Eastern Asia	0.39	0.19
South-Central Asia	0.33	0.19
Micronesia		

ASR (World) per 100 000

Kidney

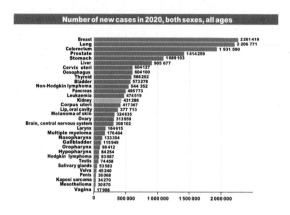

Number of new cases in 2020, both sexes, all ages

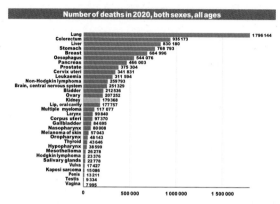

Number of deaths in 2020, both sexes, all ages

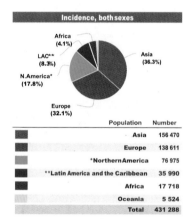

Incidence, both sexes

	Population	Number
	Asia	156 470
	Europe	138 611
	*Northern America	76 975
	**Latin America and the Caribbean	35 990
	Africa	17 718
	Oceania	5 524
	Total	431 288

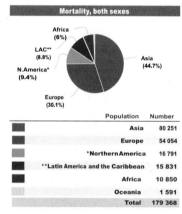

Mortality, both sexes

	Population	Number
	Asia	80 251
	Europe	54 054
	*Northern America	16 791
	**Latin America and the Caribbean	15 831
	Africa	10 850
	Oceania	1 591
	Total	179 368

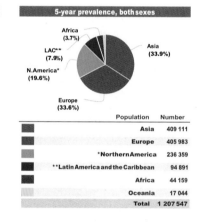

5-year prevalence, both sexes

	Population	Number
	Asia	409 111
	Europe	405 983
	*Northern America	236 359
	**Latin America and the Caribbean	94 891
	Africa	44 159
	Oceania	17 044
	Total	1 207 547

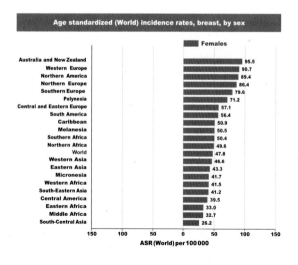

Age standardized (World) incidence rates, breast, by sex

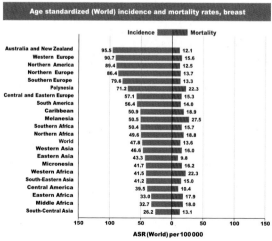

Age standardized (World) incidence and mortality rates, breast

Salivary glands

Number of new cases in 2020, both sexes, all ages

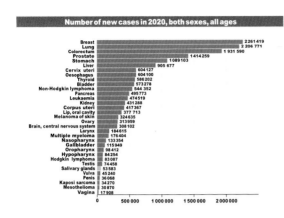

Number of deaths in 2020, both sexes, all ages

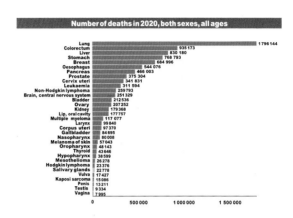

Incidence, both sexes

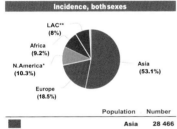

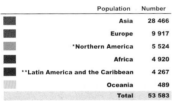

Population	Number
Asia	28 466
Europe	9 917
*Northern America	5 524
Africa	4 920
**Latin America and the Caribbean	4 267
Oceania	489
Total	53 583

Mortality, both sexes

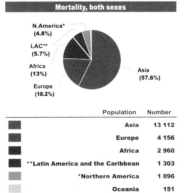

Population	Number
Asia	13 112
Europe	4 156
Africa	2 960
**Latin America and the Caribbean	1 303
*Northern America	1 096
Oceania	151
Total	22 778

5-year prevalence, both sexes

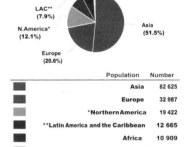

Population	Number
Asia	82 625
Europe	32 987
*Northern America	19 422
**Latin America and the Caribbean	12 665
Africa	10 909
Oceania	1 684
Total	160 292

Age standardized (World) incidence rates, oesophagus, by sex

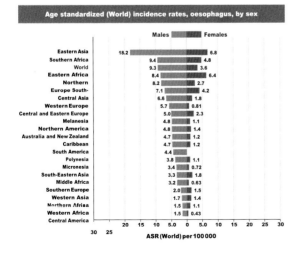

Age standardized (World) incidence and mortality rates, oesophagus

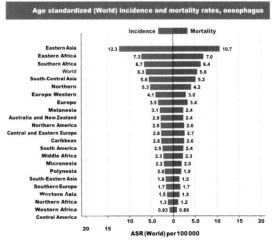

Vulva

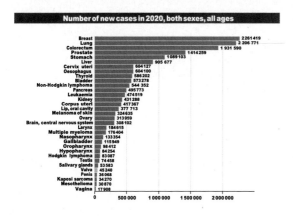

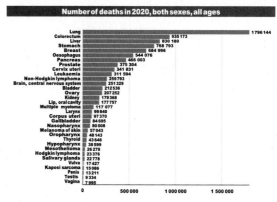

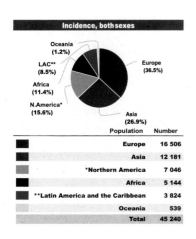

Incidence, both sexes

Population	Number
Europe	16 506
Asia	12 181
*Northern America	7 046
Africa	5 144
**Latin America and the Caribbean	3 824
Oceania	539
Total	45 240

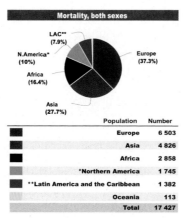

Mortality, both sexes

Population	Number
Europe	6 503
Asia	4 826
Africa	2 858
*Northern America	1 745
**Latin America and the Caribbean	1 382
Oceania	113
Total	17 427

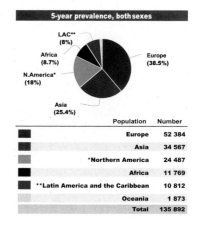

5-year prevalence, both sexes

Population	Number
Europe	52 384
Asia	34 567
*Northern America	24 487
Africa	11 769
**Latin America and the Caribbean	10 812
Oceania	1 873
Total	135 892

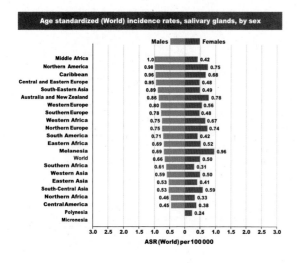

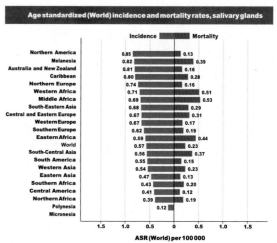

Hypopharynx

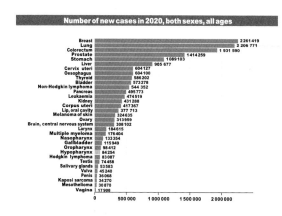

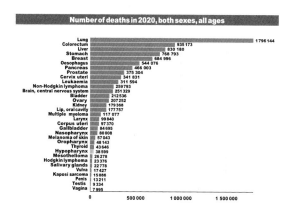

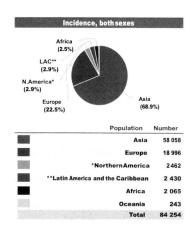

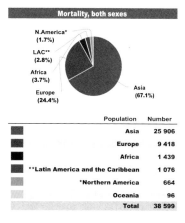

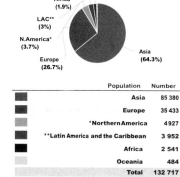

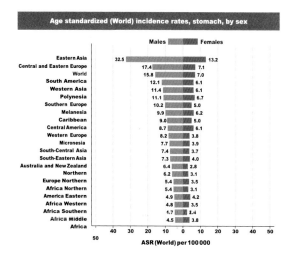

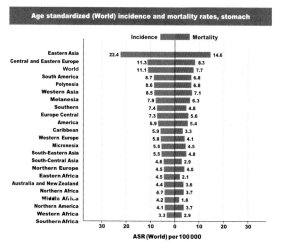

Pancreas

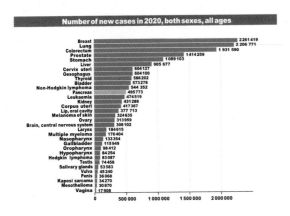

Number of new cases in 2020, both sexes, all ages

Breast	2 261 419
Lung	2 206 771
Colorectum	1 931 590
Prostate	1 414 259
Stomach	1 089 103
Liver	905 677
Cervix uteri	604 127
Oesophagus	604 100
Thyroid	586 202
Bladder	573 278
Non-Hodgkin lymphoma	544 352
Pancreas	495 773
Leukaemia	474 519
Kidney	431 288
Corpus uteri	417 367
Lip, oral cavity	377 713
Melanoma of skin	324 635
Ovary	313 959
Brain, central nervous system	308 102
Larynx	184 615
Multiple myeloma	176 404
Nasopharynx	133 354
Gallbladder	115 949
Oropharynx	98 412
Hypopharynx	84 254
Hodgkin lymphoma	83 087
Testis	74 458
Salivary glands	53 583
Vulva	45 240
Penis	36 068
Kaposi sarcoma	34 270
Mesothelioma	30 870
Vagina	17 908

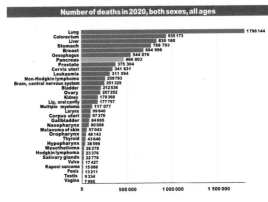

Number of deaths in 2020, both sexes, all ages

Lung	1 796 144
Colorectum	935 173
Liver	830 180
Stomach	768 793
Breast	684 996
Oesophagus	544 076
Pancreas	466 003
Prostate	375 304
Cervix uteri	341 831
Leukaemia	311 594
Non-Hodgkin lymphoma	259 793
Brain, central nervous system	251 329
Bladder	212 536
Ovary	207 252
Kidney	179 368
Lip, oral cavity	177 757
Multiple myeloma	117 077
Larynx	99 840
Corpus uteri	97 370
Gallbladder	84 695
Nasopharynx	80 008
Melanoma of skin	57 043
Oropharynx	48 143
Thyroid	43 646
Hypopharynx	38 599
Mesothelioma	26 278
Hodgkin lymphoma	23 376
Salivary glands	22 778
Vulva	17 427
Kaposi sarcoma	15 086
Penis	13 211
Testis	9 334
Vagina	7 995

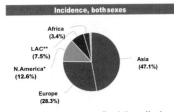

Incidence, both sexes

Africa (3.4%)
LAC** (7.5%)
N.America* (12.6%)
Europe (28.3%)
Asia (47.1%)

Population	Number
Asia	233 701
Europe	140 116
*Northern America	62 643
**Latin America and the Caribbean	37 352
Africa	17 070
Oceania	4 891
Total	**495 773**

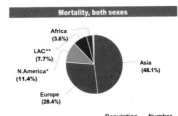

Mortality, both sexes

Africa (3.6%)
LAC** (7.7%)
N.America* (11.4%)
Europe (28.4%)
Asia (48.1%)

Population	Number
Asia	224 034
Europe	132 134
*Northern America	53 277
**Latin America and the Caribbean	36 030
Africa	16 549
Oceania	3 979
Total	**466 003**

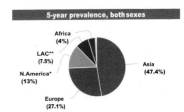

5-year prevalence, both sexes

Africa (4%)
LAC** (7.5%)
N.America* (13%)
Europe (27.1%)
Asia (47.4%)

Population	Number
Asia	180 110
Europe	103 072
*Northern America	49 358
**Latin America and the Caribbean	28 356
Africa	15 280
Oceania	3 782
Total	**379 958**

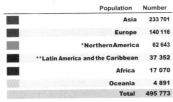

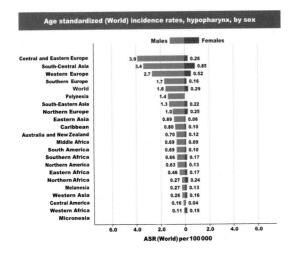

Age standardized (World) incidence rates, hypopharynx, by sex

Males / Females

	Males	Females
Central and Eastern Europe	3.9	0.26
South-Central Asia	3.4	0.85
Western Europe	2.7	0.52
Southern Europe	1.7	0.16
World	1.6	0.29
Polynesia	1.4	
South-Eastern Asia	1.3	0.22
Northern Europe	1.0	0.25
Eastern Asia	0.89	0.06
Caribbean	0.80	0.10
Australia and New Zealand	0.70	0.12
Middle Africa	0.69	0.09
South America	0.69	0.10
Southern Africa	0.66	0.17
Northern America	0.63	0.13
Eastern Africa	0.46	0.17
Northern Africa	0.27	0.24
Melanesia	0.27	0.13
Western Asia	0.26	0.16
Central America	0.16	0.04
Western Africa	0.11	0.15
Micronesia		

ASR (World) per 100 000

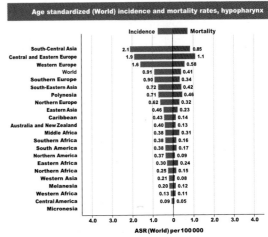

Age standardized (World) incidence and mortality rates, hypopharynx

Incidence / Mortality

	Incidence	Mortality
South-Central Asia	2.1	0.85
Central and Eastern Europe	1.9	1.1
Western Europe	1.6	0.58
World	0.91	0.41
Southern Europe	0.90	0.34
South-Eastern Asia	0.72	0.42
Polynesia	0.71	0.46
Northern Europe	0.62	0.32
Eastern Asia	0.46	0.23
Caribbean	0.43	0.14
Australia and New Zealand	0.40	0.13
Middle Africa	0.38	0.31
Southern Africa	0.38	0.16
South America	0.38	0.17
Northern America	0.37	0.09
Eastern Africa	0.30	0.24
Northern Africa	0.25	0.15
Western Asia	0.21	0.08
Melanesia	0.20	0.12
Western Africa	0.13	0.11
Central America	0.09	0.05
Micronesia		

ASR (World) per 100 000

Vagina

Number of new cases in 2020, both sexes, all ages

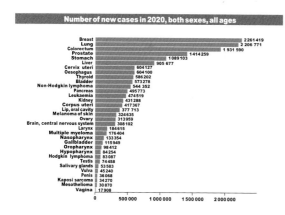

Number of deaths in 2020, both sexes, all ages

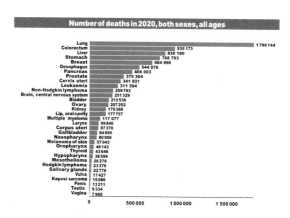

Incidence, both sexes

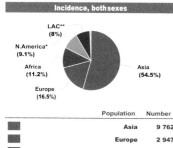

Population	Number
Asia	9 762
Europe	2 947
Africa	2 001
*Northern America	1 627
**Latin America and the Caribbean	1 434
Oceania	137
Total	17 908

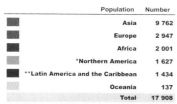

Mortality, both sexes

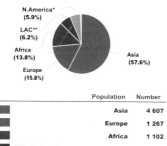

Population	Number
Asia	4 607
Europe	1 267
Africa	1 102
**Latin America and the Caribbean	494
*Northern America	471
Oceania	54
Total	7 995

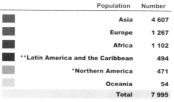

5-year prevalence, both sexes

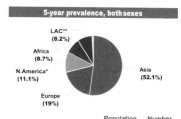

Population	Number
Asia	23 254
Europe	8 480
*Northern America	4 947
Africa	3 860
**Latin America and the Caribbean	3 673
Oceania	399
Total	44 613

Age standardized (World) incidence rates, pancreas, by sex

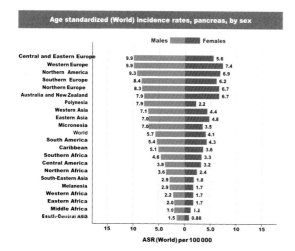

Age standardized (World) incidence and mortality rates, pancreas

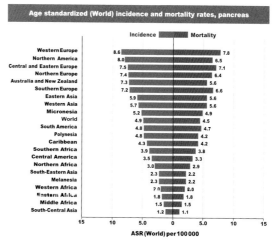

Penis

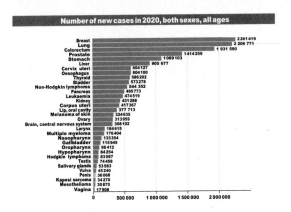

Number of new cases in 2020, both sexes, all ages

Breast	2 261 419
Lung	2 206 771
Colorectum	1 931 590
Prostate	1 414 259
Stomach	1 089 103
Liver	905 677
Cervix uteri	604 127
Oesophagus	604 100
Thyroid	586 202
Bladder	573 278
Non-Hodgkin lymphoma	544 352
Pancreas	495 773
Leukaemia	474 519
Kidney	431 288
Corpus uteri	417 367
Lip, oral cavity	377 713
Melanoma of skin	324 635
Ovary	313 959
Brain, central nervous system	308 102
Larynx	184 615
Multiple myeloma	176 404
Nasopharynx	133 354
Gallbladder	115 949
Oropharynx	98 412
Hypopharynx	84 254
Hodgkin lymphoma	83 087
Testis	74 458
Salivary glands	53 583
Vulva	45 240
Penis	36 068
Kaposi sarcoma	34 270
Mesothelioma	30 870
Vagina	17 908

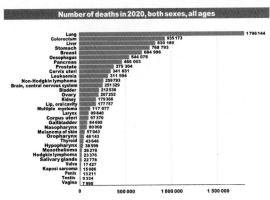

Number of deaths in 2020, both sexes, all ages

Lung	1 796 144
Colorectum	935 173
Liver	830 180
Stomach	768 793
Breast	684 996
Oesophagus	544 076
Pancreas	466 003
Prostate	375 304
Cervix uteri	341 831
Leukaemia	311 594
Non-Hodgkin lymphoma	259 793
Brain, central nervous system	251 329
Bladder	212 536
Ovary	207 252
Kidney	179 368
Lip, oral cavity	177 757
Multiple myeloma	117 077
Larynx	99 840
Corpus uteri	97 370
Gallbladder	84 695
Nasopharynx	80 008
Melanoma of skin	57 043
Oropharynx	48 143
Thyroid	43 646
Hypopharynx	38 599
Mesothelioma	26 278
Hodgkin lymphoma	23 376
Salivary glands	22 778
Vulva	17 427
Kaposi sarcoma	15 086
Penis	13 211
Testis	9 334
Vagina	7 995

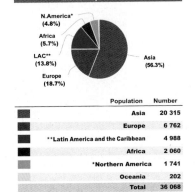

Incidence, both sexes

N.America* (4.8%)
Africa (5.7%)
LAC** (13.8%)
Europe (18.7%)
Asia (56.3%)

Population	Number
Asia	20 315
Europe	6 762
**Latin America and the Caribbean	4 988
Africa	2 060
*Northern America	1 741
Oceania	202
Total	36 068

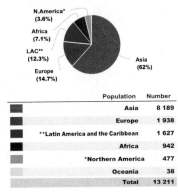

Mortality, both sexes

N.America* (3.6%)
Africa (7.1%)
LAC** (12.3%)
Europe (14.7%)
Asia (62%)

Population	Number
Asia	8 189
Europe	1 938
**Latin America and the Caribbean	1 627
Africa	942
*Northern America	477
Oceania	38
Total	13 211

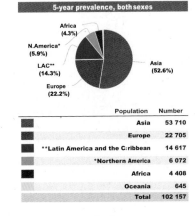

5-year prevalence, both sexes

Africa (4.3%)
N.America* (5.9%)
LAC** (14.3%)
Europe (22.2%)
Asia (52.6%)

Population	Number
Asia	53 710
Europe	22 705
**Latin America and the Caribbean	14 617
*Northern America	6 072
Africa	4 408
Oceania	645
Total	102 157

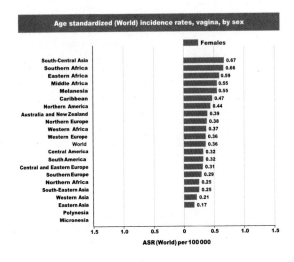

Age standardized (World) incidence rates, vagina, by sex

Females

Region	ASR
South-Central Asia	0.67
Southern Africa	0.66
Eastern Africa	0.59
Middle Africa	0.55
Melanesia	0.55
Caribbean	0.47
Northern America	0.44
Australia and New Zealand	0.39
Northern Europe	0.38
Western Africa	0.37
Western Europe	0.36
World	0.36
Central America	0.32
South America	0.32
Central and Eastern Europe	0.31
Southern Europe	0.29
Northern Africa	0.25
South-Eastern Asia	0.25
Western Asia	0.21
Eastern Asia	0.17
Polynesia	
Micronesia	

ASR (World) per 100 000

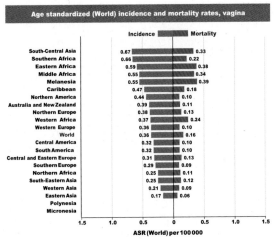

Age standardized (World) incidence and mortality rates, vagina

Incidence   Mortality

Region	Incidence	Mortality
South-Central Asia	0.67	0.33
Southern Africa	0.66	0.22
Eastern Africa	0.59	0.38
Middle Africa	0.55	0.34
Melanesia	0.55	0.39
Caribbean	0.47	0.18
Northern America	0.44	0.10
Australia and New Zealand	0.39	0.11
Northern Europe	0.38	0.13
Western Africa	0.37	0.24
Western Europe	0.36	0.10
World	0.36	0.16
Central America	0.32	0.10
South America	0.32	0.10
Central and Eastern Europe	0.31	0.13
Southern Europe	0.29	0.09
Northern Africa	0.25	0.11
South-Eastern Asia	0.25	0.12
Western Asia	0.21	0.09
Eastern Asia	0.17	0.06
Polynesia		
Micronesia		

ASR (World) per 100 000

Rectum

Number of new cases in 2020, both sexes, all ages

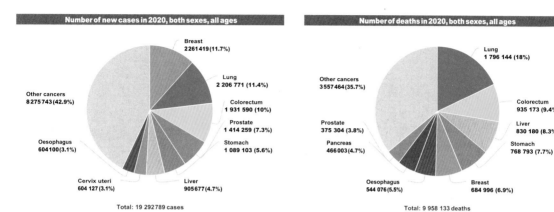

Breast
2 261 419 (11.7%)

Lung
2 206 771 (11.4%)

Colorectum
1 931 590 (10%)

Prostate
1 414 259 (7.3%)

Stomach
1 089 103 (5.6%)

Liver
905 677 (4.7%)

Cervix uteri
604 127 (3.1%)

Oesophagus
604 100 (3.1%)

Other cancers
8 275 743 (42.9%)

Total: 19 292 789 cases

Number of deaths in 2020, both sexes, all ages

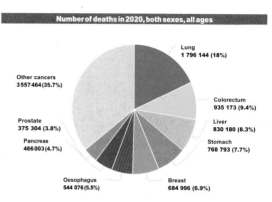

Lung
1 796 144 (18%)

Colorectum
935 173 (9.4%)

Liver
830 180 (8.3%)

Stomach
768 793 (7.7%)

Breast
684 996 (6.9%)

Oesophagus
544 076 (5.5%)

Pancreas
466 003 (4.7%)

Prostate
375 304 (3.8%)

Other cancers
3 557 464 (35.7%)

Total: 9 958 133 deaths

Incidence, both sexes

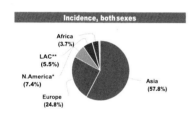

Africa (3.7%)
LAC** (5.5%)
N.America* (7.4%)
Europe (24.8%)
Asia (57.8%)

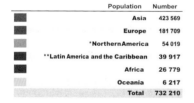

	Population	Number
	Asia	423 569
	Europe	181 709
	*Northern America	54 019
	**Latin America and the Caribbean	39 917
	Africa	26 779
	Oceania	6 217
	Total	**732 210**

Mortality, both sexes

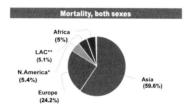

Africa (5%)
LAC** (5.1%)
N.America* (5.4%)
Europe (24.2%)
Asia (59.6%)

	Population	Number
	Asia	202 093
	Europe	82 073
	*Northern America	18 200
	**Latin America and the Caribbean	17 273
	Africa	17 052
	Oceania	2 331
	Total	**339 022**

5-year prevalence, both sexes

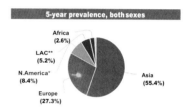

Africa (2.6%)
LAC** (5.2%)
N.America* (8.4%)
Europe (27.3%)
Asia (55.4%)

	Population	Number
	Asia	1 145 028
	Europe	564 864
	*Northern America	174 367
	**Latin America and the Caribbean	108 041
	Africa	54 380
	Oceania	20 052
	Total	**2 066 732**

Age standardized (World) incidence rates, penis, by sex

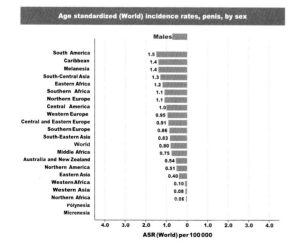

Males

Region	ASR
South America	1.5
Caribbean	1.4
Melanesia	1.4
South-Central Asia	1.3
Eastern Africa	1.2
Southern Africa	1.1
Northern Europe	1.1
Central America	1.0
Western Europe	0.95
Central and Eastern Europe	0.91
Southern Europe	0.86
South-Eastern Asia	0.83
World	0.80
Middle Africa	0.75
Australia and New Zealand	0.54
Northern America	0.51
Eastern Asia	0.40
Western Africa	0.10
Western Asia	0.08
Northern Africa	0.05
Polynesia	
Micronesia	

ASR (World) per 100 000

Age standardized (World) incidence and mortality rates, penis

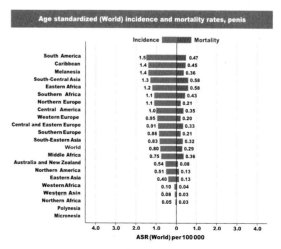

Incidence | Mortality

Region	Incidence	Mortality
South America	1.5	0.47
Caribbean	1.4	0.45
Melanesia	1.4	0.36
South-Central Asia	1.3	0.58
Eastern Africa	1.2	0.58
Southern Africa	1.1	0.43
Northern Europe	1.1	0.21
Central America	1.0	0.35
Western Europe	0.95	0.20
Central and Eastern Europe	0.91	0.33
Southern Europe	0.86	0.21
South-Eastern Asia	0.83	0.32
World	0.80	0.29
Middle Africa	0.75	0.36
Australia and New Zealand	0.54	0.08
Northern America	0.51	0.13
Eastern Asia	0.40	0.13
Western Africa	0.10	0.04
Western Asia	0.08	0.03
Northern Africa	0.05	0.03
Polynesia		
Micronesia		

ASR (World) per 100 000

Corpus uteri

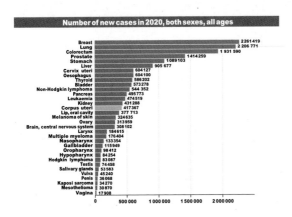

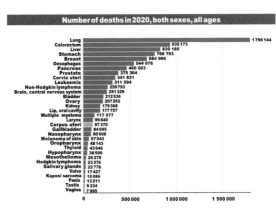

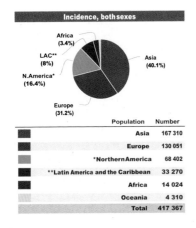

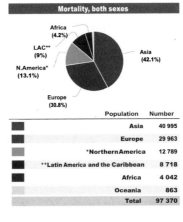

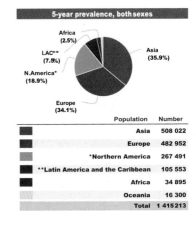

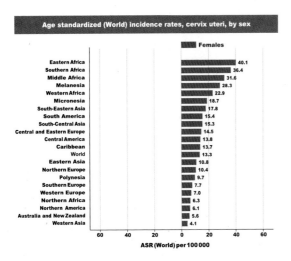

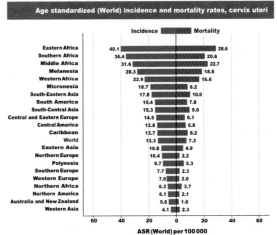

附录五:甘肃省肿瘤随访登记技术方案

1. 肿瘤随访的意义

为加强肿瘤随访工作的规范化管理,提高随访数据质量,为制定癌症防治策略提供可靠依据,根据《中国肿瘤登记工作指导手册》,参考国际癌症研究中心(IARC)《肿瘤登记的原则和方法》,以及《肿瘤随访登记技术方案》对肿瘤随访的相关要求,结合中国各地区的卫生资源现状、工作条件,特制定本方案。

肿瘤随访是肿瘤登记和肿瘤诊疗活动工作中的重要内容之一。通过随访,可以了解肿瘤患者的预后、复发与转移情况、远期疗效与康复状况,并追踪肿瘤患者的生存质量与生存(死亡)状态。随访及由随访获得的这些信息已逐渐成为临床科研、医院管理和人群癌症登记中不可或缺的部分。目前我国已经广泛开展了以人群为基础的肿瘤登记制度,但尚缺乏全国范围内人群为基础的肿瘤生存数据信息。

1.1 随访的预防学意义

目前我国已经广泛开展了以人群为基础的肿瘤登记制度,但尚缺乏全国范围内以人群为基础的肿瘤生存数据信息。20世纪30年代在美国建立了以医院为基础的肿瘤登记处,并利用肿瘤登记运行经济评价工具进行管理,以确保高质量的数据资料。1973年美国国立癌症研究所建立的监测、流行病学和最终结局(surveillance epidemiology and end results,SEER)数据库,记录了约占美国人口28%肿瘤患者的发病率、死亡率和患病率的信息,为常见肿瘤的深入研究及罕见肿瘤的大规模研究提供了广阔平台。1985年德国已经建立了拥有20万患者的医院肿瘤登记网络,用于流行病学研究与分析。一项Meta分析纳入了23个对癌症发生前有糖尿病患者的随访研究,结果显示癌前糖尿病与死亡率相关,危险比(HR)为1.41,即伴糖尿病患者比不伴糖尿病患者显著增加长期的全死因死亡率。

1.2 随访的临床意义

同一类肿瘤的不同临床分期、治疗方法,其疗效也不尽相同,有的甚至有很大的差异。对肿瘤患者开展定期随访,了解诊疗后的生存状态,可以更好地为患者提供心理辅导、康复指导、疼痛管理、合理用药,以及为了解人群癌症负担情况,评价医疗效果,提高医院管理水平,提供真实可靠的基础信息。肿瘤随访还有利于开展早期发现、早期诊断、早期治疗工作。例如,对宫颈上皮内瘤变(CIN)患者治疗出院后采用细胞学检查与人乳头状瘤病毒(HPV)检测相结合进行长期随访,可实现宫颈病变患者的早诊断、早治疗。对乙肝病毒(HBV)携带者开展1年两次的筛检随访,有利于肝癌的早诊断、早治疗。此外,对患者出院后的随访工作是对医疗实践结果的检验,是护理服务的延伸,可以满足出院后患者心理、康复指导等方面的需求。有文献对696例乳腺癌患者进行临床随访,结果显示辅助治疗、初始治疗疗效、Her-2表达情况、内分泌治疗、首次复发转移数目等可影响乳腺癌预后。美国SEER项目在38年的时间内通过对2182例胸腺瘤开展随访研究,证明早期病例具有较好的总体生存率。随访也是病案管理工作的重要组成部分,通过发放调查问卷形式,了解影响随访工作开展的因素,可改进工作方法,提高随访质量。例如新近的一项对7154例女性乳腺癌高危人群采用他莫昔芬治疗的对照试验,通过16年的随访,结果显示他莫昔芬对乳腺癌危险的预防作用在10年以后才能显示出来。

1.3 随访对患者的影响

通过随访,与患者建立理解和沟通,采取疏导、安思、鼓励等措施,引导患者以积极的心态和良好的情绪对待疾病,树立战胜疾病的勇气和信心,有利于疾病的早日康复。可以及时提醒和帮助患者遵从医嘱,正确服药,提高患者对治疗、护理的依从性。通过随访,不仅能及时反馈患者经过治疗后的信息,提高患者的诊疗和恢复效果,还能在随访的同时实现护理服务的延伸和人文关怀,增加患者及家属对待肿瘤的日常生活能力。定期随访还能与患者建立长期的医疗、护理、保健关系,有目的、有针对性地追踪观察,为患者饮食营养、功能恢复锻炼、心理、护理等方面进行指导,预防可能发生的并发症,减少肿瘤的复发、转移和第二原发肿瘤的发生,有助于实现肿瘤个体化治疗,提高生活质量,有效延长患者的生存时间。

1.4 随访对医院的影响

随访是医、护、患沟通的平台、联系的纽带。通过随访交流,可以增进相互的了解和理解,并针对不同患者进行个性化指导,真正体现以人为本和以患者为中心的服务理念,提高患者对医院服务的认可度和满意度。肿瘤患者随访适应了现代管理理念和护理观,不仅可以融洽医、护、患之间的关系,还可以弥补社区健康教育的不足,丰富肿瘤随访新外延、新理念、新方法。预约随访还可使患者就诊数量显著增加,降低医疗服务成本,不仅具有良好的社会效益,而且可以提高医院的收益。通过对肿瘤患者跟踪随访,可以获得不同肿瘤的发病或死亡的构成比,以及诊治指标的分布信息,不断总结肿瘤发生、发展及预后演变等规律,积累经验,从而达到提高医疗、护理质量和肿瘤诊治水平的目的。结合医院管理,随访还可以将患者对医务人员的服务态度、医德医风,收费是否合理、饮食、就医环境、医院设施等方面提出的意见和建议进行分类、汇总,及时制定整改措施并实施。在提高医院诊疗水平和护理质量的同时,进一步提升医院的管理水平。

2. 随访的定义、目的与种类

2.1 随访的定义

随访(follow-up)是流行病学队列研究中广泛使用的术语,主要用于观察从暴露

(因素)到研究结局(症状出现、疾病发生、死亡等)的一个过程。在临床研究中,用于了解患者疾病的演变及转归的过程;也可指一次具体的对患者的访问,例如家访(home visit)。结束之后的有关资料(疾病治愈、复发、转移、康复,以及生死结局)收集的一种方法。

狭义的随访,是指根据医疗、教学和科研的需要采取某种方式,与离开本医疗(登记)机构的肿瘤患者保持联系,对患者的病情演变过程进行追踪查访的活动或过程。

本章中所指的随访,主要涉及肿瘤登记处的随访及临床的医学随访。

2.2 随访目的

2.2.1 病案管理或医院管理学随访:病案管理中为完善患者病案资料信息而与患者作核对性地沟通随访,以总结、评估疗法疗效和新技术应用的效果。在医院管理中,还可利用随访方法开展医德、医风检查,以促进医院的行风建设。

2.2.2 康复治疗性随访或复诊性随访:对于一些经过治疗后带瘤生存的患者,服药提醒需要长期实施自身锻炼、心理辅导、生活方式指导、复诊提醒等。

2.2.3 治疗效果或药物不良反应观察随访:有些临床治疗,不能马上得到远期疗效,而必须通过随访才能做出评估;往往同时设立对照组实施同步随访,以比较采用不同的疗法后两者之间的差别。只有客观、全面的临床随访资料,才能不断提高临床治疗和科研的水平。

2.2.4 肿瘤治疗影响因素的研究性随访:在明确不同的疗法及人口特征的基础上开展随访;通过确定患者的生存状态疾病分期、药物使用剂量,以生存质量及生存期的长短来研究不同因素的影响。

2.2.5 生存期分析等专题性随访:通过随访以了解癌症患者的诊断后或治疗后生存期,也是癌症登记常用的方法。人群肿瘤随访的目的在于掌握肿瘤患者的生存情况,评价肿瘤防治的总体水平、医疗资源设置、医疗服务水平、癌症治疗效果,以及比较不同治疗方法对生存的影响。充分利用已有的肿瘤登记信息,开展统一的区域性、全国性甚至全球性的生存率专题随访,并开展各时期与各地区间的比较,可为肿瘤的预后评价及防治提供依据。

2.3 随访的种类

2.3.1 被动随访

被动随访由指定的机构定期或不定期报告覆盖范围内病例的治疗结局或生存结局的方法;通常以月为单位开展随访工作,每年的年终,还需要对覆盖地区全年的肿瘤患者死亡情况进行一次补充随访调查。常见于肿瘤登记处的随访。例如,下级机构的"死亡病例"报告是最基本和常见的被动随访资料。在年终与公安户籍部门核对死亡病例或者与全死因登记报告部门核对、了解癌症死亡情况,也属于被动随访的方法。在医院随访中,被动随访也包括患者主动向医疗机构提供信息,如患者来院复诊时的医疗记录等。被动随访简单易行成本低,但不易获取完整的结局信息。

2.3.2 主动随访

主动随访是指登记机构主动收集患者的信息资料和(或)医院、医生亲属保持常规的接触,了解他们当前的状态,调查患者的病情或生存状况,并归纳整理。由经治医务人员采用信访(问卷)的方法或者到患者家中访视等方法调查患者病情或生存状况,常见于医院的随访,也称医院随访。主动随访能够补充被动随访的结局信息,可以有效地提高肿瘤发病登记数据质量,但成本较高。

2.3.3 混合随访

也即主动随访和被动随访相结合的方法。主动随访是人群肿瘤登记处随访、特别是生存分析方法。当接收到来自死亡医学证明书(DCN)的死亡病例(被动随访资料)后,肿瘤登记处要对DCN病例开展患者生前病史情况的随访或核对调查,以查明患者的发病日期和相关诊治信息。若此患者的发病(甚至死亡)信息已经存在于肿瘤发病资料中,则不必再对该患者作随访;若只有发病信息、但没有死亡信息,则需补充患者的死亡信息。若在肿瘤登记的发病(死亡)库中查不到该患者的任何信息,则必须对此患者开展主动随访调查。该调查将出现两种可能的结果:①患者曾在某个(某些)医疗机构就诊并被怀疑或确诊为肿瘤(癌症),则应补充该病例的发病诊断及诊断日期等信息,并将该病例标志为DCI(首先来自死亡医学证明书)病例。②患者从未在任何医疗机构就诊或无诊疗记录可查询,则该病例标志为DCO(只有死亡医学证明书)病例(即所谓"死亡补发病例")。对于建立时间较长的肿瘤登记处,会出现较多无死亡信息的病例,某些病例死后可能未被报告、在肿瘤登记处的发病资料中显示为无死亡信息。在这样的情况下,定期(例如1年1次)对数据库中的无死亡信息者开展主动随访,就有可能发现部分"生存者"事实上已经死亡。若发现病例已经死亡,应及时补充死亡相关信息。

3. 肿瘤随访的内容及信息来源

3.1 肿瘤随访的内容

肿瘤患者随访前及随访中,需要掌握及确认基本的信息资料,这是随访不可缺少的先决条件,也是影响随访质量及评估的重要因素。随访研究中的特殊信息,则根据随访的要求、目的等,在各自的随访记录(表)中体现;但通用的基线随访信息,主要包括以下几个方面。

3.1.1 基本信息的核对随访 包括患者姓名、性别、年龄、民族、出生年月日、身份证(ID)号码、家庭(单位)住址,以及配偶(联系人)姓名、住址、联系电话等信息。肿瘤登记处需要了解的信息还包括肿瘤诊断、发病日期、解剖学部位、形态学(组织学、细胞学)类型、诊断依据、临床TNM分期、治疗方法(手术、放疗、化疗、生物治疗)等。

3.1.2 健康环境信息的随访 包括患者的心理状态、饮食情况、个人嗜好、生活习惯、家庭人员情况、经济状况、周边环境情况等。

3.1.3 治疗相关信息的随访 医嘱的顺从情况,社区或家庭治疗、护理情况,不良反应情况、疾病的康复、复发转移情况等。

3.1.4 影响因素 是指患者/家属对治疗方式、药物作用的自我评价或反映影响疗效、康复及生活质量的主观因素。

3.1.5 疾病最终结局 肿瘤治疗效果的结局评价包括部分缓解、缓解及治愈等,或者基本自理、参加轻微劳动、正常劳动等;对于生命结局,可以包括健康生存、恶化、死亡等项目。对于患者的生存率分析,则主要关心生存(期)、死亡两个结局。

3.1.6 有关随访最终结局的几个术语。①最后接触日期:该日期为最后知道患者生存状态的日期,是计算生存率的重要变量。如果已知患者死亡,最后接触日期应为死亡日期。②最后的接触状态:人群肿瘤登记需要获得患者是活着还是死亡的信息。基本变量包括:存活、死亡、迁出、不明等。③死亡日期:包括年、月、日信息,是计算生存率的常用变量。④死亡原因:采用ICD使用明确的根本死因编码:务选信息包括死于癌症、死于其他疾病(原因)、不明等。⑤死亡地点:用于评价当地医疗保健服务水平的指标。可选变量:医院、疗养院、晚期肿瘤病房、康复病房、家庭病房、家中、不详等。

3.2 信息资料来源

3.2.1 电子病历信息

电子病历可分为住院和门诊两部分,患者就诊后信息由医护人员录入即可自动生成,建立统一患者标志,并进行随访跟踪管理,据此建立完整的科研资料。从HIS系统导入的基本信息包括姓名、性别、年龄、住院号、住院科室、地址、主要诊断、ICD编码、治疗方法、床位经治医生、出院日期及其他主要项目等。

3.2.2 户籍信息

户籍信息是最基本、最可靠的人口学信息,来源于当地统计局或公安部门,随访中可以利用身份信息与电子病历信息、死因监测资料进行比对确认,确保资料的完整性。

3.2.3 医保信息

至2015年3月,全国城镇职工、居民参保率在90%以上。因此,患者的医保卡号不仅可以作为个人识别重要信息,还能获得肿瘤患者各阶段诊治情况。通过关联门诊诊疗记录、住院记录等临床信息,可以提高随访信息的准确性。

3.2.4 健康台账信息

社区、基层卫生服务站保存有一些有关健康状况的其他信息,例如慢病调查记录信息、老年人健康体检记录、肿瘤筛查信息以及其他专题调查的信息。这些信息可以作为随访调查资料信息的补充和参考。

4. 肿瘤随访的模式

4.1 以人群为基础的随访模式

这是目前肿瘤研究机构、疾病控制机构广泛采用的随访模式,主要通过收集限定的人群中恶性肿瘤新发病例的资料,获得癌症发生或死亡的各项统计指标,如发病率、生存率、死亡率等,以描述癌症危害的范围和特征,进行病因学研究。因此,在以人群为基础的肿瘤登记处,要开展肿瘤的生存率研究,则对肿瘤患者进行随访是其中重要和必需的工作内容。它的优点是能帮助监测和评价癌症防控措施和患者远期结局的综合效果,但缺点是花费较大,没有地方行政的政策和财政支持往往难以实施。美国安德森癌症中心报道采用主动随访和被动随访相结合的模式,随访总体比例甚高。1973年美国国立癌症研究所建立的SEER数据库,为常见肿瘤的深入研究及罕见肿瘤的大规模、长时期的研究及随访提供了广阔平台。我国上海、启东和天津分别在20世纪60年代、70年代和80年代建立了癌症登记处,并开展了有效的肿瘤患者的随访研究和生存率研究,都是基于以人群为基础的随访模式。

4.2 以医院为基础的随访模式

以医院为基础的肿瘤登记是全人群肿瘤登记的核心单元,主要提供在医院中的癌症患者接受诊断、治疗效果,以及结局的数据信息,用于提高医疗质量、合理分配医疗资源、提高医院管理水平,开展临床研究和流行病学研究。它相对于以人群为基础的肿瘤登记,所获得的临床信息更加广泛、详细、可靠,并先于以人群为基础的肿瘤登记处的资料收集和积累,因此肿瘤的随访也开展较早,可以成为以人群为基础的随访资料的信息来源和补充。它的局限性主要体现在随访数据只能反映一个医院或医疗集团经治患者的随访效果,患者资料的完整性可能受到一定的影响。韩国自1980年起开始了全国性的以医院为基础的肿瘤登记,至2011年有150多所医院参与。日本政府资助了由397所医院组成的医院肿瘤登记系统,在全球以医院为基础肿瘤登记的实践中具有示范作用。

我国在2008年正式启动了肿瘤登记与随访项目,标志着我国的肿瘤随访正式列入国家层面的议事日程。从2015年开始,国家卫生计生委正式发布肿瘤登记管理办法。因此,肿瘤随访也将成为肿瘤登记、医院管理和癌症控制的一个重要部分。

5. 肿瘤随访的方式

肿瘤随访具体方式通常包括信函随访、电话随访、预约(门诊)随访、上门随访(家访）、社区随访,以及网络(数字化)随访(包括电子邮件、QQ、微信、网上随诊平台信息)等。

5.1 信函随访

信函随访是经典而重要的方法,适用于自填式调查问卷式的随访。可用于医学随访、行风回访、科研随访等。信函随访的优点是可以获得比较详细的随访信息,节省人力,比较适合农村地区地址和工作相对固定的患者人群。但缺点是因信函丢失、地址变更、患者文化程度、病故等因素导致随访率(回复率)降低,信息的真实性不易控制,容易发生无应答偏倚。在人口流动量较大的城市或旧城改建地区,它的缺点是非常明显的。

5.2 电话随访

电话随访是直接交流的随访方式之一,能明显提高随访效率,获得的资料也较准确可靠。近年电信业的迅速发展,使电话随访成为随访工作的重要方法之一。它适用于不需要做辅助理化检查类的随访,特别适合内容相对简单的随访,例如"是""否"问题,"有""无"问题,"好转""恶化"问题及"健在""死亡"等问题(当然询问的形式要适当婉转)。电话随访的优点是节省人力物力,方便快捷;缺点是容易遭到拒绝,不便于深入交谈,同时易受其他因素的影响。通常手机较固定电话随访有效,固定电话联合手机随访较两者单独随访效率高。有文献报道,通过对出院患者电话(记录在案的和"114"查询的、由当地部门或个人提供的号码)进行随访,总随访率可达97%。

5.3 家访

家访即"上门"服务。上门随访是流行病学调查中常用的随访方法。对居住地近且电话和信函均失访的患者可进行家访,它是提高随访率的重要措施之一,也是提高随访质量的重要环节。上门随访获得的信息资料,是最可靠的第一手资料,能为诸如家系调查、病例对照调查、生存状态调查、环境流行病学调查等提供高质量的信息资料。通过随访,还能够进一步增进医患关系,提高患者及家属对肿瘤的认知,缓解心理压力。它信息准确、直接、详细,但家访的随访成本高,有时不被患者或家属"接受";在没有预约的情况下,往往有可能"扑空";而且在新兴城市或移民、搬迁较普遍的城市集镇,以及交通欠发达的边远地区,难以被广泛使用。

5.4 门诊随访

门诊随访是通过患者门诊复查后的病历记录获得随访患者信息资料的方法,是临床随访的有效方式;往往通过"预约安排"来实施。门诊随访特别适用于需要接受多次诊疗的患者,例如门诊放化疗患者的随访。这种方式可对患者进行特殊的检查,可以获得许多有用的资料和信息,如影像学、实验室检查等。但不适合应用于病情较重的患者。门诊随访的顺从率取决于经治医生的业务水平与工作态度、患者的信任度。和蔼可亲、技术精湛的医生的门诊顺从率必然较高。它的缺点往往受机构服务水平、治疗效果、患者情绪，以及其他因素的影响。

5.5 委托(社区)随访

委托下级机构或当地医疗机构、社区机构代为随访，是以人群为基础的肿瘤登记处常采用的方法。它是由患者工作单位的人事、退管、保健，以及居委会、派出所、社区保健站等部门代为随访，以获得随访信息。通常农村肿瘤登记处与各社区卫生服务站建立长期的协作关系及报病制度，这样的随访已成为"被动随访"的主要部分；它还可以弥补登记处人手不够、无法在短时间内完成大量患者随访任务的不足。但这种随访必须建立在人员培训、统一方案的基础上。

5.6 网络随访

随着互联网时代的快速发展，网络随访将成为一种新的便利的随访手段，它不受患者家庭(工作)地址变更等因素影响，具有时效性、互动性强等优点。目前有些机构已经建立基于网络的患者随访平台，十分有利于患者的医学随访，今后在肿瘤随访中的作用会越来越突出。它可以包括并融合短信(微信)随访、QQ随访、电子邮件、博客、即时通讯软件账号等随访。

6. 肿瘤随访工作流程

6.1 首先进行被动随访：将肿瘤登记处收集的肿瘤死亡病例报告与所有的现患病例及死因登记系统信息核对，发病与死亡报告一致的作为已死亡病例，不再随访。

6.2 对没有死亡信息的发病病例：将病人的基本信息过录到随访卡上，按常住户口地址或电话等患者本人或其亲友等的联系方式，逐一进行主动随访。

6.3 完整记录最后的接触状态：最后接触日期，死亡日期，死亡原因，死亡地点和相关信息。

6.4 信息更新：每次随访完成后要及时将所获取的信息补充到病人的原诊治信息表中并对数据库中相应的个案内容进行更新，补充随访信息，并补充死因库信息。

6.5 随访终止：对于连续三年失访患者可以终止随访。

7. 肿瘤随访工作职责

7.1 全国肿瘤登记中心负责肿瘤登记随访工作的组织协调、监督管理、技术培训、考核评估、资料收集、质量控制和统计分析。

7.2 省级肿瘤登记中心组织实施全省的肿瘤登记随访工作，制定实施细则，建立随访数据库，开展技术指导、人员培训、质量控制和考核评价工作。

7.3 肿瘤登记处负责辖区内肿瘤登记随访工作的具体实施，开展病例收集、核实、反馈、随访和上报工作，建立肿瘤登记随访数据库。

7.4 各级各类医疗卫生机构履行肿瘤登记随访的报告职责，疾病预防控制中心提供居民死亡原因监测数据。

8. 影响随访的因素

8.1 随访率与患者出院年份、地域有关

有研究对632例胃癌术后患者随访资料分析显示,患者出院时间越长、随访率越低;随访率还与地域有关,农村居民随访率高。所以随访越早,联系越紧密,患者意愿越强,随访率越高。

8.2 随访率与患者性别、年龄有关

在一项对1635例肺癌术后患者的电话随访中,显示女性患者随访成功率要明显高于男性;40岁以下患者的随访成功率(56%)明显高于50~59岁(39%)及60岁以上患者(24%)。

8.3 随访率与失访、拒访比例有关

对2002~2005年北京市城区肿瘤登记患者的随访结果分析显示,主动随访失访率为12.03%,其中以"查无此人"及"搬迁"作为失访原因的比例占近70%。而拒访率较高主要由于患者本人及家属不愿提及所患疾病,特别是已死亡患者的家属,在随访过程中不愿配合所致。

8.4 随访率与随访信息不完整、不正确有关

随访率低的原因还与基本信息的不完整有关,主要表现有:病案首页书写不完整;患者信息没有统一标志,多次住院信息不完全一致;因人口流动、人事变迁、住址变更而失去联系;患者及其家属的不重视等。因此为每个门诊和住院患者建立统一标志,实现患者随访信息的自动登记与链接,可确保信息的完整性,提高随访效率。

8.5 随访率与随访模式有关

在建立肿瘤生存者管理数据库和随访制度的基础上,有人运用不同的随访模式对肿瘤生存者进行随访率统计与分析,显示其随访率依次为被动模式(24.0%)、主动回顾模式(65.5%)、程序随访模式(96.2%),总随访率为40.1%。

8.6 随访率与随访信息、数据管理有关

若仅通过电子病历系统对患者进行随访跟踪管理,缺少专门的随访信息系统,就不能有效地进行随访数据的统一整理、归档保存和统计分析。国内一些省市的肿瘤医院等都自行开发恶性肿瘤随访信息管理系统,改变随访工作模式和管理方法,可以提高肿瘤患者的随访率。

8.7 随访率与随访人员有关

肿瘤随访可以由预防工作者、诊疗人员、护理人员甚至病案人员等来实施,取决于随访的目的、内容、人员培训的程度和随访形式的规范与统一的程度。随着护理工作模式向整体化人文护理发展的转变,护理人员在临床随访中的作用也日趋突出。

9. 失访原因、处理及对策

9.1 失访原因

9.1.1 被随访对象的原因

a.被随访对象对医疗、实验、随访目的或随访中不良事件的质疑。

b.对治疗措施或手段的质疑在肿瘤治疗疗效不佳或者没有明显疗效时,会影响患者继续"被随访"的信心,甚至心生不满。

c.对随访产生的费用的质疑。有些研究项目可能需要研究对象在随访时自费做一些理化检查,研究对象会因经济问题而退出。

d.对随访人员或随访形式的不满。有时受随访人员的言语、行为的影响,或者会使被随访者认为"敏感问题"或随访后涉及"隐私"而婉转谢绝或干脆拒绝。

e.患者心理原因或因其他疾病,不接受患癌症的现实;或者患者因其他疾病原因而不想受人打扰。

f.患者迁移或者工作、随访生活地点变更、外出打工或联络信息变更等原因,而无法被继续。

9.1.2 随访者的原因

a.随访员人手不够。在一些大型队列随访中,如果随访人员配置不够,或者未保证足够的随访人员,而导致不能及时随访或随访信息采录不全面。

b.随访员责任心不强。若随访员由临床一线医生兼任,往往因为随访员的兴奋灶不在随访本身,或者因为缺乏科研兴趣,或因随访报酬低等原因等而对随访工作不积极。

c.随访信息错误而无法送达。在确定随访对象的一开始,如果患者的基本信息例如ID、地址、单位、电话等就是错误的,则无法送达患者或找寻到患者本人而导致随访失败。

d.基层随访人员原因。委托社区医务人员随访时,也会因各种原因而导致信息填写张冠李戴、臆造乱填信息或未经随访而填写"查无此人"等,导致信息错误或失访。

9.2 提高随访率及随访质量的对策措施

9.2.1 明确机构随访职责

a.全国肿瘤登记中心负责肿瘤登记随访工作的组织协调、监督管理、技术培训、考核评估、资料收集、质量控制和统计分析。

b.省级肿瘤登记中心组织实施全省的肿瘤登记随访工作,制定实施细则,建立随访数据库,开展技术指导、人员培训、质量控制和考核评价工作。

c.肿瘤登记处负责辖区内肿瘤登记随访工作的具体实施,开展病例收集、核实、反馈、随访和上报工作,建立肿瘤登记随访数据库。

d.各级、各类医疗卫生机构履行肿瘤登记随访的报告职责,疾病预防控制中心等提供居民死亡原因监测数据。

9.2.2 落实随访工作流程

a.随访范围。肿瘤随访登记范围包括具有登记地区户籍的一定时间范围内的全部恶性肿瘤病例及中枢神经系统良性肿瘤。

b.随访周期。可根据不同部位的肿瘤或工作内容确定相应的随访间隔。通常要求对发病资料库中现患病例每年至少主动随访1次。

c.随访内容。在核对病例生存情况时,要首先将肿瘤登记处收集的肿瘤死亡病例报告与所有的现患病例及死因登记系统信息核对,已有死亡报告且基本信息与发病库中的信息一致时可不再随访,否则就需随访,见"混合随访"部分。

d.随访记录。如果在随访时患者仍存活,那么随访日期就记录为"最后接触日期";如果随访得知患者已死亡,则要询问并记录患者死亡日期、死亡原因和死亡地点等。所有日期按年、月、日格式完整记录。

e.数据库更新。每次随访完成后要及时将所获取的信息补充(更新)到患者的发病(死亡)数据库中。

9.2.3 量力而行开展随访

随访可能因规模不同、调查随访的内容多少、随访的项目不同而异,但都必须要根据随访重点把握主题,根据实施的时间许可、单位的财力与物力,决定或制定必要的随访内容,不能在没有恰当经费和质量保证的前提下,贪图不切实际的过多的随访内容、过快的随访进度,而导致随访内容的混杂、随访表(项目)填写的不完整,甚至导致随访的半途而废。

9.2.4 区别对待开展随访

对于不同的肿瘤,应当有不同的随访内容与随访策略。例如,对于生存期较长、治疗效果较好的肿瘤,随访间隔可适当延长,反之要进行相对及时的随访,特别是开展危险因素调查、治疗效果评价等随访时。

9.2.5 耐心细致开展随访

在正式启动随访项目前,要做好基础信息资料的准备,培训随访人员内容,掌握沟通交流的技巧。随访要选择合适的时间与地点。对于来院(门诊)随访要热情接待。下乡集中随访时最好要预约时间(农村要避开农忙收播的时节、城市要避开上下班高峰)。随访内容要简明清晰,随访时要使用适当的措辞、保持友好的神态和语速。对于敏感问题或涉及不良事件的问题,语言要礼貌、婉转、谨慎。要使用恰当的篇幅或调查时间。对于涉及计量、程度的问题,要倾听患者(或家属人员)的表述,避免暗示或包办式做答。随访过程中或随访结束后,所有的资料要及时录入随访信息库,发现错、漏项等要及时复查随访。

10. 随访质量控制

质量控制应贯穿肿瘤登记工作的全过程。肿瘤登记处应结合自身的地区特点，制定相应的实施细则。

10.1制定肿瘤登记随访质量控制计划，定期进行质量控制和漏报调查。明确各随访执行部门具体工作职责，在工作各方面、各环节制定工作规范和质量控制程序，并严格执行。

10.2对各级医疗机构报告人员与肿瘤登记随访工作人员的技术需求，定期组织、开展相关技术培训，组织开展日常技术指导，解决登记随访工作中出现的技术问题。

10.3定期组织新发病例核实，并开展肿瘤发病资料的补充收集，对病例进行追踪随访，详细记录并更新随访信息。联系当地死因统计部门及时获得肿瘤死亡资料，做好死亡补录工作。定期联系当地公安、统计部门，收集人口资料。

10.4保证肿瘤登记病例资料的可靠性、完整性和准确性。采用标准解剖学和形态学编码术语描述疾病。如发现重复报告卡和漏报病例，则需要及时剔重和补漏。

对失访对象要查找并汇总失访原因、统计失访率，不能简单地加以剔除。要求尽量降低失访，失访率小于10%。

11. 随访注意事项

11.1随访时要有礼貌、友善，使用适当的措辞、保持友好的神态和语速。首先要向对方介绍自己（如：我是某某肿瘤医院或CDC的工作人员），告知对方您本次随访的目的（如：想了解一下某人（病员）目前的健康状况）及他（她）所提供的信息对我们提高医疗水平、更好地服务病人有很大的帮助。

11.2在家访时，最好由当地干部或村医陪同，随行人员不要太多、不要围观。如病员或其亲友对在治疗时某些方面表示不满，或讲一些难听的话时，随访人员不能与对方争吵，尽量安抚病人（或其亲友），在得到所需的随访信息的前提下，最大限度地减少随访时间。

11.3随访结束时要对被随访人的合作表示感谢，同时对以后仍需随访的患者，必要时给出下次随访的大致时间，要确认下次随访的电话号码，记录下新的号码。

12. 随访资料的应用——生存分析

12.1生存分析的基本概念

12.1.1定义

生存分析是研究特定人群生存过程的统计分析方法。为评价慢性病例如肿瘤等的疗效，通常要对病人进行长期随访，统计一定期限后的生存、死亡情况，然后用生存分析方法做统计推断。

生存时间的狭义定义：从某个标准时点起至死亡止，就是患者的存活时间。例如，患有某病的病人从发病到死亡所经历的时间，即为此患者的生存时间。

生存时间的广义定义：研究某种事件的开始到结果发生所经历的时间。例如疾病发生到痊愈的时间、服药到好转的时间等，都可以用生存时间来判断，从而采用生存分析的方法来进行分析。

12.1.2 生存分析的目的和要素

生存分析的目的包括：a.描述生存过程；b.比较不同人群的生存过程；c.分析影响生存时间的相关因素。肿瘤生存分析中用生存时间的长短来评价疾病的疗效。生存时间均有三个要素：起点、终点和时间尺度(天、周、月、年等)。

12.1.3 生存资料的类型

a.完全信息资料。每个被研究者生存时间的起点(何时发生)、生存时间的终点(观察到"结局"发生的时间)(何时死亡)完全清楚，研究者掌握每个研究对象的生存时间的全部信息。

b.不完全信息资料。被随访对象因搬迁等原因而失去联系(失访)；被访者死于其他疾病或非本病的其他原因；被访者直到研究截止日期仍活着。这些资料统称为删失资料或截尾资料。

12.2 生存分析的基本方法

根据计算方法的简易程度或信息的利用情况，生存率的计算可分为直接法、寿命表法和Kaplan-Meier法。根据研究疾病的死亡信息，可分为观察生存率、相对生存率、校正生存率以及年龄调整生存率等。

13. 保密和信息利用

肿瘤数据涉及的病人个案信息(发病资料、死亡资料、检查诊断资料等)应遵从医学资料保密性及伦理学原则，未经授权，任何人不得翻阅和利用肿瘤登记数据。

数据存储、转换和交流过程中，所有数据保存介质，如计算机存储数据、缩微胶片、扫描图像和磁性介质等，以及它们之间不同格式的转换，都应遵从相同的保密原则。登记资料的交流，如通过互联网、电子邮件或者其他方式进行传递和交流时，需由授权人员进行操作。经过卫生行政部门授权，相关机构和个人可以利用肿瘤登记的资料进行肿瘤的科学研究和公共卫生防治工作。资料利用过程中，必须遵从资料保密性原则，不得将资料内容外泄。

附录六:2021年甘肃省肿瘤随访登记项目实施方案

1. 项目目标

建立健全符合甘肃省社会经济水平的国家肿瘤登记报告系统,反映甘肃省城乡居民肿瘤发病、死亡、生存状态,提供满足甘肃省癌症防治需求的信息。

1.1 建立健全肿瘤登记系统,全面提高肿瘤登记的质量。

1.2 掌握甘肃省癌症的地区和人群分布特征。

1.3 掌握甘肃省癌症负担情况和变化趋势。

2. 项目内容

2.1 项目范围

根据国家卫生健康委员会、国家癌症中心对2021年度工作安排,2021年甘肃省肿瘤随访登记项目覆盖兰州市(五区三县)、白银市(两区三县)、天水市(两区五县)、武威市(一区三县)、张掖市(一区五县)、金昌市(一区一县)、平凉市(静宁县)、酒泉市(敦煌市)、庆阳市(庆城县)、定西市(临洮县)和甘南州(临潭县)、嘉峪关市、临夏回族自治州(永靖县)、陇南市(徽县),合计覆盖40个市(县、区),覆盖人口达1525万,占全省总人口数的58.65%。

2.2 项目内容

依据《甘肃省肿瘤随访登记报告工作方案》要求,甘肃省肿瘤登记中心负责实施全省肿瘤登记工作,制定实施方案,建立肿瘤登记数据库,开展技术指导、人员培训、质量控制和考核评价工作。各肿瘤登记处应将肿瘤登记工作纳入公共卫生管理工作制度中,负责开展病例收集、核实、反馈、随访和上报工作,建立肿瘤登记数据库,提高登记数据的质量。

肿瘤登记病例报告范围是全部恶性肿瘤和中枢神经系统良性肿瘤,所有发病和死亡个案均为登记报告对象。

肿瘤登记处所在辖区内所有医疗机构对诊治的肿瘤病例,通过医院信息系统提取肿瘤病例信息,未建立医院信息系统的医疗机构查阅病历,由肿瘤登记员统一在全国肿瘤登记平台填报,定期开展漏报调查,按季度查漏补报。

肿瘤登记处对所在辖区工作进行指导、检查及培训,及时收集辖区内肿瘤新发病例、死亡病例、生存状态和相关人口资料。对数据进行建档、编码、补漏、剔重、核对、分析,定期开展病例随访,按时将数据和工作总结上报甘肃省肿瘤登记中心。

甘肃省肿瘤登记中心开展全省肿瘤登记报告资料的收集汇总、质量控制和统计分析,形成年度肿瘤登记报告,年底上报甘肃省卫健委审核后发布,实现数据共享和利用,并将数据和工作总结上报国家癌症中心。

加强专业人才培训,提高工作能力,加强肿瘤登记队伍建设,定期开展培训和督导。

3. 项目组织实施

甘肃省卫生健康委全面负责全省肿瘤登记系统建设,全面进行组织协调和监督管理,并成立领导组,确定甘肃省癌症中心、甘肃省肿瘤登记中心(甘肃省肿瘤医院)作为省级项目负责单位,结合甘肃省实际制定《甘肃省肿瘤随访登记技术方案》,提供技术指导和培训,定期督导;各肿瘤登记处卫生健康行政部门负责领导协调管理工作,各肿瘤登记处制定肿瘤随访登记实施方案,负责组织实施辖区内医疗卫生机构开展肿瘤登记报告及随访等工作;进一步完善肿瘤登记多部门协作机制,及时对肿瘤登记系统数据进行补充和完善。

4. 项目督导培训与评估

4.1 项目督导

甘肃省肿瘤登记中心负责制定项目督导考核办法和要求,全年对各项目点组织、实施过程和效果进行2次督导和考核,并将有关方案、办法、要求、督导和考核结果、项目总结等材料及时上报至省卫生健康委,对全省项目实施情况进行督导检查,开展效果评估,并在项目终期开展考核。各肿瘤登记处定期对项目工作进展进行督导评估,每季度对项目工作开展情况进行一次专项督导检查,并及时开展漏报调查;每半年与社保和死因监测部门取得联系,补充肿瘤相关数据;定期与公安和统计部门取得联系,调取可靠的人口数据,并将督导结果上报当地卫生健康部门和甘肃省肿瘤登记中心。

4.2 项目培训

甘肃省肿瘤登记中心负责全省培训计划的制定,全年举办2次培训班,举办项目启动、技术培训、中期推进和数据审核会等。各肿瘤登记处应积极参加省级各项培训会,并做好当地培训工作。

4.3 项目评估指标

各类诊断依据所占百分比:病理组织学诊断的可靠性最高(包括血骨髓片、细胞学检查),其次是实验室诊断、放射学诊断(X线、CT、超声等),单纯的临床诊断较少。

各类诊断单位所占百分比:分乡(镇)、县级、市州级、省级,省级医院诊断的比例越高,可靠性越好。

根据由死亡补发病的病例数(DCO)与登记的总发病数比例:如大于20,说明登记报告的全面性很差。

同期登记的死亡与发病数之比(M/I):在县级水平上,同地、同期登记的肿瘤新发病数不应低于肿瘤死亡数,除非某一部位肿瘤发病率迅速下降,正常范围在0.55<M/I<

0.85。

部位不明所占百分比:该指标控制在2%以下,如果大于20%,说明登记资料质量差,反映诊断水平差或病人可能未得到良好的诊治及填写报告草率等。

趋势稳定:同一地区恶性肿瘤的逐年发病死亡率是否基本稳定,不应出现骤升或骤降现象,骤然下降表明报告的全面性出现问题。

各肿瘤登记处每年要利用上述指标,并结合日常的登记工作(是否漏报,填写报告是否正确)来评价自身登记资料的质量。甘肃省卫生健康委、甘肃省肿瘤登记中心加强质量控制和监督检查,建立甘肃省肿瘤登记评价机制,每年对全省肿瘤登记工作进行全面考核,对肿瘤登记处实施进度、效果考核评价和监测进行督导通报。

4.4 项目评估方法

甘肃省肿瘤登记中心应加强组织领导,与各肿瘤登记处建立目标责任制,签订《甘肃省肿瘤登记年度工作责任书》,实行绩效管理,提供政策和经费保障,全面推进各肿瘤登记处工作实施。定期对项目工作进行评估考核,不合格者进行整改,整改后工作质量仍不能达到肿瘤登记工作要求的登记处,撤销项目,不再给予经费和技术支持。

附录七:全国肿瘤登记平台使用手册

1 平台介绍

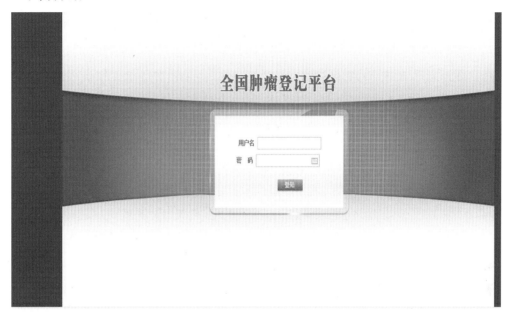

平台网址链接:http://zldj.e-health.org.cn/ntrp/,建议用IE8以上版本浏览器打开,使用其他类型浏览器无法登陆该信息平台。输入用户名和密码,不同的用户名和密码操作权限不同。

2 操作流程

2.1肿瘤数据登记

2.1.1数据上报

输入"用户名"和"密码"之后,进入以下界面:

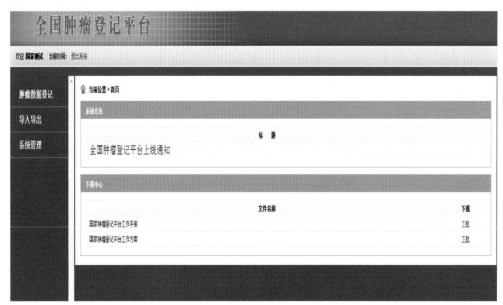

单击左侧功能导航条中的【肿瘤数据登记】,会显示出下拉菜单,如下图所示:

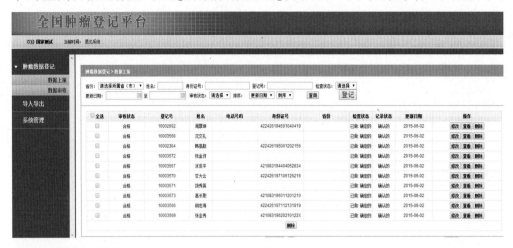

单击【数据上报】,进入下一级界面,如下图所示:

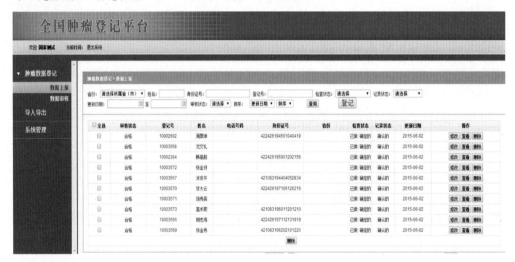

点击【登记】,弹出"登记卡填报"界面,如下图所示:

随访信息

| 治疗情况 | 请选择 ▼ | | 治疗项目 | □1手术治疗　□2放射治疗　□3化学治疗　□4内分泌治疗　□9不明 |

治疗情况　请选择 ▼　　治疗项目　□1手术治疗　□2放射治疗　□3化学治疗　□4内分泌治疗　□9不明

最后接触时间　＿＿＿　　最后接触状态　＿　请选择 ▼　　死亡原因　＿　请选择 ▼

死亡时间　＿＿＿　　生存月数　＿＿＿　　死亡地点　＿　请选择 ▼

撤消随访日期　＿＿＿　　撤消随访原因　请选择 ▼

随访医师　＿＿＿　　核查医师　＿＿＿

保存　关闭

请按《全国肿瘤登记平台技术方案》中对于登记卡填报内容录入的要求录入登记卡内容,以下是部分提示:

注意:可以选用电脑键盘上的 Tab 键(键盘左上角)在不同题目间进行跳转。

登记号:系统自动生成。

记录状态:必填项,点击选择。检查状态:必填项,点击选择。更新日期:必填项,点击选择。重卡检查:点击选择。

姓名拼音:必填项。

身份证号:身份证查重,防止数据重复录入。

病人信息

＿＿＿＿＿

＿＿＿＿＿　　身份证号　＿＿＿＿＿＿＿＿＿　身份证查重

身份证查重(更新)

数据录入界面,点击【登记】按钮,输入身份证号后点击【身份证查重】按钮,如果用户之前录入过此身份证信息的数据,系统会提示进入到核查界面,如下图所示:

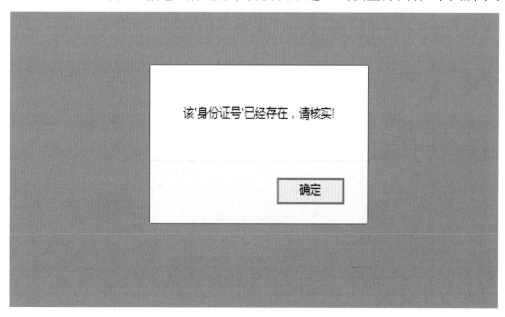

该'身份证号'已经存在,请核实!

确定

点击【确定】按钮后,此时界面显示该账号录入过此身份证信息的所有的数据信息,如下图所示:

登记号	姓名	性别	身份证号	解剖学部位	形态学	行为	发病日期	死亡日期	报告医院
201712345	布有值	女	452524195204060002	29	8000	3	2017-01-03		
20419007	布有值	女	452524195204060002	401	8010	2	2017-01-03		肿瘤医院

重复　多原发　取消

点击【重复】按钮,退出本次录入进行下一条数据的录入,如下图所示:

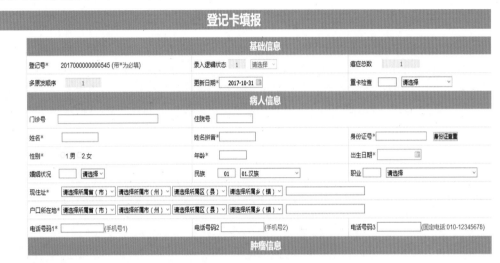

点击【多原发】按钮,进行多原发信息的录入,如下图所示:

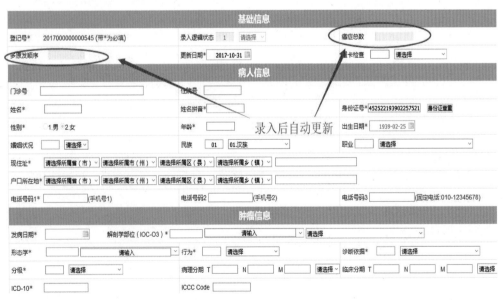

录入后自动更新

注意:返回到登记卡录入界面的"癌症总数""多原发顺序"为空,只有当数据录入保存成功以后,系统会根据发病时间更新这两项。

点击【关闭】按钮,进入列表界面,如下图所示:

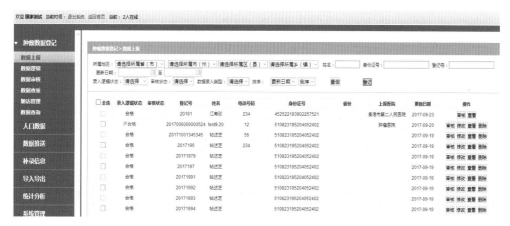

性别:必填项,自动生成。年龄:必填项,自动生成。省(市、区、县):必填项。

发病日期:必填项,点击选择。

解剖学部位(IOC-O3)、形态学:支持模糊查询快速选择。

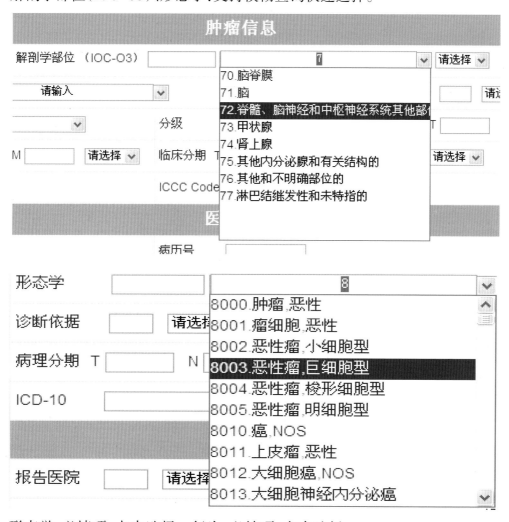

形态学:必填项,点击选择。行为:必填项,点击选择。

诊断依据:必填项,点击选择。

ICD-10:根据解剖学部位(IOC-O3)、形态学、行为字段取值,从ICD-10编码字典中自动获取,无需手动录入。

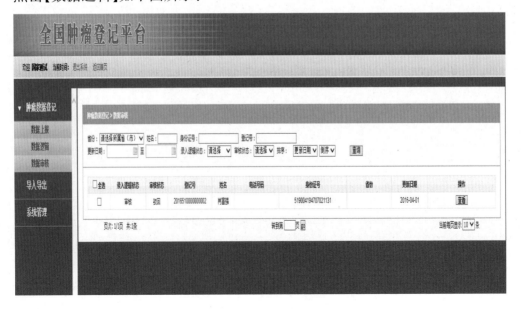

所有信息录入完成后,在该界面的底部点击【保存】按钮,如下图所示:

2.1.2 数据逻辑

数据逻辑功能就是设置逻辑效验规则,对录入数据进行逻辑判断,对于那些不合格的数据在登记界面给出数据逻辑错误,请修改的提示,并把逻辑效验不合格的数据在数据逻辑界面显示出来。

点击【数据逻辑】如下图所示:

录入过程中逻辑校验会出现两种情况,一种是不符合逻辑校验提示错误,则不能继续录入;一种是逻辑校验提示需要审核的地方,录入完成后会弹出相应的提示对话框,并在列表页的审核状态中进行显示,如下图所示:

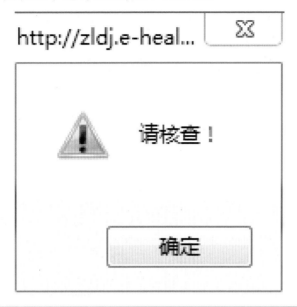

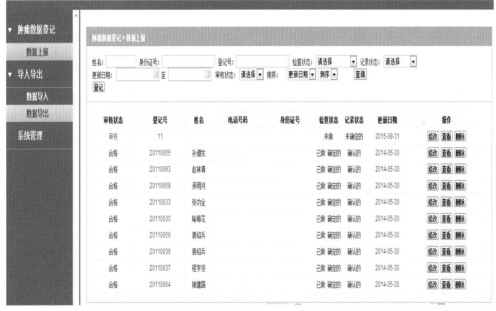

2.1.3 数据审核

数据审核列表的数据来源有两类:一是录入后有逻辑校验提示需要审核的地方,二是导入后逻辑校验提示需要审核的地方。点击操作中的【修改】按钮,可以对刚刚录入的那条信息进行修改。同时也可以点击操作中的【查看】按钮,查看刚刚录入的那条信息。如果查看后发现刚刚录入的那条信息有误,也可以点击操作中的【删除】按钮删除刚刚录入的那条信息。

注意:目前平台录入的数据,上级管理机构需要在数据上报界面点击【审核】按钮,逐条审核下级机构录入的数据信息。

2.1.4 数据查重

数据查重功能,就是对于各级机构录入和导入系统的历史数据进行重卡检查,避免数据库里存在的重复的数据信息。不同编号病例,如果是同一个病人,那么需要查重来标注是重卡数据(重复数据)还是多原发数据(一个人发生的多个部位肿瘤,不是重复数据)。如果是重卡数据,需要操作人员确定并保留那一条记录,并把废弃的数据点击按钮删除一下,删除的数据是可以恢复的。如果是多原发数据,则多原发总数要增加1,多原发序号也增加1。

单击【肿瘤数据登记】,进入下一级下拉菜单,如下图所示:

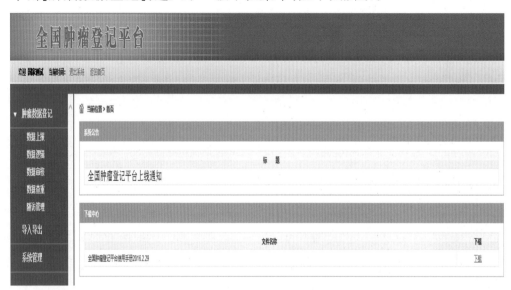

点击【数据查重】按钮,进入下一级自定义导入界面,如下图所示:

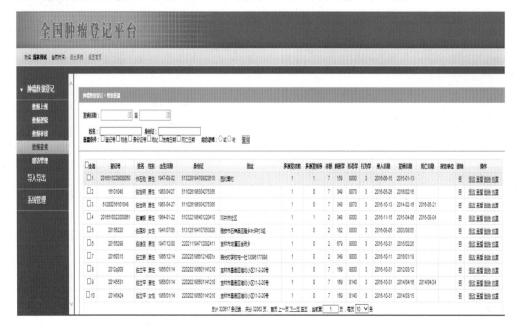

选择需要查重的【发病日期】和【交叉查重条件】后点击【查询】按钮,就可以查询到数据库里已录入和导入的相同数据信息,如下图所示:

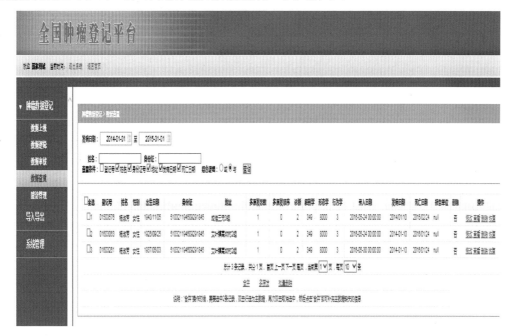

此时可以点击数据查重界面【操作】里的"修改、查看、删除、恢复"等按钮,对查询到的重复数据信息进行操作。

注意:不同编号病例,如果是同一个病人同一个癌症,那么需要查重来标注是重复数据。如果是重复数据,需要确定并保留那一条记录,并把废弃的数据点击"删除"按钮删除一下(这里的删除只是逻辑删除),删除后点击操作里的"恢复"按钮可以恢复已删除的数据信息。如下图所示:

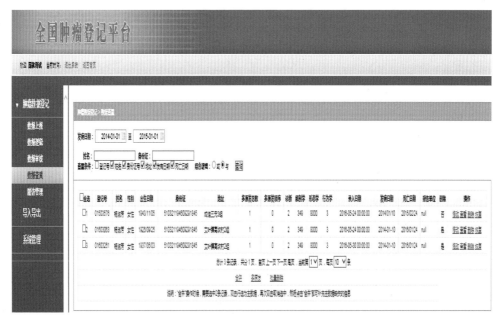

删除后点击【操作】里的【恢复】按钮,可以恢复已删除的数据信息。如下图所示:

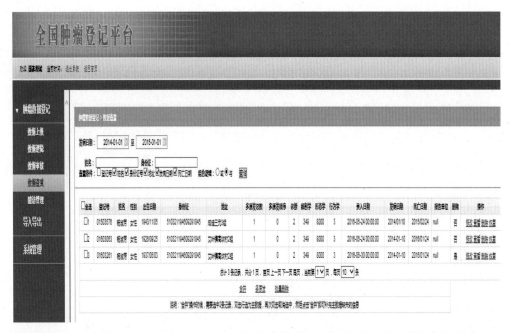

如果查询到重复的两条数据，可以点击【数据查重】界面底端的【合并】按钮，说明："合并"操作时候，需要选中2条记录，双击行选为主数据，再次双击取消选中，然后点击"合并"即可补充主数据缺失的信息。如下图所示：

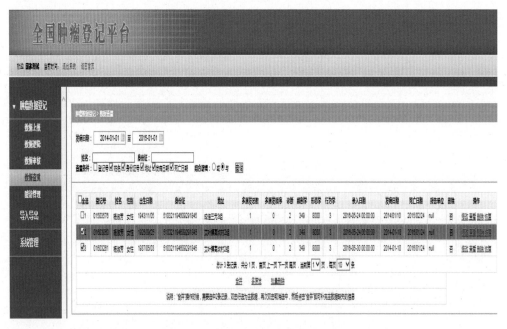

此时已完成数据合并，可以删除废弃的那条数据信息。

如果查询是多原发数据，则多原发总数要增加1，多原发序号也增加1，就是说查询到同一个人不同癌症（多原发）的数据信息时，可以点击【数据查重】界面的【多原发】按钮。说明："多原发"操作时需要选择2条多原发数据信息，双击行选为主数据，再次双击取消选中，点击"多原发"按钮后，多原发总数要增加1，多原发序号也增加1。

首先需要选择2条多原发数据信息，如下图所示：

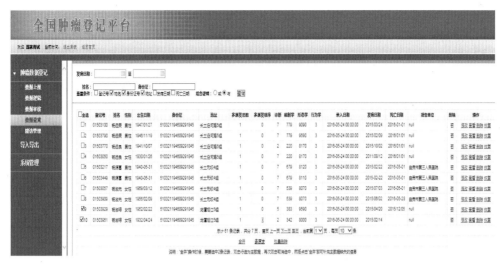

此时需要选择一条数据信息为主数据,就是需要添加多发总数的数据信息,如下图所示:

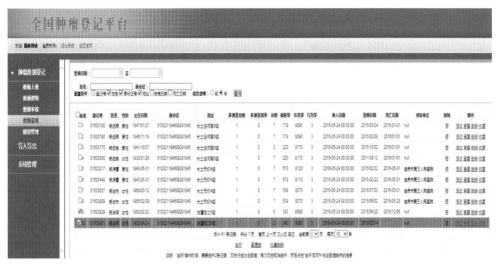

此时点击【数据查重】界面的【多原发】按钮,如下图所示:

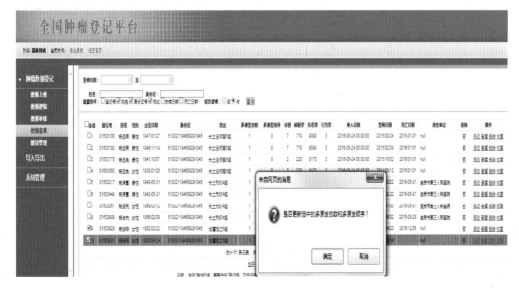

点击上图里的【确定】按钮后,癌症总数要增加1,多原发序号也增加1,如下图所示:

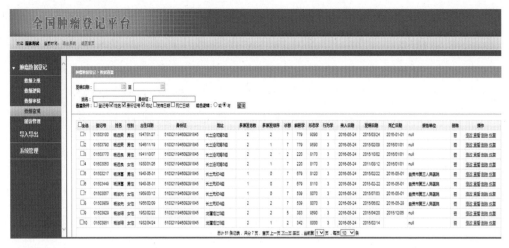

此时已完成多原发数据的操作,可以点击数据信息查看一下,如下图所示:

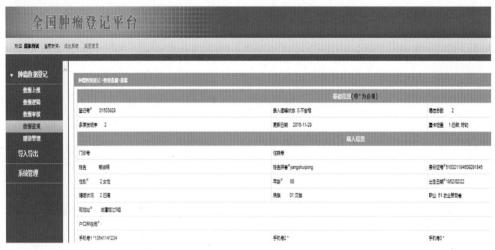

如果查询到多条相同的数据信息时,可以点击【数据查重】界面的【批量删除】按钮,删除多条数据信息,如下图所示:

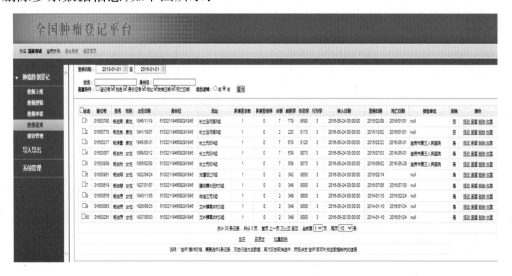

2.1.5 随访管理

随访管理,就是登记点对于户籍地址属于自己辖区内的数据的随访管理(包括县级医院录入,县外医院报告录入的,自己录入报告的)。主要信息有治疗信息、生存信息、死亡信息、终止随访信息等。

单击【肿瘤数据登记】,进入下一级下拉菜单,如下图所示:

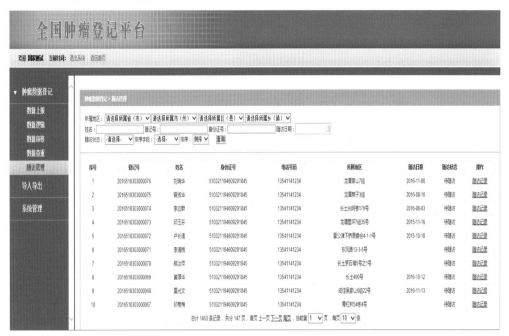

此时需要点击【随访管理】界面的【随访状态】选择需要查询的条件"待随访、当年已随访、随访完成"点击【查询】按钮就可以查询到需要的数据界面,如下图所示:

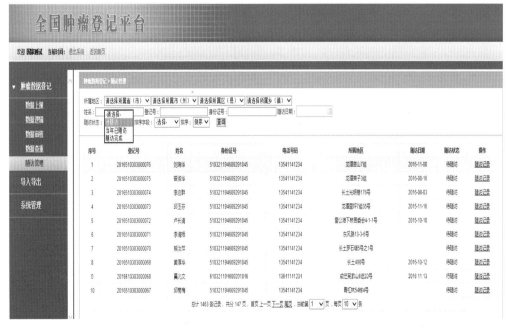

点击上图【操作】里的随访记录就可以录入随访数据信息,如下图所示:

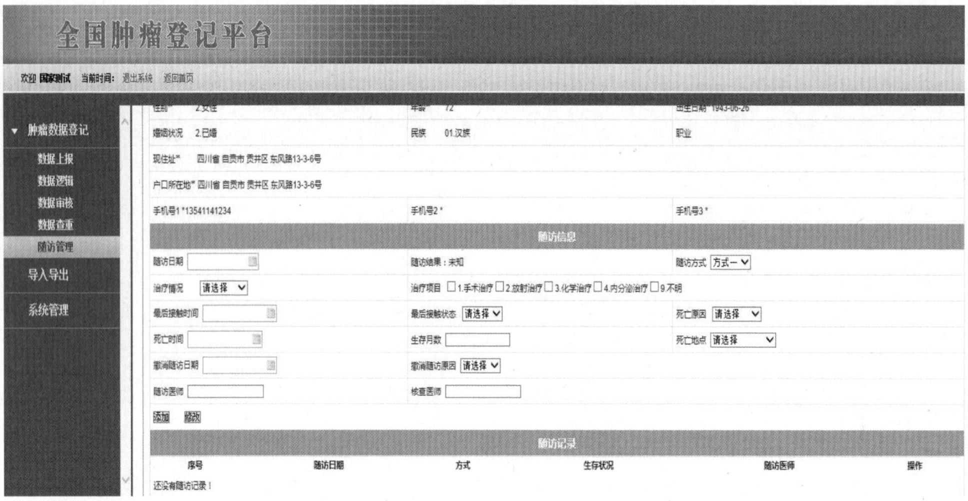

在上图里输入随访信息后,点击【添加】按钮随访已完成,如下图所示:

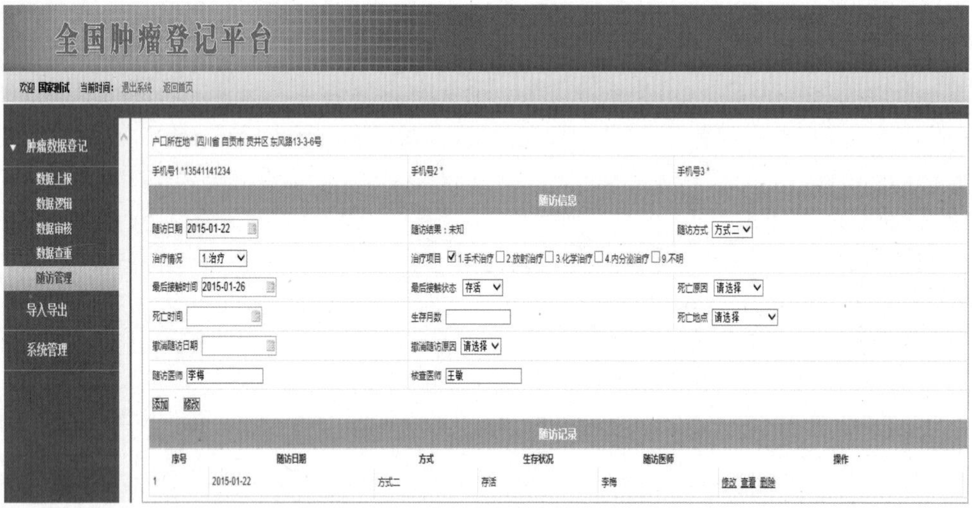

点击【随访记录】界面【操作】里的"修改、查看、删除"按钮,就可以对录入的随访信息进行修改查看和删除的操作。

点击【修改】按钮后,如图1所示:

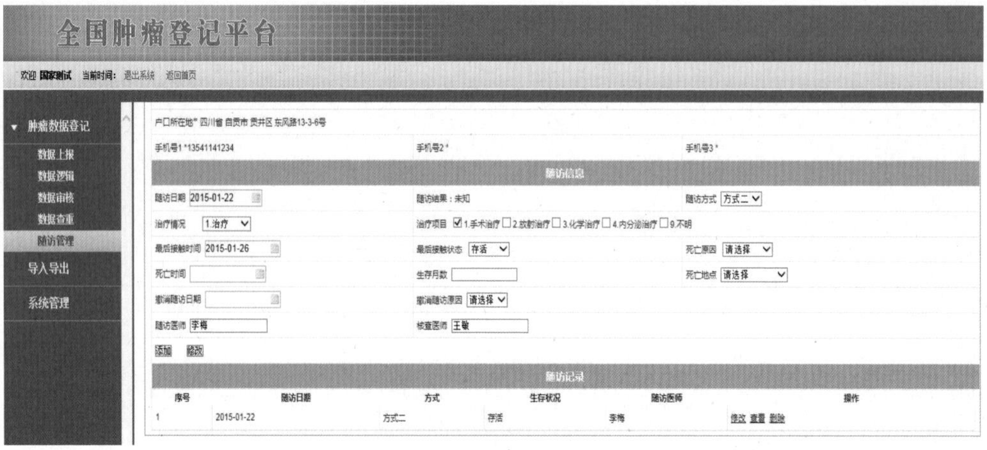

图1 修改界面

点击【查看】按钮后,如图2所示:

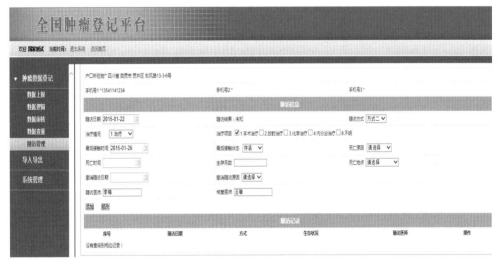

图2 查看界

点击【删除】按钮后,如图3所示:

图3 删除界面

2.1.6数据查询

数据查询功能说明,数据查询界面已实现所有账号录入户籍地址,属于本辖区的所有数据信息的汇总问题,这个界面可以查询到数据上报、数据查重、随访管理功能里显示的所有的数据信息。查询条件栏增加病理状态(存活、死亡、失访)查询。

数据查询界面,输入查询条件姓名、身份证信息、登记号、病理状态等,都可以查询到户籍地址属于本辖区(包括辖区内和其他地方账号)已录入、导入的所有的数据信息内容(包括数据上报界面录入的随访信息和随访管理界面录入的多次随访记录)。

例如:姓名:王氏,点击【查询】按钮后,就会显示出所有户籍地址属于本辖区的所

有的这个姓名的数据信息,如下图:

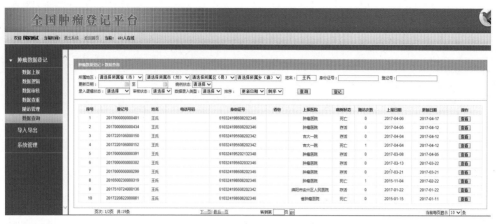

数据查询界面,随访次数显示的是该病人做过的所有随访次数(含往年),如下图所示:

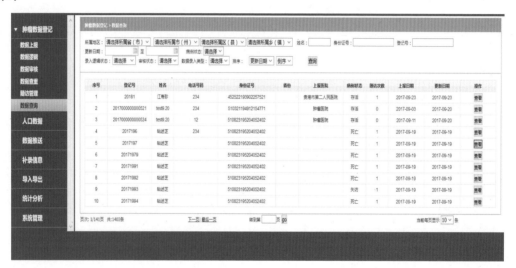

点击上图【操作】里的【查看】按钮,可以看到这条数据信息的所有随访记录,默认显示最近一次的随访记录,点击每条随访记录后的查看按钮切换,如下图所示:

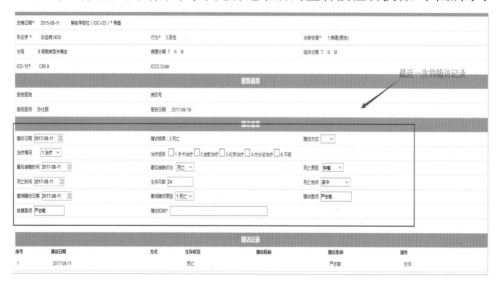

注意:此界面不能修改随访信息。

2.2 人口数据

当计算年度发病死亡率时,需要录入各年度的人口数据。每个县级登记点都有录入自己辖区内的人口数据的权限,并逐级汇总至市级、省级账号,市级显示的汇总人口数为市所辖区内登记处人口数的总和,省级显示的汇总人口数为省所辖区内所有登记处人口数的总和。同时市级、省级账号也可以录入自己获取的人口数据信息,并选择以哪套人口学数据作为本级账号计算发病、死亡率的基础。

人口录入:

点击左侧功能导航条里的【人口数据】,如下图所示:

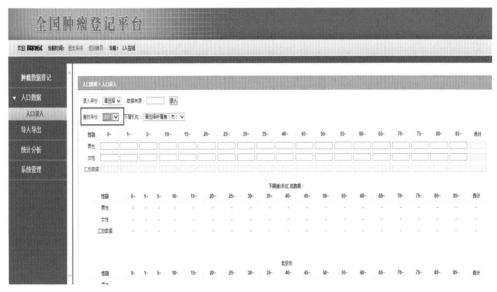

默认显示的是当前年份如2017,此时需要选择【录入年份】下拉菜单选择需要录入人口数据的年份,如下图所示:

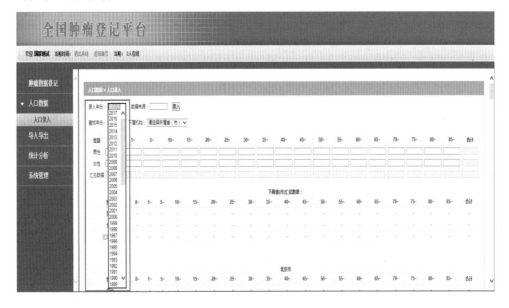

此时可以随意选择自己需要录入的年份,例如:2016,如下图所示:

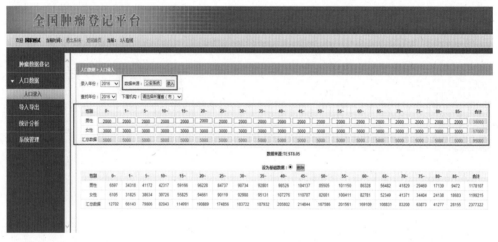

此时需要手动录入2016年的本辖区内的人口数据信息,同时在【数据来源】后的备注框中标注数据的来源以示区分,如公安系统。如下图所示:

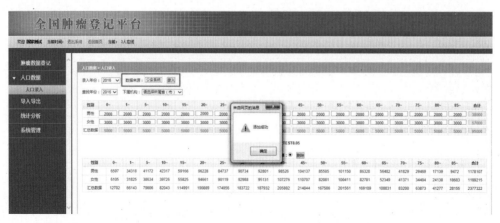

此时需要点击【数据来源】功能后的【录入】按钮,系统提示添加成功,如下图所示:

点击【确定】按钮,此时刚录入的人口数据信息保存成功。

可以点击【查看年份】功能按钮选择2016年,查看刚录入的2016年的人口数据信息,如下图所示:

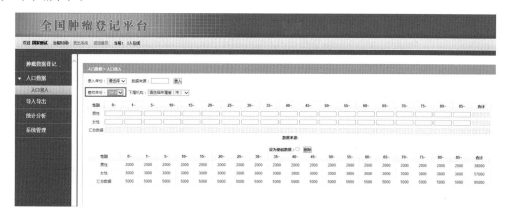

目前界面显示的是2016年的人口数据信息,查看一下如果数据信息录入有误,可以删除刚录入的人口数据。也可以把这个数据信息设置为计算发病死亡率的人口数据。如有多套人口数据,既包括本机构录入的人口数据(颜色为黑色)又包括下级机构汇总的数据(颜色为蓝色),可以任选一套作为计算的依据。如下图所示:

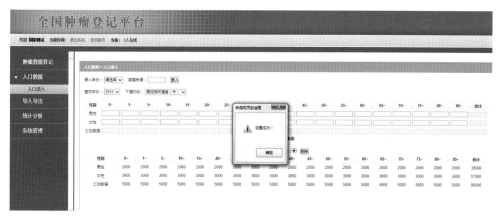

此时系统提示设置成功,需要点击确定按钮,如下图所示:

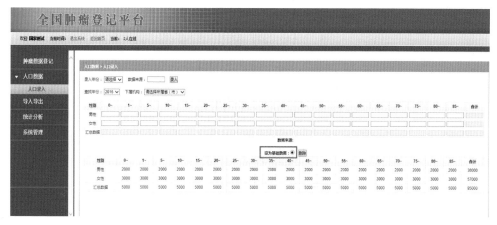

如果想查看2016年本账号汇总的下级机构录入的人口数据信息,需要在【下属机构】里选择需要查询的机构名称,如下图所示:

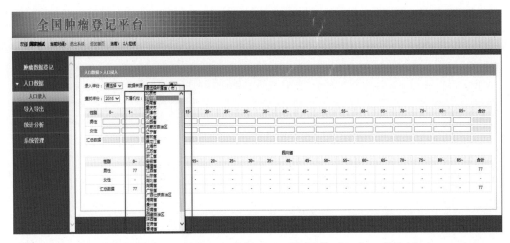

此时可以查询到四川省2016年汇总的人口数据信息,如下图所示:

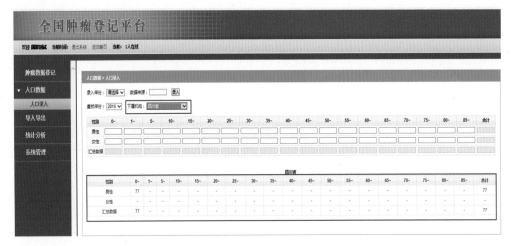

2.3信息补录

信息补录功能说明,目前系统存在户籍地址不完整的数据,此功能可以检索出用户曾经录入的数据信息(户籍地址为空),提供自动补充地址功能和手动修改功能。

点击【补录信息】功能条,如下图所示:

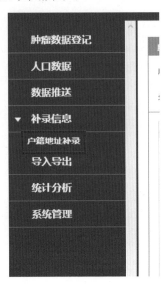

点击【户籍地址补录】功能条,如下图所示:

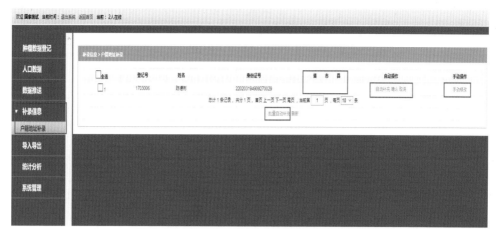

此时点击【自动补充】按钮,页面自动补充缺省的户籍地址信息,如下图所示:

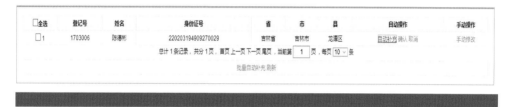

注意:自动识别功能是根据身份证信息进行匹配的,只能详细到县级,如果身份证信息不正确,可能造成自动补充失败的情况。

此时需要检查自动补充的信息是否正确,如果正确点击【确认】按钮,如果信息有误,点击【取消】,选择手动修改,进入修改界面。

同时也可以选择批量自动补充功能来补充户籍地址栏信息,如下图所示:

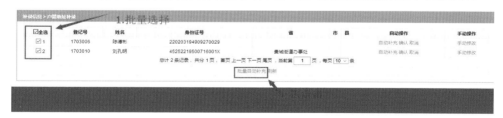

首先需要点击左边的选择框,一次选中多条数据信息,选择完成以后,点击【批量自动补充】按钮,系统自动会把匹配成功的信息显示在界面上。

此时需要核查每条数据的户籍信息匹配是否正确,如果无误点击【确认】,如果有误,点击【取消】,进入到手动修改界面,手动修改数据信息。

注意:批量自动补充,只是帮助用户选择。但是信息是否正确,还需要一个一个的进行判断。(即:不提供一键确认的操作)

2.4 导入导出

2.4.1 数据导入

单击【导入导出】,进入下一级下拉菜单,如下图所示:

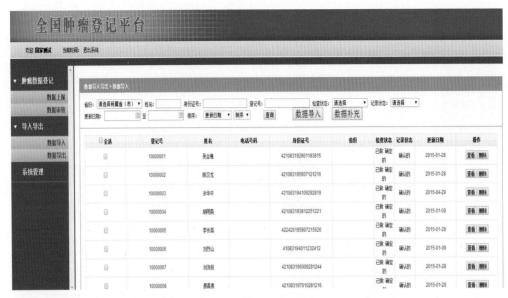

点击【数据导入】按钮,进入下一级自定义导入界面:

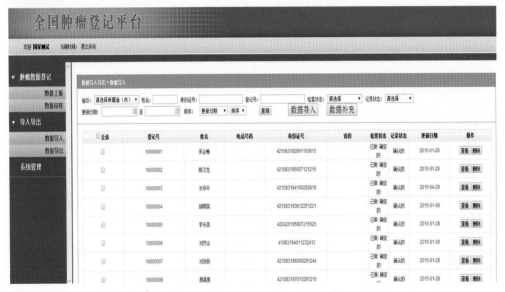

点击上图中的【数据导入】按钮,进入下一级自定义导入界面:

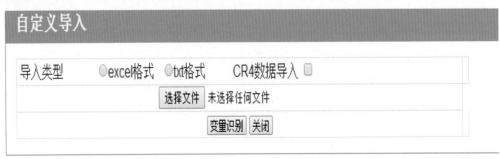

A.CR4数据导入:

如果导入的是CR4中的数据,请勾选CR4数据导入,其中可全选,也可选择部分变量。

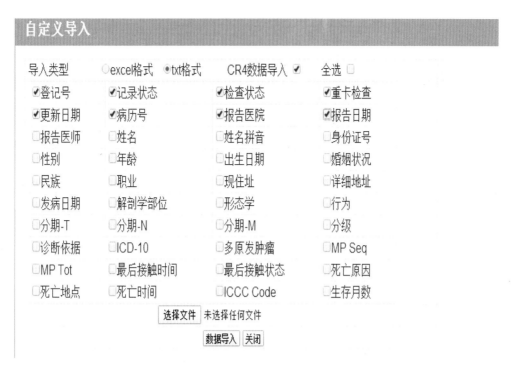

CR4导出的数据格式为，export中竖线格式的导出选项，导出TXT文件，如下图所示：

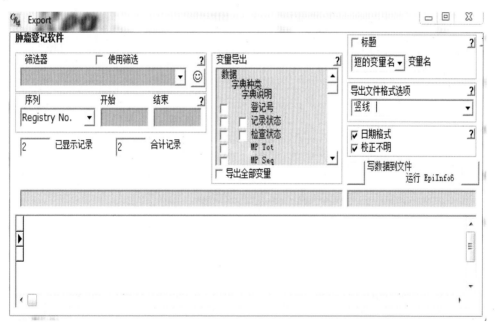

点击【数据导入】按钮。此时您所选择的数据已上传至系统。

注意：数据导入过程中会对数据进行逻辑判断和是否为重复数据导入进行判断，导入完成后：如果导入数据有逻辑错误，会出现在肿瘤数据登记模块下的审核功能列表里；如果出现重复数据，会将重复数据显示在一个列表里。

B.其他平台数据导入

首先，请选择导入文件格式和导入字段，选择excel格式或txt格式。

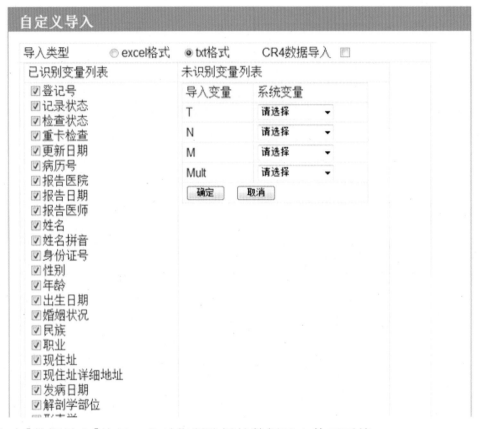

选择导入的文件,点击变量识别,系统可自动识别的变量划分在左侧,不可识别的变量在右侧需要手动选择相应的变量名。

点击【数据导入】按钮。此时您所选择的数据已上传至系统。

Excel格式的数据导入,自定义导入界面已更新,如下图所示:

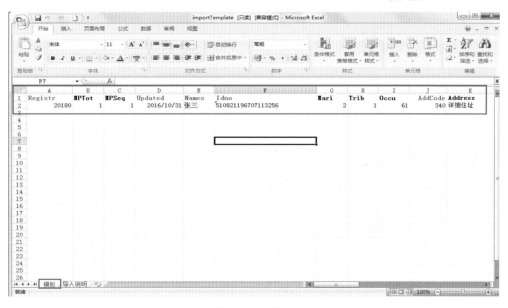

Excel格式导入数据信息时,需要在数据导入界面下载更新的Excel导入模板,如下图所示:

下载Excel导入模板后按照模板、说明整理需要导入的数据信息,如下图所示:

数据导入模板

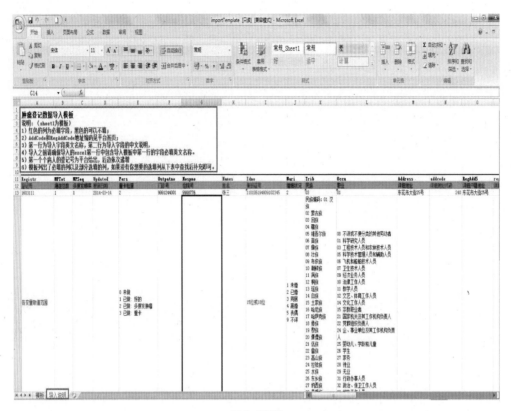

导入说明

注意:登记号需要按照数据导入自定义导入界面提供的登记号依次递增,避免出现相同的登记号;Add Code 和 Reg Add Code 地址编码见平台首页行政区划字典;必填项必须要有才能正常导入数据;模板列出了必填的列以及部分选填的列,如果没有您想要的选填列从导入说明给出的表中查找后补充即可。

选择 Excel 格式,点击浏览按钮选择需要导入的文件,如下图所示:

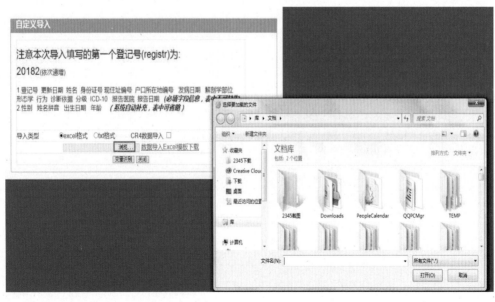

选择导入文件,如下图所示:

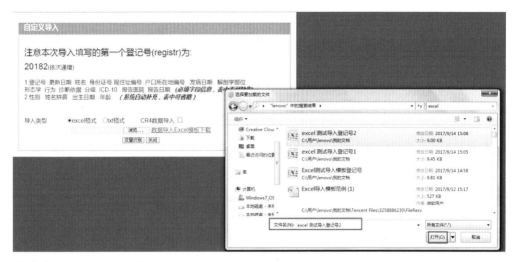

点击打开，如下图所示：

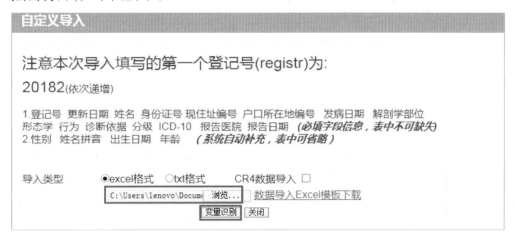

点击变量识别，如下图所示：

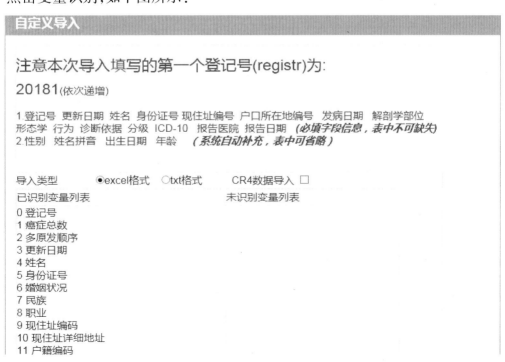

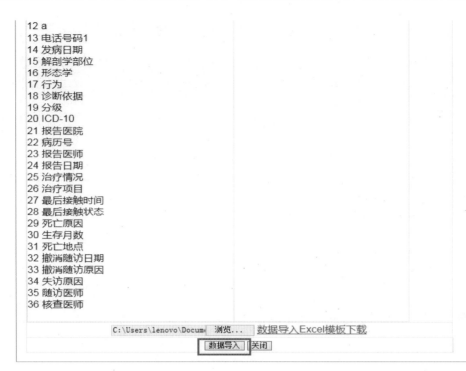

点击数据导入,如果整理的导入数据不符合导入要求,即不是按照导入模板整理的数据信息,系统会提示数据导入失败,请检查文件,如下图所示:

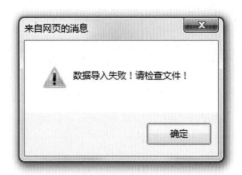

如果数据导入成功,系统会显示导入结果,如下图所示:

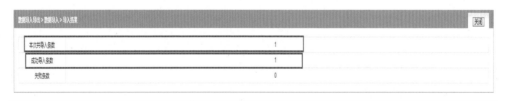

如果导入失败,系统会显示导入结果并显示失败的数据条数和需要下载查看数据导入失败的原因,如下图所示:

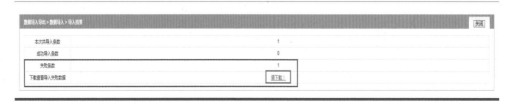

点击"请下载"按钮后,下载查看导入失败原因,下载后的数据最后一格显示导入数据失败原因,如下图所示:

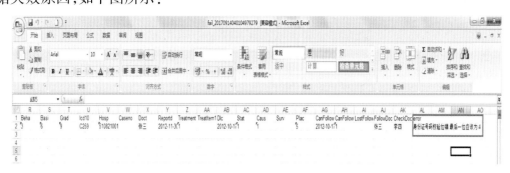

查看修改数据后重新导入。

点击【数据补充】按钮,进入下一级自定义导入界面,如下图所示:

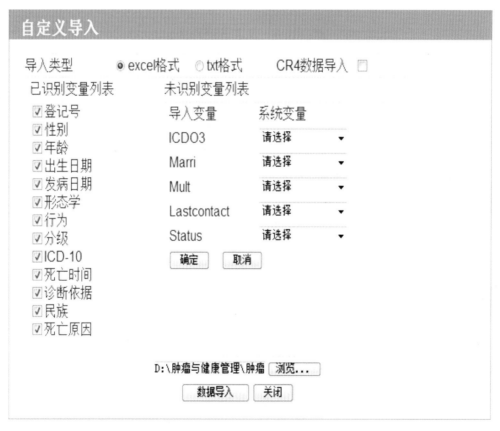

选择数据导入的格式如下图所示:

选择导入文件格式和导出字段补充信息后点击数据导入即可。

注意：数据补充就是把之前导入不全的数据补充完整，但是要求每次导入文件里必须存在"登记号"这一列，才能和之前导入的数据对接起来。

2.4.2 数据导出

点击【数据导出】按钮，进入下一级自定义导出界面：

首先，请选择导出文件格式和导出字段，然后点击【数据导出】按钮，导出完成后出现如下提示信息：

生成excel共消耗0.047秒！
请下载！

点击【请下载】，导出系统中所需的信息。

下图所示为导出格式选择"txt"格式的导出文件内容：

下图所示为导出格式选择"excel"格式的导出文件内容：

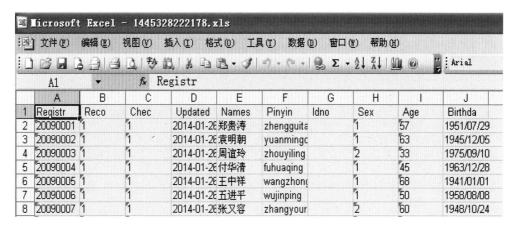

2.5 统计分析

2.5.1 报卡指标

点击"统计分析"进入以下界面：

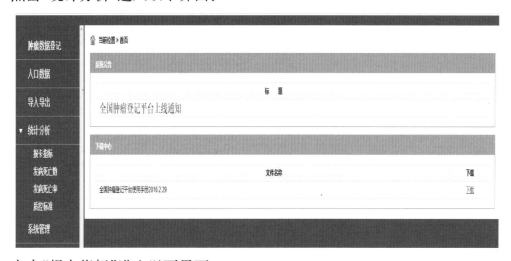

点击"报卡指标"进入以下界面：

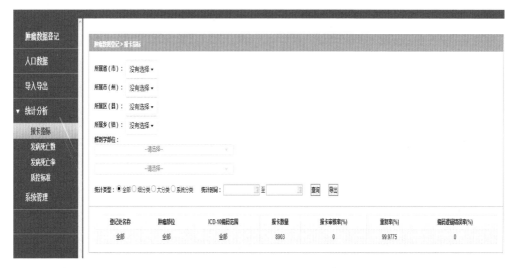

在"所属省(市)、所属市(州)、所属区(县)、所属乡(镇)，选择输入需要查询的区域。

"解剖学部位"选择需要查询的具体的解剖学部位。

"统计类型"选择需要查询的ICD-10编码分类:"全部""细分类""大分类""系统分类"。

(注:解剖学部位与统计类型只能二选一)

"统计时间"选择输入需要查询的时间。

点击【查询】,列表区即可出现相应区域内的各肿瘤部位的报卡上报情况;如下图:

比如:查询四川省自贡市贡井区细分类2016年1月1日至2017年8月1日的报卡数量、报卡审核率、重复率的相关数据,显示如下:

(红色方框中显示的是选择条件,蓝色方框中显示的是与选择条件相对应的数据。)

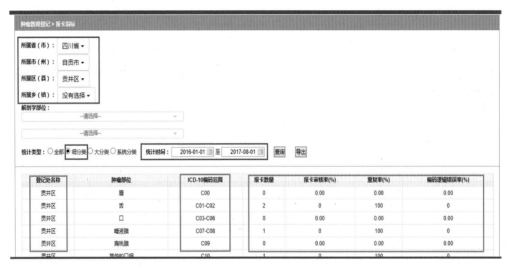

点击【导出】,列表区域的所有数据将以xls的形式导出,如下图:

登记处名称	肿瘤部位	ICD-10编码范围	报卡数量	报卡审核率(%	重复率(%)	编码逻辑错误率(%)
贡井区	唇	C00	0	0.00	0.00	0
贡井区	舌	C01-C02	2	0	100	0
贡井区	口	C03-C06	0	0.00	0.00	0
贡井区	唾液腺	C07-C08	1	0	100	0
贡井区	扁桃腺	C09	0	0.00	0.00	0
贡井区	其他的口	C10	1	0	100	0
贡井区	鼻咽	C11	6	0	100	0
贡井区	喉咽	C12-C13	1	0	100	0
贡井区	咽、部位	C14	1	0	100	0
贡井区	食管	C15	34	0	100	0
贡井区	胃	C16	14	0	100	0
贡井区	小肠	C17	1	0	100	0
贡井区	结肠	C18	12	0	100	0
贡井区	直肠	C19-C20	20	0	100	0
贡井区	肛门	C21	0	0.00	0.00	0
贡井区	肝脏	C22	53	0	100	0
贡井区	胆囊及	C23-C24	4	0	100	0
贡井区	胰腺	C25	11	0	100	0
贡井区	鼻、鼻	C30-C31	2	0	100	0
贡井区	喉	C32	4	0	100	0
贡井区	气管、	C33-C34	109	0	100	0
贡井区	其他的	C37-C38	0	0.00	0.00	0
贡井区	骨	C40-C41	3	0	100	0
贡井区	皮肤的黑	C43	0	0.00	0.00	0
贡井区	其他的	C44	6	0	100	0
贡井区	间皮瘤	C45	0	0.00	0.00	0
贡井区	卡波氏	C46	0	0.00	0.00	0
贡井区	周围神	C47、C49	1	0	100	0
贡井区	乳房	C50	15	0	100	0
贡井区	外阴	C51	0	0.00	0.00	0
贡井区	阴道	C52	1	0	100	0
贡井区	子宫颈	C53	16	0	100	0
贡井区	子宫体	C54	6	0	100	0
贡井区	子宫、	C55	2	0	100	0
贡井区	卵巢	C56	12	0	100	0
贡井区	其他的	C57	0	0.00	0.00	0
贡井区	胎盘	C58	0	0.00	0.00	0
贡井区	阴茎	C60	1	0	100	0
贡井区	前列腺	C61	13	0	100	0
贡井区		C62				

2.5.2 发病死亡数

点击"发病死亡数"进入以下界面：

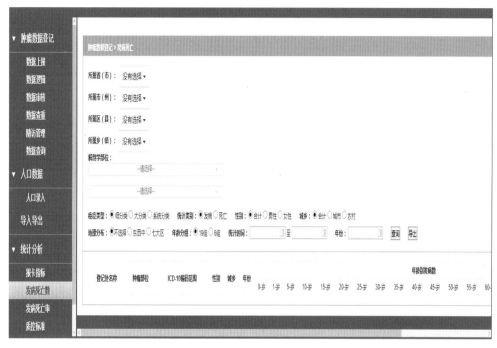

在"所属省（市）、所属市（州）、所属区（县）、所属乡（镇）"，选择输入需要查询的区域。

"解剖学部位"选择需要查询的具体的解剖学部位。

"癌症类型"选择需要查询的 ICD-10 编码分类："细分类""大分类""系统分类"。

（注："解剖学部位"和"癌症类型"只能二选一）

"统计类别"选择需要查询的统计类别："发病"或"死亡"。

"性别"选择需要查询的性别分类："合计""男性""女性"。

"城乡"选择需要查询的城乡分类："合计""男性""女性"。

"地理分布"选择需要查询的地区分类："东西中"或"大区"（仅限国家级账号）。

"年龄分组"选择需要查询的年龄分组："19组"或"6组"。

"统计时间"选择需要查询的具体时间段。

"年份"选择需要查询的具体年份。

（注：如果选择了具体时间段，则年份不用选择）

点击【查询】，列表即可显示在某区域范围内相关指标的"发病数"或"死亡数"。

比如：查询四川省自贡市贡井区 ICD-10 为系统分类、城市男性患者按19组的年龄别查询2016年1月1日至2017年8月1日的发病数，则页面显示如下图：

（红色方框内为选择条件，蓝色方框中显示的是与选择条件相对应的数据）

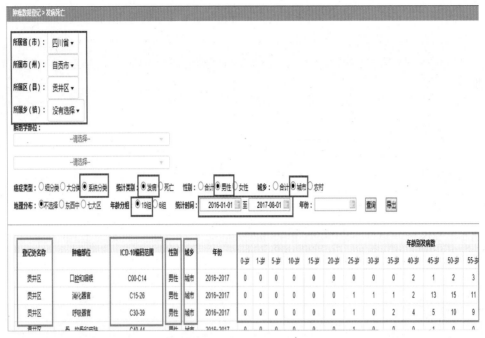

点击【导出】，列表区域的所有数据将以xls的形式导出，如下图：

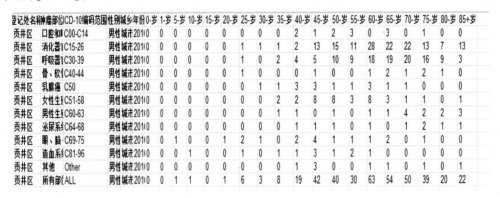

2.5.3 发病死亡率

点击"发病死亡率"进入以下界面：

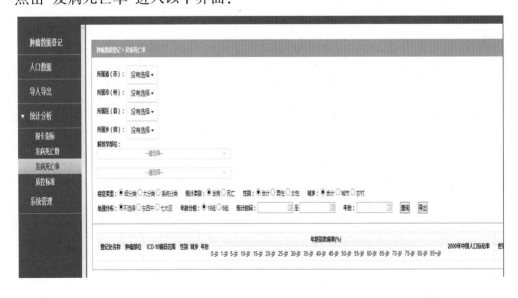

在"所属省（市）、所属市（州）、所属区（县）、所属乡（镇），选择输入需要查询的区域。

"解剖学部位"选择需要查询的具体的解剖学部位。

"癌症类型"选择需要查询的ICD-10编码分类："细分类""大分类""系统分类"。（注："解剖学部位"和"癌症类型"只能二选一）

"统计类别"选择需要查询的统计类别："发病"或"死亡"。

"性别"选择需要查询的性别类别："合计""男性""女性"。

"城乡"选择需要查询的城乡分类："合计""男性""女性"。

"地理分布"选择需要查询的地区分类："东西中"或"大区"（仅限国家级账号）。

"年龄分组"选择需要查询的年龄分组："19组"或"6组"；"年份"选择需要查询的具体年份。

（注："统计时间"在发病死亡率部分不能选择）

点击【查询】，列表即可显示在某区域范围内相关指标的"发病率"或"死亡率"。

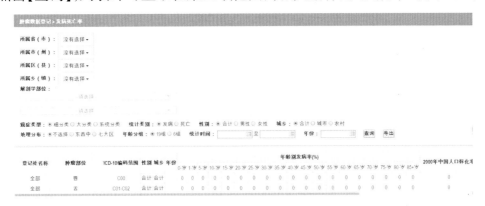

点击【导出】，列表区域的所有数据将以xls的形式导出。

2.5.4 质控标准

点击"质控标准"进入以下界面：

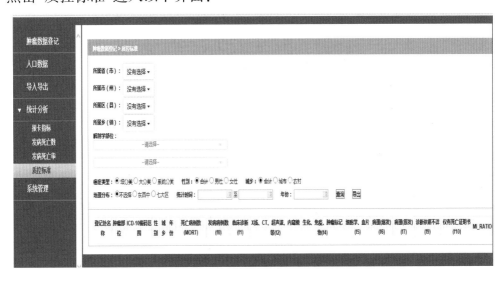

在"所属省（市）、所属市（州）、所属区（县）、所属乡（镇）"，选择输入需要查询的区域。

"解剖学部位"选择需要查询的具体的解剖学部位。

"癌症类型"选择需要查询的ICD-10编码分类："细分类""大分类""系统分类"。

（注："解剖学部位"和"癌症类型"只能二选一）

"性别"选择需要查询的性别类别："合计""男性""女性"。

"城乡"选择需要查询的城乡分类："合计""男性""女性"。

"地理分布"选择需要查询的地区分类："东西中"或"大区"（仅限国家级账号）。

"统计时间"选择需要查询的具体时间段。

"年份"选择需要查询的具体年份。

（注：如果选择了具体时间段，则年份不用选择）

点击【查询】，列表即可显示在某区域范围内相关指标的"死亡病例数""发病病例数""临床诊断"等相关数据。

比如：查询四川省自贡市贡井区ICD-10为细分类、城市男性患者2016年1月1日至2017年8月1日的死亡病例数、发病病例数、临床诊断、X线CT超声波、内窥镜等等的相关数据，则页面显示如下图：

（红色方框内为选择条件，蓝色方框中显示的是与选择条件相对应的数据）

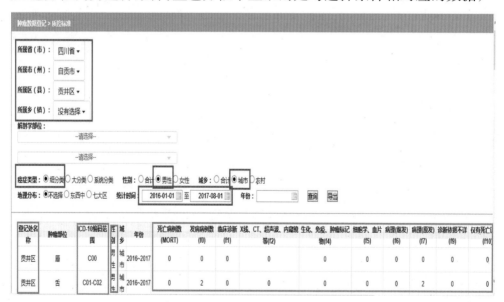

点击【导出】，列表区域的所有数据将以xls的形式导出。

3. 系统管理

3.1 机构用户管理

各省账号由国家肿瘤防办统一发放，各省的管理员可利用账号进行本省机构用户管理的操作。

单击【系统管理】进入下一级下拉菜单,点击【机构用户管理】如下图所示:

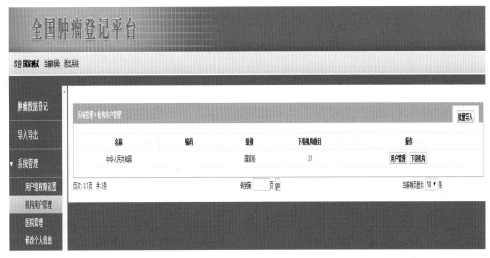

点击操作中的【下级机构】按钮,进入下一级界面,如下图所示:

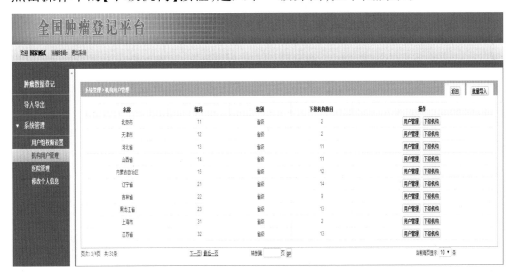

此时点击操作中的【下级机构】按钮,进入下一级界面,如下图所示:

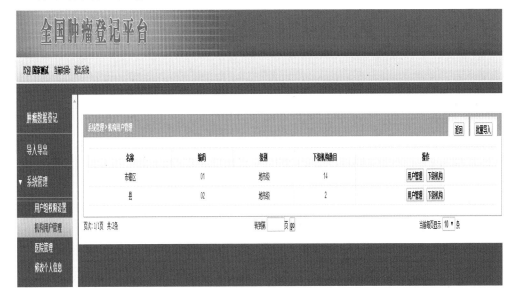

此时点击操作中的【下级机构】按钮,进入下一级界面,如下图所示:

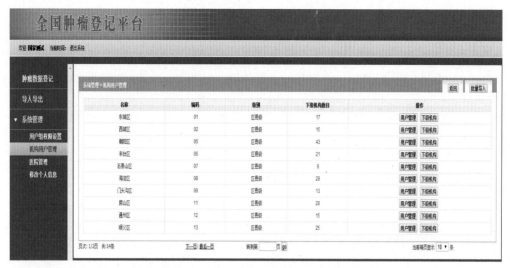

点击操作中的【用户管理】按钮,进入下一级界面,如下图所示:

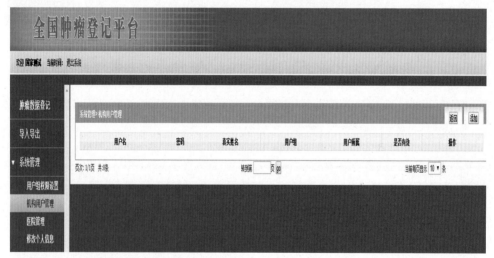

此时点击【添加】按钮,弹出下面对话框:

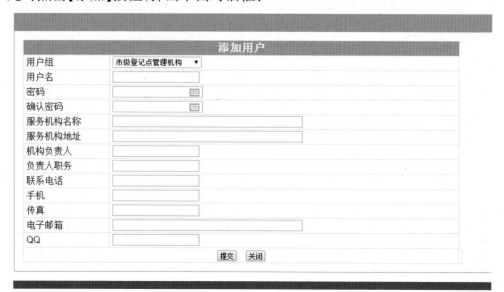

依次填写用户名,密码,确认密码。如下图所示:

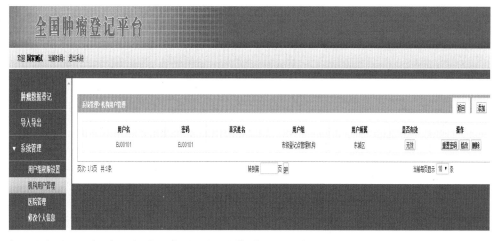

此时点击【提交】按钮,系统提示"添加成功",点击【确定】后进入下一级界面,如下图所示:

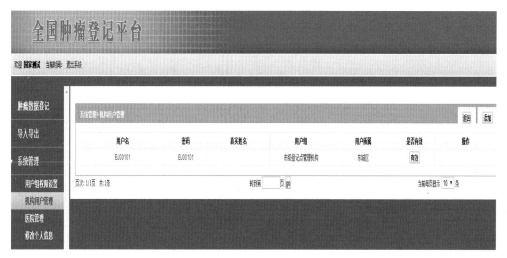

从上图可以看到,刚刚添加的账号信息已经在界面显示出来,此时如果核实账号。密码发现有误,则可以点击删除该条记录,再重新进行添加,如果确认无误,则点击红颜色的【无效】按钮,此时之前的"无效"转为"有效",如下图所示:

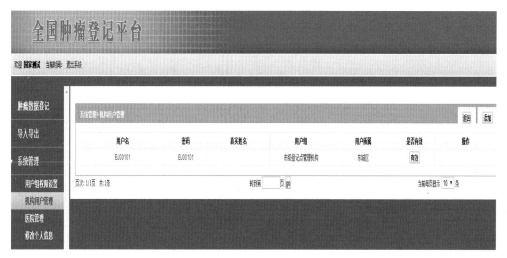

上述过程即完成了省级账户下再设账号的过程。

注意:点击"无效"至"有效"的过程非常重要,此步若不完成,新添加的账号则无法登陆系统。

3.2 医院管理

各省的管理员可利用账号进行本省医院管理的操作。医院管理就是管理机构在系统里添加医院后再添加医院账号的管理。

单击【系统管理】进入下一级下拉菜单,点击【医院管理】,如下图所示:

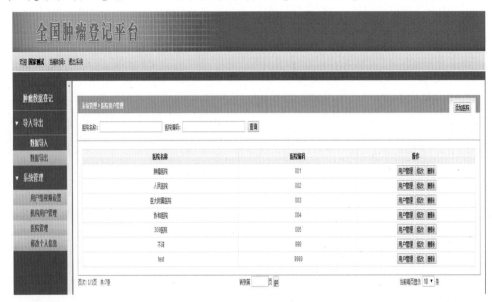

点击【添加医院】进入下一级界面,如下图所示:

　　依次填写医院名称、医院编码（各省自行编码），以及服务区域（务必选择，否则不会出现在本省的医院列表中），点击【提交】确定后，医院添加成功。

　　此时您刚刚添加的医院就会显示出来，如下图所示：

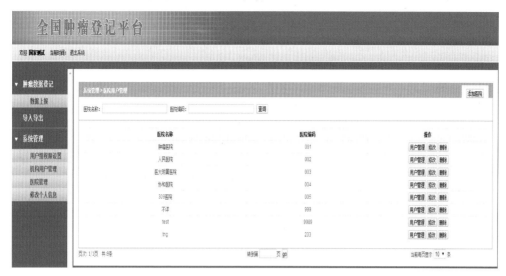

　　此时添加医院成功。需要在这个界面点击【操作】里的【用户管理】按钮给添加的医院添加账号，如下图所示：

添加医院用户

用户组	省级医院登记点录入人员
用户名	zlyy1
密码	•••••
确认密码	•••••
医院名称	肿瘤医院
医院地址	
负责人	
负责人职务	
联系电话	
手机	
传真	
电子邮箱	
QQ	

提交　　关闭

点击【提交】按钮,如下图所示:

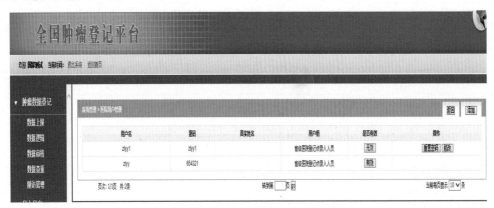

此时医院账号已添加成功,点击无效至有效,已完成医院账号的添加,如下图所示:

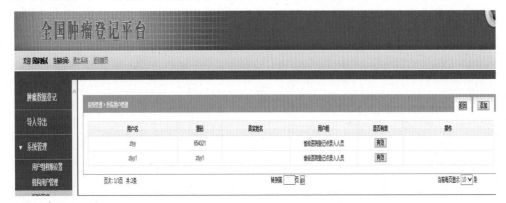

注意:点击"无效"至"有效"的过程非常重要,此步若不完成,新添加的账号则无法登陆系统。

3.3 医院字典

医院字典是用来添加报告医院的,每个账号单独维护医院字典,即各自添加所需的报告医院。各个录入账号在这里添加自己需要的医院,就可以在报告医院里的下拉菜单里显示出来,自己录入的医院仅在自己账户显示,不会实现和其他账户的共享。

每个录入数据的账号都需要在医院字典里添加自己需要的报告医院,点击【系统管理】后选择【医院字典】点击后如下图所示:

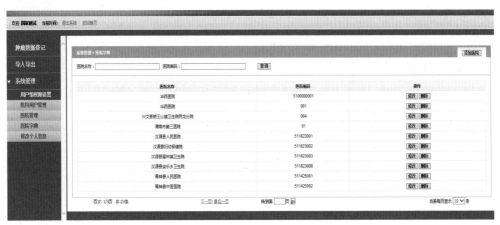

此时在这里点击【添加医院】按钮后如下图所示：

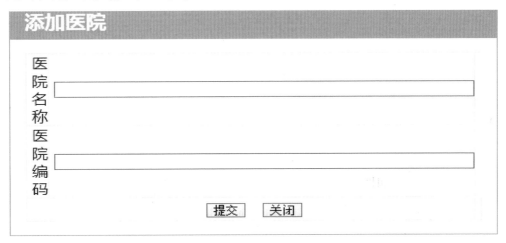

需要在这个界面里依次填写医院名称和编码，（医院编码需要各省统一设置编码规则，优先统一编码规则，实在没有就自己编）如下图所示：

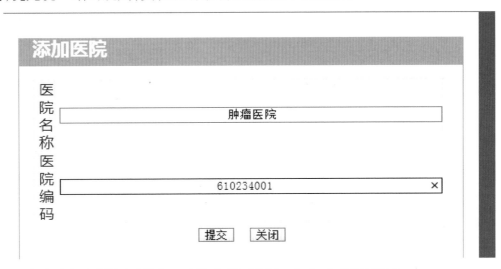

此时需要点击【提交】按钮，系统会提示添加成功，如下图所示：

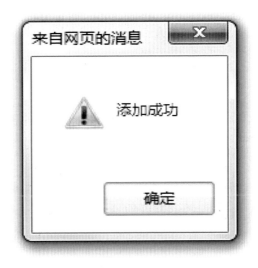

点击【确定】按钮后,您添加的医院就会在医院字典的界面里显示出来,如下图所示:

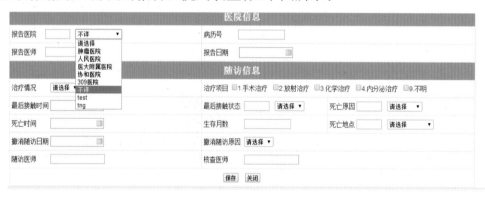

此时您已成功添加医院,您添加的这个医院就会在录入界面的报告医院里显示出来。医院字典模块添加的医院只有添加医院的账号是可以看见的,别的账号是看不见的。

提示:每个账号自定义录入的医院,目的是在数据上报的时候,"报告医院"选项就会显示在数据录入界面的报告医院列表里,如下图所示:

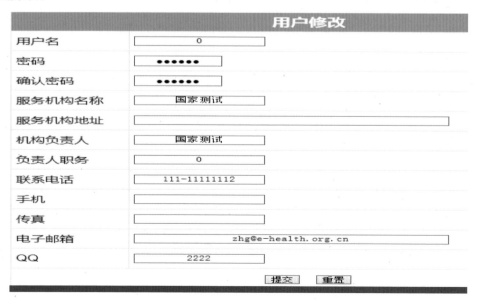

3.4 修改个人信息

每个登记点拿到上级下发的账号后,都可以自行修改和补充自己账号的信息。如下图所示: